vida anti câncer

Dr. Lorenzo Cohen
Dra. Alison Jefferies

vida anti câncer

Tradução
CÁSSIO DE ARANTES LEITE

FONTANAR

O selo Fontanar foi licenciado para a Editora Schwarcz S.A.

Grafia atualizada segundo o Acordo Ortográfico da Língua Portuguesa de 1990, que entrou em vigor no Brasil em 2009.

TÍTULO ORIGINAL Anticancer Living: Transform Your Life and Health with the Mix of Six

CAPA Estúdio Nono

PREPARAÇÃO Laura Folgueira

ÍNDICE REMISSIVO Luciano Marchiori

REVISÃO Angela das Neves, Marise Leal e Adriana Bairrada

Dados Internacionais de Catalogação na Publicação (CIP)
(Câmara Brasileira do Livro, SP, Brasil)

Cohen, Lorenzo
Vida anticâncer : Transforme seu estilo de vida e sua saúde com o Mix de Seis / Lorenzo Cohen, Alison Jefferies ; tradução Cássio de Arantes Leite. — 1ª ed. — São Paulo : Fontanar, 2021.

Título original: Anticancer Living: Transform Your Life and Health with the Mix of Six
ISBN 978-85-8439-221-6

1. Câncer 2. Câncer – Prevenção 3. Estilo de vida – Aspectos de saúde 4. Qualidade de vida 5. Saúde pública I. Jefferies, Alison. II. Título.

21-64244 CDD-616.994
NLM-QZ-200

Índice para catálogo sistemático:
1. Câncer : Prevenção : Medicina 616.994

Aline Graziele Benitez – Bibliotecária – CRB-1/3129

[2021]

EDITORA SCHWARCZ S.A.
Rua Bandeira Paulista, 702, cj. 32
04532-002 — São Paulo — SP
Telefone: (11) 3707-3500
facebook.com/Fontanar.br

A todos os pacientes e sobreviventes do câncer e aos que cuidam deles. Vocês nos inspiram a viver o momento presente e a levar uma vida com propósito.

Com amor e gratidão a nossos pais — Paola, Jon, Susan e Robert —, que nos puseram nesse caminho; e a nossos filhos — Alessandro, Luca e Chiara —, que nos mantiveram voltados para as prioridades da vida.

Sumário

Introdução

E se conseguíssemos fazer ajustes básicos e sustentáveis em nosso estilo de vida, capazes de adiar o desenvolvimento do câncer ou até mesmo preveni-lo por completo? E se os pacientes de câncer pudessem mudar seu estilo de vida para reduzir o risco de recidiva e melhorar as chances de viver uma vida longa e ativa? E se o elo perdido da prevenção e do tratamento da doença for não a próxima pílula ou a descoberta científica mais recente, mas as escolhas que fazemos todos os dias e que influenciam a capacidade natural do nosso corpo de manter e restaurar o equilíbrio e a saúde? E se pudéssemos fazer mudanças no modo como vivemos hoje para conseguir superar as dificuldades, sobreviver ao diagnóstico ou possivelmente permanecer livres do câncer a vida toda? Dediquei minha carreira a tentar responder a essas questões.

Chegamos a um momento crítico na pesquisa, no tratamento e na prevenção do câncer. Temos clareza, graças à pesquisa científica, de que nossa relação com o corpo, a comunidade e o mundo mais amplo — o modo como comemos, dormimos, trabalhamos e nos divertimos, o modo como lidamos com o estresse e enfrentamos os desafios da vida, como criamos nossas redes de apoio e fazemos escolhas sobre nosso ambiente — têm um efeito profundo em nossa saúde e nosso bem-estar, sobretudo quando se trata de câncer.[1-9]

O trabalho que compõe a base para este livro foi inspirado em parte por David Servan-Schreiber, autor de *Anticâncer: Prevenir e vencer usando nossas defesas naturais* e um pioneiro genuíno na tentativa de demonstrar a ligação entre estilo de vida e câncer.[10] Juntos, David e eu planejamos e iniciamos um estudo, no Centro de Câncer do MD Anderson em Houston, Texas, para compreender melhor essas conexões profundas e, mais importante, fazer recomendações fundamentadas na pesquisa tanto para pacientes como para a crescente comunidade dos que se preocupam com prevenção.[11]

Meu trabalho e o de David trilham caminhos paralelos há décadas, mas há uma diferença significativa entre nós: David estava vivendo com um tumor no cérebro, diagnosticado aos 31 anos. O câncer original de David fora tratado por meio de uma cirurgia "bem-sucedida", mas voltou cinco anos depois, e o prognóstico não era bom. O tempo de sobrevivência médio para esse tipo de recidiva costuma ser de doze a dezoito meses, com cinco anos considerado o máximo. David não teve escolha a não ser submeter-se a outra cirurgia de alto risco, seguida de um ano de quimioterapia e radioterapia.

Isso marcou o início de sua jornada no trabalho que assumiu a forma de livro em *Anticâncer: Prevenir e vencer usando nossas defesas naturais*. Como o título sugere, para David, viver com câncer se tornou um novo modo de vida. Ele tomou a decisão, muito pessoal e baseada em sua experiência profunda, de escutar o próprio corpo, de aprender a prestar uma atenção diferente aos sinais do corpo e a confiar em sua orientação. Reuniu a evidência científica disponível na época e usou-a para guiar suas escolhas de estilo de vida. David tinha uma curiosidade insaciável de saber como nossas ações e escolhas diárias afetam o que ele chamou de "território" do câncer — nossos sistemas genético, celular e regulador. A ideia era aprender a influenciar sua própria biologia de maneiras que aumentassem sua imunidade, diminuíssem a inflamação e suprimissem a tendência à proliferação das células cancerígenas, ao mesmo tempo melhorando sua qualidade de vida. E David não demorou a descobrir que, a cada melhoria feita em seu estilo de vida, sentia-se melhor, mais saudável e mais presente — não apenas em relação a seu corpo, mas também em termos mentais e espirituais.

David decidiu responder à seguinte pergunta: será que nosso modo de vida — a qualidade de nossas relações sociais, o que comemos, como cuidamos de nós mesmos — determina o progresso do câncer? Ele dedicou o resto de sua vida a compreender como nosso corpo, tão elegantemente projetado, consegue manter a saúde, mesmo na presença do câncer. Queria descobrir se poderíamos modificar a forma como nos comportamos na vida diária para prevenir o câncer, prolongar a remissão ou ao menos melhorar e estender a vida de um paciente. De fato, depois de fazer ele mesmo alguns desses ajustes, David levou uma vida rica e produtiva por mais dezenove anos, quadruplicando a expectativa de seu prognóstico estatístico.

Em 2009, depois da publicação de *Anticâncer* nos Estados Unidos, David e eu planejamos buscar financiamento para um ensaio clínico que observasse como os efeitos da mudança abrangente no estilo de vida impactavam a sobrevivência e a qualidade de vida de pacientes com câncer. David foi determinante quando planejávamos a fase inicial de nosso Comprehensive Lifestyle Study [Estudo de Estilo de Vida Abrangente], envolvendo mulheres com câncer de mama nos estágios II e III, e que está hoje em andamento aqui em Houston. Dados formais serão disponibilizados assim que a pesquisa se encerrar, mas já notamos profundas transformações na vida das participantes. Elas são a verdadeira inspiração para este livro. E encontrei inspiração também na comunidade mais ampla de pacientes, médicos, cuidadores, pesquisadores e cientistas, pois todos estão contribuindo para a literatura sobre como o estilo de vida ajuda no processo de cura.

A publicação de *Vida anticâncer* coincide com o décimo aniversário da publicação inicial de *Anticâncer* — e é, em parte, uma celebração da conquista de David e uma clara prova de como chegamos longe. Uma década mais tarde, é inegável que o estilo de vida deve ser um componente tão vital do tratamento abrangente do câncer quanto as terapias médicas convencionais mais avançadas, como cirurgia, quimioterapia, radioterapia, imunoterapia e as novas terapias-alvo. Na verdade, o ritmo com que as novas evidências científicas estão elucidando a ligação entre o estilo de vida e o progresso e a recuperação do câncer se acelerou. Estamos descobrindo que, para o paciente de câncer, os melhores resultados são oferecidos pela sinergia entre o tratamento médico especializado e as mudanças no estilo de vida. Mas o que a comunidade anticâncer de fato tem aguardado é um plano completo e simples para levar uma "vida anticâncer". Este livro pretende ser uma espécie de guia, um roteiro para a jornada que se apresenta, mostrando como cada um de nós pode trabalhar em conjunto com a comunidade científica e médica para preservar a própria saúde, enquanto novas descobertas surgem a cada dia. Mais e mais pesquisas sugerem haver uma ligação clara entre o estilo de vida e o bem-estar. Aqui, compartilhamos com o leitor tanto as evidências científicas como os relatos de sobreviventes do câncer que ajudam a mostrar a aplicação dessa ciência na vida. Embora a trajetória de cada indivíduo seja única, acreditamos que o impacto cumulativo aponta para um caminho comum adiante.

A primeira parte do livro apresenta o atual cenário da doença e sugere o papel que cada indivíduo tem a desempenhar na própria saúde, seja ele um paciente de câncer ou não. A segunda compreende a pesquisa mais recente, bem como relatos e depoimentos inspiradores, terminando com recomendações baseadas em evidências para a adoção dos seis pilares da vida anticâncer. A principal lição a tirar é a seguinte: nossas escolhas diárias exercem um impacto direto, mensurável, no câncer e em outras doenças crônicas. Embora isso pareça desencorajador ou desanimador de início, esperamos que você acabe abraçando seu papel nessa descoberta e a perceba como uma forma genuína de empoderamento. Cabe a cada um reduzir o próprio risco de câncer e aumentar suas chances de sobreviver a um diagnóstico da doença. Este livro é uma tentativa de compartilhar e difundir essa mensagem, e oferecer a você e às pessoas que ama um plano para preservar e fortalecer a saúde.

O câncer não se desenvolve de maneira isolada. Ele se espalha por um ambiente que ajudamos a criar com aquilo que ingerimos diariamente, nossos níveis de estresse, nossa atividade física, nossa rede de apoio, a qualidade de nosso sono e nossa exposição a toxinas ambientais. Decidimos nos concentrar no que identificamos como as seis áreas mais críticas e no modo como operam juntas em sinergia. Tomados em conjunto, esses fatores ligados ao estilo de vida, que chamamos de "Mix de Seis", têm a capacidade de impactar nosso risco de desenvolver a doença e nossas chances de sobreviver a um diagnóstico.

Com minha esposa Alison Jefferies, coautora e parceira integral na elaboração de um plano inovador para este *Vida anticâncer*, pretendo apresentar um plano abrangente e baseado em evidências científicas para empreender mudanças de estilo de vida que contribuam para a saúde, reduzam o risco de câncer e ajudem a controlá-lo. Alison tem uma extraordinária energia e a motivação necessária para implementar, na rotina de nossa família, diversas mudanças que venho estudando há anos. Depois de uma longa carreira como educadora, ninguém melhor do que ela para experimentar novas maneiras de promover a vida anticâncer, tanto em casa como em nossa comunidade, e como coapresentadora deste material em palestras que damos Estados Unidos afora. Enquanto procuro provar com argumentos convincentes que as escolhas de estilo de vida realmente impactam o risco de câncer e as chances de sobreviver a um diagnóstico, Alison mostra como fazer, no cotidiano, mudanças que melhorem nossa própria saúde e também a saúde e a perspectiva de vida de nossos entes queridos.

Juntos, criamos um sistema de apoio que o ajudará a pôr em prática a mensagem irresistível que David Servan-Schreiber nos legou em *Anticâncer*. O propósito deste livro é educar os que enfrentam um diagnóstico de câncer, assim como quem, até o momento, foi afortunado o bastante para não ter a doença. Explicamos como a mudança de hábitos diários pode trazer enormes benefícios à saúde e mostramos que aumentar as chances de prevenir o câncer está ao alcance de todos — desde que comecemos a encarar as escolhas que fazemos em nosso estilo de vida como escolhas que afetam a saúde.[12-13] A vida anticâncer é uma opção de custo mínimo com o potencial de impactar drasticamente a saúde, sem nenhum efeito colateral prejudicial. Ainda assim, seus benefícios podem ser inestimáveis.

Meu desejo é que este livro encoraje e inspire o leitor para que, no mínimo, ele possa se sentir mais saudável e feliz, mais forte e resiliente, e mais assistido em um mundo com novos desafios a cada dia. A vida anticâncer foi concebida com a convicção de que *cuidar da própria saúde é uma questão de saúde pública* e que o bem-estar geral está ao alcance de todos. As pessoas que compartilharam conosco suas histórias neste livro, e muitas outras, são exemplos disso na vida real.

Envolver-se de forma ativa na conservação e na promoção da própria saúde é um remédio poderoso que lhe trará uma alegria incomensurável, bem como a sensação empoderadora de que você está assumindo, em alguma medida, o controle da sua saúde e bem-estar.

Pensei com frequência em David enquanto Alison e eu trabalhávamos neste livro. Meu extraordinário amigo e colega levou sua vida anticâncer de forma eloquente e poderosa. Seu trabalho e seu exemplo inspiraram muitos de nós não apenas a sobreviver, mas a vicejar, a crescer como indivíduos. E tem sido muitíssimo gratificante partilhar o corpus cada vez maior de evidências científicas que validam e reiteram a mensagem central de David — de que está em nossas mãos reduzir o risco de câncer ou melhorar as chances de sobreviver a um diagnóstico mudando o modo como vivemos. Hoje, mais do que nunca, é fundamental levarmos essa mensagem a sério.

PARTE UM

A ERA ANTICÂNCER

1. A revolução anticâncer

Como diretor do Programa de Medicina Integrativa do MD Anderson Cancer Center, em Houston, passei grande parte da carreira trabalhando para incorporar modalidades de tratamento não convencional e mudanças de estilo de vida baseadas em evidências ao pensamento da comunidade médica, junto com as práticas convencionais. À medida que vêm à luz mais pesquisas mostrando a clara ligação de nosso estado mental e físico com fatores ligados ao estilo de vida e à nossa capacidade de evitar o câncer e outras doenças (ou a elas sobreviver), mesmo o mais cético dentro da comunidade médica começa a prestar atenção. Ao longo dos anos, mais vezes do que consigo contar, oncologistas de todas as áreas me confidenciaram que suspeitavam havia tempos de que o estado mental e o estilo de vida de seus pacientes desempenhavam um papel importante para que pudessem sobreviver ao diagnóstico de câncer e recobrar o bem-estar. O que fica cada vez mais evidente, com base em ciência sólida e em nossa capacidade aperfeiçoada de medir e documentar os efeitos biológicos das mudanças de estilo de vida, é que uma mudança abrangente de estilo de vida, combinada aos cuidados convencionais para combater o câncer, é um remédio potente que pode ajudar a controlar e potencialmente prevenir a doença.[1-3]

VIVENDO COM CÂNCER

Antigamente, o diagnóstico de câncer era quase uma sentença de morte. Embora, com muita intervenção médica, a doença pudesse ser combatida, era raro que fosse derrotada. Mas, nas duas últimas décadas, isso começou a mudar. Hoje, o câncer é considerado por muitos uma doença crônica grave. Em termos práticos, quer dizer que há mais gente vivendo por mais tempo com câncer.[4] E essa é uma ótima notícia, mas as taxas de sobrevivência levantam novas questões. As pessoas que vivem mais tempo com câncer estão se sentindo melhor — ou seja, estão vivendo bem e com saúde, mesmo que não tenham encontrado a cura?

Certos oncologistas talvez se perguntem se isso tem alguma relevância, diante da sobrevivência do paciente. Em minha área de especialidade, a medicina integrativa, trata-se de uma questão fundamental. Dedico-me a ajudar pacientes de câncer a fazer escolhas que os levem a se sentir saudáveis, mesmo quando têm de passar por tratamentos difíceis e, às vezes, debilitantes, porque são precisamente essas mudanças de estilo de vida que aumentarão suas chances de sobrevivência. E enquanto me concentro na qualidade de vida, meus colegas seguem compreendendo cada vez mais como as células cancerígenas funcionam, abrindo mão de uma abordagem padronizada, igual para todos, em prol de um tratamento mais nuançado e pessoal. Grande parte dessa mudança — de uma mentalidade voltada a "atacar o problema com força e rapidez" para o que vem sendo chamado de "medicina de precisão" — se deve aos avanços relativamente recentes na compreensão de como nossos genes e células funcionam.[5] Também estamos desenvolvendo e aproveitando tecnologias que nos permitem detectar de forma precoce muitos tipos de câncer. Pois quanto mais cedo a enfermidade for detectada, melhores são o prognóstico e o resultado do tratamento.[4]

Essas inovações são muitíssimo importantes. E, junto com os avanços trazidos por elas, há descobertas empolgantes sendo feitas — não por cientistas em laboratórios ou cirurgiões em salas de operações, mas por pessoas comuns em suas casas, em suas cozinhas, nos lugares onde gostam de correr, em supermercados, estúdios de ioga, academias de ginástica, spas. As escolhas cotidianas de estilo de vida nos proporcionam uma dose surpreendente de controle e influência sobre a trajetória de um diagnóstico de câncer e sobre nosso risco de desenvolver a doença. Fazendo mudanças simples no modo como vivemos, podemos diminuir os efeitos colaterais dos tratamentos convencionais, prolongar (e muito) a expectativa de sobrevivência, diminuir a chance de recidiva e potencialmente até prevenir o surgimento das doenças cancerígenas.[1,6-9] É um momento animador para fazer parte do campo dos cuidados médicos integrativos, mas demorou muito até chegarmos a esse patamar, e tem levado ainda mais tempo para disseminar a boa-nova de que a mudança no estilo de vida é um remédio legítimo e eficaz para ajudar a prevenir e controlar o câncer.

AS PROBABILIDADES ESTÃO DE FATO CONTRA NÓS?

Durante os últimos cinquenta anos, avanços tremendos foram feitos em tratamentos na linha de frente contra a doença, como cirurgia, quimioterapia e radioterapia. Junto com as abordagens inovadoras em terapias-alvo (visando as proteínas anormais que controlam o crescimento do câncer) e na imunoterapia, eles salvaram ou prolongaram a vida de milhões de pessoas.[4] De fato, nossa taxa de sucesso em manter as pessoas vivas depois de receberem um diagnóstico de câncer é maior do que nunca.[4]

E a despeito desses avanços médicos, calcula-se que cerca de 1,7 milhão de americanos receberão o diagnóstico de câncer em 2017.[4] Durante esse mesmo período de doze meses, a doença terá posto um fim à vida de mais de 600 mil indivíduos nos Estados Unidos.[4] No mundo todo, o câncer permanece como uma das principais causas de mortalidade, e espera-se que novos casos aumentem em 70% nas próximas duas décadas.[10] Em 2015, a doença custou a vida de 8,8 milhões de pessoas ao redor do globo.[10]

Os modelos atuais preveem que um terço de todas as mulheres no Estados Unidos, bem como metade de todos os homens, receberá um diagnóstico de câncer ao longo da vida. No mundo, quase uma em cada seis mortes hoje se deve ao câncer.[10] Isso quer dizer que há chances extremamente altas de que tanto eu quanto muitos de meus leitores, um dia, nos juntemos aos mais de 15,5 milhões de norte-americanos que vivem com câncer e às dezenas de milhões de sobreviventes da doença no mundo inteiro.[11]

Considerando esses números espantosos, é pouco provável que consigamos eliminar o câncer tão cedo, embora nada nos impeça de tentar. Também é improvável que se descubra uma droga ou tratamento — uma cura milagrosa — capaz de erradicar esse leque de doenças cada vez mais complexo. Tudo indica — como começamos a perceber agora — que continuaremos a entender cada vez mais como as células cancerígenas reagem a vários estímulos e a aprender a desacelerar ou mesmo "desligar" sua progressão. Da mesma forma, esperamos poder compreender melhor os processos que provocam a evolução do câncer e conseguir atacá-los com um tratamento eficaz. Já observamos evidências convincentes de que os fatores ligados ao estilo de vida podem ser o ingrediente que faltava ao modelo existente de tratamento.

O câncer, antes de mais nada, é uma doença ligada ao envelhecimento. Depois dos cinquenta anos, a probabilidade de termos a maioria das formas da doença aumenta de modo significativo a cada década vivida.[12] Isso nos deixa numa espécie de dilema, já que — graças, em grande parte, à medicina moderna — estamos vivendo cada vez mais. O desenvolvimento de doenças como o câncer representa um terrível peso extra aos desafios já enormes de envelhecer bem, uma vez que nossas células se tornam mais vulneráveis a danos e à deterioração.

Embora a maioria dos tipos de câncer apareça quando já somos mais velhos, alguns (incluindo o colorretal e de mama) estão acometendo as pessoas cada vez mais cedo e, em geral, são muito agressivos e ferozmente resistentes ao tratamento. De fato, dados recentes sugerem que indivíduos jovens estão sendo, mais do que nunca, diagnosticados com câncer de cólon; e eles também estão morrendo da doença a uma taxa cada vez mais elevada.[13] Alguns cânceres na infância também estão aumentando.[11]

Até o momento, a reação do meio médico ao crescimento dessa tendência entre os mais jovens foi realizar exames mais cedo, o que é, sem dúvida, um modo prudente de começar. Mas a detecção da doença em fase inicial, assim descobrimos, nem sempre é a melhor ou a única resposta. Há casos de detecção precoce em alguns tipos de câncer, como de próstata de baixo grau em estágio inicial e de mama em estágio muito inicial, que levam a tratamento excessivo e sem benefícios demonstráveis para a taxa de sobrevivência.[14,15] Na verdade, as recomendações atuais mudaram de "todo homem acima dos cinquenta precisa fazer exames para detectar o câncer de próstata" para "todo homem acima dos cinquenta deve ter uma conversa com seu médico sobre exames para detectar o câncer de próstata". Então haveria uma maneira melhor de prevenir ou postergar o surgimento de vários tipos de câncer, incluindo os agressivos, que parecem atacar pessoas tão jovens? Acredito que a resposta é sim.

As atuais estatísticas podem ser desanimadoras, até assustadoras, mas o cenário mais amplo oferece motivo para otimismo. Houve uma alteração positiva, quase radical, nas taxas de sobrevivência. Há cinquenta anos, apenas um em cada quatro americanos sobrevivia por mais de uma década ao câncer; hoje, essa proporção é de um em cada dois — ou seja, a taxa de sobrevivência dobrou. Será que a boa-nova não se deve ao fato de os tratamentos e a tecnologia terem melhorado? Em parte, sim. Isso não se discute. Mas, agora, começamos a perceber que os avanços médicos não são o único motivo para uma melhora dos resultados.

De qualquer modo, a natureza imprevisível da doença muitas vezes nos deixa com uma sensação de impotência. A despeito de tudo o que sabemos sobre o câncer e de todo o dinheiro investido em pesquisa e tratamento, ele sempre consegue desafiar nossas expectativas e atacar os candidatos menos prováveis; seja a cantora que nunca fumou um cigarro na vida e recebe um diagnóstico de câncer de pulmão; o corredor vegano que foi atlético a vida inteira, orgulhoso de sua dieta "limpa", e é diagnosticado ainda jovem com um câncer de cólon estágio IV; ou, ainda mais cruel, a criança muito nova que precisa combater uma forma agressiva de leucemia antes mesmo de ter palavras para descrever o que sente. É impossível não nos perguntarmos: por que diabos o meu corpo, o corpo de qualquer um, permite que isso aconteça? O que é capaz de acionar uma doença tão horrível dentro de nós?

É mais do que normal ruminar esses pensamentos e sentimentos, e se fazer todas essas perguntas, mas é ainda mais importante não dirigir palavras duras, de acusação ou vergonha, contra nós mesmos, afundando na resignação ou na passividade. Meg Hirshberg é uma amiga, sobrevivente do câncer de mama e fundadora do Anticancer Lifestyle Program [Programa de Estilo de Vida Anticâncer], um programa de estilo de vida baseado em evidências científicas, sem fins lucrativos, voltado a pacientes com câncer. Recentemente, ela conversou comigo sobre por que é tão importante resistir à tentação de se culpar, caso você tenha câncer: "Nossa mensagem é sempre: 'Comece do zero. Não olhe para trás. Não fazemos ideia, nem nunca vamos fazer, do que causou seu câncer. Mas sabemos com certeza de coisas que você pode mudar e que farão uma diferença radical em como se sente. E, além disso, há a evidência científica, que mostra como essas mudanças de estilo de vida vão influenciar de forma positiva os resultados do seu tratamento'". Para Meg e os que passam por seu programa, esse foco no futuro, no que está pela frente, vem acompanhado de uma educação ativa sobre o poder curativo das mudanças de estilo de vida e os benefícios, em termos de cura, de nos cercarmos de afeto. Ela continua: "Conhecimento é poder. Quando se trata de câncer, o conhecimento tem o poder de permitir aos sobreviventes diminuir as chances de recidiva. Os dados confirmam isso e queremos compartilhar essa ciência com nossa comunidade de maneiras que façam as pessoas se sentirem mais esperançosas, fortalecidas, inspiradas e vivas".

QUANDO O ASSUNTO É CÂNCER, ESCOLHAS DIÁRIAS IMPORTAM

Pelo menos 50% das mortes por câncer poderiam ser evitadas com a adoção de mudanças salutares no estilo de vida, e essa porcentagem poderia ser ainda maior.[1,9] O dr. David Katz, uma das principais autoridades em mudança de estilo de vida e fundador da True Health Initiative, acredita que até 80% das doenças crônicas e das mortes prematuras poderiam ser prevenidas com uma vida saudável.[16-18] Um estudo de 2016 realizado por pesquisadores de Harvard que revisaram dados de mais de 135 mil indivíduos monitorados durante mais de quarenta anos revelou que não fumar, beber com moderação, manter um peso saudável e se exercitar com regularidade podiam prevenir 41% dos casos de câncer e 59% das mortes por câncer em mulheres, bem como dois terços dos casos e das mortes em homens.[19] As porcentagens exatas talvez variem de estudo para estudo, mas a lição a se tirar é que podemos prevenir pelo menos metade dos cânceres e das mortes causadas pela doença. Graham Colditz, professor de epidemiologia e coautor do editorial que acompanhou o estudo, resumiu assim os resultados: "Como sociedade, precisamos evitar a procrastinação induzida pelas noções de que o acaso controla o risco de câncer ou de que novas descobertas médicas são necessárias para a conquista de grandes avanços contra o câncer. Em lugar disso, devemos abraçar a oportunidade de reduzir o preço coletivo que pagamos pelo câncer implementando estratégias de prevenção eficazes e mudando nosso modo de vida".[20]

Embora continuemos trabalhando para aumentar a conscientização pública sobre os riscos que certos comportamentos e práticas entranhados na cultura ocidental oferecem à saúde, é importante observar que a vida anticâncer não está, de modo algum, em desacordo com os cuidados médicos tradicionais. David Servan-Schreiber sabia que, para tratar um câncer de forma efetiva, o tratamento médico agressivo acertava no alvo. Nunca considerou abandonar a cirurgia, a quimioterapia ou a radioterapia. Na verdade, desde seu diagnóstico inicial, descartou sumariamente quaisquer sugestões de tratamentos "alternativos". O que mais importava, para ele, era que os profissionais de saúde escolhidos o vissem, antes de mais nada, como um ser humano, não só como um hospedeiro do câncer. Ele precisava acreditar que seus médicos de fato procuravam o que seria melhor para ele. No fim, seu instinto foi certeiro. O compromisso de viver uma vida integral como ser humano, em vez de se permitir ser limitado por seu diagnóstico, foi fundamental para sua abordagem.

A LIÇÃO DO TABACO

Se alguém ainda tem dúvidas sobre o impacto das escolhas de estilo de vida no risco de câncer, é só olhar para o que aprendemos em um passado não tão distante sobre a ligação entre câncer de pulmão e cigarro. No início da década de 1960, uma coalizão de agências, incluindo a American Lung Association [Associação Americana do Pulmão], a American Heart Association [Associação Americana do Coração], a American Tuberculosis Association [Associação Americana de Tuberculose] e a American Public Health Association [Associação Americana de Saúde Pública], pressionou o presidente John F. Kennedy a lidar com a crise de saúde pública causada pelo tabagismo. Em 1962, Kennedy resolveu agir e reuniu uma ampla aliança de especialistas, que passou dois anos examinando mais de 7 mil estudos e artigos científicos.[21] Em 1964, o Surgeon General [maior autoridade em saúde pública do país] Luther L. Terry divulgou os resultados. Conclusão: o tabagismo era responsável por um aumento de 70% nas taxas de mortalidade, quando se comparavam fumantes e não fumantes. Desde então, o trabalho incansável de médicos e dos grupos de defesa da saúde pública e ativistas por trás dos processos bem-sucedidos e amplamente noticiados contra a indústria tabagista manteve a conscientização do público para o elo causal entre tabaco (mascado ou fumado) e câncer.[22] No entanto, ainda choca que 15% da população norte-americana seja fumante hoje e que os números sigam altíssimos em muitos países asiáticos, africanos, europeus e do Oriente Médio.[23] A Austrália, cujo número de fumantes é semelhante ao dos Estados Unidos, num esforço para reduzir o tabagismo a zero, continuará a elevar a tributação sobre o cigarro até 2025, quando um maço custará mais de quarenta dólares.[24,25] Nos Estados Unidos, em geral um aumento de 10% no preço do cigarro resulta num declínio de 2,5% a 5% no tabagismo, com a maioria dos estudos mostrando uma queda média de 4%.[25] Na Rússia, onde o cigarro é bem mais barato, 60% dos homens e quase 40% da população geral fuma.[26]

Além do mais, permitimos que a indústria do tabaco se reinventasse com a chegada do cigarro eletrônico (nicotina vaporizada), que traz uma série de outras substâncias ainda não devidamente testadas, incluindo compostos químicos ligados ao câncer.[27] Assim, embora a quantidade de jovens tabagistas tenha diminuído, os adolescentes estão aderindo ao cigarro eletrônico (em tese inventado para ajudar as pessoas a parar de fumar) como um novo método de consumo de nicotina.[28]

Também vale a pena notar que, embora a incidência de câncer de pulmão entre homens americanos tenha caído, o câncer de pulmão entre as mulheres — que começaram a fumar em público e livremente bem mais tarde — continuou subindo ao longo dos anos 2000 e só há pouco começou a apresentar ligeira queda. Mais uma vez, a causa provável é que cânceres de pulmão, garganta, esôfago e outros ligados ao tabagismo são mais comuns em pessoas idosas e, portanto, as mulheres que começaram a fumar, digamos, nos anos 1960 e 1970 talvez estejam hoje enfrentando consequências relacionadas ao câncer. Infelizmente, o tabaco não apenas causa câncer de pulmão, mas está ligado a catorze tipos diferentes da enfermidade.[29]

Essa nova percepção de que o consumo de tabaco — um comportamento evitável (embora viciante) — é uma causa direta de câncer revolucionou a compreensão do público sobre as ligações entre comportamento e doença. Ninguém mais nega que, em se tratando de câncer, nossas ações de fato importam e têm consequências. Essa conscientização inaugurou um novo campo de prevenção: a investigação de outros estilos de vida e fatores ambientais ligados ao surgimento da doença.

Além disso, as verbas para pesquisa envolvendo o câncer começaram a aumentar e continuam nesse ritmo. Porém — o que não deixa de ser intrigante —, a maioria desses recursos tem sido investida na busca de uma cura. A verba para pesquisa em prevenção é dez vezes menor do que a usada para desenvolver tratamentos e testar novas drogas.[30] Combato essa discrepância quase diariamente: parece não importar que os elos causais entre fatores de estilo de vida e as diversas formas de câncer sejam inquestionáveis. Mas o exemplo do tabaco e do câncer de pulmão mostra o que pode ser alcançado quando devotamos nossa mente e nosso dinheiro à causa. E se houvesse o mesmo nível de clamor público contra carnes processadas (como bacon e salsicha), consideradas carcinógenas pela International Agency for

Research on Cancer [Agência Internacional de Pesquisa em Câncer]?[31] E se tivéssemos impostos mais elevados para *junk food* e refrigerantes? E se houvesse anúncios de utilidade pública alertando contra o consumo excessivo de açúcar e alimentos processados, que estão ligados à epidemia de obesidade e a uma porção de doenças crônicas, incluindo câncer?[32-34] Viveríamos em um mundo bem diferente.

SOMOS MAIS QUE MERA ESTATÍSTICA

Quando recebemos o diagnóstico de uma doença que acarreta risco à vida, é difícil não só compreender as estatísticas e probabilidades como saber se e quando se aplicam. O trabalho de David o levou a desafiar os modelos estatísticos de sobrevivência que a maioria dos oncologistas usa a fim de prever resultados para seus pacientes. Como colunas de números poderiam explicar todas as variáveis tão humanas que compõem os detalhes únicos e complexos de uma vida? De que forma todas as forças, as escolhas, o que pensamos como "estilo de vida", os gestos de nossa vida poderiam *não* fazer diferença ao lidar com um diagnóstico de câncer? Sem falar em fatores intangíveis como coragem, vontade de viver e fé num poder mais elevado. E quanto a dieta e exercícios? E aos aspectos psicológicos do bem-estar, como esperança e gratidão? E quanto à exposição a carcinógenos conhecidos: pó de carvão, amianto, tabaco ou até mesmo raios solares? David queria entender melhor todos esses fatores. Ele ansiava por uma compreensão plena, tridimensional, de como o estilo de vida podia afetar a capacidade do câncer de se desenvolver e crescer.

Essa abordagem era e continua sendo revolucionária. David abraçou o fato de que não teve escolha a não ser aprender a viver bem com a presença do câncer em seu corpo. O que ele concebeu para nós foi uma forma radical de *aceitação*. Ele sabia que o câncer havia se tornado parte integral de sua pessoa e aceitar isso representou o empoderamento necessário para viver a doença de maneira ativa e com propósito.

Não sei se David viveu sua vida com o objetivo de desafiar as probabilidades e sobreviver ao câncer da maneira como fez, mas sei que ele foi fundamental para nos ajudar a compreender de que modo esses números podem se tornar fluidos quando decidimos mudar ativamente o modo como convivemos com o câncer.

Em um capítulo em *Anticâncer* chamado "Fugir das estatísticas", David conta sobre a experiência do lendário cientista e escritor Stephen Jay Gould com o câncer. Ele foi diagnosticado, aos quarenta anos, com mesotelioma peritoneal, um câncer raro, ligado à exposição a amianto. Gould foi submetido a uma cirurgia imediata, mas depois, sem conseguir obter uma resposta direta de seu oncologista, fez o que os grandes cientistas sempre fazem: pesquisou. Descobriu que seu tipo de câncer era considerado "incurável" e que o tempo de sobrevivência médio a partir do diagnóstico era de oito meses.[35] Ele ficou pasmo. Por sorte, ele também era versado na leitura de uma curva de distribuição normal. Gould observou que o tempo era curto para a metade dos diagnosticados com mesotelioma (zero a oito meses de vida), portanto, concentrou sua atenção no outro lado da curva estatística. Ele percebeu que, para os que viviam além da média (o valor do meio num conjunto de números), os indivíduos do lado direito da curva, a projeção de mortalidade era bem menos sombria. No extremo final da "cauda" de sobrevivência, uma pessoa com mesotelioma podia viver de três a quatro anos. Era bem melhor que oito meses e lhe daria o tempo necessário para descobrir como melhorar ainda mais suas chances. Ele estava determinado a se tornar um ponto fora da curva.[36]

Embora otimista e curioso por natureza, Gould admitia os riscos que a estatística podia representar para o estado de espírito de um paciente com câncer. Conjuntos de dados impessoais tinham o potencial de esmorecer a postura e as expectativas do paciente. Em seu ensaio "The Median Isn't the Message"* [A média não é a mensagem], Gould escreveu: "A atitude, sem dúvida, faz diferença no combate ao câncer. Não sabemos por que [...] mas, comparando pessoas com o mesmo câncer por idade, classe, saúde e status socioeconômico, em

* O título do artigo faz uma brincadeira com o trabalho de Marshall McLuhan, que cunhou a famosa frase "O meio é a mensagem" (*The medium is the message*). Em inglês, *medium* pode significar tanto "meio" como "média". (N. E.)

geral, aquelas que têm atitude positiva, força de vontade e propósito de vida, que estão comprometidas em lutar, com uma reação ativa de ajudar no próprio tratamento e não apenas uma aceitação passiva de qualquer coisa que os médicos digam, tendem a viver mais".[36]

Gould ilustrou esse fato vivendo vinte anos além do que previa seu diagnóstico. Tanto ele como David Servan-Schreiber excederam significativamente o tempo de sobrevivência esperado para seus (bem distintos) tipos de câncer e tenho certeza de que não se tratou apenas de um golpe de sorte ou de alguma ocorrência "milagrosa" aleatória. Ambos estudaram a ciência envolvida e chegaram à mesma conclusão que eu: uma mudança saudável no estilo de vida é a chave para prevenir o câncer e para estender a curva de sobrevivência em todos os tipos da doença.

UM PROCESSO PROATIVO DE CURA: A JORNADA ANTICÂNCER DE MOLLY M.

Todo ano, Alison e eu levamos nossa família a uma peregrinação anual a uma cabana rústica numa ilha na baía Georgiana, ao norte de Toronto. O local, perto da cidadezinha de Perry Sound, é um desses destinos de verão mágicos onde podemos nos conectar com a natureza, fugir da vida agitada e deixar os problemas e as preocupações para trás — incluindo celulares e computadores. As noites silenciosas são periodicamente interrompidas pelos grasnados dos patos na água lisa como um espelho, e a região toda cheira a pinheiro branco e cedro. Ao longo dos anos, fizemos amizade com Molly M., uma mulher de olhos claros de quase sessenta anos cuja família passa o verão na baía desde o início do século XX. Molly adora viver ao ar livre e tem uma história épica para contar. Na juventude, depois de passar quase um ano sozinha em uma ilha na baía, ela lecionou no Ártico e também foi a primeira mulher a completar uma corrida de esqui de mais de 150 quilômetros. Ela conhece a região como a palma da mão. Nos últimos dezoito verões, compartilhamos refeições, disputamos corridas de canoa e contemplamos o pôr do sol nos recifes.

Molly tem sobrevivido, há dezoito anos e meio, com um glioblastoma multiforme, a forma mais agressiva de câncer cerebral — definido como terminal e incurável —, o mesmo tipo que acabou por tirar a vida de David Servan-Schreiber. Em maio de 1999, quando era professora de ciências no ensino médio, aos quarenta anos, ela começou a sofrer de fadiga, enxaquecas debilitantes, problemas de visão e outros sintomas que, descobriu mais tarde, deviam-se ao tumor. Certa tarde, depois de dirigir por uma hora para chegar em casa, ela teve uma convulsão grave. Quando correu ao hospital mais próximo, foi diagnosticada com um derrame acompanhado de epilepsia, mas os médicos se recusaram a realizar a ressonância magnética de que ela dizia precisar. Um mês e várias outras convulsões depois, consultou o especialista em um hospital da cidade grande, fez a ressonância e foi diagnosticada com um tumor cerebral, que os médicos quiseram retirar de imediato. Ela presumia que suas enxaquecas debilitantes terminariam e passou a noite escrevendo respostas de prova para um curso, mesmo sabendo que não as corrigiria. O médico residente que a acompanhava chorou.

Ela ficou três meses sem pronunciar a famigerada palavra com c e saiu em busca do melhor lugar para fazer radioterapia. Esperava voltar a lecionar — trabalho que adorava —, mas sucessivos médicos foram delicadamente aumentando o tempo que deveria permanecer sem trabalhar, de seis meses para um ano e então sem previsão de volta. Afinal, seu prognóstico de sobrevida era de seis a dezoito meses. Três medicamentos quimioterápicos brutais seguiram-se à radioterapia, bem como esteroides.

Quando lhe disseram que tinha seis meses de vida, Molly afirmou para os enfermeiros na clínica de quimioterapia que não sabia para que viera ao mundo. A resposta deles: "Você pode ser um milagre; milagres acontecem todo dia". Molly levou aquilo a sério e decidiu que não seria apenas mais uma estatística. Mas então, seis meses depois, o câncer voltou. Molly passou por nova intervenção. Saiu praticamente caminhando dessa segunda cirurgia, ao contrário da primeira, e começou uma quimioterapia recém-aprovada. Insistiu em receber a medicação até "um dos dois morrer, eu ou o câncer". Ao mesmo tempo, começou a pesquisar tratamentos complementares e trabalhou com um herbolário especialista em cuidados a pacientes com câncer. Quando conversei com Molly há pouco tempo, ela me lembrou que ser forçada a parar de dar aulas não fora fácil. "Eu já tinha perdido tanta coisa após passar por diversos abortos espontâneos. Sem poder ter filhos, as crianças da escola se tornaram minha vida. Odiei deixá-las, obrigada a sair por causa das convulsões e do câncer, em especial quando achava que estava de fato me tornando uma boa professora."

Molly percebeu que teria de concentrar toda atenção e tempo na própria melhora. Em suas palavras: "Você precisa aceitar a realidade da sua situação, mesmo se tudo estiver uma merda — e, acredite, câncer é uma merda. Tive de passar por quatro tipos diferentes de quimioterapia e fiquei muito debilitada. Fui obrigada a desacelerar e aprender de fato a escutar meu corpo, e comecei a mudar o modo como encarava a vida antes, vivendo um dia de cada vez". Molly ouvira falar das estatísticas segundo as quais sua sobrevivência era improvável. Embora estivesse desenganada, com o prognóstico de seis a dezoito meses de vida, decidiu não dar ouvidos aos médicos. Ela explica: "Não sou um número no prontuário — sou uma pessoa. Decidi ir atrás das informações técnicas e fazer tudo o que podia para desafiar as probabilidades e viver da melhor forma possível, o máximo de tempo possível".

Para conseguir isso, Molly transformou quase todos os aspectos de sua vida: a maneira como come e como pensa (reformulando pensamentos negativos) e as companhias com quem anda. O noticiário pode ser tóxico e viciante, então, quando está sozinha, é raro ela ligar o rádio. Começa o dia com uma prática mental e corporal que envolve meditação e visualização de imagens, e aprendeu a escutar seu corpo de uma maneira ao mesmo tempo gratificante e surpreendente. Virou literalmente um exemplo vivo de como a vida anticâncer pode não só prolongar nossos dias no mundo como também nutrir e cultivar nosso espírito de modo que possamos aproveitar melhor o tempo de que dispomos.

Eis como Molly explica sua nova atitude mental: "Você precisa decidir que vai viver de forma diferente. Esse tipo de aceitação é o oposto da resignação. Tem a ver com decidir que você quer viver de verdade".

Molly sobrevive há mais de dezoito anos a um câncer agressivo no cérebro. Não vejo a hora de reencontrá-la no próximo verão, na baía.

O exemplo de Molly é bastante comovente nestes tempos, quando tantos de nós (e das pessoas que amamos) têm de enfrentar o câncer. Em 2016, a quantidade de americanos vivendo com a doença era de mais de 15,5 milhões.[37] Presume-se que esse número vai exceder os 20 milhões em 2026.[37] A Organização Mundial da Saúde prevê que o número de novos cânceres diagnosticados no mundo todo subirá para 22 milhões nos próximos vinte anos, um aumento de 70%.[10] A maioria (60%) será diagnosticada na África, na Ásia e na América Central e do Sul, onde já ocorrem 70% dos óbitos pela doença registrados atualmente.[10] Nos Estados Unidos, a incidência de câncer de mama deve aumentar mais de 50% entre 2015 e 2030.[38] Essas projeções deixam claro que precisamos começar a educar as pessoas mundo afora sobre a prevenção e os efeitos recuperadores de um estilo de vida saudável. Se adotarmos e promovermos um planejamento de vida anticâncer, creio que poderemos ver as taxas de câncer declinarem ainda em minha geração. Para mim, esse seria o maior indicativo de que estamos no rumo de uma cura real do câncer e de outras doenças crônicas fatais.

IMAGINANDO UMA NOVA CURVA NORMAL

À medida que mais oncologistas, cirurgiões e outros provedores de tratamento começam a compreender que o estilo de vida pode aumentar a eficácia dos tratamentos de câncer convencionais e passam a encorajar os pacientes a fazer mudanças nesse sentido, o lado direito do gráfico de prognóstico, que mostra a taxa de mortalidade, continua se prolongando, para muitos tipos de câncer, ao passo que a cauda menor, do lado esquerdo, que identifica desde a data do diagnóstico inicial até a data do óbito para alguns pacientes, permanece estática.

Vamos parar um minuto e imaginar um novo tipo de curva normal: um tipo diferente de gráfico estatístico, que vai mudar por completo nossa ideia de que um diagnóstico de câncer será inevitável para cerca de metade da população em algum ponto da vida. E se descobríssemos uma maneira de acompanhar e quantificar nossa capacidade de prevenir o surgimento do câncer, antes de mais nada?

Pensei um bocado sobre a possível aparência de um gráfico como esse. Nessa nova curva, o ápice do "inchaço" é agora a data do início — ou, mais precisamente, a data do diagnóstico inicial, uma vez que o câncer em geral se desenvolve de forma muito lenta e pode levar anos, até mesmo décadas, para ficar grande o bastante e ser detectado. Nosso novo gráfico abrange as ideias que sustentam as melhoras nos gráficos de sobrevivência a partir do diagnóstico, mostrando a cauda espichada da sobrevivência à direita, mas, em um *gráfico de prevenção*, agora temos uma cauda espichada da *prevenção* à esquerda. Se pensarmos em nossa saúde, nosso corpo e nosso controle de ambos, e decidirmos focar a prevenção (seja em caso de diagnóstico inicial, recidiva ou progressão), o gráfico ganha um dinamismo novo e animador.

IMAGINANDO UMA NOVA CURVA NORMAL PARA PREVENÇÃO E CONTROLE DO CÂNCER

POSTERGANDO E DIMINUINDO A OCORRÊNCIA DE CÂNCER

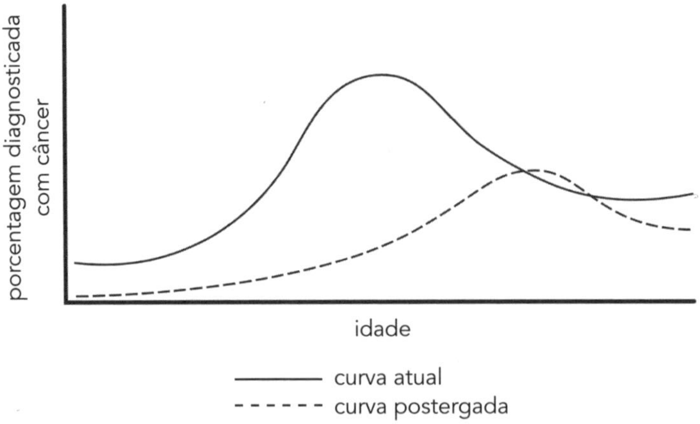

A curva de linha contínua mostra a atual média de idade para o surgimento do câncer, que é por volta dos sessenta anos. Imagine se conseguíssemos postergar a ocorrência até mais tarde na vida e diminuir a incidência de câncer em geral (linha tracejada).

TEMPO POSTERGADO A PARTIR DO DIAGNÓSTICO PARA MORTE RELACIONADA A CÂNCER

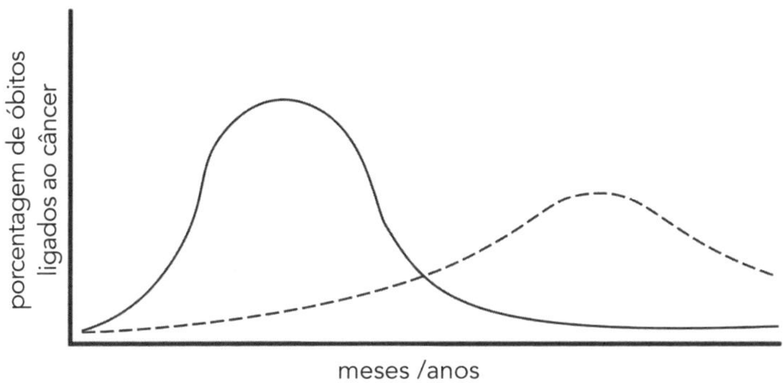

A linha contínua mostra o câncer com prognóstico ruim que apresenta a maioria de óbitos um ou dois anos depois do diagnóstico. Imagine se pudéssemos postergar a mortalidade e diminuir a probabilidade de morrer de câncer (linha tracejada).

Desenvolvido em colaboração com Laura Beckman.

Não é só a possibilidade de viver melhor e por mais tempo com câncer; hoje, aventamos a possibilidade de conseguir "empurrar" o diagnóstico para mais tarde ou talvez, se nos permitirmos sonhar — e sou um dos sonhadores, quando se trata de prevenir o câncer —, ser capazes de empurrar o diagnóstico indefinidamente.

Esse modo de pensar é uma mudança drástica — "revolucionária", ouso dizer — em nossa atual resposta de detecção e tratamento. No âmago de um novo estilo de vida anticâncer, há uma nova maneira de pensar sobre a saúde com o propósito não só de prevenir ou superar a doença, mas também de melhorar a qualidade de vida que nos resta, por mais breve que possa ser. É a revolução anticâncer.

Respaldados nessa nova mentalidade, que tal se decidíssemos modificar agora mesmo nosso estilo de vida, como David, Stephen Jay Gould, Molly e tantos outros pacientes de câncer que conheci depois que foram diagnosticados fizeram? E se decidíssemos não esperar pelo surgimento da doença antes de tomar uma atitude? E se tivéssemos pesquisas científicas para nos mostrar que, fazendo ajustes saudáveis, já fortaleceríamos nosso corpo e aumentaríamos as chances de envelhecer livres do câncer e outras doenças potencialmente fatais?

Imagine as possibilidades.

2. Nosso poder de cura

Câncer. Eis uma palavra que ninguém quer escutar e, contudo, a maioria vai ouvir em algum momento. A doença com certeza marcou presença na minha vida, com diversos familiares. Há dez anos, meu pai foi diagnosticado com câncer de próstata. Como acontece com a maioria dos pacientes com esse tipo de câncer em estágio inicial, o médico lhe disse para seguir com sua rotina normal e não recomendou nenhuma mudança em seu estilo de vida. "Não precisa fazer nada especial", afirmou. "Daqui a um ano, a gente faz outra biópsia, só isso."

Mesmo em 2008, Alison e eu sabíamos muito bem que isso não estava de acordo com as pesquisas mais recentes. Um ano antes, Dean Ornish, um renomado médico e nutricionista, demonstrara, em um experimento randomizado controlado, que pacientes com câncer de próstata em estágio inicial que mudavam a dieta e o estilo de vida por um ano conseguiam retardar o progresso da doença e reduzir muito a necessidade de cirurgia.[1] Ou seja, uma pesquisa científica sólida indicava cada vez mais que modificações no estilo de vida eram capazes de alterar o progresso do câncer, sobretudo quando descoberto cedo. Insisti com meu pai para adotar essas mudanças, começar a meditar, fazer mais atividade física, diminuir a ingestão de carne vermelha e laticínios e passar a beber chá verde. Recomendei, além disso, duas colheres de chá de extrato de tomate e uma castanha-do-pará por dia. (A castanha-do-pará tem alto nível de selênio, um micromineral que, segundo diversos estudos, reduz o risco do câncer de próstata. Ensaios laboratoriais e estudos com animais demonstraram que o licopeno presente no extrato de tomate desacelera o crescimento da célula cancerígena.) Meu pai seguiu, em parte, meu conselho. No fim, decidiu fazer cirurgia. Mas continua a seguir uma dieta saudável, rica em hortaliças e fibras e pobre em carne vermelha e laticínios, a se exercitar todos os dias e a praticar *qigong*. Essas rotinas ajudam a manter seu corpo em forma e um modo de encarar a vida mais positivo.

ACEITANDO O CÂNCER

Meu pai reagiu bem ao diagnóstico de câncer, mas, no caso dele, a doença foi descoberta cedo e o prognóstico era bom. Para outros, o impacto psicológico de um diagnóstico pode ser devastador, tanto para o paciente como para familiares e amigos. Como psicólogo, preocupo-me que nossos medos profundos em relação ao câncer façam com que nos sintamos impotentes ao descobrir que temos a doença. Na verdade, há muita coisa que podemos fazer. Conforme desvendamos os mistérios do câncer, graças, em grande parte, a nossa nova compreensão de como os genes funcionam, nos damos conta de que nosso corpo é, por sua própria natureza, uma robusta máquina de combater doenças, e nossa tarefa é assegurar que nossas escolhas cotidianas de hábitos e estilo de vida o ajudem a fazer o que está programado para fazer — sarar.

Mas, antes de conseguirmos entrar em ação, é importante parar e pesar as duras questões que virão à tona quando nós ou aqueles que amamos forem diagnosticados. Muitos pacientes de câncer não conseguem deixar de se perguntar: por que meu corpo permitiu a criação de algo tão destrutivo? Como fazer as pazes com essa espécie de traição biológica? Fiz alguma coisa errada? Os paradoxos surgem quando o câncer parece agir de forma sorrateira para separar nosso corpo, mente e espírito no exato momento em que mais necessitamos estar inteiros e integrados para poder tomar decisões bem informadas.

Com essa doença, tendemos a perder confiança em nós mesmos, em nosso corpo, e isso pode dificultar a adoção de atitudes diárias para ajudar nossas defesas naturais e promover nossa capacidade de recuperação. É importante aceitar o diagnóstico com certa dose de curiosidade, já que inevitavelmente teremos de tomar decisões importantes quanto ao tratamento. Em vez de nos convencermos que não somos capazes de cuidar de nós mesmos, que tal seguir o exemplo de David Servan-Schreiber, de Stephen Jay Gould e da minha amiga Molly M. e decidir escutar nosso corpo e nos comprometer a dar-lhe o que precisa para recuperar a saúde? Indo ainda mais além, e se tomarmos esse caminho enquanto ainda estamos saudáveis?

CONCEBENDO UM NOVO PADRÃO DE CUIDADOS

Com todo o potencial inato de nosso corpo para ajudar na prevenção ou superação do câncer, por que alguns médicos — mesmo que tentem se educar e ir além do atual "tratamento-padrão" — não recomendam uma alimentação saudável, atividade física regular e lidar melhor com o estresse para todos os pacientes de câncer? A verdade é que, a despeito da evidência crescente de que o estilo de vida tem um papel no risco de desenvolver a doença, na probabilidade de recidiva e no tempo de sobrevivência, muitos médicos permanecem relutantes em sugerir uma mudança de estilo de vida como parte da prevenção ou do tratamento; até certo ponto, essa atitude se explica porque isso não faz parte de sua formação.[2-8] Para muitos excelentes cirurgiões, rádio-oncologistas e oncologistas clínicos, o estilo de vida continua tendo um papel secundário, sendo um tratamento "complementar" — útil, mas talvez não necessário. O foco deles está em seu próprio papel no processo, por exemplo, encolher o tumor antes de removê-lo e depois aplicar radioterapia na área para atingir qualquer tecido que tenha escapado. A ideia de que o paciente possa ter um impacto mensurável nesse procedimento médico high-tech, especializado, tem sido bastante subestimada na práxis convencional.

Para ajudar a ilustrar a extensão desse descompasso, vou contar a história de uma mulher que, há não muito tempo, se submeteu à radioterapia para tratar um câncer de mama no MD Anderson depois de ter feito quimioterapia em sua cidade natal. Elaine W., de 37 anos, mãe de dois, fora diagnosticada com um agressivo câncer de mama estágio II. Ela estava em boa forma, seguia uma dieta que considerava saudável e se mantinha ativa. Como a maioria dos naturais da Louisiana, Elaine grelhava costelas uma vez por semana e, como a maioria dos americanos, comia pizza e cheeseburger com regularidade. Mas também acrescentava legumes e verduras em quase todas as refeições e controlava os doces (mas sem contar os daiquiris). Em termos de atividade física, Elaine não era do tipo que gostava de ficar na frente da TV, assistindo a programas ou jogando video games. Antes de terem que se ocupar com os filhos, ela e o marido, Henry, participavam de competições de crossfit, disputando corridas de obstáculos, virando pneus e subindo em cordas.

Durante sua primeira visita ao oncologista após ser diagnosticada com câncer de mama, Elaine perguntou sobre a importância da dieta. "Doutor, me diga uma coisa. Li uns artigos na internet. Faz muitos anos que ouço falar que o câncer se alimenta de açúcar. Se o senhor me mandar parar agora mesmo, nunca mais como açúcar refinado", ela disse. "Vou cortar já tudo que o senhor mandar."

"Quer saber de uma coisa, Elaine", respondeu seu oncologista, "o câncer se alimenta de tudo. Coma o que quiser. Você está passando por um período difícil no momento e só precisa se sentir confortável. A químio é uma chatice, então pode comer o que tiver vontade." A atitude dele não foi incomum; na verdade, costuma ser a postura médica usual em casos de câncer nos Estados Unidos: um completo descompasso entre o tratamento e as escolhas de estilo de vida.

Elaine levou as palavras do médico ao pé da letra — de muito bom grado. Ao sair da consulta, foi direto para um restaurante de fast-food e pediu um refrigerante grande. De noite, compreensivelmente cansada demais para cozinhar, pediu pizza para a família — a *comfort food* predileta de todo mundo, e das mais convenientes. Na manhã seguinte, sentindo a cabeça pesada, ainda exausta e com pena de si mesma, comeu o donut que alguém lhe ofereceu no trabalho, além de ceder à tentação de um cupcake de chocolate no meio da manhã.

Um círculo vicioso de desregramento começara e continuou durante os seis meses da quimioterapia. Doces e *junk food* eram como uma recompensa pelo que ela estava passando. "Foram seis meses chafurdando na autopiedade", ela me contou mais tarde, balançando a cabeça.

Apesar da intensa quimioterapia para tentar encolher o tumor, a equipe de médicos descobriu, ao final dos seis meses de tratamento, que o tumor de Elaine quase dobrara de tamanho. Após terminar a químio, Elaine fez mastectomia dupla. A despeito da cirurgia, seu oncologista lhe disse que seu tipo de câncer de mama, triplo-negativo, tinha uma chance de 33% de recidiva. Com câncer de mama triplo-negativo, os sobreviventes não têm a opção de tomar um comprimido diário para bloquear o estrogênio e prevenir uma recidiva. O médico (o mesmo oncologista que aconselhara "coma o que quiser") disse que não havia muita coisa que ela podia fazer.

"Nada que eu possa fazer?", ela perguntou, incrédula. Elaine sempre fora uma pessoa proativa, que assumia o controle das situações. A perspectiva de se sentir desamparada não lhe caiu muito bem.

"Bom, tem uma coisa...", começou o oncologista, relanceando o consultório como se fosse contar um segredo que ninguém mais poderia escutar. "Mas estou dizendo isso em off." Ele a aconselhou a ler *Anticâncer*, de David Servan-Schreiber. "Estou te mostrando isso não como médico, mas como amigo", ele disse. "Não é o que ensinam na faculdade de medicina, mas estou cada vez mais convencido de que tem certo fundamento."

Esse é um exemplo ilustrativo do que quero dizer quando falo sobre um "descompasso" entre o que os médicos "sabem" e o aconselhamento que se sentem confortáveis para dar ao paciente. O próprio oncologista se tornara vegano, em parte por acreditar que a dieta influenciava seu risco de doenças crônicas. Mas estava relutante em compartilhar essa crença sem ser "em off", porque, na sua cabeça, a ligação entre nutrição e câncer não atendia a um padrão médico de evidência científica. Ouço histórias como essa o tempo todo. O que a torna tão frustrante, para mim, é que há, sim, provas. A evidência cumulativa é indiscutível. Os oncologistas que permanecem relutantes em compartilhar a ligação entre o estilo de vida e a doença com seus pacientes estão prestando um desserviço e, possivelmente, diminuindo suas chances de sobrevivência.

Nessa noite, o marido de Elaine, Henry, encomendou cinco exemplares de *Anticâncer*: um para ele, um para Elaine, um para os pais dela, um para seus pais e um para um amigo próximo da família. Quando os livros chegaram, Henry começou a ler na hora, fazendo marcações no texto e colando post-its nas páginas. Quarenta e oito horas depois, declarou: "A gente vai mudar nosso modo de vida". Pouco depois, Elaine e Henry comemoraram o sétimo aniversário de casamento saindo para um jantar chique de três pratos, acompanhado de uma garrafa de vinho e de sobremesa. Aproveitaram a comemoração para ter uma conversa íntima sobre suas esperanças, seus sonhos e seus objetivos para si mesmos, seus filhos e a vida a dois.

Na manhã seguinte, Henry tirou da despensa e da geladeira todas as caixas, potes e latas de comida processada. "Chega disso", falou. "Agora, você vai tomar três xícaras de chá verde todo dia." Ele mostrou um vidro de tempero. "Isso aqui é cúrcuma. É nosso novo tempero favorito."

Elaine descreveu esse momento como a coisa mais romântica que alguém já fizera por ela. Ela percebeu como o amor de Henry era forte. Ele queria viver ao lado dela e apoiá-la nas mudanças que poderiam ajudá-la a sobreviver ao câncer, ao mesmo tempo adotando hábitos saudáveis que reduzissem as chances de que ele ou as crianças um dia também recebessem esse diagnóstico tão amedrontador.

Ainda fazendo radioterapia, Elaine tem hoje uma dieta à base de vegetais e está treinando com Henry para outro desafio de crossfit. Ela começa todos os dias com dez minutos de silêncio meditativo, durante os quais se concentra em sua respiração. "Desse jeito, passo o resto do dia livre daquele peso que vem junto com o câncer", afirmou. Ela se sente menos cansada pela manhã e também se esforça para ter um sono melhor sem remédios. Essas mudanças já a fizeram perder mais de sete quilos. Também ajudaram a melhorar sua pele. E, o mais importante, ela sente o poder de suas próprias escolhas para controlar e manter a saúde.

"Sou uma pessoa completamente diferente, bem mais calma do que seis meses atrás, quando só dependia da químio e dos médicos para resolver meu problema", explica. "Não fico mais sentada esperando que alguém me passe uma prescrição ou injete sei lá o que no catéter preso ao meu peito. Posso tomar decisões diárias que ajudam."

Embora a reviravolta na vida de Elaine seja inspiradora, aquela consulta com o oncologista e a reação dele às suas preocupações sobre como o estilo de vida poderia afetar o câncer são uma cena comum.

David Servan-Schreiber definiu a ansiedade paralisante que sentiu em relação ao próprio câncer cerebral como uma "falsa desesperança", que a comunidade médica tende a reforçar de forma involuntária durante o tratamento. A maioria dos oncologistas e cirurgiões está tão focada na "cura" que esquece de pedir ajuda aos pacientes para conseguir chegar lá. Como Elaine, David sentiu isso na pele ao perceber que seus médicos não tinham nenhum conselho ou encorajamento para dar com respeito ao que ele podia fazer para salvar a própria vida quando a recidiva de seu câncer cerebral abriu o chão sob seus pés. Como mostra a história de Elaine, muitos oncologistas bem-intencionados continuam fazendo a mesma coisa até hoje sem perceber. Eles pensam num plano de tratamento médico e dispensam o paciente com a mensagem: "Vamos fazer tudo que for possível. Siga com a sua rotina normal e continue a fazer o que você sempre fez". Mas o desestímulo involuntário expresso nessa mensagem pode fazer a diferença entre a vida e a morte.

Quando se trata de nossa vida, Alison e eu não estamos esperando sentados que a comunidade médica ponha sua ciência em dia. Adotamos um estilo de vida anticâncer em nossa casa e o promovemos ativamente junto a amigos e em nossa comunidade. Tem sido um desafio, com certeza. Deixei de comer massa (o que, para um italiano, beira o sacrilégio), mas isso não foi tão difícil quanto parar de fumar (deixei o cigarro depois da faculdade). Fomos, pouco a pouco, passando a uma dieta mais baseada em vegetais (um caminho que começou, para mim, quando meu pai foi diagnosticado com câncer) e tentamos criar nossos filhos sem açúcar processado e com horários regulares de dormir, para que mantenham padrões de sono saudáveis.

Claro que não somos perfeitos, mas estamos sempre tentando fazer o melhor. Por quê? O motivo simples e óbvio é este: já vi tanta gente sofrer e morrer dessa doença que quero fazer tudo que puder para incentivar meus filhos a adotar, hoje, hábitos que vão ajudá-los a evitar ou sobreviver a ela, se for o caso. Sei como é com os pacientes e sei como o processo pode ser duro para os sobreviventes e seus familiares. O câncer vira sua vida de cabeça para baixo e suga por completo as energias. É desafiador em todos os níveis e de todos os jeitos imagináveis. Se Alison ou eu pudermos evitar um diagnóstico de câncer mudando o modo como vivemos, por que não fazer tudo ao nosso alcance para adotar essas mudanças? Se nosso estilo de vida puder influenciar o risco de câncer para nossos filhos, como não nos empenhar ao máximo para ser exemplos saudáveis e conduzi-los na jornada anticâncer? Além de prevenir a doença, e talvez mais importante que isso, esse modo de vida é simplesmente melhor para seu bem-estar.

DESAPRENDENDO A DESESPERANÇA

Embora grande parte da comunidade médica ainda não esteja sintonizada com a mensagem de viver uma vida mais saudável, tenho a sorte de trabalhar numa instituição que incorpora cada vez mais o estilo de vida ao plano de tratamento. Tem sido uma curva de aprendizado longa e lenta, mesmo no MD Anderson, mas acho que estamos próximos de um ponto de virada. Trata-se de reunir pesquisas e dados sólidos e assegurar que essa informação esteja disponível para a comunidade médica e o público leigo. Mas, primeiro, é preciso deixar para trás o "aprendizado da desesperança" que parece estar por toda parte — sobretudo quando falamos em estilo de vida e saúde pública.

Cuidar bem de si mesmo, infelizmente, não é um atributo muito valorizado em nossa sociedade. Achamos que é necessário se esfalfar de trabalhar para ser bem-sucedido (a despeito de estudos mostrando o contrário); que ir para a cama cedo ou dormir até mais tarde é sinal de fraqueza (no entanto, dormir é uma das ações mais recuperativas e estimulantes do sistema imune que podemos executar); e que, se usamos nosso tempo livre para aprender coisas como dança, canto ou teatro, estamos apenas sendo tolos, quando, na verdade, tudo isso é muito bom para o corpo e a saúde, além de fortalecer nossas relações.[9,10]

É hora de compreendermos que existe um ponto de intersecção entre bem-estar e doença, e é nele que estão ocorrendo muitos avanços importantes na compreensão de como o estilo de vida altera a força e a progressão do câncer. É nesse ambiente complexo e fascinante que vivo e trabalho.

Passo meus dias no hospital trabalhando com minha equipe para ensinar técnicas não medicamentosas de estilo de vida, simples e de baixo custo, para pacientes com câncer, mesmo quando estão sendo submetidos a quimioterapia ou radioterapia, a transplantes de células-tronco ou outros tratamentos difíceis, muitas vezes onerosos do ponto de vista físico, psicológico e emocional (ainda que absolutamente necessários). Ajudamos pessoas com câncer a realizar ajustes fundamentais no estilo de vida, que incrementarão seus cuidados de maneira vital para o sucesso desses tratamentos, além de proteger sua saúde de outras doenças e problemas.

Por exemplo, encorajamos os pacientes a realizar atividade física regular para fortalecer seu sistema imune, combater a fadiga e tornar o corpo menos receptivo ao crescimento tumoral e mais capaz de aguentar as agruras do tratamento.[11-15] Ajudamos os pacientes a se sentirem mais em forma, relaxados e livres de ansiedade ou depressão, de modo que possam usufruir e potencializar sua sensação geral de "bem-estar", mesmo enfrentando um diagnóstico muitas vezes aterrorizante e desafiador. Mais importante, nós os ajudamos a se reconectar com o próprio corpo de maneira equilibrada e significativa, para que possam começar a identificar em que áreas de seu estilo de vida necessitam fazer mudanças. O que lhes ensinamos, e estamos sempre repetindo para nós mesmos, é que qualquer um pode fazer alguma coisa para melhorar de modo dramático a própria saúde tomando decisões saudáveis no dia a dia.

O objetivo é a sinergia, fenômeno em que o todo é mais do que a soma das partes. Em termos de redução de risco de câncer, isso significa que a mudança de seu estilo de vida em uma série de áreas — como mencionei, concentramo-nos em seis delas — torna cada mudança mais efetiva do que se daria de forma isolada.[16-18] Embora muitos oncologistas ainda tratem o estilo de vida como algo secundário, as crescentes pesquisas sobre o poder da mudança de estilo de vida estão ganhando espaço, e organizações importantes começam a perceber isso. A American Cancer Society [Sociedade Americana de Câncer] e o American Institute for Cancer Research [Instituto Americano de Pesquisa em Câncer] têm diretrizes claras sobre peso corporal, dieta e atividade física para prevenção do câncer e sobrevivência.[19,20] Uma série de grandes estudos publicados nos últimos cinco anos mostra que quanto mais diretrizes de prevenção ao câncer a pessoa segue, maior a redução no risco de desenvolver a doença e morrer em decorrência dela.[21,22] Por exemplo, comparadas a pessoas que seguem apenas de zero a duas diretrizes, as que seguiram de sete a oito tiveram uma redução de 12% no risco de desenvolver qualquer tipo de câncer e uma redução de 20% na mortalidade pela doença.[5] A diminuição do risco para certos tipos do mal foi particularmente elevada, com uma redução de 50% na incidência de câncer colorretal para os que seguiram entre sete e oito diretrizes.[5] Para câncer na cabeça e no pescoço, a taxa é ainda mais alta, 63%; para o câncer de endométrio, 59%; e para o câncer de mama, 22%. O mesmo se pode dizer sobre a mortalidade pela doença. Quanto mais diretrizes para prevenção e controle se segue, maior a redução dos índices de morte por câncer. Para algumas formas da doença, o impacto é modesto (10% para câncer de ovário, em um estudo), enquanto, para outras, é muito maior (mama, 33%; colorretal, 61%).

Todas as seis áreas de estilo de vida do Mix de Seis — apoio social, estresse, sono, dieta, exercício e ambiente — estão interligadas. Evidências recentes demonstram que o sucesso em uma área do estilo de vida influenciará as demais.[23] Inúmeros estudos mostram que o estresse pode sabotar todas as nossas boas intenções em relação à saúde.[24-26] Programas que combinam meditação de atenção plena (*mindfulness*) com intervenção dietética são mais eficazes do que meras mudanças na dieta.[27] Nisso, a ciência é clara: é crucial avançar em múltiplas áreas para melhorar suas chances de mudar permanentemente seu estilo de vida e reduzir o risco de desenvolver a doença ou ter uma recidiva.[22,28,29]

QUANTO MAIS DIRETRIZES DE ESTILO DE VIDA SEGUIMOS, MENOR O RISCO DE CÂNCER E A MORTALIDADE LIGADA À DOENÇA

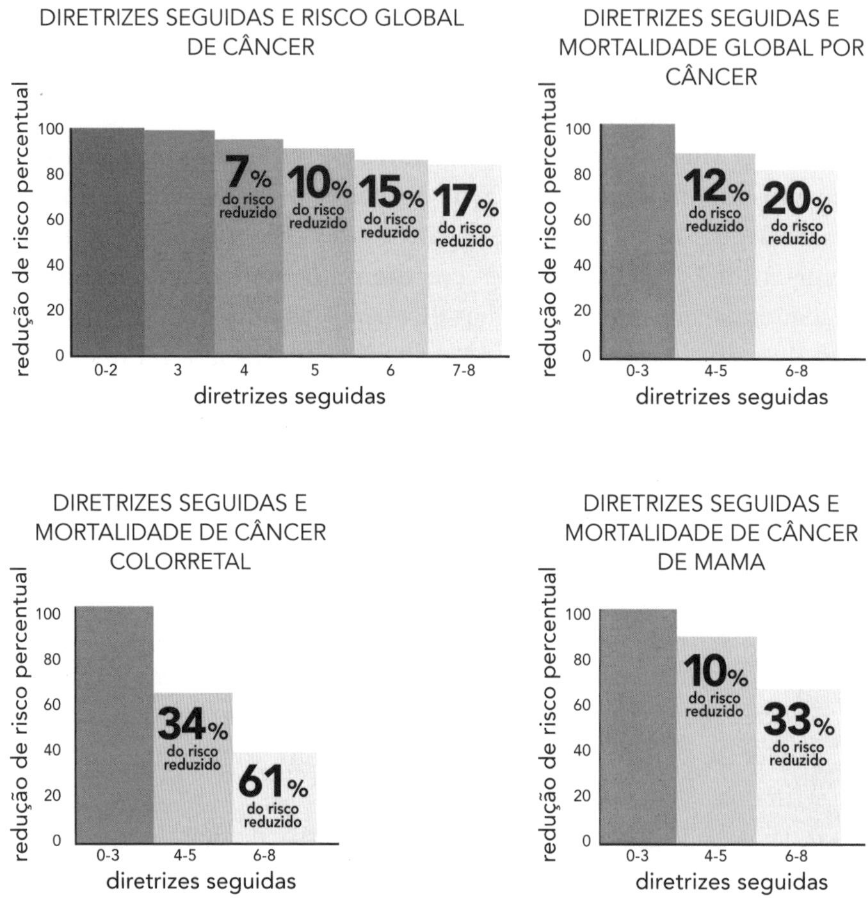

Seguir mais diretrizes nas seguintes áreas leva à redução do risco global de câncer e da mortalidade: manter um peso saudável, exercitar-se com regularidade e combater o comportamento sedentário, manter uma dieta saudável, restringir a ingestão de carne vermelha e processada, e consumir álcool com moderação. A redução de risco é mais substancial nos cânceres colorretal e de mama.

Adaptado de: C. A. Thomson, M. L. McCullough, B. C. Wertheim et al., "Nutrition and Physical Activity Cancer Prevention Guidelines, Cancer Risk, and Mortality in the Women's Health Initiative", *Cancer Prevention Research*, v. 7, n. 1, pp. 42-53, jan. 2014.

Adaptado em colaboração com Laura Beckman.

Pacientes de câncer tendem a reconhecer, em si próprios, os benefícios sinérgicos da vida anticâncer. Vejo isso acontecer repetidas vezes: os pacientes fazem a conexão entre viver bem e sentir-se bem porque percebem o efeito positivo dos ajustes no estilo de vida em seu tratamento e prognóstico. Por exemplo, uma paciente de câncer de mama que se distanciou das relações tóxicas em sua vida e coadunou seus valores fundamentais com suas ações e comportamentos afirmou para mim que, hoje, sente-se "livre e viva de verdade" pela primeira vez na vida. Outra paciente que passou a fazer uma dieta mais rica em vegetais, a exercitar-se com regularidade e a controlar o estresse percebe que agora dorme melhor e tem mais energia, e descreve sua vida como "infinitamente melhor" do que antes do diagnóstico de câncer, a despeito de ter passado por uma cirurgia, seis meses de quimioterapia e seis semanas de radioterapia.

Para compreender por que fatores ligados ao estilo de vida exercem impacto tão drástico, é necessário ter uma compreensão melhor do câncer em seus termos mais básicos. Também ajuda ver como abordamos o tratamento do câncer ao longo do tempo, de modo que possamos entender mais plenamente por que a maior parte de nossos recursos médicos e científicos foi utilizada para estudar maneiras de tratar o câncer de forma isolada, não levando em conta a pessoa em sua integralidade, e com pouco foco na prevenção.

UMA PRESCRIÇÃO PARA A ESPERANÇA

Em meus mais de vinte anos trabalhando com oncologia integrativa, observei uma infinidade de pacientes ser submetida a esse regime brutal (mas necessário) de tratamento e então ser informada de que, por ora, estava "curada" da doença e que seus cuidados médicos, por assim dizer, terminavam ali. Vejo as pessoas saírem dessa fase inicial (intensiva em termos médicos) de sua experiência com o câncer num estado de saúde e bem-estar bastante comprometido, sem dispor da informação ou das ferramentas necessárias para chegar em casa e começar o importante processo de cura. Elas podem estar mutiladas, sofrendo com dor crônica, padecendo de doenças induzidas pelo tratamento ou de enfermidades secundárias, deprimidas, esgotadas e sentindo tudo, menos bem-estar. E, no entanto, é aí, para muitos, que o verdadeiro trabalho de cura começa.

É nesse momento, quando passa pelo pós-tratamento mas ainda não desfruta de bem-estar, que a maioria chega a uma encruzilhada: ou percebe que o verdadeiro processo de cura e que a manutenção da própria saúde a longo prazo estão, na realidade, em suas mãos, ou se entrega ao golpe devastador do câncer e dos efeitos do tratamento.

Nosso corpo não foi projetado para ser aberto por bisturis, entupido com substâncias químicas ou exposto a radiação sem sofrer graves consequências. Pelo contrário, foi feito para permanecer em equilíbrio, regulado, e resistir biologicamente às doenças — contanto que façamos escolhas que promovam e auxiliem esse imperativo natural.

O corpo foi projetado para se recuperar: é disso que trata a vida anticâncer. Ela consiste em mudar nosso foco e nos alertar para o fato de que o modo como vivemos pode, ou não, promover um processo de cura, e isso é verdade tenhamos câncer ou não.

REMÉDIOS POR TODA PARTE: A JORNADA EXTRAORDINÁRIA DE DIANA LINDSAY

Para uma ilustração viva do poder curativo de uma mudança no estilo de vida, basta olharmos para a ativista da saúde Diana Lindsay, que conviveu com o câncer por 25 anos, doze deles com um câncer de pulmão estágio IV.

Diana foi diagnosticada com câncer retal estágio II quando tinha 41 anos, em 1993. A isso, sobreveio uma porção de cirurgias e, no fim, o que ficou caracterizado como "cura". Então, em 2006, aos 54 anos, foi diagnosticada com câncer de pulmão estágio IV. Dessa vez, a doença estava avançada, tendo se espalhando dos pulmões para os linfonodos, o cérebro e, possivelmente, a membrana que envolve o coração. Disseram-lhe que a cirurgia era impossível e que não havia cura, então a encaminharam aos cuidados paliativos. Seu médico, porém, teve um palpite: rompeu com o protocolo-padrão e lhe ministrou Tarceva, um agente dirigido utilizado, hoje em dia, para tratar câncer pulmonar de células não pequenas avançado ou metastático, mas que, na época, estava sendo testado em ensaios clínicos. Ela também tratou o cérebro com radiação Gamma Knife. Diana teve uma resposta extraordinária a ambos os tratamentos até que, dezoito meses depois, uma tomografia computadorizada revelou que o câncer voltara a crescer. Ela tentou, então, a radiação estereotáxica experimental (hoje também parte das opções padrão de terapia), que lhe garantiu mais nove meses sem progressão da doença. Depois, incorporou *qigong* e reiki por mais nove meses até que, no fim, conseguiu ser aceita para realizar uma cirurgia de pulmão revolucionária, e que foi bem-sucedida.

A partir do diagnóstico, Diana começou a fazer profundas mudanças na maneira como vivia. Antes de qualquer coisa, tirou licença do trabalho, na empresa de comunicação de marketing que tem em sociedade com o marido e que fornece serviços para multinacionais como a Microsoft. Isso lhe permitiu se concentrar em sua saúde sem perder o convênio médico (numa época em que enfermidades preexistentes impossibilitavam a aquisição de um convênio). Mas, no fim, acabou vendendo a empresa e ganhou uma sensação de liberdade e um acesso a recursos que não estão disponíveis para a maioria das pessoas em sua situação, mas, como mostraremos mais tarde, Diana os usou de uma forma maravilhosa para seu próprio aprendizado e, mais tarde, para ajudar a comunidade.

Antes de vender o negócio, Diana costumava cumprir uma estressante jornada de vinte horas diárias, perdendo horas de sono, trabalhando em excesso, viajando muito e deixando de lado outras prioridades — como comer bem e fazer atividade física. Ela se orgulhava de sua capacidade de "cuidar de tudo" — dirigir a empresa, criar a neta e contribuir para a comunidade. Então, quase da noite para o dia, parou completamente de trabalhar. Depois de uma profunda reflexão sobre a vida, e livre do estresse mental de ter de planejar, executar e gerenciar as coisas, ela sentiu que estava mais aberta a ouvir o que seus sonhos, corpo e intuição tinham a dizer quanto ao que ela necessitava para restabelecer sua saúde. Como me disse recentemente: "Prometi para mim mesma que ia ficar bem, larguei tudo e me dediquei por inteiro à minha cura. Aprendi a escutar meu corpo, a entender o que ele demandava e o que ele achava que eu devia fazer para melhorar. E o que descobri bem rápido é o seguinte: os remédios estão em toda parte".

Da perspectiva dos médicos de Diana, suas opções eram limitadas. Ela crescera acreditando que a cura começava e terminava com a medicina ocidental tradicional. Diana confiava nos médicos e respeitava a autoridade deles sobre a saúde humana. Mas, assim que percebeu que não tinham respostas suficientes para ela, decidiu ir além desse contexto em sua busca. "Comecei a perceber: 'Ei! Comida é remédio, e dar risada junto com a família e os amigos é remédio, e caminhadas longas são remédio, ar puro é remédio também, assim como me sentir relaxada e sem estresse'. A lista de coisas que comecei a identificar como remédio aumentava conforme eu explorava o desconhecido. Eu sabia que tinha de acrescentar certas coisas ao que eles decidissem que eram os melhores remédios da medicina."

Diana começou a fazer as escolhas de estilo de vida diárias com base num critério simples e inequívoco: "Isso faz com que eu me sinta melhor?". Descobriu, com o tempo, que era capaz de escutar o que seu corpo estava lhe dizendo e provê-lo com o necessário para permanecer saudável e forte.

Quando foi diagnosticada com câncer estágio IV, suas chances de sobreviver até cinco anos eram de 1%. Seu médico achava que ela morreria em três meses. Diana percebeu que, se quisesse desafiar as probabilidades e ser um caso em cem, o 1% que sobrevivia ao câncer de pulmão estágio IV, devia aprender tudo que pudesse sobre como recuperar a própria saúde. Ela explica: "Eu precisava viver o momento e aproveitar ao máximo o que eu tinha".

Isso foi há doze anos. Diana encontrou um caminho mais saudável para viver uma vida mais plena e estender aos outros sua recém-descoberta sensação de bem-estar. Hoje, pode dizer com confiança que todos os dias, desde o terrível diagnóstico, sua vida tem sido uma aventura no vasto e admirável universo desconhecido da cura. Ela sentiu ser sua missão inventar um caminho, ali onde poucas trilhas haviam sido abertas.

O caso de Diana é pouco usual: ela pôde fazer esse tipo de mudança de vida em relação ao trabalho, o que, para a maioria de nós, sem dúvida está ligado ao acesso, para nós e nossos familiares, ao sistema de saúde tradicional e a quaisquer recursos com os quais seja possível explorar alternativas. A mente aberta, a disposição em aprender, a flexibilidade e a criatividade de Diana foram tão úteis em seu processo de cura quanto haviam sido em sua carreira. Sua trajetória não está ao alcance de todos, mas ela usou sua posição, bem como a recompensa pelo trabalho duro na construção da empresa, para ser a pioneira de uma mudança real e saudável em sua comunidade inteira.

Uma coisa que torna Diana tão excepcional é a entrega com que confiou em seu corpo para guiá-la rumo ao restabelecimento da saúde. Ela não deixou que a realidade de não haver uma "cura" disponível frustrasse suas esperanças ou a impedisse de fazer mudanças que ajudariam seu corpo a se recuperar. Comprometeu-se a optar pela esperança e agiu. Buscou informações e usou o que aprendeu para elaborar seu próprio plano de uma vida anticâncer única.

Se Diana Lindsay foi capaz de transformar um diagnóstico grave de câncer estágio IV numa aventura de vida anticâncer que já dura mais de uma década, imagine o que a adoção desses princípios de estilo de vida pode fazer por aqueles que ainda não sofrem de câncer nem de outra doença crônica ou possivelmente fatal.

A DIFERENÇA ENTRE RECUPERAÇÃO DA SAÚDE E CURA DEFINITIVA

O câncer pode ser um grande professor. Ele não só nos ensina como nosso corpo funciona no nível regulatório e celular como também oferece um vislumbre de como foi projetado e construído para se restabelecer. Pode soar um pouco esquisito, até cruelmente irônico, discutir o câncer, que o corpo produz, e o conceito de autorrecuperação ao mesmo tempo, mas aprendi que uma recuperação profunda está ao nosso alcance mesmo que a cura definitiva talvez não esteja; que esse aperfeiçoamento radical, até mesmo transformador, na qualidade de vida e na saúde da pessoa é possível mesmo em um caso grave; e que um estado mais elevado de bem-estar pode ser alcançado, tenha ou não a medicina encontrado uma cura.

Não estou sugerindo que abandonemos a busca por uma cura total. Buscar e seguir um tratamento médico apropriado é essencial ao lidar com o câncer e com outras enfermidades graves. Mas o que quero discutir aqui (e sobre o que falarei ao longo de todo o livro) é como podemos influenciar de modo radical nossa capacidade de restabelecer a saúde, o que, por fim, vai otimizar ou até eclipsar todo o conceito de "cura" ou que nos dará mais capacidade de agir em termos de quão perto chegaremos de uma cura.

Espero que todo mundo — especialmente nós que atuamos no tratamento do câncer — comece de fato a admitir como é alto o custo de uma abordagem de "cura a todo custo" para tratar o câncer e, em lugar disso, abra a mente para o que se trata, na realidade, de um bom tratamento, de cuidar bem do paciente. Gostaria que nós, no mundo da oncologia, adotássemos uma visão mais ampla e olhássemos para a vida do paciente e para como suas escolhas de estilo de vida influenciam ou refletem a atividade celular do câncer ou outra enfermidade desse indivíduo. Gostaria de ver que estamos incorporando hábitos de estilo de vida positivos a programas de tratamento mais abrangentes, sabendo que levam a resultados melhores. Para isso, precisamos ampliar nosso foco, enxergar o paciente em sua integralidade, incluindo sua vida mais ampla, e não apenas nos concentrar no aglomerado de células descontroladas em seu corpo.

Se conseguirmos abrir mão, em parte, de nossa busca pelo Santo Graal da "cura" e nos concentrarmos, antes de mais nada, no estabelecimento da saúde, o tratamento será abordado de maneira diferente em sua essência. Quando nos permitirmos uma abertura para a possibilidade de que o comportamento de nossos pacientes, ou o nosso enquanto médicos, faz diferença, algo realmente transformador pode ocorrer. Quando enfatizamos a recuperação e não só a cura, o câncer se torna um problema humano, não apenas científico. Meu bom amigo e colega Michael Lerner, doutor e pioneiro em compreender a diferença entre restabelecimento da saúde e cura, especialmente quando se trata de câncer, explica da seguinte forma: "Cura é o que o médico procura lhe oferecer. A recuperação da saúde, porém, vem de dentro de nós. É o que *nós* temos a oferecer. Ela pode ser descrita como o processo físico, emocional, mental e espiritual de volta ao lar".[30]

Essa é uma distinção importante, porque a verdade é que muitas formas de câncer simplesmente não têm cura — ou, pelo menos, não é possível curá-las apenas por meio da medicina. Sim, elas podem ser desaceleradas. É possível controlá-las. Podem ser tratadas pela medicina de modo a ficar indetectáveis por um período de tempo ou mesmo pelo resto da vida. Mas a erradicação completa é não só rara como também custosa em termos de ônus físico, emocional e psicológico para o paciente. Na verdade, ter como único objetivo "matar" o câncer pode provocar um dano irreparável à capacidade natural do corpo de continuar se recuperando e tornar o paciente vulnerável a toda uma série de outros problemas de saúde. É aí que a vida anticâncer se torna tão crucial — em aproveitar nossas defesas naturais para diminuir os múltiplos efeitos colaterais do tratamento e melhorar os resultados. Quando tratamos o câncer apenas em seu aspecto biológico, no nível celular, em nossa busca pela cura, deixamos sua causa escapar.

APRENDENDO UMA NOVA LÍNGUA

Muitos na comunidade médica optam por um léxico bélico ao falar sobre o câncer. Talvez seja uma crença bem-intencionada, embora equivocada, de que, se formos forçados a "lutar", não deixaremos que o medo leve a melhor sobre nós — que, se estivermos "armados" com a "munição" correta, poderemos de fato "vencer" essa "guerra".

Não creio que essas metáforas militares nos sirvam, porém, porque implicam que a pessoa deve lutar contra o próprio corpo, em vez de se prontificar a um engajamento integral consigo mesma e com os outros. O linguajar atual utilizado no mundo do câncer nos dissocia de nós mesmos, separa nosso espírito e nossa percepção inata do nosso corpo físico. Mas como nos recuperar se estamos em guerra? Como nos recuperar quando se espera que estejamos o tempo todo em alerta e a postos para a batalha? Sabemos, hoje em dia, que esse tipo de linguajar não ajuda em nada e pode na verdade prolongar o estado de medo, ao mesmo tempo obstruindo o engajamento e o empoderamento. Em 2014, pesquisadores da Universidade de Michigan e da Universidade do Sul da Califórnia se reuniram para conduzir uma série de estudos que examinavam o impacto de contextualizar o câncer como um inimigo hostil numa guerra incessante. Suas descobertas sugerem que metáforas bélicas tornam as pessoas menos propensas a se engajar de modo ativo em comportamentos que reduzam seu risco de ter câncer.[31]

Estar "em guerra" com seu corpo não é uma abordagem salutar quando tentamos nos recuperar de uma doença ou evitá-la. David Servan-Schreiber observou com precisão que todos têm células cancerígenas no corpo, mas nem todos desenvolvem câncer.[32] Nossa premissa não é de que o corpo esteja "dando refúgio ao inimigo", ou que devamos viver com medo de uma revolta interna, ou mesmo que nossos hábitos prejudiciais estejam atiçando a conflagração da guerra. Pelo contrário, nossa abordagem tem a ver com descobrir e maximizar nossos poderes de cura em cada um de nós, a fim de manter o corpo em equilíbrio e permitir-lhe funcionar com eficácia (como ele está projetado para fazer) a fim de impedir as células cancerígenas de crescer e se espalhar, antes de mais nada.

O câncer assusta porque vem de dentro. Ele nos põe em contato muito próximo com nossa mortalidade, pois não apenas ocorre conosco, ele ocorre dentro de nós. Pode ser visto como uma forma particularmente cruel de traição. Assim, como confiar em nosso corpo para derrotar a doença se foi ele que a produziu, para começo de conversa?

No Comprehensive Lifestyle Study [Estudo Abrangente do Estilo de Vida], ou CompLife, que está em curso no MD Anderson, presenciei dezenas de sobreviventes do câncer passando por esse processo e obtendo uma compreensão mais profunda do que é a doença e de como suas escolhas diárias influenciam o crescimento ou a destruição das células cancerígenas dentro do próprio corpo. Quando Jan C., de 62 anos, participante do estudo e sobrevivente de câncer, encerrou o intenso período de seis semanas do programa, escreveu um bilhete para futuros participantes expressando sua gratidão por fazer parte dele e, a seu modo de ver, de uma mudança fundamental no tratamento do câncer e no modo como os sobreviventes encaram a vida. "No começo, quis me envolver no estudo para cuidar da minha própria saúde. Eu já tinha decidido mudar meu estilo de vida assim que pudesse", ela escreveu. "Mas, quando o programa foi apresentado, percebi que representava muito mais. Eu podia, no futuro, ajudar os outros a serem mais saudáveis junto comigo. Agora que completei minhas seis semanas de treinamento, continuarei dando o meu melhor e pretendo compartilhar com todos que conheço, para que também possam levar uma vida mais saudável."

Manter a esperança, até mesmo a curiosidade, é fundamental, a despeito da dúvida e do medo que envolvem o câncer. Trabalhei com muita gente, como Jan, cuja vida se transformou para melhor assim que o choque inicial do diagnóstico foi superado. Na verdade, muitos pacientes me contaram que sua experiência com o câncer foi a *melhor* coisa que lhes aconteceu e que foi preciso receber o diagnóstico da doença e passar pelo tratamento para enfim serem capazes de se permitir mudanças radicais de estilo de vida e de viver como sempre sonharam. Descobrir quem você é e o que quer pode ser um inesperado efeito colateral positivo de um diagnóstico de câncer. Tirando proveito de nosso eu mais autêntico, nos permite alcançar um estado propício ao restabelecimento da saúde e ao bem-estar.

Vejamos o exemplo de Lee C., uma psicóloga de 65 anos diagnosticada há cinco com câncer de mama estágio III. Antes de Lee descobrir seu estilo de vida anticâncer, ela passava por um momento difícil. Tinha dificuldade para dormir e cuidar de si mesma, e relutava em compartilhar o fardo psicológico do câncer com os três filhos crescidos, que, como dizia a si mesma, "têm a vida deles para se preocupar". Quando foi apresentada ao CompLife e a tudo que o estudo implicava, Lee se desmanchou em lágrimas. "Era exatamente o que eu estava procurando", contou. "Era o que eu precisava e não achava em lugar nenhum."

Para Lee, os preceitos anticâncer compreendiam tanto sua saúde psicológica quanto física e a ajudaram a ser mais ativa. Ela começou a usar meditação e ioga para relaxar e esquecer as preocupações e, como resultado, seu sono melhorou e ela passou a apreciar mais a vida. Aprendeu a preparar comidas saudáveis como couve-frisada e espinafre de modo a torná-las saborosas, habilidade que compartilhou com os filhos adultos. E eles, por sua vez, mudaram os próprios padrões de alimentação. Seu empoderamento também lhe deu coragem para se abrir e procurar ajuda, tanto entre os familiares como em seu círculo comunitário mais amplo. Ela explica sua transformação da seguinte forma: "Estou mais centrada e inteira. A atenção plena me ensinou a recuar para observar o que acontece comigo. O que estou fazendo? O que preciso fazer? Isso me ajuda a me sentir mais no controle. Me ajudou a ser bem mais criativa. Estou usando isso na minha vida diária, e tudo melhorou muito". Hoje, quase aposentada como psicóloga, Lee se voltou ao trabalho criativo, com o qual sonhava havia anos.

Repenso minhas prioridades toda vez que interajo com pacientes como Lee, que, a despeito de estarem no meio de um tratamento difícil e até doloroso, ou lutando contra a recidiva, ou lidando com determinada quantidade de problemas causados pela doença, transmitem a sensação firme de saber exatamente quem são, com o que estão lidando e o que querem da vida. A cada consulta, é como se o contato com eles me desse uma espécie de "barato", pois essas pessoas irradiam uma energia especial. Ela emana de sua profunda aceitação da vida nos termos que ela oferece. Tive pacientes que nunca ligaram para a saúde antes, mas, ao serem diagnosticados com câncer, passaram a tentar apaixonadamente compreender como seu corpo está projetado para resistir à doença e como podem colaborar com o próprio tratamento. Um diagnóstico de câncer pode muitas vezes levar a pessoa a se dar conta de como cuidar de si pode ser importante, gratificante e mesmo prazeroso. A vida anticâncer abre todo um mundo de possibilidades.

Nada me impressiona mais do que ver pacientes aumentarem seu nível de cuidado pessoal logo depois do diagnóstico. Alguns parecem saber, por instinto, que obterão melhores resultados se forem participantes ativos do próprio tratamento e abandonarem comportamentos prejudiciais de uma vida inteira. (Lee é um grande exemplo disso.) Por outro lado, já vi também pacientes de câncer de pulmão e de cabeça e pescoço que sofrem para manter distância do tabaco mesmo durante o tratamento, embora saibam que seu hábito provavelmente comprometerá os resultados. Já tratei obesas com câncer endometrial que são incapazes de priorizar a perda de peso, mesmo sabendo que isso reduziria a probabilidade de recidiva. Esses pacientes podem ter dificuldades tão entranhadas que acabam lutando em vão para abandonar comportamentos que por muitos anos serviram como estratégia de sobrevivência e mecanismo de enfrentamento, mesmo quando tais hábitos atingiram o limite em termos de benefícios e começaram a trazer prejuízos. Às vezes usamos o linguajar do vício de forma apropriada; mas o vício, bem como o desespero e a falta de perspectiva que o acompanham, em geral está imbricado de forma inextricável à evolução da doença.

Nada alimenta mais o câncer ou qualquer outra enfermidade do que a sensação de desesperança, porque, quando perdemos a esperança, paramos de tentar. Embora pareçam incapazes de dizê-lo, a não ser em off, os oncologistas há muito perceberam que o panorama mental e o bem-estar emocional são cruciais para sobreviver à doença. Durante meu primeiro mês no MD Anderson, comentei com um cirurgião sobre uma bolsa que acabara de receber para estudar a importância de lidar com o estresse em pacientes de câncer de próstata. O sujeito respondeu: “Sabe, quando um paciente entra no meu consultório e está meio pra baixo e triste, pessimista com seu tratamento e sua vida, e chega sozinho — sem amigos ou familiares acompanhando a consulta —, sei que não vai ficar bem. Esse paciente vai morrer mais cedo do que os que se encaixam no perfil oposto”.

Quando trabalhamos com esse tipo de paciente desenganado, tentamos ajudá-lo a mudar a forma de pensar, nem que seja só pelo tempo de dar uma volta no quarteirão e tomar um copo fresco de água filtrada. Até mesmo breves contatos com um profissional de saúde interessado podem motivar a virada. Muitas vezes, depois de algumas simples mudanças, percebo uma tênue luz de esperança. Às vezes, basta uma centelha de fé em nós mesmos, uns poucos momentos em que o desespero desaparece o suficiente para que uma ação simples e saudável seja realizada. Para alguns, há barreiras emocionais e psicológicas profundamente enraizadas que precisam ser derrubadas para haver alguma esperança de sucesso. Um passo crucial nesse caminho é obter o tipo certo de apoio para começar a lidar com os eventuais obstáculos e, então, se voltar às questões mais importantes.

Uma parte crucial de nosso trabalho com as pacientes do estudo CompLife é oferecer o apoio emocional e social de que necessitam para vencer seus medos e dúvidas e tomar uma atitude significativa, decidida, em qualquer estágio do processo de cura e aceitação em que estejam. Sabemos dos temores que naturalmente vêm junto com o câncer, mas nosso foco está em criar um senso de competência e capacidade entre os participantes do estudo.

Um diagnóstico de câncer pode ativar emoções intensas que talvez não sejam muito familiares para nós ou com as quais não saibamos lidar. Isso provoca uma sensação de isolamento e solidão justo quando mais precisamos de apoio. Nesse sentido, o câncer é similar a doenças mentais comuns como depressão ou ansiedade, que podem deixar o paciente sentindo que há algo terrivelmente errado, mas sem saber como se conectar com as outras pessoas. Como um paciente descreveu certa vez: "Eu me sentia como se tivesse caído numa dessas armadilhas camufladas, como a gente vê na TV, quando um buraco no chão fica coberto de folhas, mas minha voz não saía e eu não conseguia gritar socorro". Para outros pacientes, a sensação de isolamento advém da sensação de estigma ou vergonha em relação ao câncer, ou de uma relutância em ser um "fardo" para as pessoas que amam (como Lee, que não queria incomodar os filhos, pois eles tinham suas próprias vidas e preocupações). Uma colega me contou que há pouco tempo comparecera ao enterro de uma mulher com quem fizera trabalho voluntário. Embora a visse várias vezes todo mês, não fazia ideia de que tivesse câncer colorretal até receber uma ligação convidando-a para o funeral. "Queria ter tido a chance de contar como eu gostava dela, como adorava trabalhar com ela", minha colega disse ao irmão da mulher durante o enterro. "Fiquei de coração partido quando ele me contou que ninguém sabia, a não ser ele e a irmã mais velha. Parece que minha amiga sentia vergonha de ter aquele tipo de câncer."

Isolar-se dos outros não é ruim apenas em termos psicológicos; também pode ter um efeito prejudicial para nossa saúde física. Um estudo de 2012 publicado no *Journal of Clinical Oncology* acompanhou os efeitos da conexão social em 168 pacientes que passaram por cirurgia de câncer ovariano.[33] O estudo foi conduzido por minha amiga e colega Susan Lutgendorf, na Universidade de Iowa, uma das principais cientistas pesquisadoras do impacto do estresse e do apoio social no avanço da doença e em seus resultados. Lutgendorf e sua equipe se concentraram em dois tipos de apoio — apoio social e emocional (conexões próximas com outras pessoas) e apoio instrumental (pessoas que oferecem um auxílio palpável). Descobriram que as pacientes que contavam com forte apoio emocional sobreviviam significativamente mais tempo depois da cirurgia em comparação com as que relatavam ter menos apoio. Com base nessa descoberta, os pesquisadores recomendaram que as mulheres com planos de se submeter à cirurgia de câncer ovariano passassem por uma triagem, de modo a descobrir carências em seu meio social e oferecer atividades e recursos de apoio como parte do tratamento e da recuperação.

Em *Vida anticâncer*, Alison e eu damos ênfase às ligações sociais e a uma abordagem mais consciente da vida, pois acreditamos que esses componentes são a fundação sobre a qual se sustentam outras mudanças — como adotar uma dieta rica em vegetais e aumentar a prática de exercícios e de atividade física em geral ao longo do dia. O motivo para a maioria das dietas e resoluções de ano-novo não durarem é que elas são concebidas como atitudes descoladas do estilo de vida mais geral da pessoa. A chave para a mudança sustentável é uma estrutura que reforce essa mudança e ofereça apoio quando a força de vontade titubeia e ficamos tentados a reincidir em antigos hábitos.

Uma prioridade importante, claro, é se informar sobre a jornada que o aguarda. Como observa Meg Hirshberg, do Anticancer Lifestyle Program, conhecimento é poder, em especial quando o assunto é câncer.[34] Precisamos transformar nossa sensação de derrota em ação, estabelecer relações verdadeiras com nossos médicos e os profissionais de saúde, fortalecer os laços com as pessoas que amamos e permanecer calmos e presentes conforme começamos a compreender o que está acontecendo dentro de nós e o que precisamos fazer para nos sentir bem e saudáveis. Nossas decisões precisam promover ativamente nossa saúde — e não acarretar malefícios a ela. Embora, ao longo do processo, você possa ler livros e artigos, conversar com médicos e fazer perguntas para amigos e familiares, as respostas corretas sempre virão de você mesmo.

Quanto a quem nunca teve câncer, este é o momento de aproveitar a oportunidade para refletir sobre seu estilo de vida e fazer escolhas e ajustes mais salutares, de modo a aumentar suas chances de viver livre da doença. Manter um peso saudável, exercitar-se mais, comer mais vegetais, dormir melhor — essas são atitudes simples e diretas que exercerão um impacto profundo na capacidade de seu corpo de manter o câncer, as doenças cardíacas, o diabetes e outras enfermidades graves longe.[5,35-39] Muitas vezes, os bons resultados obtidos com essas mudanças representam reforço suficiente para causar uma transformação no longo prazo. Entretanto, se esse tipo de ajuste continua difícil para você, talvez o problema seja mais arraigado. Explorar possíveis fatores emocionais, como um trauma mal resolvido do passado ou um problema atual, pode ser necessário. Encontrar o terapeuta certo ou uma rede de apoio capaz de ajudar a eliminar quaisquer obstáculos emocionais ou psicológicos ao seu bem-estar será um grande divisor de águas — na verdade, vai salvar sua vida. Aqui, mais uma vez, gostaria de fazer como David Servan-Schreiber e recomendar absoluta honestidade ao explorar e avaliar os cuidados a serem oferecidos. Pode ser um processo de tentativa e erro encontrar um médico ou grupo de apoio capaz de enxergá-lo e tratá-lo como uma pessoa plena, em toda sua complexidade, beleza e individualidade. Não existe solução à prova de falha. Mas, por mais que às vezes seja difícil acreditar, a ajuda existe; é possível encontrá-la. E o comprometimento com a busca é parte de sua jornada de restabelecimento da saúde.

Com ou sem câncer, todo mundo precisa superar o medo. Embora em muitos casos a mudança de vida ocorra apenas devido ao medo da doença, o que torna um estilo de vida anticâncer sustentável é o que ele nos oferece. Esse impacto positivo se torna a força motriz por trás de novos hábitos — literalmente, de um novo modo de vida. Sentir-se melhor, cada vez mais forte e confiante — esses efeitos secundários da vida anticâncer podem ser o fiel da balança.

3. Mas, afinal, o que causa o câncer?

Alison e eu viajamos com frequência para dar palestras sobre a adoção de um estilo de vida anticâncer para públicos que incluem sobreviventes da doença e pessoas que esperam nunca precisar enfrentar, nem ver seus entes queridos enfrentando, esse assustador desafio. Eu apresento as evidências científicas que ligam o estilo de vida ao câncer e Alison, as estratégias para tornar as mudanças de estilo de vida permanentes. Ao fim de uma palestra recente, uma jovem com câncer de mama se aproximou, nos cumprimentou e contou sua história. No ano anterior, ela passara por um difícil divórcio. Enquanto lutava pela guarda dos dois filhos, foi dispensada da transportadora local em que trabalhava. Seis meses depois, recebeu o diagnóstico de câncer de mama estágio II. "Nunca tinha ficado sem trabalhar", disse. "Isso e o divórcio, o estresse das duas coisas, foi o que causou meu câncer. Tenho certeza absoluta disso."

A gente se depara com esse nível de certeza sobre a causa do próprio câncer ao menos uma vez em cada palestra que damos, não importa onde seja, o tamanho da plateia ou o tema específico. A primeira coisa que precisamos deixar claro é que se você tem câncer, seja lá de que tipo ou em que estágio, a causa exata quase nunca será definida. Embora as recomendações neste livro tenham demonstrado serem capazes de reduzir o risco de câncer, sobretudo quando praticadas em conjunto, ninguém está imune a ele, assim como ninguém está destinado a ser acometido pela doença.

Se eu perguntasse a uma amostra aleatória de pessoas o que elas acreditam que causa câncer, obteria um amplo leque de respostas, muitas delas corretas. Alguns diriam que cigarro causa câncer de pulmão, o que é sem dúvida verdadeiro. Outros poderiam dizer radiação, poluição ambiental ou infecção por um vírus causador de câncer — tudo isso também está correto. E ultimamente, com nossa compreensão cada vez maior dos genes e de como eles funcionam — especificamente em relação ao câncer —, cada vez mais gente responderia "nossos genes!" com uma sensação de certeza quase jubilosa. Essa resposta, claro, também está certa, mas ao mesmo tempo bastante incorreta.

Explico.

Genes defeituosos são claramente o mecanismo celular que permite que uma célula se torne o que chamamos de "cancerosas".[1] Mas esse processo complexo é, na maioria das vezes, provocado por algum elemento *externo* à célula — em geral, externo ao corpo humano —, o que está na raiz da confusão em saber se o mau funcionamento do gene que provoca o crescimento celular descontrolado, levando à formação do câncer, é sobretudo hereditário ou provocado por causas externas.[2-4]

É justo dizer que, dada a quantidade de verbas sendo despejada na pesquisa genética, o gene se transformou no queridinho da pesquisa sobre câncer. Desde que o genoma humano foi sequenciado, em 2003, nosso entendimento do comportamento intracelular dos genes e de como eles contribuem para o desenvolvimento do câncer tem sido transformador. Mas nossa compreensão de como os genes se comportam e, sobretudo, do que influencia esse comportamento segue em estágios ainda muito iniciais. Ainda assim, há uma concepção errônea e amplamente disseminada de que mutações genéticas herdadas são as principais responsáveis pela maioria dos cânceres.[5] O público acredita que, ao nascer, podemos ser sortudos e ficar livres de riscos herdados de câncer ou ser azarados e estar fadados a ter determinados tipos da doença, dependendo do que sair na roleta do DNA. Nada poderia estar mais longe da verdade. E, para todos nós — incluindo quem herdou mutações genéticas que aumentam o risco de câncer —, essa é, na verdade, uma boa notícia.

NÃO ESTAMOS "PROGRAMADOS" PARA TER CÂNCER

Apenas 5% a 10% de todos os tipos de câncer são causados por mutações genéticas herdadas.[6,7] A maioria dos especialistas acha que o número fica bem mais próximo dos 5%. Para pessoas nascidas com genes que indicam um alto risco de desenvolver câncer (como os genes BRCA-1 e BRCA-2, associados ao risco aumentado de certos tipos de câncer de mama e do ovário), ter a doença nunca é um destino certo.[8] Por exemplo, mulheres com a mutação BRCA-1 têm entre 55% e 65% de chance de desenvolver câncer de mama aos setenta anos (o risco para mulheres com a mutação BRCA-2 é de 45%), em comparação a apenas 12% para a população em geral.[8] De modo similar, a taxa de câncer ovariano para portadoras do BRCA-1 é de 39% (e de 11% a 17% para mulheres com BRCA-2), enquanto é de apenas 1,3% para a população em geral.[8]

Esse foco na genética e nas mutações genéticas também encobre uma verdade importante: mais de 95% de todos os tipos de câncer não são causados por defeitos genéticos herdados.[6,7] Alguns, sem dúvida, se devem ao acaso. Mas a maioria é causada por elementos que podemos controlar — nosso modo de viver e as escolhas que fazemos todos os dias.[2,6,7,9]

A CURA E O BLUE CURE

Em 2010, Gabe Canales estava no topo do mundo. O jovem empresário morava e trabalhava em Houston, Texas, dirigindo sua própria empresa de marketing e relações públicas, cujos clientes incluíam restaurantes chiques, empresas de tecnologia, o mercado imobiliário e consultorias de ensino superior. Ele era bem-sucedido, tinha vida social intensa e gozava de boa saúde. Durante um check-up anual de rotina, submeteu-se a uma bateria de exames, incluindo o PSA (sigla em inglês para antígeno prostático específico). Então, recebeu uma ligação de seu médico dizendo que seus níveis de PSA estavam um pouco elevados. Ele realizou um novo exame, que indicou níveis ainda mais elevados. Seu urologista recomendou uma biópsia, mas quando Gabe descobriu que o procedimento era invasivo (uma sonda é inserida no reto e uma faca microscópica corta amostras da glândula prostática), recusou-se a fazer. O médico insistiu: "Olha, você não vai nem sentir. É só um beliscão, depois já pode voltar ao trabalho".

O procedimento foi muito mais do que um beliscão, como Gabe explica: "A xilocaína e a anestesia local não funcionaram, então, eu sentia toda vez que a sonda era inserida no reto e tiravam um pedacinho da próstata. Parecia que meu corpo estava implodindo. Foi a experiência mais excruciante e dolorosa que já tive na vida. Lembro de pensar: 'Quando isso vai acabar?'. Foi horrível".

Uma semana e meia depois, Gabe estava saindo de casa, com roupa de ginástica e as chaves do carro na mão, quando ligaram do hospital. Seu urologista lhe disse que tinha uma boa e uma má notícia. "A má notícia é que você está com câncer de próstata. A boa é que vai ficar bem." Gabe escutou só: "Você está com câncer".

O urologista de Gabe afirmou que ele precisava fazer uma cirurgia. "Vamos ter que tirar." Os efeitos colaterais da cirurgia do câncer de próstata incluíam um período de impotência e incontinência. "Eu era um cara solteiro de 35 anos de idade com a vida toda pela frente. Precisava de uma segunda opinião."

O médico seguinte recomendou a Gabe o exato oposto. Sugeriu uma abordagem de "esperar para ver". Gabe imaginou que não conseguiria pensar em muita coisa além de que o câncer poderia estar crescendo e se espalhando por seu corpo. Será que tinha mesmo apenas duas opções — passar por uma cirurgia invasiva e temporariamente incapacitante ou não fazer nada?

Gabe procurou o Memorial Sloan Kettering Cancer Center (MSKCC), em Nova York, para ouvir outra opinião. O médico do MSKCC, depois de realizar uma série de exames, recomendou também uma "vigilância ativa". Explicou que, se monitorassem o tumor de perto, Gabe talvez não precisasse fazer nada por cinco, dez ou quinze anos.

Com o pânico mais controlado, mas ainda não satisfeito por completo, Gabe se consultou com mais um médico, o dr. Aaron Katz, chefe de urologia do NYU Winthrop Hospital e professor de urologia na faculdade de medicina da Universidade Stony Brook (à época, trabalhando como urologista na Universidade Columbia). "Foi aí que minha vida mudou." O dr. Katz tratou de uma questão que não fora considerada antes: alimentação. Recomendou que Gabe fizesse uma mudança radical em sua dieta — indo de carne e batatas para um cardápio bem mais focado em vegetais. "Não é que ele tenha recomendado alguma dieta maluca ou absurda — muito pelo contrário. Ele só queria que eu fizesse um esforço consciente de comer menos filé e batata, beber menos cerveja e destilados, e ingerir mais verduras e frutas frescas — na época, eu não comia nada disso. Voltei para Houston e decidi aceitar o conselho dele."

Gabe passou a se informar e também começou a perder peso e ganhar massa magra. Quando chegou a primeira consulta regular de acompanhamento, seu exame de sangue mostrou que o nível do PSA caíra. "Tive um momento heureca quando percebi que alterar minha dieta, como o médico que eu conhecera em Nova York havia recomendado, estava funcionando. Eu sabia que sem dúvida tinha alguma participação no que estava ocorrendo com aquele câncer. Precisava descobrir mais! Então, comecei a explorar de verdade como o estilo de vida e a doença podem estar relacionados. Uma das minhas rotinas diárias era beber dois ou três copos grandes de uma vitamina de espinafre, couve, coentro e *jalapeño* — só verduras."

Hoje em dia, Gabe é um exemplo vivo e ativo do estilo de vida anticâncer. Ele se tornou um colega (faço parte da diretoria de sua organização sem fins lucrativos, Blue Cure) e um amigo próximo. E nunca vai saber o que "causou" seu câncer, mas encontrou seu propósito na vida e nunca desfrutou de saúde melhor do que hoje em dia. Com sua organização, tem levado a mensagem da vida anticâncer a jovens de todo o país, acreditando que a prevenção do câncer de próstata — que tem atingido os homens cada vez mais cedo — é uma alternativa melhor do que a cura.

AS CAUSAS INVISÍVEIS

Já sabemos que anomalias genéticas herdadas, embora sejam uma grande ameaça para parcela muito pequena da população, não são as principais culpadas na questão do câncer.

Quando saímos do laboratório e observamos o mundo ao redor, nós nos deparamos com duas realidades. Distante, cada vez mais longe de nós, há o mundo natural e imaculado. Antes da Revolução Industrial, a natureza provia o ser humano de todo o necessário para viver bem: ar puro, água fresca e limpa, fontes de alimento abundantes e a linda paisagem por onde passear. Claro, havia doenças, fome, desastres naturais e outras ameaças, mas o básico para a sobrevivência saudável também estava lá.

Conforme a mente humana moderna trabalhava com afinco para facilitar nossa vida — e, na questão da saúde, priorizava a longevidade —, sem querer cobrimos o planeta com uma névoa de poluentes que não só contaminam e destroem o meio ambiente como também afetam a capacidade dos seres vivos — incluindo nós — de prosperar de forma plena. É inegável que hoje vivemos mais tempo, mas também enfrentamos males trazidos na esteira da longevidade que conquistamos às custas da prevenção contra doenças. Trágica ironia! O único lado positivo disso é saber que, como somos os causadores de tantas dessas doenças, também podemos erradicá-las.

Alison e eu passamos a infância ouvindo o jingle animado e alegre da DuPont Chemical Company, "Viva melhor com a química", que durou de 1935 a 1982, quando enfim eliminaram a parte "com a química". Se você cresceu nessa época, sabe que "química" deveria significar todos os benefícios e todas as conveniências que os produtos e aditivos químicos trouxeram à vida moderna. Na década de 1980, porém, quando o slogan passou a ser visto como uma cínica frase de efeito, a maior parte do mundo finalmente se deu conta de que viver em um planeta entupido de substâncias químicas talvez não fosse "melhor", afinal.

Em nenhuma outra área a ironia disso fica mais óbvia do que no tratamento do câncer. Ao longo dos últimos trinta e poucos anos, estabelecemos uma correlação direta entre agentes químicos produzidos pelo homem e a prevalência de câncer.[10,11] E no entanto continuamos tratando essas enfermidades provocadas por substâncias químicas com outras substâncias químicas, via quimioterapia. Adoecemos por causa de substâncias químicas e tentamos ficar bem usando substâncias químicas. Nesse ínterim, o custo para nosso corpo, nossa saúde e nossa qualidade de vida geral continua a aumentar.

E se houver um modo melhor de fazer isso?

Hoje em dia, dispomos dos dados científicos necessários para fazer escolhas que nos permitam evitar boa parte das toxinas químicas industriais e ambientais contidas nos alimentos que ingerimos, nas roupas que vestimos e nos produtos que usamos diariamente.

Eis aqui alguns dados sobre os fatores que causam mais da metade dos casos de câncer:

- Dieta, comportamento sedentário e obesidade são responsáveis por de 30 a 35% de todos os casos de câncer nos Estados Unidos.[12] Estima-se que quase uma em cada seis mortes por câncer entre homens e uma em cada cinco mortes por câncer entre mulheres estejam associadas ao sobrepeso.[12]

- O tabaco é responsável por cerca de 30% das mortes por câncer no mundo todo (embora a taxa de mortalidade dos cânceres ligados a tabaco nos Estados Unidos tenham caído de modo significativo nos últimos anos; mortes relacionadas ao consumo de tabaco continuam a aumentar no mundo em desenvolvimento).[12,13]

- Infecções virais, como as causadas por Epstein-Barr, HPV e hepatite, respondem por mais de 15% dos casos de câncer no mundo todo. (Hoje há vacinas disponíveis para proteger contra a infecção pelos tipos de HPV causadores de câncer. Além disso, o vírus de Epstein-Barr causa câncer apenas em raros casos.)[12]

- Até 10% dos casos de câncer são provocados por radiação. Isso inclui os raios solares ultravioleta, que causam câncer de pele, um dos tipos de câncer de mais rápido crescimento entre jovens adultos.[12,13]

- O álcool é listado pelo National Toxicology Program [Programa Nacional de Toxicologia dos Estados Unidos] como um conhecido carcinógeno humano.[14] Quanto mais bebemos, maior o risco de desenvolver certos tipos de câncer, incluindo de cabeça e pescoço, esôfago, fígado, mama e colorretal.[15,16] Em 2009, estima-se que 3,5% das mortes por câncer nos Estados Unidos tinham relação com o álcool.[16]

- Toxinas ambientais conhecidas por causar câncer, como amianto, pó de carvão e formaldeído, para citar apenas algumas dentre milhares, estão em toda parte.[10,11,14] Os cientistas não conhecem uma maneira de quantificar a ligação entre toxinas ambientais específicas e o surgimento de câncer, a não ser nos casos mais óbvios (por exemplo, mineradores de carvão apresentam uma incidência maior que a média de cânceres respiratórios como resultado de sua exposição a carcinógenos presentes no pó de carvão e no amianto, que causam mesotelioma).

LARGANDO O CÂNCER

Fumar, sem dúvida, é o perfeito exemplo de um estilo de vida — ou, se você preferir, de um hábito viciante — diretamente ligado ao câncer. Seja o cigarro um hábito social, um vício secreto, um alívio da ansiedade ou apenas uma afirmação de estilo, faz mais ou menos cinquenta anos que sabemos que o tabaco, com seus mais de cinquenta carcinógenos, é causa primária de pelo menos catorze tipos de câncer, incluindo de pulmão e de cabeça e pescoço. Ele responde, sozinho, por um terço da mortalidade anual por câncer e por mais de 80% de todas as mortes por câncer de pulmão. O que exatamente acontece quando as substâncias encontradas no tabaco interagem com células saudáveis é muito complexo. Sabe-se, porém, que quando não fumamos, ou quando paramos de fumar, o risco de desenvolver câncer relacionado ao tabaco cai de maneira significativa. Há claras evidências de que largar o cigarro traz benefícios imediatos para a saúde e que esses benefícios se acumulam com o tempo.[17]

Os profundos benefícios de deixar de fumar são logo percebidos. E os prejuízos do fumo são tantos que os cirurgiões muitas vezes não operam fumantes ativos devido ao perigo de complicações e infecções pós-operatórias. Contudo, a maioria dos médicos consegue operar alguém que parou de fumar até mesmo uma semana antes da cirurgia. Após dez anos sem fumar, o risco de desenvolver diversos cânceres relacionados ao tabaco cai pela metade.[16] Parar de fumar depois de ter sido diagnosticado com um câncer ligado ao tabaco melhora as chances de sobrevivência e diminui o risco de desenvolver um câncer secundário. Por exemplo, uma meta-análise de dez estudos com pacientes com câncer de pulmão revelou que aqueles que pararam de fumar ao ser diagnosticados apresentaram uma taxa de sobrevivência, cinco anos depois, de 63% e 70% para câncer de pulmão de células pequenas e de células não pequenas, respectivamente, contra apenas 29% e 33%, respectivamente, entre os que continuaram a fumar.[18] O mesmo é verdade para uma série de outros cânceres ligados ao tabaco.[16]

Mas é fascinante o que acontece quando combinamos o hábito de fumar com uma outra opção prejudicial de estilo de vida, como o consumo de álcool. Quem já foi fumante sabe como o cigarro cai bem com uma cerveja ou outra bebida. O que a maioria não sabe é que os efeitos carcinogênicos do tabaco e do álcool (que já foi relacionado, de forma independente, a cânceres de fígado, mama e aparelho digestivo, entre muitos outros) se intensificam quando combinados.[15,19-21]

Em outras palavras, quando há mais de um fator de estilo de vida ligado ao câncer em cena, ocorre um efeito sinérgico negativo, e os cientistas não têm como medir qual substância é a responsável por aumentar os riscos ligados ao câncer quando estão todas combinadas. O que eles sabem, no caso de tabaco combinado a álcool, é que pode haver um risco multiplicativo de desenvolver câncer.[19,20,22] Se você fuma, bebe e é sedentário, seu risco de câncer aumenta. Se fuma, bebe, leva vida sedentária e tem uma dieta pouco saudável composta principalmente de alimentos processados, esse risco cresce ainda mais.

A boa notícia é que realizar mudanças numa única área de sua vida pode reduzir bastante o risco de desenvolver determinados tipos de câncer.[23-28] Mudanças em mais de uma área exercem impacto sinérgico positivo, reduzindo as chances de ter câncer ou levando a melhores resultados da doença para os pacientes.[23-28] Como Steve Cole, professor de medicina na Universidade da Califórnia em Los Angeles (UCLA) escreveu: "Antes, pensava-se que nosso corpo era uma entidade biológica estável, fundamentalmente separada do mundo externo. Mas, no nível molecular, o corpo se mostrou muito mais fluido e permeável a influências externas do que nos damos conta".[29]

Embora talvez nunca venhamos a saber o que causa o câncer específico de alguém, já temos a resposta para o que reduz o risco da doença e quais mudanças podemos fazer ativamente para deter seu crescimento e impedir que se espalhe. Nosso conhecimento do processo único do câncer pode nos ajudar a avançar de um modo mais lógico, removendo o véu de medo que nos impede de enfrentar o câncer de frente. Sabemos o suficiente sobre a doença para confrontá-la, tomar medidas para frustrar seu progresso e retomar o controle de nossa própria saúde.

4. A busca da célula pela imortalidade

Uma célula. Não é preciso mais que isso. Uma célula normal, microscópica, entra em parafuso, desencadeia uma série de eventos e, com o tempo, isso pode levar ao câncer.[1] Somos uma constelação ambulante de 37,2 trilhões de células frágeis e complexas, de modo que é bastante impressionante que, por quase 71 anos (a expectativa de vida média mundial), essas células façam o que foram projetadas para fazer. Mas, assim como estrelas cadentes no vasto céu noturno, é inevitável que de tempos em tempos algumas células saiam do alinhamento. Com que frequência ocorrem essas anormalidades celulares? Ninguém sabe. Mas é razoável presumir que a corrupção celular, ou o surgimento molecular de células cancerígenas, aconteça com mais frequência do que imaginamos. Quando a mutação ocorre, nosso corpo reage, e as células anormais se autodestroem ou são destruídas por mecanismos reguladores apropriados. Enquanto isso, seguimos com a vida, sem nos dar conta desses complexos processos internos que nos mantêm livres do câncer. Até que, um dia, o DNA de uma célula é danificado, o DNA danificado começa a se replicar, isso provoca mais danos de DNA e assim por diante, até o novo aglomerado de células ruins se instalar e algo imperceptível começar a crescer de modo descontrolado dentro de nós. Uma célula minúscula sofre mutação, deixando de seguir o livro de regras geneticamente codificado e, desse modo, começamos nossa corrida contra o câncer. Em vez de caminhar com graciosidade para a extinção ou ser obliterada por nosso sistema imune, a célula se prolifera.

Nem todo mundo terá câncer, mas todo mundo possui, em seu corpo, células mutantes, malcomportadas e de crescimento anormal com potencial de formar o tipo de massa expansiva que chamamos de câncer. Mas como pode acontecer de só algumas pessoas desenvolverem câncer se todo mundo tem essas células em mutação? A resposta é complexa, mas reside nos sistemas biológicos internos que mantêm o crescimento celular sob controle. Eles incluem processos dentro das próprias células, das células circundantes e das substâncias no microambiente, bem como a reação de nosso sistema imune e outros sistemas no corpo.[2,3] Se uma célula em mutação sai de controle, passa a gerar um microambiente que favorece o crescimento celular contínuo e torna cada vez mais difícil para as defesas naturais do corpo executarem seu trabalho e manterem o câncer longe.[4]

O JOGO DE ESPERA DO CÂNCER

Leva tempo — algo entre cinco e quarenta anos — para uma célula cancerígena se dividir e crescer até ficar de um tamanho detectável.[5] Assim, se o câncer passa metade da nossa vida crescendo o bastante até ser descoberto, quer dizer que o que foi diagnosticado na meia-idade pode ter estado escondido dentro de nós desde o início da adolescência. De minha parte, não consigo deixar de balançar a cabeça, decepcionado, quando penso em todos os comportamentos arriscados e negligentes que tive na adolescência, mas o fato de que o câncer possa ter um período de gestação tão longo me intriga, pois sugere que, ainda que esteja presente, ele não é tão prejudicial para nós enquanto nosso corpo consegue inibir seu crescimento.

Seguindo esse raciocínio, então, se o corpo consegue controlar o câncer sem sofrer danos, como estimular essa capacidade para iniciar tais processos que controlam a capacidade do câncer de se proliferar e crescer? E se pudéssemos ajudar nosso corpo a ser mais resistente e hostil a essas células em mutação? E se, no que diz respeito ao câncer, uma parte crucial da prevenção significasse manter a doença com um comportamento benigno e tranquilo? Talvez tenhamos de conter, de algum modo, essas células descontroladas iniciais, como vagalumes em um vidro.

O diagnóstico precoce é importante porque quanto mais o câncer tem oportunidade de proliferar, maior o risco de enviar suas "sementes" para outras partes do corpo, num processo conhecido como metástase (do grego *methistanai*, "mudar"). Se uma célula se separa de seu tecido original, espera-se que passe por um processo chamado *anoikis* — uma forma de morte celular programada. O termo *anoikis* significa "sem casa". A *anoikis* assegura que as células permaneçam junto ao tecido a que pertencem. Entretanto, células tumorais conseguem evitar a *anoikis* com sucesso, mantendo-se vivas e em metástase. Depois que evitaram os processos naturais da morte celular e se transformaram em células que circulam e se adaptam livremente, as células cancerígenas saem à procura de um novo lugar para "colonizar". Nesse estágio, o tratamento se torna particularmente complexo e difícil, já que, agora, é preciso combater mutações de mutações de mutações. Quando o câncer conseguiu fazer a metástase, não é incomum que a enfermidade original, que deu início ao avanço fatal, tenha sido destruída, enquanto a variação posterior da doença acaba custando a vida do paciente. É para prevenir a metástase que intervenções como mudanças de estilo de vida e detecção precoce são tão cruciais.

Os métodos de detecção precoce estão na linha de frente dessas medidas para contenção da doença. Conforme os exames ficam mais sofisticados, aumenta a taxa de sobrevivência de muitos pacientes.[6] Inúmeros laboratórios pelo mundo afora estão trabalhando no desenvolvimento de hemogramas capazes de detectar a presença de células, proteínas ou DNA cancerígenos e facilitar a detecção precoce.[7] Pacientes em pós-tratamento também se beneficiariam, na medida em que sua remissão poderia ser monitorada por um hemograma simples e barato. Por exemplo, uma equipe na Universidade Purdue está desenvolvendo um exame para câncer cervical que utilizaria uma simples tira de papel, muito parecida com um teste doméstico de gravidez, para revelar a presença de proteínas associadas a esse câncer tantas vezes fatal, mas que responde extremamente bem ao tratamento, se detectado precocemente.[8] Esse teste também está sendo desenvolvido para uso na detecção de outros tipos da doença.

Nem é preciso dizer que quanto antes o câncer for detectado, mais fácil será controlá-lo e, presumivelmente, melhor será o resultado a longo prazo. Mas e se conseguíssemos, antes de tudo, prevenir o câncer? Chegou a hora de a comunidade científica focar o que precisa ser feito para impedir que aquela célula solitária se corrompa ou para controlar melhor seu crescimento, uma vez iniciado.

UMA BREVE HISTÓRIA DO CÂNCER E DE SEU TRATAMENTO

Um pouco de contexto histórico mostra como chegamos longe na compreensão da biologia subjacente ao câncer e como isso mudou nossa abordagem para tratar a doença. É importante ter em mente esse continuum à medida que ingressamos no que espero que seja uma era de compreensão muito maior do que uma vida anticâncer de fato é. Estamos no limiar de compreender de verdade nossa influência pessoal nesse desconcertante conjunto de doenças.

O câncer provavelmente está conosco desde a aurora da humanidade.[9] Foi nomeado pela primeira vez — como *karkinos*, a palavra grega para "caranguejo" — por Hipócrates, o "Pai da Medicina", em algum momento por volta de 400 a.C. O historiador da medicina Howard Markel observou o acerto da escolha de Hipócrates pela palavra *caranguejo* para definir esse crescimento maligno, porque ela descreve bem o câncer de inúmeras maneiras. Tumores cancerígenos avançados, massas grandes e cheias de células cancerígenas, são duros e quebradiços como pedra, além de terem, com frequência, uma cor azulada, como a carapaça de um caranguejo; dizem que a dor excruciante que essas massas causam ao invadir nosso tecido saudável é tão aguda e dilacerante quanto a causada pelas pinças de um caranguejo.[22] Nos tempos de Hipócrates, um câncer muitas vezes só era detectado quando as massas rompiam a pele da vítima. Quando médicos e cientistas curiosos começaram a dissecar esses crescimentos graves, notaram como a lava dura das células corrompidas e os tributários de vasos sanguíneos que as alimentavam, se disseminavam e se prendiam ao tecido saudável lembravam a preensão tenaz de um caranguejo.

DETECÇÃO PRECOCE: VANTAGEM OU DESVANTAGEM?

Há um aspecto controverso envolvendo a detecção precoce: ela pode levar a tratamentos desnecessariamente agressivos de alguns cânceres não letais.[10,11] Muitas vezes, é mais correto classificar essas doenças como estados "pré-cancerosos", e não existe evidência científica ou médica de que tais anomalias celulares causariam mal ou contribuiriam para a morte da pessoa se ficassem sem tratamento.[12] Por exemplo, há um debate em curso sobre os riscos e benefícios da detecção precoce do câncer de próstata.[11] Como o crescimento da maioria dos cânceres de próstata é extremamente lento, em geral não são necessárias cirurgia, radioterapia e quimioterapia.[13] Uma vez detectado o câncer, porém, a "praxe" médica é cortar, envenenar ou queimar suas células, independente das consequências para a qualidade de vida e a saúde global do paciente.[12] Pesquisas recentes, inclusive, sugerem que, para homens com baixo risco, tratar o câncer de próstata pode não fazer diferença na expectativa de vida.[14,15] Mas quem passou por um tratamento com certeza terá de conviver com os efeitos colaterais imprevistos da radioterapia ou da cirurgia, como risco de disfunção erétil permanente e incontinência urinária.[16,17] Uma situação desafiadora similar começa a emergir para mulheres diagnosticadas com uma forma de câncer de mama em estágio inicial (chamado carcinoma ductal in situ ou CDIS), sobre o qual não dispomos de evidência para dizer se as defesas naturais do corpo controlarão a doença ou se ela vai progredir além do estágio 0.[18,19] Na verdade, pesquisadores ingleses e americanos estão conduzindo um estudo para examinar se é necessário tratar esse tipo de CDIS.[20,21] Alguns especialistas em câncer de mama têm inclusive sugerido que esses cânceres em estágio muito inicial nem

> sequer sejam classificados como câncer. Talvez a "vigilância ativa" com uma prescrição de estilo de vida anticâncer passe a ser um tratamento de primeira linha mais padronizado para enfermidades em estágio muito inicial à medida que obtivermos mais evidências de que o estilo de vida pode manter o câncer afastado.

A maneira como o câncer tem sido visto ao longo da história também nos oferece um retrato vívido de como as abordagens médicas gerais voltadas a esse conjunto de doenças celulares mudou com o tempo; mas um fato permanece: o câncer — a despeito de tantos avanços médicos de fato impressionantes — continua a ser uma das principais causas de morte no mundo. Ele pode ser um fato celular da experiência humana, mas, ao que tudo indica, haja vista o ímpeto com que a medicina moderna tenta monitorar a doença, sua obstinação tem alguma coisa a ver com o modo como a vida humana evoluiu no planeta. Considerando que certas taxas de câncer continuam subindo, em especial entre jovens adultos e crianças, pareceria óbvio que chegou a hora de mudar o foco e olhar para a maneira como nossas escolhas cotidianas podem estar tornando todo mundo mais suscetível à doença.

Cerca de 2 mil anos atrás, na antiga Grécia, onde Hipócrates viveu, as vítimas de câncer podiam esperar uma morte dolorosa e, muitas vezes, cruel. O que hoje chamamos de cuidados paliativos — o gerenciamento compassivo da dor e do desconforto — era o principal, e em muitos casos único, tratamento disponível nessa época. Soluções cirúrgicas às vezes eram tentadas, mas antes do advento da anestesia, em meados do século XIX, e de compreendermos a necessidade de usar técnicas como a esterilização para prevenir infecções, as cirurgias eram simplesmente bárbaras e arriscadas demais. Vale notar, porém, que registros médicos antigos encontrados na Grécia revelam que, quando se tentava uma cirurgia, os pacientes que sobreviviam à excisão dos tumores eram encorajados a modificar sua dieta e se dedicar a regimes de exercícios especiais para acelerar esse processo de cura. Essa é a primeira evidência de que, mesmo antes do advento da medicina moderna, acreditava-se que o estilo de vida tinha uma influência positiva na vida do paciente.

A remoção cirúrgica de tumores tornou-se o foco do tratamento depois da invenção da anestesia, na segunda metade do século XIX. Isso abriu caminho para um século de reinado da cirurgia como principal tratamento para o câncer, e continuou assim até quando se percebeu que a maioria dos cânceres, mesmo após extirpados, acabava voltando. As cirurgias de câncer tendiam a ser radicais. Eram propositalmente agressivas, e o único objetivo da maioria dos cirurgiões na oncologia era cortar com rapidez e precisão a maior área possível de tecido comprometido e suas margens. O pensamento era que quanto mais radical a cirurgia, menor a probabilidade de o câncer voltar. Infelizmente, isso quase sempre estava errado. Pacientes com câncer de mama, por exemplo, perdiam não só o seio doente, mas também glândulas e nódulos linfáticos, músculos e tendões vitais. Para outros, o câncer significava membros amputados, deformação e a impossibilidade de retomar uma qualidade de vida significativa. E o câncer, ainda assim, voltava.

No alvorecer do século XX, descobriu-se a radiação, que em pouco tempo passou a ser vista como causa e cura do câncer. As células cancerígenas, por crescerem tão rápido, eram mais suscetíveis aos efeitos da radiação do que as células saudáveis. Entretanto, embora a radioterapia funcionasse, também trazia consigo muitos danos colaterais, pois era inevitável que os tecidos saudáveis em torno do tumor fossem atingidos. Os primeiros pacientes de radioterapia sofriam queimaduras graves, internas e externas, e isso provocava todo um conjunto de doenças secundárias, muitas delas gravíssimas. Mais uma vez, a qualidade de vida de muitos desses pacientes ficava terrivelmente comprometida com as primitivas, agressivas antigas versões desse tratamento.

Depois da Segunda Guerra Mundial, quando se descobriu que o gás mostarda empregado na guerra química matava células cancerígenas, a era da quimioterapia começou e, com ela, uma nova esperança de remissão prolongada (a duração de tempo antes que o câncer ressurja no lugar de origem) e prevenção da metástase (quando o câncer se espalha para outras partes do corpo).[23]

Em 1971, o National Cancer Act [Lei Nacional do Câncer] foi aprovado nos Estados Unidos, com a alocação de 1,5 bilhão de dólares para a pesquisa de câncer por três anos.[24] Pela primeira vez, criava-se uma legislação para tratar a doença como uma questão de saúde pública nacional, e a vantagem é que hoje temos estudos de longo prazo, inúmeros bancos de dados sobre os pacientes e uma abundância de dados reais que ajudaram a moldar o uso das ferramentas de tratamento que temos à mão. Durante os últimos cinquenta anos, nossa abordagem para vários tipos de câncer ficou muito mais nuançada, com o objetivo de minimizar os efeitos colaterais desagradáveis ou o surgimento de enfermidades secundárias.

Nos quarenta anos seguintes, as três principais modalidades de tratamento — cirurgia, radioterapia e quimioterapia —, muitas vezes usadas de modo combinado, tornaram-se o padrão. Com a adoção dessa abordagem em várias frentes, entramos numa era em que a taxa de sobrevivência disparou e alguns cânceres, como determinadas leucemias infantis ou o câncer de tireoide em estágio inicial, começam até a ser vistos como curáveis. Na década de 1990, a incidência de muitos cânceres estava em declínio, embora a de outros — em particular os gastrintestinais (cólon, reto etc.) e ligados a vírus (como de fígado ou oral) — estava em ascensão, sobretudo entre jovens adultos. À medida que mais pessoas vivem por mais tempo com câncer e falam mais de modo cada vez mais aberto a respeito, nossa percepção de como a doença nos afeta tem se ampliado.

Hoje, em 2018, a despeito de tantos avanços importantes em nosso entendimento da biologia do câncer, a tríade formada por cirurgia, radioterapia e quimioterapia continua a ser a estratégia de tratamento para a maioria dos cânceres. Mas houve algumas modificações importantes que vale a pena notar. O advento das terapias-alvo e da imunoterapia transformou o cenário do tratamento. Até mesmo os cirurgiões adotaram uma abordagem mais nuançada. Por exemplo, desde a década de 1990, quando ficou claro que cirurgias menos invasivas, como a lumpectomia (ou tumorectomia), são tão eficazes quanto abordagens cirúrgicas mais agressivas, a quantidade de mastectomias totais diminuiu. Finalmente, em relação ao passado recente, uma maior ênfase está sendo dada não só ao prolongamento da vida do paciente de câncer, mas também à preservação de sua qualidade de vida.

O COMPORTAMENTO DO GENE COMO NOVO PONTO FOCAL DO TRATAMENTO

Depois que o mapeamento bem-sucedido do gene humano foi finalizado, em 2003, ingressamos numa empolgante nova era de tratamento do câncer.[25] Olhando de modo detido para a biologia e a função do gene, podemos lidar com o câncer de um ponto de vista muito mais sofisticado, nuançado e, mais importante, personalizado. Ser capaz de efetivamente "ver" os genes humanos em ação nos ajudou a lidar com a doença e perceber que um câncer nunca é igual a outro — e que nosso trio de opções de tratamento-padrão acaba sendo geral demais, e mesmo um tanto aleatório, na hora de atacar a doença. Em outras palavras, dizer que, no desespero, temos tratado um fenômeno microscópico com uma marreta não seria exagero; mas isso é antes o reflexo de como era impossível para nós compreender as sutis alterações genéticas que possibilitavam o câncer antes de 2003.

Hoje, porém, graças ao mapa completo do genoma humano, podemos monitorar o funcionamento genético e identificar as atividades genéticas específicas ligadas a muitas doenças crônicas diferentes, incluindo alguns tipos de câncer. Os cientistas agora sabem que a *expressão genética* e a *regulação genética* são responsáveis pela replicação das células de maneira ordenada e que a regulação genética defeituosa é um dos principais causadores do câncer. Também começaram a descobrir como fatores ligados ao estilo de vida, incluindo os seis que formam a base da *vida anticâncer*, influenciam a expressão e a regulação genéticas, bem como o processo de mutagênese.

As melhores mentes da medicina celular focam agora em compreender e mirar com mais precisão os processos biológicos cruciais que controlam o crescimento cancerígeno. Trata-se, sem dúvida, de um campo em evolução, e há novos mecanismos e alvos sendo descobertos o tempo todo. Entretanto, revendo algumas das principais vias já conhecidas, compreenderemos melhor como uma célula mutante pode se tornar um grupo de células em mutação e ameaçar a vida do indivíduo. Essa compreensão também vai nos mostrar como nossas escolhas de estilo de vida podem influenciar inúmeros processos cancerígenos, possibilitando que nosso corpo se torne o mais inóspito possível para o câncer.

Enquanto o mapeamento do genoma humano estava sendo finalizado, em 2000, os pesquisadores suíços Douglas Hanahan e Robert Weinberg publicaram um artigo que oferecia uma teoria elegantemente simples sobre como as células de câncer se desenvolvem e progridem. Em sua tese original, Hanahan e Weinberg identificaram processos cruciais subjacentes ao crescimento cancerígeno, que definiram como as "marcas registradas do câncer":[26]

1. Sinalização proliferativa contínua: o câncer provoca um curto-circuito nos controles normais do corpo e se prolifera indefinidamente.
2. Evasão dos supressores do crescimento: os supressores do crescimento são logrados para que o crescimento irrestrito possa continuar.
3. Resistência à morte celular: capacidade do câncer de evitar o processo normal de apoptose (suicídio celular).
4. Permitir a imortalidade replicadora: o câncer engana nosso organismo com a superexpressão de uma enzima que permite à célula se tornar "imortal" e continuar a se proliferar (evitando o desgaste dos telômeros, parte do processo natural de envelhecimento).
5. Indução de angiogênese: formação de novos vasos sanguíneos que alimentam o tumor.
6. Ativação da invasão e da metástase: processos que permitem às células cancerígenas circular livremente pelo corpo.

Vários anos depois, Hanahan e Weinberg acrescentaram duas marcas adicionais ao modelo:[3]

- Reprogramação do metabolismo energético: o modo como as células cancerígenas maximizam seu uso de energia.
- Evitar a destruição imunológica: processo que permite às células cancerígenas continuar crescendo e se disseminando, sem serem controladas pelo sistema imune.

Eles também acrescentaram mais duas características que possibilitam a doença:[3]

- Instabilidade e mutação do genoma: alteração das características das células cancerígenas para protegê-las de genes "cuidadores".
- Inflamação favorável ao tumor: o câncer imita um quadro inflamatório, para alimentar o tumor e ajudá-lo a continuar crescendo.

Para mais detalhes sobre cada característica, ver o apêndice.

Descobriu-se que cada área do Mix de Seis tem impacto em pelo menos uma (e em geral em várias) das marcas registradas do câncer.[27-42] Em outras palavras, as escolhas que fazemos na vida provavelmente influenciam os intricados processos biológicos que determinam se o câncer vai florescer ou murchar em nosso corpo. Quatro processos biológicos importantes que atuam no crescimento cancerígeno estão mais ligados ao nosso estilo de vida: sinalização proliferativa, ativação de invasão e metástase, função imune e inflamação.[38-40,43-45] Nosso objetivo é transformar o microambiente tumoral, o terreno no qual o câncer prospera — seja a primeira célula a sofrer mutação, seja um grupo de células já formadoras de câncer —, tornando-o o mais inóspito possível para o crescimento cancerígeno.

O modelo de "marcas registradas" continua a se transformar e ser modificado à medida que aprofundamos nossa compreensão dos genes, da expressão genética e do câncer. Mas ele representou um esquema muito útil para os pesquisadores começarem a compreender as características mecânicas básicas do crescimento cancerígeno, permitindo uma abordagem de tratamento mais eficaz.

É importante notar que não há consenso entre os cientistas quanto à importância relativa de cada marca nos diferentes tipos de câncer. Um dos desafios é que se trata de uma doença heterogênea, mesmo em cânceres específicos de um órgão (por exemplo, câncer de mama). Assim, diferentes processos biológicos podem desempenhar papéis mais ou menos importantes. Também é difícil diferenciar processos biológicos, anomalias genéticas e funções genéticas, que são os verdadeiros "condutores" da doença, dos processos que estão ocorrendo junto com o desenvolvimento cancerígeno — os "passageiros". Além do mais, nosso entendimento do câncer está mudando rápido, e o que julgávamos crucial no passado hoje fica em segundo plano; o que costumava ser desconhecido, ignorado ou desprezado hoje é aceito, e novos processos biológicos vêm sendo continuamente descobertos e explorados como opções de tratamento. Esse é o processo científico.

Ilustrando a quantas anda essa falta de consenso na vida real, Judah Folkman, na palestra de abertura no encontro anual de 2007 da Society for Integrative Oncology [Sociedade de Oncologia Integrativa], descreveu sua tentativa de obter verba para o trabalho inicial com angiogênese (quando o câncer estimula a formação de novos vasos sanguíneos para criar um suprimento contínuo de nutrientes para o tumor). Ele mostrou à plateia as análises de pedidos de bolsa do comitê de revisão dos Institutos Nacionais de Saúde (NIH) dos Estados Unidos, em que um dos examinadores afirmava: "Só existe uma pessoa no mundo que acredita numa ideia tão maluca como a angiogênese, e é o pesquisador desse pedido". Nem preciso dizer que os NIH não concederam a bolsa. Mas isso não deteve Folkman. Ele provaria que o processo de angiogênese era crucial para a progressão de uma série de tipos de câncer e suas descobertas levaram ao desenvolvimento de inúmeras medicações que tratam com sucesso diversos cânceres diferentes e outras enfermidades, como doenças cardiovasculares e a degeneração macular.[46] As descobertas de Folkman forneceram as tão necessárias credenciais à tese das marcas do câncer e proporcionaram à comunidade científica um modelo ideal para realizar estudos nessa área a partir de um ponto de vista celular, mecanicista.

A RECENTE ADOÇÃO DAS ABORDAGENS DE TRATAMENTO MAIS DIRIGIDAS

Descobertas e avanços no tratamento têm acontecido hoje em muitas frentes, conforme nossa compreensão dos gatilhos causais individuais do tumor fica mais sofisticada. Essa abordagem mais individualizada é muito importante, porque o câncer é um mestre da variabilidade, e é por isso que as abordagens de tratamento padronizadas — sobretudo para a erradicação da doença — sempre deixaram a desejar.

Um novo leque de farmacoterapias, coletivamente conhecidas como terapias-alvo, tem se mostrado muitíssimo promissor.[47] Essas terapias operam no nível molecular e oferecem um tipo de tratamento mais preciso ao visar anomalias específicas exclusivas das células cancerígenas a fim de limitar seu crescimento. Seu "alvo" são certas anomalias genéticas exclusivas do câncer e das proteínas reguladoras do comportamento genético, que são as "condutoras" do câncer em questão. Operando em um nível celular dirigido, essas terapias de precisão parecem funcionar sem danificar as células saudáveis tanto quanto as quimioterapias convencionais. Contudo, até mesmo essas abordagens dirigidas revelam efeitos colaterais indesejados, desde problemas menores, como afecções de pele, até mais graves, como doenças cardiovasculares e distúrbios metabólicos.[48]

Entre as terapias-alvo, incluem-se as *terapias hormonais*, que impedem o crescimento de tumores estimulados por hormônios específicos. As terapias hormonais mostraram ter grande potencial no tratamento de câncer de mama e de próstata, embora tragam efeitos colaterais, incluindo perda óssea, dor crônica, a deficiência cognitiva ou confusão mental provocada pela quimioterapia (conhecida como "cérebro de quimio"), ondas de calor e perda de peso.[49] Outros tipos de terapia-alvo são os *inibidores de transdução de sinal*, que bloqueiam as mensagens entre uma molécula e outra para interromper a transmissão da qual as células cancerígenas precisam para continuar com sua divisão e replicação incessantes, bem como os *indutores de apoptose*, que obrigam as células cancerígenas a abandonar sua busca por imortalidade e morrer.[50,51] Os *anticorpos monoclonais* se prendem às células cancerígenas e promovem o reconhecimento do sistema imune, enquanto os *inibidores da angiogênese* bloqueiam o acesso aos vasos sanguíneos que alimentam o crescimento tumoral, interrompendo assim seu fluxo de nutrientes.[52,53] Muitas vezes, essas terapias-alvo, baseadas nas anomalias genéticas do tumor de um determinado indivíduo, são combinadas a quimioterapias convencionais para uma abordagem em várias frentes.

MICROBIOMA E CÂNCER

Outro foco importante de interesse científico no funcionamento do câncer é a admissão cada vez mais ampla de que o microbioma — a flora bacteriana encontrada dentro e na superfície de nosso corpo — deve ser parte do quebra-cabeça envolvendo o desenvolvimento cancerígeno.[54] As teorias ora desenvolvidas sugerem que a alteração das bactérias intestinais pode fazer alguém responder melhor ao tratamento, sobretudo às imunoterapias.[55] A pesquisa nessa área sugere que a microflora de pessoas com câncer difere da das pessoas sem a doença — embora as implicações disso permaneçam vagas.[56] Além do mais, sabemos que determinados micróbios, como o vírus *Helicobacter pylori*, são causadores de alguns tipos de câncer, de modo que aprofundar a investigação sobre o possível papel da microbiota bacteriana na carcinogênese faz muito sentido.[57] Desde 2011, houve diversos estudos apontando essa relação, e um em particular, conduzido no Laboratório de Biologia Molecular Europeu, merece destaque. Em 2014, pesquisadores descobriram que podiam detectar a presença de câncer colorretal com base na presença de determinado tipo de bactéria em amostras de fezes com quase o mesmo nível de precisão dos exames de imagem padrão.[58] Esse é apenas um exemplo de diversos estudos convincentes (incluindo um conduzido aqui no MD Anderson[55]) que começam a extrair conclusões significativas sobre a ligação causal entre certos tipos de bactérias e a corrupção celular que leva ao câncer. Mais sobre isso, e como criar um microbioma saudável, no capítulo 11, "O alimento como remédio".

Embora a terapia-alvo seja um campo promissor, o sucesso pode ser limitado se o câncer não depender de uma única mutação contra a qual dirigir a terapia.[59] Existem mais de 40 mil mutações genéticas que afetam mais de 10 mil genes únicos, com quinhentos genes classificados como condutores de câncer. Ainda é difícil diferenciar os genes aberrantes, que são verdadeiros condutores da doença, dos que são meros passageiros.[60] Entretanto, o projeto Cancer Genome Atlas

[Atlas do Genoma do Câncer] está fazendo progresso nessa área, e novas descobertas sugerem que, para alguns cânceres, pode haver apenas uma ou duas "mutações condutoras". O maior desafio para medicações dirigidas a genes específicos é a capacidade do câncer de se transformar e expressar novas mutações, com frequência levando à criação de resistência ou a recidivas em pacientes que passam por terapias-alvo.[60]

Outro tipo de tratamento, as *imunoterapias*, turbina o sistema imune de modo que ele consiga destruir as células cancerígenas ou remover os freios a ele impostos, ou uma combinação de ambos, resultando em curas de câncer efetivas em um pequeno subconjunto de pacientes que antes teriam morrido da doença.[61] Mais recentemente, pesquisas têm examinado a combinação entre a abordagem de terapia-alvo junto com as imunoterapias, mas a eficácia dessas tentativas não está comprovada. O que ainda não sabemos é como identificar quais pacientes responderão a essas imunoterapias. Há diversos motivos para postular que fatores do estilo de vida que impactam o sistema imune poderiam melhorar a resposta à imunoterapia, e essa é uma área que estamos investigando ativamente.

UMA VACINA PARA PREVENIR O CÂNCER

O papilomavírus humano (HPV) é tão comum que nove em cada dez americanos sexualmente ativos irão contraí-lo em algum ponto de suas vidas.[62] Há dez anos, foi criada uma vacina para prevenir a infecção das cepas de vírus responsáveis por causar câncer cervical (do colo do útero) e outras formas fatais da doença. O sucesso dessas vacinas tem sido espantoso, com as taxas de surgimento dos vírus visados sendo cortadas pela metade.[63] A Sociedade Americana de Câncer recomenda que as crianças sejam vacinadas entre a idade de nove e catorze anos, antes de ficar sexualmente ativas.[62,64]

"Nos últimos anos, estudos demonstraram que a vacina é ainda mais eficaz do que o esperado", disse a doutora Debbie Saslow, diretora-geral de cânceres femininos e ligados ao HPV da Sociedade Americana de Câncer.[65]

Nesse ínterim, terapias com vacina de fato previnem cânceres de causa sabidamente viral, incluindo os ligados ao papilomavírus humano (HPV), como os cânceres cervical, peniano e de cabeça e pescoço, bem como os reconhecidamente causados por hepatite B ou C, como o câncer de fígado.[62]

Por fim, há as recentes incursões pelas *terapias genéticas ou biológicas*, nas quais as células de um paciente de câncer são extraídas e seus genes, alterados, para depois serem reintroduzidos no corpo.[66] Em alguns casos raros, os resultados foram extraordinários, mas o custo financeiro é proibitivo e repetir esse sucesso se mostrou difícil, pelo menos neste estágio muito inicial de nossa compreensão do comportamento dos genes nas células cancerígenas.[67] Negligenciar os fatores ligados ao estilo de vida talvez esteja impossibilitando o funcionamento mais amplo desse tipo de abordagem "personalizada".

O mundo médico tem caminhado rapidamente rumo a um tratamento do câncer em um nível intercelular. Até o início da abordagem celular dirigida, o objetivo mais amplo ao desenvolver medicamentos oncológicos era que eles pudessem ser ministrados em dose máxima a fim de exterminar a maior quantidade possível de células sem matar o paciente. Os danos colaterais dessa abordagem foram, e continuam sendo, elevados e caros. O objetivo dessa abordagem mais dirigida é usar a farmacoterapia para restaurar algo, não destruir, e essa simples mudança fundamental em nosso modo de pensar sobre os objetivos do tratamento vai levar enorme alívio — e acredito que prognósticos e qualidade de vida bem melhores — a inúmeros pacientes de câncer num futuro próximo. A cada avanço em nossa compreensão de como o DNA e o RNA — e, portanto, nossos genes — reagem a um sinal de câncer, mais perto estaremos de compreender como prevenir o surgimento antes de mais nada. Enquanto isso, evidências científicas animadoras estão mostrando como modificações no estilo de vida influenciam de forma direta e positiva algumas marcas biológicas do câncer e os genes que controlam esses processos cancerígenos — às vezes, do mesmo modo que as intervenções químicas, mas sem efeitos colaterais indesejados.

5. A epigenética da prevenção

Não há dúvida de que o mapeamento completo do genoma humano aprofundou de modo bastante substancial nossa compreensão da biologia por trás do câncer, o que, por sua vez, levou-nos a criar e utilizar métodos de identificação e tratamento muito mais refinados e menos prejudiciais. A indústria farmacêutica vem desenvolvendo a toda velocidade novas formas químicas de intervenção para inibir ou deter a mutação e a proliferação de células cancerígenas. Enquanto os que estão focados em encontrar uma cura por meio de tratamento ficam de olho no genoma, os interessados na prevenção, assim como na erradicação da doença, veem grandes avanços graças às ciências emergentes agrupadas sob o campo maior da epigenética. Epigenética, de modo geral, se refere aos processos que impulsionam a expressão genética, ou seja, o comportamento dos genes, mas não alteram a sequência de DNA abrigada no interior dos mesmos.

Os processos epigenéticos são naturais e necessários: sem eles, nossas células ficariam, literalmente, adormecidas. Os processos epigenéticos controlam as alterações minúsculas em nosso DNA que fazem com que células quase idênticas se comportem de forma muito diversa. Por exemplo, como é possível que uma célula atue como célula hepática enquanto outra atua como célula da pele, ainda que ambas contenham filamentos idênticos do meu DNA? Todas as facetas da diferenciação celular se devem ao comportamento da célula ou aos processos epigenéticos que influenciam esses filamentos idênticos de DNA a se comportar de forma diferente. *Epigenética* significa o que está "acima" ou "em cima" da genética básica: com frequência, ela é chamada de "ciência da mudança", na medida em que observa as causas de variações na expressão genética. A epigenética impulsiona todo o comportamento celular — o bom, o mau etc.

Quais são, então, os fatores epigenéticos que levam uma célula normal a se comportar de maneiras que lhe permitem crescer sem controle e virar câncer? Existem fatores externos e internos em ação e acredita-se que os primeiros possam desempenhar um papel mais importante do que os últimos.[1] *Quais fatores externos estimulam a epigenética do desenvolvimento e a proliferação do câncer?* Seriam ambientais (toxinas), alimentares (nutrientes), comportamentais (estressores), ou quaisquer outros oriundos de incontáveis fontes? Ou alguma combinação de vários desses fatores, sendo cada um deles, ou todos juntos, capazes de levar a célula a ficar desregulada?

Responder a essa pergunta, acredito, nos levará a encontrar a peça que falta no quebra-cabeça da prevenção e do tratamento da doença. Sabemos, hoje, que o câncer passa por uma mutação tão espetacular e imprevisível que cada nova célula cancerígena é diferente da anterior e nenhum câncer é igual em dois indivíduos diferentes, mesmo que ambos sejam diagnosticados com o mesmo "tipo" de câncer.[2] A despeito disso, estamos muito perto de "curar" a enfermidade, mas ainda sem conseguir chegar lá de fato. Mesmo quando somos capazes de erradicar 99% das células cancerígenas em um tumor, muitas vezes o 1% que deixamos escapar reaparece, dessa vez com um ímpeto ainda maior de passar por mutação, modificando-se com uma diversificação frenética e potente que tornará as novas terapias medicamentosas ineficazes.

Temos presenciado descobertas, em diversas disciplinas, que ligam a maneira como vivemos com o modo como nossa biologia celular se comporta. O que aprendemos a um ritmo cada vez mais rápido é que fatores ligados ao estilo de vida realmente têm influência direta nos comportamentos genéticos necessários para regular o crescimento celular saudável, homeostático — mantendo-o ordenado e adequado.[3-5] Estamos vendo que esses fatores externos influenciam os processos regulatórios genéticos das *marcas registradas do câncer* e mais.[3,6-12] O empolgante disso tudo é o nível de controle que temos sobre essas influências epigenéticas dinâmicas.

A cada nova descoberta sobre como o estilo de vida influencia a expressão genética, contribuímos para um importante tipo novo de mapa genético: ele foi batizado de "epigenoma". Essas informações vão nos dar o norte científico de que necessitamos para começar a fazer avanços significativos na efetiva prevenção do câncer.

A DOCE CIÊNCIA DA GENÔMICA SOCIAL

Genômica social é o estudo de como as circunstâncias da vida cotidiana influenciam a expressão dos genes. Nossa vida é infinitamente complexa e está em constante transformação, mas o trabalho sendo feito pelos pesquisadores nessa área esclarece como certos aspectos de nosso estilo de vida influenciam a prevenção ou a proliferação de muitas doenças, incluindo o câncer. A genômica social nos oferece um modo de ver o comportamento genético por uma lente incrivelmente esperançosa e otimista em relação ao câncer, pois os fatores de estilo de vida são passíveis de mudança, independente de nossas circunstâncias atuais. É nessa área de pesquisa e investigação científica que a vida anticâncer se baseia.

Em uma conversa recente que tivemos, a renomada cientista social Elissa Epel descreveu sua atração pela epigenética: "Estou interessada na transdução do mundo psicológico e social [...], em como ele penetra em nosso corpo [...] e afeta os diferentes sistemas reguladores da saúde, como o sistema imune, ou os sistemas metabólicos, ou como comemos, nossa fome, nosso apetite: existe todo um reino de opções pessoais que impactam nossa saúde em muitos níveis fundamentais".

Cientistas sociais como eu, Steve Cole, Epel e muitos outros passamos a carreira observando como os fatores ambientais (incluindo os sociais, os físicos e os emocionais) influenciam o comportamento genético e, em certo sentido, permeiam a barreira entre o "eu" que vive a experiência e o "eu" celular, de modo a promover a saúde e o bem-estar, ou, possivelmente, ser o gatilho de um sem-número de doenças, incluindo o câncer. Pesquisas realizadas em meu laboratório e em outros mostram que fatores como estresse e depressão modulam vias de expressão genética cruciais de maneiras que aumentam nossa vulnerabilidade ao câncer.[13,14] Práticas como ioga, tai chi ou outras técnicas para lidar com o estresse não apenas melhoram aspectos da qualidade de vida como também modificam essas vias regulatórias genéticas e levam à melhoria do controle celular.[15-17]

Steve Cole, considerado o fundador do novo campo da genômica social, realizou uma pesquisa muito convincente sobre como os estressores crônicos podem afetar nossa saúde.[18,19] Cole e sua equipe na UCLA descobriram que moradores de bairros caracterizados por pobreza, alta taxa de desemprego, solidão, isolamento social e medo (áreas de criminalidade elevada) manifestam alterações na expressão genética que possivelmente os predispõem ao câncer e a outras doenças. A boa notícia é que já está provado que esses efeitos — embora tenham o potencial de alterar o comportamento genético no decorrer de diversas gerações — são reversíveis.[20] Isso significa que podemos de fato mudar o curso de nossa evolução celular apenas melhorando certos aspectos de nossa vida.

Cole fez as seguintes descobertas:

- Remover alguém de um ambiente estressante — mesmo numa fase mais adiantada da vida — permite aos seus genes voltar a um estado de equilíbrio.[20] Isso significa que nossa saúde tem um potencial imenso de se regenerar.
- Intervenções precoces para melhorar a situação na infância podem fortalecer a criança, calibrando seu corpo para uma expressão genética adequada no decorrer da vida — mesmo se essas intervenções durarem pouco tempo.[21]
- Observar o impacto epigenético desses estressores no nível biológico ajuda a identificar mudanças de estilo de vida que estão ao nosso alcance e nos permitirão agir antes que uma disfunção genética ou um câncer se manifestem.

O que Cole começou a perceber é que levar em consideração fatores de estilo de vida quando estamos observando a expressão genética significa, na verdade, observar o comportamento genético por uma lente inteiramente nova. Sua bela visão unificadora admite que há componentes psicológicos, físicos e químicos nos processos epigenéticos que levam ao desenvolvimento do câncer.[18]

O CUSTO EPIGENÉTICO DAS EXPERIÊNCIAS DE INFÂNCIA

Os cientistas começaram a compreender como os traumas ficam gravados no corpo de modo a ter um efeito cascata em nossa saúde e nosso bem-estar. Trabalhar com o histórico de traumas e os consequentes padrões de pensamento, comportamento e biologia desenvolvidos em função disso servirá de base para seu equilíbrio emocional e sua nova mentalidade voltada para o bem-estar.

Estudos mostram que quem passa por experiências adversas na infância (EAI) apresenta maior incidência de várias doenças — incluindo o câncer.[22-24] Encontrar ajuda para superar esses traumas iniciais (abuso, negligência etc.) é essencial para passar a ter comportamentos saudáveis e recuperar a qualidade de vida.

O lado positivo é que esses desafios iniciais da infância, embora possam ter influenciado o comportamento genético desde o começo, não representam uma sentença de morte. Eles são reversíveis.[20,25] Os pilares da vida anticâncer, junto com o foco no tratamento psicológico, podem curar antigas feridas e nos conduzir a um caminho de liberdade e autonomia genuínas.

Tendo consciência disso, devemos realizar ações cotidianas que fortaleçam a capacidade do corpo de manter uma expressão genética equilibrada ou podemos viver de modo a debilitar essa homeostase fundamental. A boa notícia, sobretudo para pessoas sobrecarregadas por estressores que talvez sejam, em termos práticos, inescapáveis, é que algumas ações proativas podem ser muito simples, como admitir que se está passando por um período de estresse e adotar comportamentos capazes de mudar ou diminuir os danos provocados pelos estressores. Apenas esse tipo de conscientização psicológica já pode ativar o tipo de fortalecimento biológico e de regulação sistêmica que opera para manter as enfermidades, incluindo o câncer, bem longe.

O PROJETO EPIGENOMA HUMANO

Em 2003, mais ou menos na época em que o Projeto Genoma Humano era finalizado, um grupo de cientistas internacionais criou o Projeto Epigenoma Europeu.[26] Esse grupo, chefiado por Andrew Feinberg, geneticista da faculdade de medicina John Hopkins, lançou em 2005 o Projeto Epigenoma Humano dos Estados Unidos, um projeto equivalente para coletar dados complementares (isto é, sem sobreposição).[27] Combinados, os dois grupos esperam criar um mapa genético abrangente da atividade epigenética e dos marcadores — o que corresponde a literalmente rastrear as mudanças na expressão genética que se tornam hereditárias, ou seja, passam da célula-mãe para a célula-filha — sem mudar a sequência de DNA inerente de nenhum modo. Meu antigo colega no MD Anderson, Jean-Pierre Issa, hoje na Universidade Temple e também membro fundador do Projeto Epigenoma Humano, afirmou: "Câncer, aterosclerose, Alzheimer — todas são doenças *adquiridas*, nas quais o ambiente muito provavelmente desempenha um papel importante".[28] Feinberg acredita que o câncer seja um processo celular muito mais simples do que as atuais teorias genéticas querem fazer crer. Ele acha que, com esse tipo de banco de dados, estamos perto de conseguir identificar estados pré-malignos e influenciá-los de forma positiva mediante mudanças de estilo de vida, o que significaria que podemos deter o câncer antes de a doença surgir apenas com ajustes em nossa vida cotidiana.

Um estudo fascinante publicado em 2008[29] observou níveis de estresse em sobreviventes do Holocausto e seus filhos, e descobriu que os descendentes dos sobreviventes apresentam um perfil único de hormônio do estresse capaz de predispô-los a transtornos de ansiedade a uma taxa mais elevada do que seus pares não afetados.[29] Rachel Yehuda, pesquisadora no campo incipiente da epigenética e dos efeitos intergeracionais do trauma, e seus colegas na Icahn School of Medicine at Mount Sinai [a faculdade de medicina do hospital Mount Sinai, em Nova York] e no James J. Peters Veterans Affairs Medical Center [centro médico para veteranos de guerra americanos], no Bronx, também em Nova York, mediram os níveis do hormônio do estresse cortisol e descobriram que os descendentes de sobreviventes do Holocausto apresentavam níveis mais baixos do que o grupo de controle.[29] Quando examinaram mais a fundo, descobriram que esse grupo tinha níveis mais elevados de uma enzima que quebra o cortisol. Eles relataram que os descendentes dos sobreviventes do Holocausto tinham alterações específicas em genes relacionados ao estresse ligados a TEPT e depressão.[30] Isso indica que esses indivíduos herdaram anomalias genéticas ligadas à produção dos hormônios do estresse necessários para reagir ao trauma e podem ter sido afetados de maneiras que talvez passem de uma geração para a seguinte. Isso é respaldado por extensas pesquisas com animais, mostrando que os efeitos negativos da exposição ao estresse são passados adiante ao longo de múltiplas gerações, mesmo entre indivíduos a muitas gerações de distância.[31] Estamos começando a ver o mesmo fenômeno com a hereditariedade dos fatores reguladores do gene ligado à obesidade, que influenciam os descendentes mesmo sete gerações depois.[32-34]

Elizabeth Blackburn, ganhadora do prêmio Nobel de medicina em 2009 por seu trabalho sobre telômeros, discutiu o fenômeno em 2012, quando ela e sua colega Elissa Epel perceberam que violência, pobreza e abusos — fatores epigenéticos — destruíam a "capa protetora" que envolvia o genoma de um indivíduo.[35] Essa descoberta fascinante despertou o interesse por compreender os aspectos evolucionários da experiência epigenética ligados às doenças e aos transtornos: seria ela uma via de mão única, em termos do efeito permanente desses estressores e dos fatores decorrentes do estilo de vida?

A resposta, pelo menos com os fatores epigenéticos emocionais, parece ser um sonoro não, pois alterações epigenéticas são o que entendemos como influências "maleáveis" ou mutáveis. Há um dinamismo em ação na epigenética que abala todos os nossos pressupostos sobre o comportamento genético ser resultado da hereditariedade ou do acaso. Ao compreender a reversibilidade, a mutabilidade da influência epigenética oferece uma maneira radicalmente nova de entender a enorme diferença em nossa abordagem do tratamento de doenças como o câncer quando nos abrirmos a conceitos como reversibilidade ou redireção ligados ao comportamento genético.

A questão da "reversibilidade" é mais complexa quando se trata das origens químicas da influência epigenética. Um dos exemplos mais notórios disso são as filhas e netas (e filhos e netos) de mulheres que tomaram o medicamento dietilestilbestrol (DES), um composto baseado em estrogênio usado como prevenção de aborto espontâneo.[36] A medicação era amplamente prescrita nos Estados Unidos na metade do século XX, e o CDC [Centro de Controle e Prevenção de Doenças] estima que algo entre 5 e 10 milhões de mulheres americanas tenham utilizado o medicamento entre 1938 e 1971, quando ele enfim foi retirado do mercado. As filhas dessas mulheres, expostas ao DES quando estavam no útero, são propensas a um tipo especialmente raro de câncer vaginal e a ter problemas para engravidar e levar uma gravidez a termo; os filhos dessas mulheres, também expostos ao DES no útero, têm mais chance de desenvolver um conjunto particular de doenças, incluindo certos tipos de câncer.[37] Mais surpreendente, as netas dessas mulheres que usaram DES durante a gestação mostraram risco aumentado de câncer no ovário.[38] Esses estudos também são apoiados por pesquisas com animais, que mostram que os efeitos epigenéticos da exposição ao DES seguem evidentes duas gerações depois, revelando um claro efeito transgeracional transmitido pelos genes.[39-40]

Mudar a herdabilidade desse tipo de inativação genética quimicamente induzida exige uma intervenção médica mais cuidadosa do que reduzir o estresse ou modificar fatores ligados ao estilo de vida, mas saber que você tem essa exposição em seu histórico familiar e partilhar essa informação com seu médico representa uma chance de agir logo no começo com uma intervenção que previna o surgimento ou a proliferação das doenças associadas a esse tipo de exposição moduladora dos genes.

Minha colega, a doutora Janet Gray, da Vassar College, tem fascínio em explorar a interseção entre o ambiente e a saúde da mulher — sobretudo quando se trata de câncer de mama. Em 2017, ela e seus colegas encabeçaram estudos atualizando as evidências que ligavam o câncer de mama a exposições ambientais.[41] Recentemente, Janet começou a explorar a ligação entre o composto plástico bisfenol A, ou BPA (substância química que estimula o estrogênio), e seu papel epigenético no câncer de mama.

O CÂNCER COMO RESPOSTA EVOLUCIONÁRIA À VIDA MODERNA

Em 2016, na Universidade Yale, os resultados de um estudo muito singular foram publicados. A investigação empregou as ferramentas tradicionalmente utilizadas pelos biólogos evolucionistas para recontextualizar o modo como pensamos sobre metástases de tumor cancerígeno, em um esforço para lançar luz sobre maneiras de desenvolver tratamentos mais eficazes. O estudo, conduzido por Jeffrey Townsend, foi publicado no periódico *Proceedings of the National Academy of Sciences*.[42]

Partindo da ideia defendida por muitos cientistas de que o câncer é um processo evolutivo, Townsend e sua equipe colheram tecido tumoral de células tumorais normais, primárias e metastáticas, tanto de indivíduos sem nenhum câncer quanto de pessoas com vários tipos da doença. Usando as metodologias da biologia evolutiva, eles criaram uma "árvore" que mapearia a evolução dos cânceres por esse grupo, identificando as mutações genéticas encontradas nas amostras coletadas. Seus mapas revelaram relações entre a cronologia do tumor e as alterações genéticas. A partir daí, eles puderam identificar três propriedades cruciais compartilhadas por todas as amostras: primeiro, constataram que as metástases se originavam ao longo de caminhos diferenciais dentro dos tumores primários e depois se espalhavam em um padrão "ramificado", não linear (como modelos anteriores presumiam), sugerindo que alterações genéticas isoladas tendem a não ser necessárias ou suficientes para a metástase. Segundo, descobriram que esse processo metastático pode se diferenciar geneticamente muito mais cedo na vida do tumor primário do que antes se acreditava — *e ocorrer até mesmo antes que um tumor primário seja diagnosticado*. Terceiro, viram que o processo metastático está ligado às "mutações condutoras" que proporcionam vantagem seletiva (ou evolutiva) a determinadas mutações em detrimento de outras — o que impele o processo metastático.

Essas descobertas são significativas porque nos permitem focar os genes nos quais esse tipo de mutação "evolutiva" ou "condutora" está ocorrendo e nos voltar a terapias que detenham o processo da metástase — talvez até mesmo antes de começarmos a lidar com o tumor primário.

Em última instância, isso ajuda a entender a tenacidade com que o câncer luta para sobreviver: precisamos saber, como observa Townsend, "que o câncer evolui ao mesmo tempo ao longo de múltiplas trajetórias" e que "o oncologista do futuro precisará compreender essa biologia evolutiva a fim de levar a melhor sobre a doença".[43]

Por décadas, a ideia de que o câncer era, acima de tudo, uma resposta evolutiva foi uma teoria fundamental da ciência oncológica. Então, na década de 1970, a revolução molecular desviou nosso foco desse "cenário mais amplo" e ele continuou em segundo plano, até, ironicamente, ocorrerem os recentes avanços obtidos pelo projeto do genoma humano e a revolução da genômica que presenciamos hoje. Os cientistas estão percebendo rapidamente que a única maneira de manejar todos esses dados é usar as ferramentas da ciência evolutiva e uma perspectiva evolutiva para atingir os próximos níveis de tratamento eficaz e trabalhar de maneira mais decidida pela prevenção.

Cole também vê a proliferação do câncer como uma adaptação "evolutiva" e a explica acrescentando o elemento de ciências sociais à equação — ao observar que nosso corpo foi projetado para reagir ao estresse agudo (como correr de um predador ou fugir de um prédio em chamas), mas não foi para se sujeitar ao estresse crônico e aos inúmeros comportamentos insalubres que caracterizam a vida moderna. Partilho cem por cento dessa visão e, no decurso de minha carreira, vi como ajudar pacientes a abandonar seus hábitos nada saudáveis é essencial para que restabeleçam a saúde e tenham de volta um senso de bem-estar.

Não se pode esquecer que, no câncer, as células perdem qualquer equilíbrio, qualquer resquício de comportamento normal. Na verdade, são células que se tornaram geneticamente programadas para continuar a se transformar e a mudar, com o único propósito de conseguir escapar a qualquer tipo de regulação homeostática ou restrição evolutiva — seja biológica ou ligada ao estilo de vida. Vemos que essas células também sequestram múltiplos sistemas em nosso corpo, modificando a expressão do gene com o único propósito de seguirem vivas. É por isso que os tratamentos contra os vários tipos de câncer sempre foram tão frustrantes. As células cancerígenas vivem mudando devido a fatores que não podem ser tratados com cirurgia, radioterapia ou medicamentos. Simplesmente não teremos um tratamento eficaz se não incluirmos na equação os importantíssimos componentes ligados do estilo de vida.

O câncer, ao que tudo indica, descobriu um jeito de ultrapassar, ou mesmo lograr, o que consideramos um comportamento evolutivo celular normal, e os cientistas começam a enxergar um paralelo claro entre a aceleração do surgimento do câncer e a profusão cada vez maior e em constante transformação de estressores socioambientais e fatores de estilo de vida no meio onde vivemos.

OS GENES NÃO DETERMINAM NOSSO DESTINO

Visualizar de que maneira o acúmulo de experiências insalubres da vida moderna se manifesta quando delineamos os aspectos negativos da epigenética em um gráfico, combinados à incidência crescente de cânceres no mundo todo ao longo do tempo, exige um novo tipo de compreensão e de debate. E precisamos disso para empoderar e ativar nossos pacientes e nós mesmos. Nossa história social é escrita de forma ativa e contínua em nosso DNA de maneiras que podemos compreender e influenciar. Na verdade, podemos modificar a narrativa biológica mudando o modo como vivemos.

Hoje estamos aprendendo que nosso destino não está escrito nos genes — nem na evolução, ao menos quando se trata de câncer. Já sabemos que temos grande poder sobre ambos os fatores — bem mais do que poderíamos imaginar. Isso significa que — apesar das chances quase meio a meio que enfrentamos hoje — o câncer não é inevitável. Já sabemos que podemos contestar e desafiar as estatísticas.

Impedir e controlar o câncer depois de diagnosticado exige uma redução de risco comportamental. Para o paciente de câncer, isso precisa acontecer *ao mesmo tempo* em que se mira os genes anômalos e se estimula o sistema imune. Modificar ao máximo os fatores que sabidamente influenciam a expressão genética saudável e compensar as marcas registradas do câncer ajudará a tornar o corpo o mais inóspito possível para a doença. Enquanto estudos multimilionários realizados com tecnologia de ponta continuam a explorar as marcas do câncer e as intervenções dirigidas, as soluções *low-tech* para levar uma vida mais saudável e abraçar uma mudança abrangente de estilo de vida continuam sendo um antídoto poderoso e eficaz para evitar o câncer ou sobreviver a ele. E você não precisa esperar essa prescrição ser aprovada pelas agências governamentais nem atravessar meio país ou meio mundo para encontrar um médico que possa ajudá-lo a implementá-la.

Na verdade, só precisa continuar a ler este livro.

6. Sinergia e o Mix de Seis

Em *Anticâncer*, David Servan-Schreiber focou em quatro componentes cruciais do estilo de vida que percebeu que o ajudaram no processo de cura de seu câncer: dieta, ambiente (toxinas), atividade física e estresse. Em *Vida anticâncer*, Alison e eu acrescentamos a esses componentes dois novos pilares de um estilo de vida saudável: apoio social e sono. O próprio David sabia como a ligação próxima com sua família era crucial para sua sobrevivência e, provavelmente, compreendia também a importância de dormir bem. Pesquisadores do mundo todo têm contribuído com valiosos estudos e dados à massa crescente de conhecimento científico, ratificando e ajustando aos poucos nossa compreensão sobre o potencial curativo desses hábitos diários. Resumidas, eis aqui as seis áreas, que depois cobrirei individualmente de modo detalhado:

Conexão social: Os seres humanos não foram feitos para viver totalmente isolados, então iniciamos, criamos e escolhemos famílias; arrumamos amigos, tribos e aliados; entramos para equipes, comunidades e grupos; de modo geral, a interação social é o que motiva nossas atividades. Mesmo os introvertidos necessitam de conexão, mesmo que contrabalançada por solidão e quietude. A companhia humana em todas as suas variedades nos protege do estresse, da solidão e da vulnerabilidade. Há um corpus crescente de pesquisa sobre o poder do amor e do apoio social para o restabelecimento da saúde — esse fator é tão importante que Alison e eu lhe demos prioridade máxima entre os componentes do Mix de Seis.

Deixe o estresse para lá: Todo mundo precisa de certo atrito na vida para acordar e levantar de manhã, mas nossa vida deve ser definida pela energia, não pelo estresse. Sabemos que o estresse estimula a proliferação do câncer, sem falar que mina nosso bem-estar de inúmeras maneiras.[1-3] O estresse crônico é corrosivo e esgota nossa capacidade de viver com saúde tanto no nível social como no biológico.[4] Ele é o grande causador de tantas doenças que lhe concedemos prioridade elevada nessa discussão.

Uma boa noite de sono: Dormir bem é um profundo ato de cura; uma "atividade" vital que devemos realizar para promover nosso bem-estar. Praticamente nada é tão capaz de mudar seu modo de encarar a vida e sua capacidade de restabelecer a saúde como o sono e, em termos biológicos, muita coisa acontece durante as horas que passamos dormindo.[5-7] Viver uma vida anticâncer significa priorizar esse período de recuperação altamente produtivo e lidar com os eventuais obstáculos ou dificuldades. Seu corpo agradece!

A alegria do movimento: O corpo foi feito para se mexer. Quando levamos uma vida sedentária, os ritmos e fluxos internos das substâncias químicas e dos fluidos responsáveis pelos processos que nos mantêm saudáveis e fortes podem ficar obstruídos, morosos e ineficazes. Precisamos respeitar o design do nosso corpo e nos alongar, caminhar, correr; executar movimentos que fortaleçam e ativem nossos processos inatos de cura. A atividade física é essencial para afastar as enfermidades — e também para o processo de cura (embora isso às vezes possa parecer contraintuitivo).[8] Doenças cancerígenas oferecem desafios específicos em termos de manter o corpo em movimento. Mas precisamos pensar sobre a atividade física como uma modalidade de recuperação, como uma fonte de cuidados e prazer para nossa biologia. Assim como há um momento para descansar, há um momento para se movimentar. É uma parte essencial do equilíbrio que leva à recuperação.

Alimentos que recuperam: O corpo humano foi projetado para se manter saudável quando nosso peso fica dentro de um limite que permite com que nos sintamos bem, com vigor, agilidade e energia. Sabemos que estamos com um peso corporal confortável (ou seja, saudável) quando dormimos bem, comemos com moderação e conseguimos participar de todas as atividades que apreciamos. É um conceito muito simples, mas, como estamos todos mergulhados numa avalanche de desinformação, bem como de alimentos muito processados e nocivos, o assunto todo ficou complicado demais. Assim, voltemos ao básico para a saúde e o bem-estar.

Patrulha das toxinas: Estamos todos cercados por toxinas ambientais das quais em geral nem nos damos conta, seja por meio do olfato, do paladar ou do tato) — e tanto em casa como no mundo ao redor. Muito dessa exposição está além de nosso controle, mas nem tudo está perdido. Vivemos no limiar de uma mudança fundamental em nossa compreensão da toxicidade ambiental; iniciar medidas proativas hoje servirá a todos no longo prazo. Mudar nossa conscientização nessa área é uma pedra angular da vida anticâncer.

Cada área do Mix de Seis está cientificamente relacionada a uma ou mais marcas biológicas cruciais necessárias para a formação, o crescimento e a sobrevivência do câncer.[9] Pesquisas também sugerem que os fatores ligados ao estilo de vida interagem entre si e se reforçam tanto de forma positiva quanto negativa.[9] Por exemplo:

- Uma rede sólida e solidária reforça nossos bons hábitos. Compartilhar informações, criar parcerias para atingir metas de saúde e o amor puro e simples são ativadores de nossa biologia saudável. Sem isso, tendemos a esmorecer, perder esperança e nos sentir derrotados.

- O estresse elevado *diminui* os efeitos benéficos dos alimentos saudáveis ao mesmo tempo que nos leva a fazer más escolhas alimentares. Ele diminui o interesse por atividade física e atrapalha o sono — coisas que, por sua vez, podem ser prejudiciais a nossas relações. Aprenda a interromper esse círculo vicioso.
- A perturbação do sono modifica nossas preferências alimentares, muda as vias metabólicas e nutricionais, e diminui a energia para nos exercitarmos.
- Por outro lado, o exercício constante nos ajuda a reduzir o estresse, comer com moderação e metabolizar melhor os nutrientes, além de dormir melhor.
- A exposição a toxinas ambientais pode estressar indevidamente nosso corpo e minar nossas energias — chegando a influenciar o peso, os processos metabólicos e a capacidade de mudar a maneira como corpo e cérebro se desenvolvem.

A inter-relação entre os fatores do Mix de Seis permite que a sinergia compartilhada nos dê suporte quando temos um "dia ruim". Por exemplo, as pessoas tendem a se punir por "sair da dieta" ficando sem comer nada no dia seguinte e iniciando um ciclo de culpa e vergonha. Como alternativa, além de adotar mais cuidado em suas escolhas alimentares, você pode também intensificar sua prática mente-corpo. Encontre alívio dos danos causados pelo estresse e pelos alimentos pouco saudáveis aumentando a prática de meditação ou ioga. Exercitar-se mais depois de um lapso também pode minimizar o "prejuízo" causado por tais escolhas. Antecipando essas pisadas de bola (já que em geral sabemos de antemão que vão acontecer), faça mais exercícios, lide melhor com o estresse e procure ter um sono saudável antes e depois dos inevitáveis deslizes de seu estilo de vida mais saudável. Procure se fortalecer e encontrar seu equilíbrio, de modo a viver sua vida com lucidez e a mente desperta.

Nossos pacientes no MD Anderson me mostraram que vivenciar as qualidades fortalecedoras do Mix de Seis transforma as pessoas de maneiras muitas vezes surpreendentes, únicas e que beiram o milagre. Tomar consciência desses fatores do estilo de vida e das relações entre eles, perceber que tanta coisa está sob nosso controle, significa despertar para o propósito mais básico e ainda assim mais subestimado que podemos ter na vida: viver de um jeito que permita ao nosso corpo usufruir da melhor saúde e do máximo de bem-estar. E fazer isso esteja o câncer presente ou não.

A carreira de Hashmat E. nos direitos humanos foi dedicada a cuidar do próximo, sobretudo de crianças deficientes, em várias partes do mundo. O trabalho dela salvou milhares de vidas e beneficiou incontáveis outras. Todavia, o custo, nada incomum nessas profissões, foi a negligência com a própria saúde, dadas as longas horas sem descanso e o estresse de presenciar situações tão precárias e urgentes. Trabalhando no Paquistão, ela encontrou um nódulo no seio. Quando conseguiu consultar um médico e foi diagnosticada com câncer, o nódulo havia quadruplicado de tamanho.

Após o diagnóstico de câncer de mama, Hashmat teve de descobrir uma maneira de se pôr em primeiro lugar — pela primeira vez. Como nossas outras participantes do CompLife, ela percebeu que precisava se concentrar no Mix de Seis e ajustar praticamente tudo, desde a dieta e a rotina de exercícios até o padrão de sono e o gerenciamento do estresse. No seu caso, ela contava com uma forte rede de apoio, o que se revelou uma boa base para as mudanças necessárias. Primeiro, ela modificou a dieta para diminuir sua ingestão de açúcar, já que desenvolvera uma dependência de doces para combater o cansaço excessivo do jet lag ou o simples esgotamento de tanto trabalhar. Depois, passou a usar um aplicativo no celular para contar os passos e monitorar sua forma física. Para aprender a relaxar, fez nossas aulas de meditação e ioga e me contou que, pela primeira vez em anos, tinha um sono realmente reparador à noite.

Então, uma mudança inesperada teve lugar: ela aprendeu a dizer *não*. Para Hashmat, impor limites às demandas de seu tempo e delegar mais, para quem estivesse à mão e disposto a ajudar, foi um divisor de águas. Ela atribui à prática mental e corporal diária a ampliação de sua consciência de como reagir em relação aos outros e às necessidades deles, mesmo quando urgentes. Em suas palavras: "Sinto que estou mais feliz. Graças a isso, estou curtindo mais a vida. Minha relação com todo mundo melhorou e consigo pensar direito. Até as pessoas que trabalhavam comigo falaram: 'O que te deram lá no hospital? Você está mais razoável, agora'. Não reajo mais com exagero às coisas que costumavam me tirar do sério".

Para Hashmat, o estresse adicional de seu diagnóstico e do tratamento do câncer foi um sinal de alerta para outras fontes de estresse em sua vida. Gerenciar o lado emocional de sua experiência com o câncer foi crítico. De fato, ela tendia a ignorar esses aspectos de sua vida antes de participar do estudo CompLife. Hoje, sente-se empoderada para pôr o que é melhor para sua saúde em primeiro lugar, todos os dias. O que ela descobriu foi que isso a capacitou a atender melhor às necessidades dos outros — embora ela agora o faça de forma diferente. A despeito das coisas pelas quais tem passado, ela diz que se sente melhor do que jamais se sentira antes de ter sido diagnosticada com câncer. Como me disse: "Eu monitoro meus passos todo dia e me sinto muito bem com isso. Vou dormir no horário e falo para mim mesma: 'Tudo bem se não deu pra terminar esse negócio hoje. Dá pra esperar'".

PROCESSO SINÉRGICO DE CURA

Sabemos há algum tempo, graças ao trabalho pioneiro de cientistas proeminentes do mundo todo, que certos ajustes de estilo de vida podem influenciar profundamente os rumos e as consequências do câncer. Muita ênfase tem sido dada a fatores do estilo de vida individuais como dieta, exercício e redução de estressores (tanto psicológicos como biológicos), mas um corpus de pesquisa crescente tem mostrado que o benefício do fator de estilo de vida para cada pessoa é reforçado e ampliado quando realizamos mudanças em mais de uma área.[10-12] Isso é o que torna a vida anticâncer tão dinâmica e, do ponto de vista da pesquisa, um pouco complicada.

Apesar desses desafios, diversos estudos importantes mostraram o impacto drástico da mudança abrangente no estilo de vida. Uma pesquisa chefiada por Barbara Andersen na Universidade Estadual de Ohio em Columbus examinou os efeitos a curto e longo prazo de uma intervenção abrangente no estilo de vida entre mulheres com câncer de mama estágio II ou estágio III que se submeteram a cirurgia.[13] As pacientes no grupo de intervenção compareceram a dezoito sessões semanais, aprendendo técnicas para reduzir a angústia e melhorar a qualidade de vida, promover o comportamento saudável (dieta, exercícios, largar o cigarro) e assegurar que continuassem seguindo o tratamento e fizessem um acompanhamento médico depois. Andersen e sua equipe ensinaram relaxamento muscular progressivo e as ajudaram a identificar o estresse e aprender a reagir de maneira diferente a ele. Após as dezoito semanas iniciais, o grupo de intervenção teve dezoito sessões mensais para ajudar a manter suas mudanças com um foco no apoio social, nas quais os participantes identificavam pessoas em sua vida a quem podiam pedir ajuda.

Onze anos depois, mulheres que participaram do grupo de intervenção apresentaram risco 45% mais baixo de recidiva e uma probabilidade 56% menor de óbito por câncer de mama em comparação com as mulheres no grupo de controle. As pacientes da intervenção também mostraram probabilidade 49% menor do que as mulheres no grupo de controle de morrer de qualquer causa.[14] Mesmo quando as mulheres passando pela intervenção apresentaram recidiva da doença, elas viveram por mais tempo depois da recidiva do que as mulheres no grupo de controle.[15] As descobertas também indicaram que as mulheres que fizeram parte na intervenção tiveram resultados significativamente melhores em termos psicológicos, comportamentais e de saúde (incluindo uma função imune melhor) em comparação com as pacientes do grupo de controle.[13,15-17]

Nesse meio-tempo, no Instituto de Pesquisa de Medicina Preventiva e na Universidade da Califórnia em São Francisco (UCSF), o médico Dean Ornish e sua equipe publicaram resultados impressionantes ao investigar os efeitos da mudança abrangente de estilo de vida em doenças cardiovasculares e câncer de próstata (www.ornish.com). Em seu estudo revolucionário de 2005, Ornish recrutou 93 homens com câncer de próstata em estágio inicial que se submetiam à vigilância ativa, situação em que o câncer está confirmado mas é clinicamente apropriado esperar

IMPACTO DA INTERVENÇÃO DE ESTILO DE VIDA NO CÂNCER DE MAMA

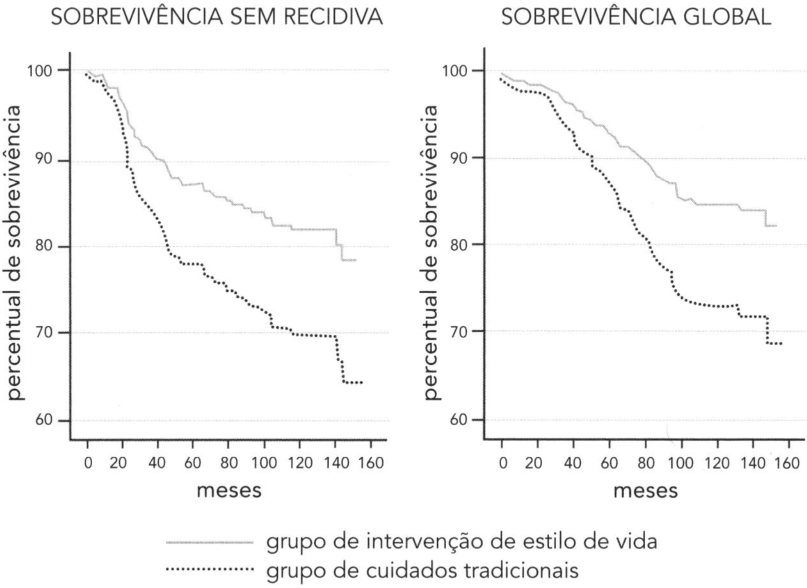

Essas são as chamadas curvas de sobrevivência do estudo de Barbara Andersen, revelando que, num período de onze anos, menos mulheres que passaram por uma intervenção de estilo de vida abrangente (linha contínua) sofreram recidiva da doença ou morreram, comparadas às mulheres do grupo de controle (linha tracejada).

Adaptado e reproduzido com a permissão de John Wiley & Sons, Inc.: B. L. Anderson, H. C. Yang, W. B. Farrar et al., "Psychologic intervention improves survival for breast cancer patients: A randomized clinical trial". *Cancer*, v. 113, n. 12, pp. 3450-8, dez. 2008.

Adaptado em colaboração com Laura Beckman.

antes de optar por uma cirurgia.[18] Metade dos homens foram selecionados de modo aleatório para se submeter a uma mudança intensiva de estilo de vida e a outra metade apenas recebeu acompanhamento sem intervenção. Esse plano permitiu aos pesquisadores avaliar os efeitos das mudanças abrangentes de estilo de vida isoladamente, uma vez que o grupo de controle randomizado não passava por nenhum tratamento. Os participantes no grupo de estilo de vida foram aconselhados a seguir uma dieta com alimentos integrais, baseada em plantas, com baixo teor de gordura e poucos carboidratos refinados; foram encorajados a se exercitar meia hora por dia, seis dias por semana, controlar o estresse durante uma hora por dia com ioga e meditação, e participar de reuniões semanais com um grupo de apoio durante um ano.

Ao final do estudo, os participantes no grupo de intervenção tiveram um declínio de 4% nos níveis de PSA (sigla em inglês para antígeno específico de próstata), enquanto no grupo de controle houve um aumento de 6%.[18] Além do mais, o sangue colhido no grupo de intervenção foi capaz de impedir o crescimento celular do câncer de próstata humano com eficiência 70% maior depois da intervenção (o grupo de controle teve uma melhora de apenas 9% na capacidade do sangue de conter o crescimento do câncer de próstata em uma placa de Petri).[18] Quando Ornish examinou todos os homens no estudo para quantificar a mudança no estilo de vida, descobriu que quanto maior a mudança, maior a redução nos níveis de PSA e mais as células sanguíneas conseguiam controlar o câncer de próstata in vitro.[18] Dois anos depois, apenas 5% do grupo de intervenção tinha passado por tratamento convencional para câncer de próstata (prostatectomia radical, radioterapia ou terapia de privação androgênica); no grupo de controle, 27%.[18]

Em uma notável continuação do trabalho em 2013, Ornish reproduziu o mesmo estudo, reduzindo a intervenção a três meses.[19] Sua equipe descobriu um comprimento de telômero ampliado (reflexo de nossa idade biológica) nos sobreviventes do câncer de próstata cinco anos após terem se submetido à intervenção, enquanto, no grupo de controle, o comprimento de telômero havia diminuído. Telômeros mais longos refletem uma reversão do envelhecimento celular.

Em ambos os estudos de Ornish, quanto maior a mudança no estilo de vida, melhores os resultados.[18,19] Além do mais, os níveis de telomerase, uma proteína no núcleo das células que ajuda a manter o comprimento e a integridade dos telômeros, aumentaram de pré para pós-intervenção em apenas três meses. Ornish e sua equipe também conduziram biópsias de próstata antes e depois da intervenção e descobriram que 501 genes foram alterados.[20] Os genes que promovem o câncer e afetam a inflamação crônica e o estresse oxidativo foram infrarregulados ou desligados no grupo de intervenção, enquanto genes benéficos que nos protegem das marcas registradas do câncer foram suprarregulados ou acionados.

O que esses resultados iniciais me dizem é que a mudança abrangente no estilo de vida pode aprimorar os efeitos clínicos e exercer impacto substancial nas principais marcas registradas do câncer. Como afirma Dean: "Descobrimos, cada vez mais, que esses mecanismos são bem mais maleáveis do que havíamos percebido. Isso, por sua vez, representa, para muitas pessoas, uma nova esperança e novas escolhas que elas não tinham antes".

OS PRINCÍPIOS FUNDAMENTAIS DA VIDA ANTICÂNCER

- Nunca é tarde — nem cedo — demais para adotar um estilo de vida anticâncer.
- O plano para o estilo de vida anticâncer é construído em torno dos fatores do estilo de vida do Mix de Seis que afetam mais diretamente a capacidade do corpo de se proteger contra a doença ou combatê-la.
- Os componentes do Mix de Seis operam juntos de maneira positiva, na medida em que estão todos inter-relacionados, e o sucesso numa área ajudará a promover e conservar o sucesso nas demais.
- Devemos primeiro aproveitar e construir nossa rede de apoio social para criar uma base para outras mudanças de estilo de vida.
- É possível restabelecer e melhorar a saúde e alcançar uma maior longevidade — sem cura definitiva.
- O comportamento saudável é contagiante — compartilhe seus hábitos de vida anticâncer com os outros.
- Você vai se sentir mais livre e apto a viver a vida com alegria e amor quando fizer escolhas de estilo de vida anticâncer.
- A vida anticâncer é um modo de vida, não uma panaceia instantânea, e é dinâmica, fluida e única para cada indivíduo.

O DIAGNÓSTICO QUE MUDOU UMA VIDA

Um exemplo perfeito dos efeitos sinérgicos do Mix de Seis é Glenn Sabin, o único paciente de que temos notícia a se recuperar de uma leucemia linfoide crônica (LLC) sem passar por tratamento convencional. Quando foi diagnosticado com a doença, no outono de 1991, Glenn era um homem saudável e fisicamente ativo de 28 anos de idade, recém-casado. Depois de seu check-up anual, foi diagnosticado com esse tipo raro de câncer no sangue que é considerado incurável, mas não fatal. (Seu pai, a primeira pessoa com quem o médico conversou sobre o prognóstico, ouviu que o provável era que lhe restassem apenas seis meses de vida.)

CRIANDO OS FILHOS PARA UMA VIDA ANTICÂNCER

Com três filhos para criar, Alison e eu fazemos de tudo para incutir neles os princípios da vida anticâncer. Tentamos isso, na maior parte das vezes, pelo exemplo. Como bem sabe a maioria dos pais (especialmente de adolescentes), é a única maneira eficaz de transmitir uma mensagem. "Faça o que eu digo mas não faça o que eu faço" quase nunca funciona. Em casa, Alison se vale de suas técnicas de ensino e tenta uma série de abordagens para implementar uma vida saudável em nossa rotina diária, desde a "regra das três mordidas" a "nada de celular no quarto", com graus variáveis de sucesso. O mais importante, de nossa perspectiva de pais, é que estamos sempre tentando. Não ficamos desencorajados se certa abordagem não funciona, se nossos esforços são sabotados por outros pais ou se nossos filhos adolescentes encontram maneiras dissimuladas de conseguir o que querem, mesmo que isso não seja bom para eles. Tentamos permanecer firmes em nossa convicção e encorajá-los a tomar decisões saudáveis, enquanto também seguimos uma rotina salutar, de modo a servir de modelo do comportamento anticâncer e estar suficientemente alerta, presentes e descansados para enfrentar os próximos desafios como pais.

Assim, seja um exemplo para seus filhos sobre como se manter em sintonia com a prevenção ao câncer. Explique por que você está fazendo determinadas escolhas alimentares, faça-as de modo consistente — e tenha ingredientes suficientes à mão para alimentar a família inteira. Elimine o açúcar e a *junk food* da dieta de todo mundo! Diga-lhes que você quer que tenham repouso adequado porque o sono ajuda o cérebro e o corpo a combater as doenças, além de melhorar o desempenho acadêmico e esportivo. Afinal, você quer que eles vivam da forma mais saudável possível, pelo maior tempo possível — então, nada de horas seguidas na frente da TV à noite; também vale adotar uma regra para a família toda: evitar olhar para telas uma hora antes de se deitar. Para garantir que prestarão atenção, diga-lhes que você quer vê-los desafiarem os atuais modelos estatísticos, segundo os quais eles não vão viver uma vida tão longa quanto a sua! Mas tente não ser dogmático demais e concentre-se em ajudá-los a estabelecer uma relação própria entre as escolhas que fazem e o modo como se sentem. Você poderá se surpreender com o bom senso deles. Lembre que a vida não é perfeita, muito menos nós. E tampouco nossos filhos.

Na época do diagnóstico, o baço (órgão que filtra o sangue e ajuda a regular a função imune) de Glenn estava tão entupido de células cancerígenas que quase quadruplicara de tamanho, pressionando visivelmente sua parede abdominal. O órgão estava tão doente que precisou ser removido. Fora isso, o único outro tratamento-padrão disponível para Glenn à época era um transplante de medula. Passar pelo procedimento significava se submeter à quimioterapia para matar as células cancerígenas em sua medula, depois receber a medula de um doador e torcer para ela "pegar" em seu corpo. Não só esse tratamento era cansativo e doloroso como também 20% dos que se submetiam a ele morriam. Para Glenn, era a versão médica de uma roleta-russa que ele não estava disposto a jogar; assim, ele optou por não realizar o procedimento.

Sua opção restante? Segundo seu médico, "observar e esperar". Glenn optou por essa abordagem, mas com uma diferença crucial: em vez observar e esperar de modo passivo, resolveu se informar. Começou a aprender sobre a biologia por trás da doença e as mudanças que podia fazer no seu estilo de vida para manter o câncer tão quieto e inativo quanto possível, ao mesmo tempo fortalecendo sua saúde como um todo. Chamou isso de "observação proativa". Ele explica: "Meu objetivo era tentar ser o paciente de câncer mais saudável que conseguisse".

De imediato, melhorou sua dieta, bebendo a água mais limpa possível, usando suplementos, ajustando seu trabalho para reduzir a carga de estresse e aumentando a quantidade de exercícios diários, por saber que a atividade física também melhoraria seu bem-estar psicológico e emocional. "Uso exercícios relaxantes, como nadar ou caminhar, para aliviar o estresse e aumentar minha sensação de calma", contou-me. Ele também passou a se concentrar em obter um sono profundo e revigorante, e considera sua esposa (que conhece desde a infância) a responsável por lhe dar o tipo de amor e apoio social de que precisou para vencer o medo e a ansiedade que naturalmente nos dominam quando somos diagnosticados com uma doença crônica. Ela o ajudou a permanecer equilibrado conforme ele caminhava resoluto pela estrada da vida anticâncer.

Nos primeiros doze anos depois do diagnóstico, o câncer de Glenn permaneceu sob controle. Embora ainda fosse detectável, não estava se proliferando e, portanto, seus médicos o encorajaram a continuar com o que quer que ele estivesse fazendo. Então, em 2003, ele foi atingido por um episódio agudo, que incluiu uma febre baixa incessante, suores noturnos e anemia severa. Seus hemogramas, nas palavras dele próprio, estavam "uma perfeita bagunça". Nessa altura, ele se consultou com outros médicos no Johns Hopkins, em Baltimore, e no Dana-Farber Cancer Institute, em Boston, e o consenso foi de que ele precisava se tratar com quimioterapia, esteroides e outros medicamentos potentes. Por mais doente que estivesse, Glenn decidiu que não queria seguir por esse caminho, já que esses tratamentos, com efeitos colaterais graves, não oferecem "remissões duradouras" para a maioria dos pacientes com LLC. Em vez disso, tirou licença do trabalho e buscou maneiras de melhorar ainda mais seu novo estilo de vida saudável. "Eu queria ver se conseguia continuar a recuperação que gerei para mim por doze anos, *e ver se eu podia afetar a biologia subjacente à minha doença*, e precisava fazer isso de um jeito muito controlado."

Glenn recusou o tratamento, mas não largou sua excelente equipe de médicos. Na verdade, combinou uma coisa com eles. Ele continuaria refinando seu estilo de vida e faria visitas regulares ao consultório diversas vezes por semana para monitorar os exames de sangue. "Queríamos observar os padrões de tendência da minha leucemia, ver se de fato poderíamos testemunhar alguma relação 'causa e efeito' no que eu estava fazendo. Virei cobaia de um ensaio N-de-1 — no meu caso, um estudo informal de um único paciente durando décadas — e decidimos que reuniríamos os dados de um modo bem organizado e controlado."

Embora exausto a maior parte do tempo, Glenn continuou a se exercitar, a nadar ao ar livre e a fazer caminhadas diárias, que o ajudaram a recuperar as forças e a manter a lucidez. Depois de várias semanas, sua anemia passou, os suores noturnos cessaram e as taxas no sangue se estabilizaram. Dois meses mais tarde, seu hemograma voltou ao normal.

Em 2014, um laudo patológico não mostrou nenhuma evidência de que Glenn jamais tivera um transtorno linfoproliferativo. Como ele explica: "Minha medula e meu sangue estavam absolutamente limpos. Em linguagem simples, isso quer dizer que não havia evidência de que um dia eu tive LLC".

Depois de ter sido diagnosticado com leucemia crônica aos 28 anos, Glenn Sabin é agora um homem saudável aos 54. Sua jornada extraordinária e sua recuperação improvável foram documentadas pelo Dana-Farber Cancer Institute e pela Universidade Harvard. Hoje, fazem parte da literatura médica.[21] Seu caso também ficou registrado no livro que ele escreveu, *n of 1* [N-de-1], tendo por coautor o médico oncologista e mestre em saúde pública Dawn Lemanne.[22] Porém, e isso é um fato importante e interessante, Glenn não se considera curado. Mas admite que o estilo de vida anticâncer que adotou o ajudou a se recuperar e a obter um nível elevado de saúde e bem-estar, a despeito de ter convivido com o câncer por quase metade da sua vida.

Como ilustra a história de Glenn, mudanças no estilo de vida, quando feitas de forma concomitante, podem ter efeito sinérgico. À medida que você avançar pelos capítulos seguintes, começará a ver que há um aumento dos fatores de recuperação dentro do Mix de Seis. A vida anticâncer foi pensada para isso. Tornar a prevenção ao câncer uma realidade, não uma quimera, é o Santo Graal da vida anticâncer e o que motiva a pesquisa em medicina sobre estilo de vida ora conduzida no mundo todo e em nosso estudo CompLife, com pacientes como Hashmat. Nosso objetivo tem sido coletar dados que legitimem cientificamente o Mix de Seis e que, assim, incluir a medicina do estilo de vida no tratamento e na prevenção do câncer passe a ser o padrão-ouro dos cuidados com o paciente. Uma vez que voltarmos nossa atenção à prevenção do câncer em primeiro lugar, finalmente poderemos deixar de tratar da doença para tratar da saúde. Esse é o objetivo da vida anticâncer.

PARTE DOIS

O MIX DE SEIS

7. Amor e apoio social como alicerces

Podemos discutir qual dos seis pilares deve levar a precedência, embora todos sejam fundamentais. Para alguns, pode parecer uma escolha incomum, mas optamos pelo apoio social para ocupar o primeiro lugar. Claro que dieta e exercício — junto com os demais pilares — são cruciais, mas Alison e eu descobrimos que o apoio é a espinha dorsal sobre a qual todas as demais mudanças de estilo de vida são erguidas, sejam elas logísticas (ter alguém para cuidar das crianças enquanto você vai a uma aula de ioga), motivacionais (ajudar a superar hábitos alimentares entranhados) ou psicológicas (expor questões emocionais profundas que o impedem de ser quem você quer ser). As pessoas que você recruta para lhe dar suporte são fundamentais para seu sucesso. Criar uma rede de apoio eficaz e sob medida para você é o ponto onde a vida anticâncer começa, não onde termina. É a raiz necessária para a árvore ficar de pé, a fundação sobre a qual a casa pode ser construída, a estabilidade que vai lhe proporcionar firmeza e equilíbrio à medida que segue adiante.

Não foi assim que aprendemos a pensar sobre a vida. A cultura ocidental tende a enfatizar as realizações individuais, uma atitude de "cada um com seus problemas" que menospreza ou minimiza o apoio que contribui para capacitar e empoderar alguém a conquistar seus objetivos. Tendemos a focar os resultados, não o processo. Isso também é verdade quando se trata de mudanças no estilo de vida — as pessoas tendem a começar com o que acham que podem fazer sozinhas (isto é, mudar a dieta, exercitar-se mais) sem se dar conta de que essas mudanças ficarão instáveis, num solo pouco firme, se não forem sustentadas por uma estrutura sólida de amor e apoio. Assim como os ingredientes mágicos do Mix de Seis são a conexão e a sinergia envolvidos, o contato humano entre nós muitas vezes constitui um auxílio maravilhoso.

Uma das histórias mais inspiradoras que conheço sobre o poder do apoio social é a notável jornada de nossa amiga Susan Rafte, que sobreviveu por mais de vinte anos com câncer de mama metastático em grau avançado. Quando Susan foi inicialmente diagnosticada e tratada para carcinoma ductal invasivo estágio IIIB, em 1995, tinha apenas trinta anos e uma filha pequena, Marika, de nove meses. Nessa idade, Susan já planejara toda sua vida. Ela havia pedido demissão do emprego como assistente jurídica no dia em que entrou em trabalho de parto, planejando ter mais dois filhos e criar a família junto com o marido em Houston. Quando encontrou um caroço sensível no seio, seu pai, pediatra, diagnosticou-a pelo telefone. Uma biópsia confirmou seus piores temores. Antes de Susan conseguir processar por completo o diagnóstico original, o câncer se espalhou por seus ossos, e ela passou por um procedimento arriscado que envolvia remover suas células-tronco, bombardear seu corpo com uma dose alta de quimioterapia e depois devolver essas células a um ambiente livre de câncer. Felizmente, a cirurgia funcionou, mas não foi um processo fácil, e a estrada da recuperação se revelou bastante acidentada. Sua família, cada membro com seu papel específico como cuidador, ficou a seu lado desde o início e durante todo o tratamento e ao longo da recuperação. Sua irmã Jane, dançarina em Nova York, ficou tão comovida com a doença de Susan que fundou uma organização sem fins lucrativos chamada Pink Ribbons Project [Projeto Laço Cor-de-Rosa] para levantar dinheiro para a pesquisa de câncer. Jane acabou trocando Nova York por Houston para ajudar a irmã em período integral. Na transição inicial, Jane deixou a carreira em segundo plano. Quando Susan recobrou a saúde e as forças, o Pink Ribbons Project ganhou vida em Houston. Jane também incorporou seus talentos para a dança ao ativismo, criando um grupo chamado Dancers in Motion Against Breast Cancer [Dançarinos em movimento contra o câncer de mama], que realizava apresentações e levantava dinheiro para a conscientização e as pesquisas envolvendo o câncer.

Susan atribui ao apoio de familiares e amigos sua capacidade de sobreviver ao tratamento intenso e de se recuperar emocionalmente do medo persistente de não viver o suficiente para ver a filha crescer. Mas, afora a família e os amigos, Susan teve dificuldade em encontrar grupos de sobreviventes com foco nos desafios e estressores emocionais pelos quais só jovens mães diagnosticadas com câncer passam. "Na época, não tinha esses grupos de apoio por aí", explicou. "Eu ficava sentada numa roda com aquelas velhinhas, pensando: 'Eu tenho uma bebê. Estou tentando viver para ver minha filha chegar ao jardim da infância. E vocês aí falando em netos'."

Susan decidiu preencher uma lacuna importante na comunidade de apoio ao câncer em Houston e oferecer apoio para jovens mulheres com filhos, sobretudo aquelas com câncer avançado. Ela se juntou a outra sobrevivente e criou o balcão de voluntários do Pink Ribbons no MD Anderson Cancer Center, que cresceu e se tornou um grupo de dezoito mulheres que ajudam a guiar as pacientes no decorrer do tratamento e de todos os altos e baixos emocionais envolvidos. "A gente fala com as pacientes no ponto em que elas estiverem, pode ser no começo da químio, ou no primeiro dia, ou elas podem vir de outro lugar e ter metástase", explica Susan. O grupo foi apelidado de "as exibicionistas" porque, quando uma paciente está em dúvida sobre qual cirurgia fazer, Susan e outras voluntárias às vezes a levam à sala dos fundos, tiram a blusa e mostram os resultados de diferentes procedimentos cirúrgicos.

Como sobrevivente por vinte anos do câncer de mama metastático estágio IV, Susan é uma esperança para outras mulheres com seu exemplo e seu entusiasmo pela vida. Pacientes de câncer de mama metastático em geral são um grupo esquecido, porque poucos oncologistas acreditam que sobreviverão. Susan e um pequeno grupo de pacientes deram grandes passos para corrigir essa omissão criando um grupo de apoio para a doença. Embora o câncer em idade precoce fosse raro quando a diagnosticaram, na década de 1990, hoje em dia ele não é incomum, fato que mostra a importância de fazermos todo o possível para prevenir o câncer e melhorar as chances de sobrevivência após o diagnóstico. Muitas mulheres no grupo de apoio de Susan são jovens e mães com filhos pequenos. A média de idade é de quarenta anos.

Parte da beleza do apoio social e de seu impacto em nossa saúde é que ele funciona em mão dupla — você dá e recebe. Assim como ter o apoio dos outros é fundamental para sobreviventes de câncer (e para todo mundo), cada vez mais evidências científicas mostram que dedicar nosso tempo a ajudar os outros também nos traz benefícios físicos e emocionais, e talvez melhore a capacidade do nosso corpo de prevenir e superar doenças.[1-4] Uma revisão de 2013 envolvendo quarenta estudos revelou que o trabalho voluntário reduzia as taxas de mortalidade precoce em 22%.[3] Pessoas que trabalhavam como voluntárias ao menos uma hora por mês mostraram taxas reduzidas de depressão e afirmavam estar mais satisfeitas com a vida. Embora essa revisão não enfoque particularmente pacientes de câncer, e ainda que, para a pessoa que luta contra a doença e passa por tratamento, possa soar contraintuitivo se oferecer para ajudar quem quer que seja, sabemos que isso pode ter um efeito positivo profundo na pessoa que presta o auxílio.

Claro, fazer o bem faz com que você se sinta bem, mas será que pode de fato impactar sua saúde de maneira mensurável? Há alguns anos, Barbara Fredrickson e sua equipe na Universidade da Carolina do Norte em Chapel Hill resolveram responder a essa pergunta. Eles conduziram um estudo com 65 docentes e funcionários da universidade e descobriram que pessoas que aumentaram sua sensação de conexão social de fato melhoraram seu tônus vagal.[5] O nervo vago regula como seu batimento cardíaco muda conforme a respiração e está conectado ao sistema nervoso parassimpático, a parte do sistema nervoso que nos ajuda a relaxar.[6] O nervo vago também está ligado ao modo como as pessoas se conectam eficientemente entre si — o ajuste de nosso ouvido à fala humana e a regulação da expressão emocional.[7,8] Em termos biológicos, quanto melhor seu tônus vagal, maior sua variabilidade de batimento, o que tem sido relacionado à diminuição de enfermidades cardíacas, à melhora da função imune e a níveis de glicose mais saudáveis, além de uma menor taxa de mortalidade por causas variadas.[9-11] Em termos de interações sociais, quanto maior nossa proximidade com outras pessoas e mais forte nosso comportamento altruísta, melhor o tônus vagal.[12] Conectar-se em um nível profundo com aqueles que encontramos em nosso trabalho voluntário e ter um comportamento altruísta leva a um bom tônus vagal, ou seja, quando você ajuda os outros está contribuindo para manter o corpo bem regulado.

Embora eu não tenha medido o tônus vagal de Susan Rafte, imagino que seja mesmo muito bom. Com seu trabalho voluntário (assim como seu trabalho profissional com o Pink Ribbons Project), ela descobriu um propósito em sua doença, o que aumentou sua conexão social e a ajudou a se manter positiva e engajada.

Nesse período, o Pink Ribbons Project que a irmã de Susan fundou (e que Susan mais tarde presidiu) levantou 6 milhões de dólares para pesquisa sobre o câncer, até encerrar as atividades, em 2016. Parte desse dinheiro, no início, foi destinada ao desenvolvimento de uma medicação chamada Taxotere, que ajudou a manter o câncer de Susan em remissão para que ela pudesse realizar seu transplante de células-tronco em 1997. Assim, em múltiplos níveis, sua rede de apoio social a ajudou a salvar a própria vida.

CÉLULAS MUTANTES: DIVIDINDO PARA UNIR

O câncer, dado seu design biológico intrínseco, tende a nos afastar uns dos outros. Dois cânceres nunca são iguais e portanto a doença, em um nível muito profundo, é uma experiência individual única. À medida que ela tenta, a seu modo furtivamente agressivo, no nível celular, manter o paciente encerrado em si mesmo, isso também funciona como uma espécie de chamado às armas, unindo os entes queridos em torno da pessoa com a doença, levando-os a se prontificar a ajudar (como a irmã de Susan Rafte). Tudo que acontece depois de um diagnóstico de câncer, do tratamento ao pós-tratamento, tem o poder de mudar aqueles que amam o paciente e cuidam dele. Dessa maneira, o câncer de um se torna de fato uma questão de saúde coletiva e representa uma grande oportunidade para todos os afetados avaliarem e mudarem seus hábitos e estilo de vida. Educar-se é fundamental, claro. Quando compreendemos por que determinada coisa é — ou não — benéfica, somos capazes de tomar decisões mais informadas e saudáveis. É aí que as faculdades potentes, curativas e preventivas do Mix de Seis realmente entram em ação. Quando um de nós sofre de câncer, podemos empreender mudanças de estilo de vida para promover a saúde e o bem-estar de todos.

Vejo esse efeito nas vidas transformadas de algumas mulheres notáveis que se submeteram ao nosso estudo CompLife. Depois que descobriram como levar uma vida mais saudável, ficaram ansiosas por difundir a boa-nova entre todos que conhecem e amam, a fim de que eles também possam se sentir saudáveis e evitar doenças crônicas. A vida anticâncer se estende também na outra direção. Os entes queridos de nossas pacientes no CompLife querem ajudar suas mães, esposas ou irmãs a sobreviver; assim, participam mudando os próprios hábitos, como uma maneira de mostrar apoio ativo e melhorar a própria saúde. Além disso, muitas participantes do estudo são, como Susan Rafte, mães de adolescentes e crianças, então, sua transformação torna-se um novo modelo de vida saudável que influencia os filhos e pode perdurar por gerações. Muita gente classificaria equivocadamente essas mudanças como restritas ao campo da dieta (se toda uma família mudasse a maneira de comer para apoiar a mãe durante um tratamento de câncer), da atividade física (se um casal começasse a caminhar junto depois que o marido foi diagnosticado com câncer de próstata em estágio inicial) ou das práticas mente-corpo (se uma família começasse a fazer ioga ou meditação pela manhã porque o pai precisa reduzir seu estresse). Mas é importante perceber que todos esses exemplos começam na verdade com o apoio social. Apenas por meio dessa rede de relações afetivas as mudanças se estabelecem e passam a imperar, e as pesquisas mostram que é graças a essa base sólida que as mudanças conseguem perdurar. Seja ao entrarmos para um grupo de corrida como companhia para um amigo, seja ao aprendermos técnicas de cozinha saudável com um ente querido, seja ao lidarmos com nosso próprio estresse quando um colega fica preocupado com a saúde e decide pegar mais leve, a mudança sustentável começa com a ajuda e a inspiração dos outros.

Para os que enfrentam o diagnóstico de câncer, amor e apoio social são particularmente essenciais. Todos sabemos como é duro enfrentar uma situação nova e aterrorizante que abala nossas emoções. Ao compartilhar nossas esperanças e nossos desejos com outra pessoa, uma reação de indiferença óbvia ou, pior ainda, crítica aberta pode ser um golpe devastador. Por outro lado, sabemos como é maravilhoso quando alguém nos escuta e procura estender a mão com respeito e interesse. Sei por experiência que, por mais novo, complexo e rigoroso que seja o que estou buscando, gestos de apoio aparentemente insignificantes — um cumprimento com o queixo, um sorriso de reconhecimento ou as simples palavras: "Do que você está precisando?" — me fortalecem.

A IMPORTÂNCIA DE MANTER AS RELAÇÕES

Hoje dispomos de um corpus de pesquisa impressionante, e os dados mostram que quanto mais firme a pessoa se mantém diante do câncer, em termos de permanecer estreitamente ligada a entes queridos, amigos, colegas de trabalho, comunidade religiosa ou espiritual, redes de apoio etc., melhor ela se sai.[13-17] Um estudo de 2014 com 164 sobreviventes de câncer de mama feito por pesquisadores na The Ohio State University College of Medicine [Faculdade de Medicina da Universidade Estadual de Ohio], em Columbus, revelou que mulheres que relatavam níveis menores de apoio social antes do tratamento de câncer sentiam mais dor e sofriam mais com depressão.[18] Além disso, seus hemogramas, feitos antes do tratamento e então seis meses depois, mostravam níveis aumentados de um gene ligado à inflamação, que sabemos ter relação próxima com o crescimento e a progressão do câncer.[19,20] Com base nessas descobertas, pesquisadores da OSU concluíram que "intervenções precoces mirando as relações sociais dos pacientes podem melhorar a qualidade de vida durante o processo de sobrevivência".[18] Em outras palavras, selecionar e reunir seu time anticâncer é fundamental como primeiro passo na jornada contra a doença, assim como é essencial para todos os que esperamos realizar mudanças que fortaleçam nosso corpo e melhorem nossa vida.

A pesquisa mostra que, quando permanecemos ligados às pessoas que amamos e querem nos ajudar, o câncer tem menor probabilidade de progredir, a vida é prolongada e a saúde global melhora. Nosso corpo mantém suas defesas naturais e ficamos mais protegidos da proliferação de células mutantes e da formação e da progressão dos tumores. Um estudo de 2017 realizado com mulheres com câncer de mama descobriu que as que tinham mais laços sociais apresentavam menor probabilidade de morrer da doença e menor probabilidade de recidiva.[21] Para esse estudo (o maior de seu tipo até o momento), pesquisadores da Kaiser Permanente monitoraram a sobrevivência e as recidivas de pacientes de câncer de mama nos Estados Unidos e na China por mais de vinte anos. Nesse intervalo de tempo, mulheres com menos contato humano apresentaram probabilidade 43% mais elevada de recidiva e 64% mais elevada de óbito em função da enfermidade.

Mas o mais importante de tudo — esteja o câncer ativo em nós ou não — é que uma maior qualidade de vida é obtida quando permanecemos em estreita comunhão com os outros.[22,23] Recrutar as pessoas para nos ajudar a permanecer presentes, equilibrados e ativos, como mostram as pesquisas científicas, é nossa melhor chance de manter e até melhorar a qualidade de vida, estejamos ou não com a doença.

O EFEITO ROSETO

Em 1964, cientistas visitaram o leste da Pensilvânia para analisar a cultura na pequena cidade mineradora de Roseto. O motivo? Seus moradores exibiam um índice de cardiopatias muito mais baixo do que a média nacional, e até do que as regiões adjacentes.[24,25] Os pesquisadores queriam verificar se aquela comunidade de imigrantes italianos fazia uma dieta específica ou se havia algum outro componente do estilo de vida que explicasse o fenômeno. Ficaram chocados com o que descobriram.

Os rosetanos, como ficaram conhecidos, trabalhavam nas mesmas pedreiras de ardósia tóxicas que seus vizinhos de Bangor e Nazareth, e, desse modo, eram expostos a pó e vapores tóxicos, sem mencionar os acidentes no local de trabalho. Também fumavam cigarro enrolado à mão, sem filtro, inalando nicotina e alcatrão, e bebiam vinho a cada refeição, que normalmente consistia em almôndegas fritas, linguiças, salames e queijos.

Então, o que fazia a diferença em sua saúde e bem-estar? Seus laços familiares e sociais fortes. Família era tudo para os rosetanos.[25] Eles viviam, trabalhavam, divertiam-se e morriam em comunidade. Todas as casas tinham três gerações convivendo e, nessa cultura, a idade e a sabedoria eram valorizadas e respeitadas. Os moradores mais ricos de Roseto viviam da mesma forma que seus vizinhos. Não havia ostentação nem nenhuma discriminação de classe social. O intenso apoio social usufruído por eles baixava seu risco não só de cardiopatia, como também de outras doenças.[24] Eles viviam uma vida ordenada e tranquila que era excelente para *não internalizar o estresse.*

Com o tempo, à medida que as gerações mais novas passaram a adotar um estilo de vida mais "americano", o efeito Roseto começou a sumir. O tecido social de Roseto se rompeu e, com ele, os salutares benefícios de seu estilo de vida redutor do estresse e centrado na família.

AS ZONAS AZUIS

O mesmo tecido social resistente que presenciamos no efeito Roseto pode ser encontrado no coração das "Zonas Azuis", as regiões com o percentual mais alto de centenários (que vivem cem anos ou mais) no mundo.[26] O que as Zonas Azuis têm em comum são comunidades relativamente pequenas, unidades familiares fortes e uma estrutura comunitária solidária. É o caso, por exemplo, de Okinawa, no Japão. Os idosos de Okinawa se orgulham de ter não só a expectativa de vida mais alta do mundo como também a expectativa de boa saúde mais longa. O Okinawa Centenarian Study [Estudo de Centenários de Okinawa], que começou em 1975, descobriu que os centenários da ilha japonesa eram extraordinariamente magros, saudáveis e ativos, e tinham índices muito baixos de doenças do coração e câncer, incluindo câncer de estômago, comum no resto do país.[27]

Uma das práticas antigas dos ilhéus é a criação e a manutenção de *moais* — pequenos grupos de amigos comprometidos uns com os outros por toda a vida.[26] A ideia se originou de fazendeiros que se reuniam para debater técnicas de plantio e ajudar os demais membros de seu *moai* caso as colheitas deles malograssem. Hoje em dia, os grupos funcionam como uma família estendida, reservando recursos para uso comum, ajudando-se mutuamente na resolução de problemas e gestão de crises, e se apoiando em tempos de perda e luto. À medida que as pessoas envelhecem, elas não só contam com o apoio dos mais jovens mas também mantêm um senso de propósito, ao ajudar os familiares e permanecer ativas em suas comunidades muito além da idade tradicional de aposentadoria.

Ter uma comunidade forte que transcenda a família e o lar imediatos do indivíduo parece exercer um impacto drástico na saúde e longevidade humanas. Esse efeito também pode ser obtido por sobreviventes de câncer que tenham uma rede de apoio mais ampla e profunda. Um estudo de 2005 feito por pesquisadores no centro médico da Universidade George Washington revelou que mulheres com câncer de mama em estágio II ou III que tinham uma quantidade maior de "relações de confiança fora do círculo familiar" tendiam a viver mais do que o grupo em situação oposta.[28] Inclusive, o estudo, publicado no *Journal of Psychosomatic Research*, concluiu que as mulheres com maior rede de apoio fora de suas famílias tinham uma probabilidade 60% menor de morrer de câncer uma década depois do diagnóstico inicial da doença.

VENDO E APRENDENDO

Em 2007, durante um check-up de rotina no dia do aniversário de 46 anos de Josh Mailman, sua médica apalpou seu abdome sob a caixa torácica e disse: "Tem uma coisa estranha aqui. Não sei o que é, mas vamos pedir um ultrassom e tentar descobrir". Como o hemograma e os demais exames de rotina estavam todos normais e ele se sentia bem, não parecia ser urgente. Mas, sendo um bom filho de médico, alguns meses depois, ele fez o exame. O resultado foi um choque. Havia lesões no pâncreas e no fígado e, após uma biópsia, Josh foi diagnosticado com uma forma muito rara de câncer neuroendócrino. Seu câncer foi classificado como não funcional pela ausência de sintomas, embora a doença estivesse avançada, com 70% da carga tumoral alojada no fígado e um tumor do tamanho de uma bola de beisebol no pâncreas. Josh depois perguntou à médica como ela "intuíra" que havia alguma coisa errada, como percebera uma alteração interna tão grave quando não havia sintoma algum. "Eu tenho uma imagem mental do aspecto de um fígado saudável e lembro que o seu parecia ter algo errado." O palpite às cegas dela mudou os rumos da vida de Josh.

Josh correu para se informar sobre a doença e suas opções de tratamento, mas o feedback e as respostas obtidos foram todos negativos. Ele não era elegível para cirurgia e a única medicação no mercado não fora projetada para combater tumores do seu tipo. Sua única opção parecia ser aguardar por vários meses, de modo que os médicos pudessem observar e compreender melhor a natureza de seu câncer único e raro.

Felizmente, a notícia não lançou Josh num estado de apatia nem o levou a se afastar da comunidade ou abrir mão de recursos profissionais. Ele foi encaminhado ao departamento de oncologia integrativa da UCSF, onde conheceu o dr. Donald Abrams. Nas consultas iniciais, Abrams não perguntou sobre o câncer de Josh: seu foco era apenas a qualidade de vida do paciente. Abrams perguntou sobre como estava sua vida (ele era um empresário de tecnologia bem-sucedido, casado, com um filho bebê); quais eram suas esperanças e aspirações (ter uma vida longa, produtiva e saudável); e, principalmente, quais as maiores necessidades de seu corpo para aguentar a pressão enquanto chegavam à raiz de sua doença. Graças a esse apoio profissional salutar e afetuoso (cujo foco era em Josh como pessoa, não em seu câncer), ele pôde mudar seu estilo de vida e se empoderar para a recuperação. "Ponho o foco em mim mesmo, não na doença", contou-me. "Com a ajuda de Donald, comecei a prestar atenção nas coisas que eu comia, no modo como estava vivendo. Comecei a me comunicar com meu corpo de maneiras completamente novas e a perceber que precisava reequilibrar as coisas em minha vida. Então passei às mudanças."

Uma tomografia feita três meses depois não mostrou alterações no câncer. Foi notável, considerando o estágio avançado da doença. Seis meses depois, a mesma coisa se deu. Alguma coisa parecia estar detendo a progressão — o que desafia a própria natureza do câncer. A essa altura, sua oncologista e a equipe dela estavam intrigados. Queriam saber que tipo de mudanças de estilo de vida ele fizera. De sua parte, Josh se concentrava em aprender sobre sua situação e descobrir tudo que podia fazer contra a doença. Continuava a andar de bicicleta todos os dias e modificara um pouco a dieta, além de incluir probióticos e outros suplementos, mas, de resto, não fizera mudanças radicais. Também entrou para um grupo de apoio, que descreveu como uma ajuda para passar da postura de "vendo e esperando" a "vendo e aprendendo".

"Eu queria usar esse intervalo de respiro que meu corpo me proporcionara para me informar da melhor forma possível, de modo que, quando enfim tivesse de tomar alguma atitude, fosse capaz de fazer isso sem entrar em pânico." Um ano depois de ser diagnosticado, Josh viajou para uma grande conferência internacional de pacientes em Toronto, onde ficou sabendo de uma forma de medicina nuclear utilizada com sucesso na Alemanha para fazer imagens e tratar seu tipo de câncer. Conversou com o médico que fizera a apresentação e, três semanas mais tarde, foi à Alemanha para sua primeira sessão de um tratamento chamado Gálio-68, em 2008.

Em 2009, com o avanço recente do câncer, Josh passou um breve período internado, ainda sem um tratamento viável no horizonte. Então, ligou para seu médico na Alemanha e voltou para mais três sessões de tratamento. Isso e seu foco no estilo de vida mantiveram a doença estabilizada por mais seis anos. Em 2016, ele voltou para outra sessão e, em 2017, quando este livro foi escrito, continuava a levar uma vida ativa, plena e produtiva, mesmo convivendo com o câncer neuroendócrino avançado. Apenas permanecendo socialmente conectado e procurando a ajuda dos outros, em vez de se isolar, Josh conseguiu se educar sobre a doença, encontrar um tratamento quando não parecia haver nenhum disponível e (contra todas as probabilidades) retardar a progressão de sua doença avançada.

"Não sou de modo algum o exemplo perfeito do cara que leva um estilo de vida anticâncer", afirmou Josh. "Mas tento ficar centrado e focado em como quero me sentir no longo prazo. Tem a ver com equilibrar minha vida, a despeito da doença. Ela está lá, mas não no comando. E eu com certeza não estou combatendo a doença; na verdade, estou conseguindo conviver com ela."

ESCOLHENDO A MELHOR EQUIPE MÉDICA PARA VOCÊ

O momento em que o diagnóstico de câncer é informado pelo médico determina o tom dessa relação crucial e pode até antecipar o grau de comprometimento do paciente e sua reação ao tratamento.[29] Um médico solidário dá a notícia em pessoa sempre que consegue; mede suas palavras para acompanhar melhor o ritmo da compreensão e a reação emocional do paciente; oferece-se para conversar com os entes queridos em seu nome. Um médico que não olha para sua cara, que fica com a cabeça enterrada no trabalho de laboratório, concentrado apenas nas imagens de raio x em sua mão provavelmente não é uma pessoa com quem você vai sentir conexão. Escolha trabalhar com alguém que lhe inspire uma sensação de calma, disponibilidade e preocupação com as implicações mais profundas que a doença terá em sua vida.

Mesmo quando o câncer é descoberto precocemente, a notícia do diagnóstico pode ser traumatizante.[30] Ela suscita todo tipo de emoções, sendo o medo uma das mais fortes. Um médico compassivo sabe disso e apresenta o diagnóstico da maneira mais realista, porém menos ameaçadora possível. "Tenho uma notícia. Você está com essa doença. Vamos juntar informações, compartilhá-las com você e pensar nos próximos passos juntos." Um médico que inspire uma sensação de calma e confiança põe o paciente antes da doença. Isso é tão tranquilizador quanto empoderador.

O médico responsável por essa consulta inicial, que no caso do câncer costuma ser o oncologista, não deve subestimar o impacto emocional do diagnóstico e não precisa se apressar para tomar alguma decisão sobre o tratamento enquanto o paciente estiver angustiado ou sob pressão.

Na verdade, os melhores oncologistas sempre põem o paciente em primeiro lugar, assegurando que seja o primeiro a saber quando há alguma nova informação (resultados de exame, opções de terapia recém-descobertas etc.) e empenhando-se em possibilitar a ele a iniciativa para tomar decisões sobre o tratamento, inclusive se quer ou não escutar uma segunda ou até uma terceira opinião, ou mesmo encontrar outro oncologista. Um bom médico sabe que não é a saúde dele que está em jogo — mas a do paciente.

A história de Josh ilustra a importância do apoio social em diversos níveis. Seus médicos se mostraram abertos o suficiente para se conectar com ele com amor e respeito como indivíduo. Escutaram, observaram, validaram e mostraram empatia conforme permitiam, com calma e paciência, que a doença de Josh se revelasse. Como mostram os dados e as pesquisas, essa abordagem aparentemente paradoxal é a que leva aos resultados mais positivos, pois a ênfase é na recuperação da pessoa, não apenas na cura. Da parte de Josh, ele permaneceu curioso e esperançoso e não se isolou dos recursos que tinha ao alcance. Conectando-se com um grupo de apoio, aprendeu em primeira mão sobre sua doença com pessoas que passavam pela mesma situação e ficou sabendo da conferência que o levou a tentar um novo tratamento promissor.

Um componente fundamental do sucesso de Josh é ter pessoas a sua volta que realmente o amam, dispostas a apoiá-lo e a promover sua saúde e seu bem-estar. A solidariedade que ele atraiu estava no centro de suas mudanças de estilo de vida, bem como de seu tratamento de ponta contra o câncer. A partir dessa base sólida e com a atitude apropriada para fazer contato com outros e não se isolar do mundo, as pesquisas indicam que Josh tende a sobreviver e prosperar como indivíduo, mesmo com o câncer.

O QUE O PROFISSIONAL DE SAÚDE PODE FAZER

Médicos e outros profissionais de saúde podem e devem desempenhar um papel central em ajudar pacientes com câncer (e outros problemas de saúde) a se envolver em sua rede de apoio social para aumentar as chances de sobrevivência e recuperação. Isso deve ser tão importante no tratamento quanto as consultas e os medicamentos. Os médicos podem se valer de sua autoridade para ajudar o paciente a procurar ajuda e não tentar enfrentar a doença sozinho. Um bom médico deve:

- Quando fizer um levantamento rotineiro de seu histórico de saúde, avaliar quanto de amor e apoio o paciente recebe. Descobrir com quem ele vive e obter nomes e informações de contato de um ou dois amigos e familiares prestativos e confiáveis. Só perguntar quem procurar em caso de "emergência" não basta.
- Dizer ao paciente que o tratamento e a recuperação são mais bem-sucedidos quando um ente querido prestativo comparece às consultas, aos procedimentos e às sessões de tratamento. Não precisa ser a mesma pessoa sempre, mas alguém que escute e traga mais bem-estar ao paciente, que, em geral, está sob estresse demais para se lembrar das recomendações e dos conselhos dos profissionais de saúde. Ter alguém junto nas consultas e nos exames para auxiliar a reter e registrar informações e instruções pode ajudá-lo a cuidar melhor da própria saúde.
- Manter uma lista atualizada dos vários grupos de apoio ligados ao câncer e disponibilizá-la no começo do tratamento.
- Fornecer ao paciente uma lista de entidades próximas (institutos de câncer, ACM, um centro de idosos, a biblioteca pública etc.) que oferecem programas para fortalecer as relações sociais, incluindo aulas e grupos que apresentem informações sobre melhoria do estilo de vida e saúde geral.
- Acima de tudo, manter a mente aberta e lembrar que um paciente motivado trará informações e insights inestimáveis ao processo de tratamento e, assim, aumentará as chances de um resultado positivo.

- Verificar se o paciente sofre de depressão ou ansiedade devido à solidão crônica e encaminhar o tratamento para um terapeuta ou psicólogo. Há boas evidências do uso de terapia cognitivo-comportamental, enquanto outras formas de terapia, como terapia de aceitação e compromisso ou psicoterapia de longo prazo, também podem ajudar.

COMO O CÂNCER AFETA AS PESSOAS QUE AMAMOS

Assimilar um diagnóstico de câncer leva tempo e demanda energia emocional. Muitos pacientes recém-diagnosticados ficam tão arrasados com a notícia que não sabem como conversar sobre o assunto com seus entes queridos.[31] Escuto de muitos pacientes a preocupação de que a notícia possa causar prejuízos emocionais para as pessoas que amam, então eles automaticamente adotam uma postura estoica, acreditando que isso protegerá os outros do terror e da incerteza trazidos pela doença. Mas acreditar que temos de "enfrentar o problema sozinhos" pode na verdade ter um efeito adverso em nossas relações mais importantes e, de modo bastante significativo, no resultado da doença.[32,33] O câncer nos permite encarar de frente a realidade e as limitações do corpo humano, aceitar e honrar o fato e a realidade de nossa mortalidade e trabalhar em uníssono para descobrir como viver bem no momento presente, sem remoer o passado ou se angustiar com o futuro. A estrada pela qual avançamos não deve ser percorrida em solidão.

HORA DAQUELA CONVERSA

Para muitos pacientes, dirigir-se a um ente querido e dizer: "Preciso contar uma coisa. Estou com câncer" é a afirmação mais corajosa e vulnerável que farão na vida. O que vem depois desse momento é de extrema importância — não só para o paciente, mas também para aqueles que o cercam. Todos nós precisamos ser capazes de falar mais sobre nossos medos, compartilhar esperanças e sonhos, e apoiar uns aos outros. E quando somos obrigados a trazer o câncer para o seio da conversa familiar, temos uma oportunidade única de ficar mais próximos.

Tanto para o paciente como para os membros da família, aprender a escutar é crucial. Tendemos sempre a correr para tornar as coisas melhores, mas começar uma palestra motivacional ao receber a notícia elimina a oportunidade de todos absorverem e processarem a nova realidade. Isso é particularmente verdadeiro com pacientes que precisam dar a notícia para crianças pequenas: nesses casos, a tendência de começar com "a mamãe vai ficar bem!" pode causar confusão quando é evidente que a mamãe está com muito medo e nada bem. A melhor maneira de discutir um diagnóstico recente de câncer com crianças é agir do mesmo modo que se faz com adultos: com afeição, compaixão e uma curiosidade esperançosa sobre o que vai acontecer com a família. À medida que o paciente de câncer passar por tratamento e as demandas que lhe são impostas mudarem, a comunicação franca poupará os familiares e entes queridos de tentar "adivinhar" que tipo de apoio é necessário e qual a melhor maneira de cuidar não só do paciente, como também de si mesmos. Portanto, escute. Escute quando seu ente querido falar sobre sua experiência com o câncer e escute os membros de sua família quando falarem com você sobre a experiência deles com o seu diagnóstico e que sentimentos isso lhes suscitou. E esteja sempre atento.

AÇÕES DIZEM MAIS DO QUE PALAVRAS

Se o seu ente querido, o paciente, começar a se afastar, preste atenção. Ele pode estar sofrendo com os intensos efeitos emocionais ou físicos da doença — ou as duas coisas. Sempre que puder se oferecer para cuidar de algumas tarefas da vida diária, não hesite em fazê-lo — só não o faça sem antes perguntar para o paciente se não há problema. Às vezes, apenas demonstrar que você sabe pelo que ele está passando é suficiente para lhe dar a energia necessária para cuidar de seus assuntos cotidianos. Ou pode ser que ele fique agradecido pela oferta de ajuda e lhe peça para fazer mais do que você planejava. De um modo ou de outro, a comunicação é vital.

Quanto às crianças, ações definitivamente dizem mais do que palavras, já que elas talvez não sejam capazes de verbalizar as emoções complexas que sentem vir à tona. Veja como seu filho reage à notícia: ele pode ficar mais carinhoso, mais afastado ou mais emotivo do que costumava ser. O câncer afeta todos nós, não só o familiar doente, e precisamos ser delicados e bondosos entre nós conforme a doença nos transforma.

Com tantos sentimentos e experiências novas, incluindo, para o paciente de câncer, uma redução provável nos níveis de energia durante o tratamento, precisamos validar a experiência alheia. Não existe jeito certo ou errado de estar com câncer — a única obrigação é continuar amando uns aos outros.

Por fim, precisamos exercitar mais a empatia. Isso não significa se deixar levar pela pena ou pela autopiedade: a empatia nos termos da vida anticâncer é, na verdade, o oposto de permitir que o câncer nos vitime ou nos despoje de nossas capacidades e nos traga passividade. Escutar e prestar atenção com empatia genuína nos energiza e empodera, pondo coisas intangíveis e complexas como sentimentos ou a preocupação com o futuro em perspectiva e nos permitindo estar presentes e envolvidos.

O câncer é, na verdade, uma doença da família, mas pode nos unir e, muitas vezes, extrai o que cada um tem de melhor para dar. É uma rara oportunidade de descobrir forças escondidas, proferir duras verdades e, no fim das contas, fazer todo mundo se empenhar na vida anticâncer.

Mas o amor e o apoio de uma família não são a única maneira de ter uma forte rede social operando em seu favor: estudos mostram que contar com o auxílio carinhoso e constante de pelo menos uma pessoa pode fazer toda a diferença para o paciente de câncer.

NA SAÚDE E NA DOENÇA

Um estudo da Universidade Harvard pesquisou 750 mil americanos sofrendo de dez diferentes tipos de câncer diagnosticados entre 2004 e 2008.[34] Os casados tinham uma probabilidade 20% maior de sobrevivência que os solteiros, divorciados ou viúvos. O maior salto nas taxas de sobrevivência foi entre pacientes casados com linfoma não Hodgkin ou câncer de cabeça e pescoço. O estudo concluiu que pacientes vivendo com parceiros ou parceiras têm mais chance de descobrir a doença cedo, receber o tratamento correto, respeitar seus protocolos de tratamento, informar alterações em sua saúde e empreender mudanças de estilo de vida que fortaleçam a saúde e o bem-estar de maneira geral.

A boa notícia é que não é preciso ser casado para se beneficiar desse tipo de apoio conjugal quando se tem câncer. Um amigo ou parente parceiro que compreenda seu diagnóstico, acompanhe as consultas, ajude-o na pesquisa e assegure que você seja bem assistido durante o tratamento pode ter um efeito igualmente positivo em seu tratamento e na sensação geral de bem-estar.

A SOLIDÃO PODE SER FATAL

Solidão ou isolamento social crônicos contribuem para doenças e morte prematura em taxas comparáveis ou superiores a fatores como obesidade ou o consumo de quinze cigarros diários, mostra a pesquisa que analisou 3 milhões de adultos até a idade de 65 anos. O estudo, conduzido por Julianne Holt-Lunstad, professora da Universidade Brigham Young, e publicado no periódico *Perspectives on Psychological Science*, inclui a solidão e o isolamento social entre as questões de saúde pública urgentes que devem ser tratadas pela comunidade médica.[35] A questão se agrava sobremaneira conforme a interação física e social direta dá lugar à comunicação digital em todas as áreas, como comércio, finanças ou ensino. Acrescente fenômenos como bullying e *trolling* virtuais à mistura e temos ainda uma receita perfeita para o estresse.

A solidão pode ser causada em parte por uma hipersensibilidade às pistas sociais. Pessoas que se sentem solitárias tendem a interpretar pistas sociais ambíguas como negativas e, como consequência, isolam-se ainda mais.[36] Mudar nossa reação automática de negativa para positiva, voltando-a para a gratidão em vez de para a culpa, a autocrítica ou o julgamento é como fazer uma "faxina" básica na saúde mental. Pesquisas recentes sugerem que isso pode ter um efeito cascata que impacta nossa percepção de conexão social e integração. Quando automatizamos a positividade em vez dos sentimentos negativos, nossa autoconfiança cresce. Aumentamos nossa tendência a procurar companhia, a nos conectar com as pessoas em um nível mais profundo e a fazer escolhas mais benéficas para a saúde a longo prazo.

O APOIO SOCIAL EFETIVO RETARDA A PROGRESSÃO DO CÂNCER

Ao longo dos últimos vinte anos, pesquisadores reuniram dados correlativos que mostram que pacientes de câncer com forte apoio social sobrevivem por mais tempo.[15-17] Além disso, descobriu-se que o estresse decorrente da solidão ou da falta de apoio social provoca a proliferação das células cancerígenas ao afetar o comportamento dos genes ligados à inflamação e à função imune, bem como de outros genes reguladores do câncer.[32,33,37-42] Pacientes com forte apoio social mostram menores níveis de hormônios do estresse, que ativam as células cancerígenas, e isso está nos ajudando a compreender melhor os processos que levam à proliferação da doença e a metástases.[43,44]

Em seu trabalho com pacientes de câncer ovariano, a doutora Susan Lutgendorf, da Universidade de Iowa, conduziu, com financiamento do National Cancer Institute [Instituto Nacional do Câncer], estudos que mostram a influência poderosa do apoio social na taxa de mortalidade.[45,46] Seu trabalho revelou que pacientes com câncer ovariano e níveis baixos de apoio social vivem em média um ano a menos que pacientes com a mesma doença mas com forte apoio social.[47]

Trabalhando com minha colega Anil Sood, que é médica cirurgiã e pesquisadora no MD Anderson, Lutgendorf descobriu que pacientes que relatavam níveis mais elevados de apoio social tinham níveis mais baixos de dois fatores cruciais do estímulo tumoral — a interleucina-6 (IL-6), um marcador de inflamação, e o fator de crescimento endotelial vascular, ou VEGF [na sigla em inglês], um medidor da angiogênese.[46] Relacionamentos afetivos mais profundos estavam associados a níveis de IL-6 e VEGF mais baixos. Essa e outras pesquisas ligam o apoio social a níveis reduzidos das seguintes marcas registradas do câncer: *sinalização proliferativa contínua, indução de angiogênese, ativação de invasão e metástase, evasão à destruição imunológica* e *inflamação favorável ao tumor*.[18,28,32,33,38,45,48-57]

Lutgendorf também descobriu que mulheres com câncer ovariano e níveis mais baixos de apoio social exibiam níveis mais elevados de noradrenalina, hormônio do estresse que costuma estar associado à inflamação e ao crescimento tumoral.[58] A pesquisa mostrou aumentos nesses hormônios prejudiciais e fatores inflamatórios no próprio local do tumor à época da cirurgia.

O doutor Steve Cole, da UCLA, trabalhou com Anil Sood e também com Susan Lutgendorf. Cole conseguiu monitorar visualmente, utilizando mapas de calor, de que maneira o isolamento social "acende" os genes cancerígenos, estimulando a proliferação.[59-62] Os três pesquisadores examinaram os pacientes de câncer ovariano com risco psicológico mais elevado — não apenas socialmente isolados como também deprimidos. Esses pacientes mostraram a mais elevada expressão de genes propícia ao crescimento tumoral, em comparação com pacientes com níveis mais elevados de apoio social e poucos sintomas depressivos.[63,64]

As pesquisas em curso nessa área das influências sociais envolvidas na "biologia do estresse" auxiliam os biólogos voltados ao câncer e os oncologistas a começar a perceber a relevância crucial de influências sistêmicas que vão além do tumor e seu microambiente.[65-67] Cole, Lutgendorf, Sood e outros estão conduzindo uma pesquisa revolucionária que ajuda quem trata os pacientes a desviar o olhar do microambiente do câncer para enxergar o macroambiente do paciente e tentar compreender de modo mais global como o estilo de vida influencia a atividade cancerígena. Essa compreensão da influência do estilo de vida na evolução do câncer compõe a base científica da vida anticâncer e corrobora a importância do apoio social (bem como dos outros fatores do estilo de vida incluídos no Mix de Seis) para o tratamento bem-sucedido do câncer e de outros males.

O PODER DE CURA DOS GRUPOS

O renomado psiquiatra David Spiegel e sua equipe na faculdade de medicina da Universidade Stanford ocupam a linha de frente no estudo e na compreensão dos grandes benefícios psicossociais e emocionais que os pacientes de câncer encontram ao se conectar com outras pessoas com diagnóstico semelhante ao seu em um ambiente de grupo formal.[68-70] Quando Spiegel iniciou os grupos psicoterapêuticos para pacientes de câncer há quarenta anos, acreditava-se que permitir aos pacientes falar sobre a doença exacerbaria sua ansiedade e seu medo. Os céticos achavam que pôr pacientes de câncer juntos, numa sala, de algum modo comprometeria seu bem-estar e o sucesso do tratamento. Spiegel tinha o palpite de que o exato oposto aconteceria, e seu trabalho destaca os importantes benefícios de reunir pacientes de câncer para compartilhar suas experiências. Quando os pacientes podem falar de seus medos e preocupações, sobretudo com outros indivíduos que passam por situação similar, percebe-se uma melhoria em sua saúde geral, em particular em termos de bem-estar emocional.[71-73] E, em alguns casos, tomar parte em grupos de apoio leva a uma sobrevivência mais prolongada com câncer avançado.[74-76] Como explica Spiegel: "O poder do apoio coletivo faz tremendo sentido para mim. Somos criaturas sociais, e o cérebro nos capacita a formar conexões com os demais e a construir redes de apoio que nos ajudam a permanecer vivos, a lidar com ameaças, a criar os mais jovens e a produzir culturas estáveis e em relativa segurança. E essa conexão social, especialmente em face da doença, creio, é um aliado muito importante. Ela nos ajuda a gerir nossas reações ao estresse, conquistar o bem-estar e superar uma situação que ameaça nossa vida".[77]

Grupos de apoio também oferecem um ambiente para compartilhar e difundir informação regularmente. Ouvi uma paciente dizer que prefere chamar seu grupo de apoio de "equipe de ação" e que a energia renovada que obtém ao estar junto com seus "parceiros de ação" lhe provê o ânimo necessário para suportar os tratamentos difíceis. Para Josh Mailman, ser parte de um grupo de apoio o expôs a novos tratamentos para seu tipo raro de câncer e o ajudou a evitar potenciais ciladas com base nas experiências de colegas sobreviventes. Para a paciente com seus "parceiros de ação", o grupo oferece um apoio profundo e solidário que a ajuda a manter as reservas emocionais, o que, por sua vez, torna sua relação doméstica com o marido e os filhos mais gratificante. O foco em se informar e agir a mantém motivada para continuar a cuidar sempre de si, do corpo e da mente, independente de estar em tratamento ou recuperação.

A capacidade desse tipo de apoio social único dos grupos de câncer é confirmada também pela experiência de nossa amiga Dorothy P. Sobrevivente do câncer de mama, Dorothy faz parte de um grupo autointitulado "Pink Posse" [Bando cor-de-rosa]. As mulheres do grupo compartilham detalhes privados sobre cada aspecto de seu tratamento, além de oferecer um ombro amigo quando necessário, na medida do possível. Sua intimidade é tamanha que uma delas interveio quando Dorothy teve uma recaída na depressão, depois que seu marido também foi diagnosticado com câncer, e insistiu em levá-la para aulas de meditação. Outra "irmã escolhida" presenteou Dorothy com duas sessões de terapia quando ficou claro para ela que Dorothy estava prestes a ter um *burnout*. Dorothy atribui a mudança em sua vida e o progresso da remissão de seu câncer a essas intervenções. E, confidenciou, não é algo a que estaria receptiva caso viesse de um parente ou conhecido. Um pouco de terapia era exatamente o que ela precisava para aprender a desacelerar, a recuperar seu equilíbrio e fortalecer seu estilo de vida anticâncer.

SAÚDE, FELICIDADE E SEGURANÇA PARA TODOS

Em 1976, Michael Lerner e dois colegas fundaram uma notável comunidade de cura no litoral do Pacífico, no norte da Califórnia. Eles batizaram sua iniciativa de Commonweal [algo como "bem-estar geral"], nome que refletia sua visão de criar um grupo de aprendizagem que focasse nas três principais áreas da comunidade: saúde e tratamentos; ensino e artes; ambiente social e justiça.[78] Ao longo dos últimos quarenta anos, Lerner vivenciou o poder da comunidade no processo de cura, sobretudo no caso do câncer. Um de seus esforços foi criar uma parceria entre o Commonweal Cancer Help Program [Programa de Auxílio ao Câncer do Commonweal] e uma série de Healing Circles [círculos de cura], centros que disponibilizam grupos a baixo custo ou gratuitos para oferecer uma acolhida serena e engajada para quem enfrenta o câncer ou algum outro problema de saúde. O objetivo é fornecer um lugar onde as pessoas possam se comunicar abertamente, compartilhar informações, instruir e proporcionar apoio emocional umas às outras, a fim de que cada indivíduo cultive uma vida mais plena e saudável. Um desses Healing Circles foi cofundado por Diana Lindsay, a sobrevivente do câncer cuja história já foi contada aqui. Sua filial fica na cidade de Langley, na ilha Whidbey, no estado de Washington. A missão deles é fornecer acesso fácil, livre e permanente à comunidade local, e desde a inauguração, em 2015, eles registram uma média de seiscentas visitas por mês, a despeito de Langley ser minúscula (a população é de cerca de mil habitantes). "Quando eu fiquei bem de saúde, nós [Diana e seu marido, Kelly] só queríamos retribuir à comunidade, criando um lugar onde pudesse ter certeza de que haveria apoio social e emocional à disposição de todos. Li muitos artigos científicos mostrando que o apoio emocional e social forte melhora o estado geral de saúde em muitas áreas diferentes: demência, doenças cardíacas, câncer, saúde mental — e não para por aí. Por outro lado, formas negativas de apoio social são prejudiciais à saúde, e isso já ficou comprovado por estudos envolvendo casamentos bons e ruins." Ela continua: "Vemos os Healing Circles simplesmente como um experimento comunitário gigantesco, um esforço deliberado de construir redes de apoio social fortes. Tem sido muito gratificante e sei que a sensação de ter um propósito fez grandes coisas por mim e me mantém viva".

ENCONTRANDO COMUNIDADES ON-LINE

Em alguns aspectos, a tecnologia, com o uso cuidadoso e consciente, pode nos ajudar a nos conectar com os outros e a encontrar uma companhia humana que não seja tóxica, sobretudo quando estamos com câncer. Há muita informação útil na internet: o desafio é saber no que acreditar e o que descartar.

Acho que não é muito ajuizado tentar fazer o próprio diagnóstico navegando por sites ao acaso no meio da noite ou lendo o blog de alguém que tratou sua doença comendo apenas uma fruta ou realizando enemas diários com café. Ou qualquer coisa nessa linha. Mas há recursos excelentes à disposição para nos ajudar a permanecer conectados àqueles que amamos e a encontrar apoio se estivermos isolados e solitários.

Um dos meus favoritos é a CaringBridge, uma plataforma on-line sem fins lucrativos que permite aos pacientes de câncer documentar sua experiência.[79] Eles convidam amigos para se inscrever no site e acompanhar seu progresso ou oferecer ajuda de algum tipo. Isso poupa a pessoa que passa por um tratamento complicado e extenuante de responder e-mails, retornar ligações ou gastar suas limitadas reservas de energia repetindo informações relevantes e importantes para os membros de seu círculo de relações mais amplo. O melhor desse arranjo é que ele foi projetado para encorajar as pessoas a tomar a atitude de procurar o paciente, em vez de deixar para este o ônus de procurar os outros. Da mesma forma, há aplicativos de calendário que permitem a amigos e vizinhos criar "brigadas de refeição" por meio das quais combinam um cronograma de entrega de marmitas na casa do paciente. Tais sites permitem ao paciente estabelecer uma rotina que lhe seja mais adequada (segunda, quarta e sexta, por exemplo), explicar suas necessidades e preferências dietéticas, indicar quantas pessoas na casa precisam ser alimentadas e assim por diante. Esse tipo de ajuda, de apoio comunitário tem valor inestimável, e por meio dessas bem projetadas plataformas digitais fica bem mais fácil, para todos os envolvidos, pô-lo em prática.

Também existem fóruns on-line voltados a tipos específicos de câncer nos quais os pacientes podem fazer perguntas e os membros da comunidade participam e compartilham suas experiências. Há sites de pesquisa médica, blogs de pacientes e, é claro, inúmeros hospitais, centros médicos, centros de câncer e sites de universidades que não só fornecem informação atualizada sobre a pesquisa e os dados como também links para grupos de apoio baseados na comunidade, para programas educacionais etc.

UMA VIDA COM PROPÓSITO

Pessoas com um propósito na vida tendem a ser mais felizes e saudáveis.[80] Tendem também a estar mais conectadas com sua comunidade e a formar laços mais profundos com os amigos, o que exerce um efeito em sua saúde até mesmo no nível celular, como mostram as pesquisas.[81,82] Para a maioria de nós, nossas relações e o apoio dos outros são aspectos fundamentais de nosso propósito na vida. O Estudo sobre o Desenvolvimento Adulto de Harvard acompanhou centenas de alunos da universidade e indivíduos de classe trabalhadora nos últimos oitenta anos.[83-86] (É um dos estudos mais longos já realizados.) Uma das principais descobertas foi que os participantes mais felizes e saudáveis em ambos os grupos eram os que mantinham relacionamentos próximos e íntimos ao longo de toda a vida. Como explica o diretor do estudo Robert Waldinger, "cuidar do corpo é importante, mas zelar pelos relacionamentos sociais também é uma forma de cuidar de si. Acho que a revelação é essa".

O diagnóstico de câncer, ou de qualquer enfermidade grave, muitas vezes leva a pessoa a se reconectar com os entes queridos, mudar as prioridades na vida, descobrir e definir um propósito claro. Pacientes que conseguem enxergar significado em sua doença têm mais qualidade de vida e menores níveis de hormônios do estresse.[87] Um dos benefícios das práticas mente-corpo, como ioga e gerenciamento de estresse por meio de terapia cognitivo-comportamental, é que aumentam a capacidade do paciente de encontrar significado em suas experiências com a doença.[88-91] Quanto a focar o positivo e aprender a ser agradecido, uma vida com propósito leva diretamente à melhoria das relações sociais e a um sentido de pertencimento, dois componentes essenciais ao criar seu time anticâncer.

Você vai ver, ao longo de todo o livro, que os relatos de pacientes focados na recuperação durante o câncer tendem a compartilhar esta característica fundamental: cada um deles, a seu próprio modo, decidiu rejeitar o medo e o desespero e se dedicar a cultivar um senso de propósito mais autêntico, levando uma vida anticâncer e *compartilhando o que descobriram com os outros*. Todas essas pessoas dão duro para cultivar sua saúde e seu bem-estar diariamente, e todas lutam para conservar um propósito na vida. Pode ser desafiador conseguir enxergar o lado positivo numa experiência dramática como o câncer, sobretudo quando o prognóstico não é dos melhores. Viktor Frankl, o famoso psiquiatra vienense e sobrevivente do Holocausto, expressou isso de forma eloquente em seu livro *Em busca de sentido*: "Em certo sentido, o sofrimento deixa de ser sofrimento no momento em que encontra sentido".[92]

Pesquisa feita por Susan Lutgendorf e sua equipe na Universidade do Iowa examinou os diferentes efeitos biológicos de duas amplas categorias de bem-estar ou felicidade: (1) bem-estar eudemonista, que deriva de um senso de propósito e sentido na vida, quando as pessoas se envolvem em atividades que apoiem seus valores essenciais e estejam de acordo com seu "verdadeiro eu" ou "espírito" (que os antigos gregos chamavam de *daimon*) e (2) bem-estar hedonista, em que o bem-estar deriva de atividades que maximizam o prazer pessoal.[93]

Em indivíduos saudáveis, a sensação mais profunda de bem-estar (eudemonista) está ligada à sinalização genética inflamatória diminuída, em comparação aos que relataram níveis mais elevados de satisfação imediata e sucesso material (bem-estar hedonista), embora ambos os aspectos do bem-estar estejam associados a níveis menores de depressão (ver boxe, pp. 143-4). Em pacientes de câncer ovariano, Lutgendorf e seus colegas descobriram que mulheres que registravam maior bem-estar eudemonista apresentavam níveis mais baixos de hormônios do estresse no local do tumor.[94] O mesmo efeito chamou a atenção por não ser notado em pacientes que informavam altos níveis de bem-estar hedonista. Esse aspecto da conexão social corresponde a uma infrarregulação das marcas registradas centrais do câncer, incluindo *sinalização proliferativa contínua*, evasão dos *supressores do crescimento* e *inflamação*. Em outras palavras, ter conexões mais significativas com as outras pessoas e um propósito mais profundo na vida pode nos ajudar a evitar ou superar o câncer.

Até hoje, muitos estudos mostrando ligações entre laços sociais e expressão genética são correlacionais. Em outras palavras, podemos dizer que essas coisas estão ligadas, mas não é possível concluir que uma causou a outra. Entretanto, um estudo de 2017 feito por Sonja Lyubomirsky, na Universidade da Califórnia em Riverside, e seus colegas (incluindo Steve Cole), mostra efetivamente que um determinado tipo de bondade causa alterações no perfil genético ativado.[95] Lyubomirsky e sua equipe distribuíram 159 homens e mulheres saudáveis em quatro grupos: (1) realizando atos de bondade para os outros; (2) realizando atos de bondade para o mundo em geral; (3) realizando atos de bondade para si mesmos; e (4) atividade de controle neutra. Depois de se entregar às tarefas designadas por apenas quatro semanas, diferenças nos perfis de expressão genética emergiram apenas entre os envolvidos na realização de atos de bondade para os outros. O perfil genético desses indivíduos refletia uma redução de sinais genéticos inflamatórios e um aumento em genes ligados a reações de anticorpos. Pela primeira vez, obtivemos evidência científica de que a bondade em relação ao próximo impacta nossos genes de formas que previnem a doença. Como concluíram os autores: "Essas descobertas demonstram um efeito causal de comportamento pró-social em regulação genética leucocitária e contribuem para um corpus crescente de literatura mapeando as vias moleculares que podem ligar o comportamento pró-social à saúde física".[95]

ATÉ OS ANIMAIS AJUDAM EM NOSSO PROCESSO DE CURA

Quando o médico Stewart Fleishman trabalhava no Continuum Cancer Centers of New York, no Centro Médico Beth Israel, em Nova York, conduziu um estudo com um grupo isolado de dezenas de pacientes submetidos a tratamentos intensivos e desafiadores para câncer de cabeça e de pescoço a fim de verificar se a presença de cães de terapia nas unidades de tratamento ou nos quartos hospitalares tinha efeito benéfico.[96] Esses pacientes já sofriam de efeitos adversos graves de suas doenças, como dor, fadiga, dificuldade de falar ou mesmo de engolir. Os tratamentos (quimioterapia e radioterapia simultâneas) invariavelmente faziam seus sintomas piorarem muito de início, e em geral os principais indicadores de bem-estar emocional e social revelavam um impacto negativo paralelo à intensificação dos efeitos físicos adversos decorrentes. Os pacientes recebendo terapia com animais de estimação, ao completar o protocolo de tratamento de cerca de sete semanas, relataram os efeitos físicos negativos previstos. Mas, surpreendentemente, esse grupo mostrou elevações em suas métricas emocional e de bem-estar após passar algum tempo diário com os cães de terapia e seus adestradores. Um paciente chegou a afirmar ao dr. Fleishman que pensara em largar o difícil protocolo de tratamento, mas que não o fez porque "queria ver o cachorro". Como um belo bônus, a equipe de funcionários que ajudou no estudo também relatou humor e satisfação no trabalho elevados, creditando isso à presença alegre e relaxada dos cães. Poucos anos depois de Fleishman publicar suas descobertas, em 2015, já é comum encontrar cães de terapia ajudando pacientes em centros de câncer espalhados pelo país. O amor e a lealdade incondicionais oferecidos por nossos bichinhos de estimação representam um importante exemplo para nós, humanos — o que, sem dúvida, explica nossa tendência cultural de ter o entusiasmo renovado por esses amigos de quatro patas em nossa vida.

QUE TIPO DE FELICIDADE É A SUA?

No primeiro estudo do tipo, pesquisadores do Cousins Center for Psychoneuroimmunology [Centro Cousins de Psiconeuroimunologia], da UCLA, e da Universidade da Carolina do Norte examinaram como a psicologia positiva impacta a expressão genética humana.[81] Eles descobriram que a fonte da qual você extrai sua felicidade tem efeitos surpreendentemente diversos no genoma.

Pessoas com bem-estar *eudemonista* — o tipo de felicidade que advém de ter um bom senso de propósito e sentido na vida, uma consciência desperta para as grandes questões e o envolvimento em atividades ligadas a essas coisas — apresentavam uma expressão genética de células imunes favorável e baixos níveis de expressão genética inflamatória, bem como forte expressão genética antiviral e de anticorpos.[81,84]

Pessoas com altos níveis de bem-estar *hedonista* — o tipo de felicidade que deriva das emoções que sentimos quando fazemos algo agradável e divertido para nós mesmos — mostraram expressão genética de inflamação elevada e expressão genética antiviral e de anticorpos baixa, em comparação aos indivíduos com bem-estar eudemonista demarcado.

Um tipo de felicidade não é melhor que o outro, e devemos usufruir de ambos. Entretanto, um deles tem efeito bem mais positivo do que o outro na reativação de genes.

Segundo Steve Cole, um dos autores do estudo: "Pessoas com níveis elevados de bem-estar hedonista não se sentiam minimamente piores do que as com altos níveis de bem-estar eudemonista. Ambas pareciam vivenciar os mesmos níveis elevados de emoção positiva. No entanto, seus genomas estavam respondendo de forma muito diferente". Ele continuou: "O que este estudo nos diz é que fazer o bem e sentir-se bem têm efeitos muito diferentes no genoma humano, ainda que gerem níveis similares de emoção positiva". A felicidade eudemonista, mais abrangente e altruísta, tem efeito mais salutar. "Pelo jeito, o genoma humano é muito mais sensível às diferentes formas de obter felicidade do que a nossa consciência."[97]

Nossos animais de estimação devem nos servir de exemplo sobre como proceder com os outros. A gravidade de um diagnóstico de câncer, muitas vezes, põe pressão sobre nossas relações pessoais, levando-nos a fazer mudanças positivas significativas em nossos relacionamentos ou nos encorajando a deixar de lado aqueles que não nos servem de apoio. Complacência, antigos ressentimentos e rancores, decepção e expectativas frustradas: o câncer abala a dinâmica de todas essas coisas e nos oferece uma oportunidade para examinar os nossos relacionamentos, dos mais íntimos aos mais casuais. Afastar-se das "toxinas de duas pernas" em sua vida pode ser tão importante quanto escolher os médicos e as pessoas que o ajudarão a construir uma vida anticâncer. Lá no fundo, todos sabem se determinada pessoa lhes faz bem ou mal. É importante escutar o próprio coração, respeitar seus sentimentos e se dedicar ao que promove a saúde e a recuperação.

O PODER DE CURA DAS COMUNIDADES RELIGIOSAS

Embora não esteja comprovado que a espiritualidade exerça um impacto direto sobre o câncer, as crenças religiosas e a sensação de uma ligação mais profunda com o mundo desempenham papel importante na qualidade de vida, proporcionam felicidade e ajudam a evitar a depressão e o isolamento social, fatores ligados a doenças e às marcas registradas do câncer. O que vejo repetidas vezes com pacientes de câncer é a sensação de despertar que vem com o diagnóstico, a ponto de alguns sobreviventes acreditarem que Deus lhes deu o câncer, no sentido de que tudo acontece por algum motivo, e que seu novo propósito na vida é enfrentar e superar o desafio do diagnóstico. Outros que não eram ativamente religiosos ou espiritualizados podem vir a se tornar depois da experiência do câncer. A doença costuma pôr em segundo plano os problemas normais da vida e permite ao paciente refletir sobre seu propósito mais amplo, muitas vezes percebido como espiritual.

Quando o câncer cerebral de nossa amiga Molly M. teve uma recidiva, apenas seis meses após o diagnóstico inicial e a cirurgia, ela me contou que se viu cara a cara com a morte e a aceitou de uma maneira estranhamente calma ao entrar para a segunda cirurgia. *Talvez tenha chegado minha hora nesta vida*, pensou. Os últimos seis meses não tinham sido agradáveis, para dizer o mínimo. Ela passara por períodos de paralisia e sofria convulsões frequentes e debilitantes (e aterrorizantes). "Eu me lembro de pensar: 'É o fim da linha. Dessa, não escapo'."

Mas em algum momento entre a entrada no hospital, às seis da manhã, e sua cirurgia, marcada para antes do meio-dia, Molly foi dominada por uma sensação. Ela percebeu, nesse instante de clareza, que tudo ia ficar bem. Disse ao marido para não se preocupar — que sobreviveria. Ele estava nervoso, mas tentou se controlar por causa dela.

Como na primeira cirurgia, ela ficaria acordada durante o procedimento. Molly pediu ao médico para filmar a operação a fim de mostrar a seus alunos de biologia, mas ele disse que estava muito em cima da hora para tal. No fim da cirurgia, Molly tentou levantar e sair caminhando da sala de operações. A equipe insistiu em deixá-la numa cadeira de rodas, mas ela passou só algumas horas na sala de recuperação antes de ser liberada.

O que Molly não sabia enquanto aguardava era que os 450 alunos da escola onde dava aula estavam reunidos na capela, enviando-lhe suas energias e orações para que se recuperasse. Molly está absolutamente convencida de que essa energia dirigida a ela por sua comunidade muito amorosa fez toda a diferença em sua capacidade de sobreviver à segunda cirurgia. "Alguma coisa com um grande poder de cura aconteceu entre mim e minhas crianças naquele dia", afirma. "Foi uma experiência muito profunda. E que com certeza influenciou minha sobrevivência. Ela solidificou minha crença no poder da mente."

Esse foi um divisor de águas na virada de Molly rumo a uma vida anticâncer, que provavelmente desempenhou um papel em sua capacidade de sobreviver e prosperar pelos últimos dezoito anos e meio. Ela decidiu fazer tudo ao seu alcance para provar que os médicos estavam errados e trabalhou de forma obstinada para reconfigurar seu cérebro e retreinar seu corpo. Molly atribui isso ao apoio do marido e de um time de "anjos" — parentes, amigos, assistentes sociais, voluntários de cuidados paliativos, as equipes médicas no hospital e na clínica de tumor cerebral, seu herbolário e seus massoterapeutas por atingir resultados tão surpreendentes. Como Molly gosta de dizer: "Milagres dão muito trabalho!".

Molly parte da crença fundamental de que onde há vida há esperança. Ela acredita também que todos temos a capacidade de sarar em nossa mente. "A melhor maneira de viver uma vida anticâncer é abraçar as melhores modalidades de restabelecimento da saúde que funcionem para você", explica ela. "Use sua mente para centrar o eu com o tipo de meditação que funciona melhor no seu caso, ao mesmo tempo equilibrando o descanso, o exercício, um estilo de vida orgânico e práticas dietéticas." Molly acredita que é possível evitar o câncer se permanecermos positivos, fortalecendo o sistema imune, incorporando alimentos saudáveis à dieta e usando as técnicas desenvolvidas pelos nossos ancestrais há milhares de anos. As evidências sugerem que ela talvez esteja à frente de seu tempo em perceber como os pensamentos e ações têm profunda influência em nossa saúde. Alison e eu nos inspiramos em seu exemplo. Para nós, ela é a encarnação viva das possibilidades transformadoras da vida anticâncer.

Molly acredita piamente na energia de recuperação que recebe de sua comunidade. Para aqueles que têm uma forte ligação com alguma religião organizada, o local de culto pode representar uma oportunidade de vida comunitária, sobretudo para as pessoas que não têm família, pelo menos não próxima. Rabinos, imames, padres, pastores oferecem a suas congregações uma forma de amor e apoio incondicionais. Para Jana L., enfermeira pesquisadora, o diagnóstico de câncer de mama em estágio III levou a um envolvimento maior com sua igreja, que se tornou um componente importante de sua rede de apoio social. Como parte de sua comemoração do aniversário de sessenta anos, Jana está treinando para realizar a peregrinação de um mês a Santiago de Compostela com sua filha. É um grande exemplo para todos nós, pois mostra não só a importância da espiritualidade, mas também como o apoio social pode servir de base para outras mudanças de estilo de vida. Além de entrar em forma, Jana poderá acompanhar a filha em uma peregrinação pelo norte da Espanha. Sua fé e sua rede de apoio social ajudam a otimizar sua forma física.

Claro, fé e recuperação têm uma longa história — quase tão longa quanto a história da humanidade. Mas na medicina moderna, tão voltada a dados, estatísticas e comprovações científicas, é difícil incluir a fé e seus efeitos nos resultados do câncer ou da recuperação de um modo geral. Mas esse nem sempre é o caso.

CHURCH HEALTH

O médico Scott Morris dirige um extraordinário centro de saúde em Memphis. É um dos poucos profissionais da medicina que conheço a ter também um mestrado em teologia, pela Yale Divinity School. Na Church Health, uma organização sem fins lucrativos que fundou há vinte anos em um edifício decrépito alugado por um dólar ao ano, ele e sua equipe já atenderam cerca de 70 mil pessoas.[98]

Sendo pastor, Scott sabe há muito tempo que a saúde e a fé estão inextricavelmente conectadas. "Você já parou para pensar por que tantos hospitais recebem nomes de santos ou ordens religiosas? O chamado à cura está por toda a Bíblia — praticamente em cada página. Compreendi desde cedo que nosso corpo é um autêntico presente divino e é nossa responsabilidade honrar esse presente e cuidar dele como se nossa vida dependesse disso — porque depende."

A Church Health é um exemplo de como ir ao encontro das pessoas em vez de esperar que venham até você. Ela fica no seio de uma comunidade "pobre" para a maioria dos padrões, mas que até hoje surpreende Morris com a abundância de "capital espiritual" disseminado entre seus pacientes, vizinhos e amigos. Morris faz objeção à ideia platônica de que nosso corpo e espírito são separados. "Coração partido não aparece no raio x", diz ele. "Mas se disponibilizo um conselheiro ou pastor para conversar sobre o que está pesando no coração da pessoa, a pressão arterial dela pode melhorar ou a falta de ar que está sentindo pode dar lugar a lágrimas purificadoras. Pílulas não são capazes de fazer por você o mesmo que a conexão humana e a aceitação de Deus e do Espírito Santo."

Morris é pouco convencional em sua visão do valor da vida anticâncer. "Primeiro, ser saudável não tem a ver com ausência de doença", afirma, com convicção. "Tem a ver com ajudar as pessoas a viver uma vida plena. Que diferença faz viver dois anos a mais se você estiver sozinho numa casa de repouso? Tudo que a gente faz aqui gira em torno de uma passagem em Colossenses que diz: 'Sois as crianças de Deus, logo, como povo eleito de Deus, santo e ternamente adorado, cobri-vos de bondade, benevolência, compaixão, humildade, paciência e, acima de tudo, trajai-vos com o amor, harmonia que tudo une'." O que isso me diz é que compaixão e amor estão no coração da prática de Morris. Ele não está focado em estatísticas ou "resultados" em si, mas antes numa percepção profunda da saúde que enxerga a pessoa em sua integralidade, não apenas a doença e seus sintomas.

Para alcançar o bem-estar, Morris e sua equipe criaram o que chamam de Modelo para uma Vida Saudável. Ele foca em sete componentes de igual importância: cuidados médicos, vida espiritual ou fé, nutrição, movimento, família e amigos, emoções e, por último, trabalho.

Morris entende que todos esses componentes atuam numa espécie de harmonia e que a vida em comunidade é um poderoso agregador para a maioria deles.

"Uma igreja — não só a Church Health — é mais do que apenas um lugar de adoração. É um porto seguro para a comunidade local. É nela que somos batizados, casamos, somos pranteados ao morrer — na presença de nossos entes queridos e vizinhos", diz Morris, e complementa: "Fomos criados para gozar da melhor saúde quando compartilhamos com os outros o melhor que temos a dar. Na Church Health, compreendemos que aspirar a uma vida saudável é uma meta permanente e, por isso, temos programas dirigidos a crianças, da pré-escola à adolescência. Tem a ver com informar as pessoas e uni-las para celebrar e pôr em prática opções de estilo de vida saudáveis. Vejo isso em toda parte: se você e sua família se alimentam bem, vocês compartilham isso com seus vizinhos, e eles com outras pessoas, e assim por diante. Em vez de se exercitar sozinho numa esteira, não é mil vezes preferível caminhar com os amigos e saber o que eles estão fazendo para ficar mais saudáveis? É evidente que a vida em comunidade é o que nos ajuda em nosso processo de cura. E se não acredita em mim, leia a Bíblia. Deus também pensa dessa forma".

Por último, ele confessa uma coisa que todo médico determinado a participar do movimento anticâncer deveria admitir: "Preciso daquelas pessoas tanto quanto elas de mim. A gente quebra a cabeça com os exames, toma decisões difíceis, mas, na maior parte, reza. Eu por eles e eles por mim. Estamos todos juntos. Jamais vou sair daqui, porque estou aprendendo a ser uma pessoa espiritualmente mais saudável, fazendo esse trabalho. Estou sendo curado tanto quanto meus pacientes". Mas logo complementa: "Todo mundo é bem-vindo na Church Health. Não tenho nenhum interesse em converter ninguém nem em pregar para quem não tem fé. Mas acredito de verdade que a dimensão espiritual de nossa saúde é tão importante quanto o aspecto físico, se não for mais, e digo isso sem hesitar. Acho que admitir a integralidade divina do indivíduo só pode fazer bem, acredite você no que quiser".

SINERGIA SOCIAL

Seja o apoio da Church Health do dr. Morris, seja a devoção de um membro da família que fica ao seu lado durante o tratamento do câncer, o apoio social desempenha um papel central em todos os aspectos da mudança de estilo de vida, desde a gestão do estresse e o sono até a alimentação e os exercícios. Além do mais, pesquisadores descobriram uma clara relação entre conexão social e saúde física em cada estágio da vida — da adolescência à velhice.[28,82-86] O trabalho de Anil Sood, Susan Lutgendorf, Steve Cole, Barbara Fredrickson e outros mostra que o apoio social guarda estreita relação com o estresse e parece exercer um impacto direto sobre inúmeras marcas registradas do câncer.

Podemos ver a interação do apoio social com outras áreas em algumas histórias que compartilhamos. Quando uma participante do Pink Posse percebeu que Dorothy estava no limite, levou-a a focar mais a saúde mental, não só a física, o que por sua vez melhorou a qualidade de seu sono e lhe possibilitou parar de recorrer aos comprimidos para dormir. Com o aprofundamento de sua espiritualidade e seu maior envolvimento na igreja, Jana não só reduziu o estresse como também passou a treinar para fazer uma peregrinação pela Espanha com sua filha. Por meio do apoio social, ela aumentou a atividade física, baixou o nível de estresse e ficou mais consciente do que come e de quanto sono precisa para aguentar seu treinamento para a caminhada de um mês. Como explica Gabe Canales, que encontramos na primeira parte do livro, o apoio social desempenha um papel-chave na conscientização e na manutenção das mudanças saudáveis: "Mudar hábitos de uma vida inteira pode ser desafiador, e você precisa de um forte sistema de apoio: um companheiro, um cônjuge, um amigo, um colega do trabalho, um nutricionista, um grupo de apoio — alguém com quem possa se abrir sobre o que está tentando conseguir, capaz de encorajá-lo a continuar no caminho certo".

Meg Hirshberg, fundadora do Anticancer Lifestyle Program, oferecido tanto presencialmente quanto on-line, sobre o qual também falamos na primeira parte deste livro, é um modelo de como levar a mensagem da vida anticâncer ao público mais amplo.[99] Meg, ela própria sobrevivente por duas vezes do câncer e amiga do falecido David Servan-Schreiber, descreve da seguinte forma o potencial recuperador dos grupos que projetou e conduziu:

> Quando você reúne as pessoas em um grupo, coisas milagrosas acontecem, e elas começam a rir e fazer amigos, que também é uma parte muito importante do nosso programa. Fazemos tudo que podemos para encorajar essa camaradagem. Os participantes são incumbidos de procurar uma pessoa diferente toda semana, de modo que se conectem com cada membro pessoalmente, não apenas com a turma como um todo.
>
> Às vezes eles torcem o nariz no começo, mas no fim estão adorando.
>
> São pessoas que trabalham muito e não é incomum que algum membro da família tenha problema com álcool ou drogas. O trabalho incessante já é um de muitos desafios na vida e, de repente, eles são atingidos pela notícia do câncer e ficam devastados. Como uma pessoa que frequentou o grupo afirmou: "Quando entrei para essa turma, foi como se tivessem jogado um bote salva-vidas pra mim".
>
> Esse tipo de apoio emocional é muito empoderador, muito importante. Essas turmas e esse tipo de apoio vindo do outro ajudam essas pessoas a planejar seu futuro com um grau de bem-estar e apoio psicológicos que nunca conheceram antes de ficar doentes. É uma experiência reveladora observar esse tipo de recuperação acontecendo em primeira mão.

O potencial terapêutico do grupo está sendo rapidamente reconhecido como uma pedra angular da vida anticâncer. Em nosso estudo CompLife, testemunhamos que as pacientes, com frequência as responsáveis por cuidar de suas famílias, sentem apoio emocional e psicológico pela primeira vez, o que permite que transformem suas vidas e, a despeito do câncer, comecem a prosperar, em vez de apenas sobreviver.

Reencontrei há pouco tempo uma pessoa que se encaixa perfeitamente nessa descrição — Michelene H., uma das primeiras participantes do CompLife. De início, devo admitir que não a reconheci. Michelene perdera cerca de vinte quilos desde que eu a vira pela última vez. Mas isso explicava apenas em parte por que ela estava tão diferente. Ela irradiava energia positiva. Seus olhos castanhos estavam brilhando, e ela assentiu com a cabeça ao perceber meu espanto com sua transformação: *isso mesmo. É a Michelene.*

Ela se submetera a uma mastectomia dupla e a uma reconstrução do seio, e estava livre do câncer havia três anos. Michelene me contou que controlava a dor usando técnicas de respiração e meditação. Disse que passara a ler os rótulos dos produtos e a evitar alimentos ricos em nitrato, e continuava a se exercitar e a meditar todos os dias.

Michelene não vem de um ambiente em que esse tipo de prática é comum ou mesmo normal na experiência cotidiana. Ela cresceu pobre, no norte da Filadélfia, e abandonou o lar violento quando completou dezesseis anos para buscar uma vida melhor. Mudou-se para Houston em parte para ficar o mais longe possível da energia tóxica de sua família, determinada a romper com o ciclo de abuso e ter seus próprios filhos numa vida mais saudável. Ser parte do CompLife apresentou Michelene a todos os aspectos da vida anticâncer, e pude ver três anos mais tarde que ela estava saudável, vibrante e forte.

Michelene hoje é voluntária de um programa chamado Cancer Connection [Conexão Câncer] e atua como mentora de outras mulheres que enfrentam o mesmo diagnóstico que recebera — câncer de mama triplo negativo estágio III. Como sobrevivente de triplo negativo, Michelene é uma voluntária única e inspiradora. Ela costuma dizer aos outros pacientes que existe vida após o câncer, mesmo quando o diagnóstico indica o contrário. Sua filha, que foi seu principal apoio durante o tratamento, ficou tão inspirada ao testemunhar a jornada da mãe que resolveu voltar à faculdade para estudar enfermagem. Sempre fico gratificado quando encontro as pacientes do CompLife, porque, mesmo com o estudo ainda em andamento, posso ver em mulheres como Michelene que nosso modelo está funcionando. Aquela era uma pessoa que não estava apenas *bem* depois de um diagnóstico desafiador de câncer, estava *florescendo*. Mais do que apenas cuidar de si mesma, ela transformara sua aparência física e sua atitude mental. Estava literalmente brilhando de orgulho e energia. Michelene adquirira confiança suficiente para tentar ajudar os outros, o que pesquisas mais recentes mostram que melhora ainda mais nossa saúde e longevidade.

Mas outra coisa que Michelene disse me pegou de surpresa e me levou a novas reflexões sobre a importância e o impacto de ter e manter uma rede de apoio forte. Após terminar a parte intensiva de seis semanas do estudo, ela sentiu que ficara na mão. Estava decepcionada conosco por tirarmos seu apoio social. Ali estava ela, com aquela maravilhosa equipe ajudando-a a aprender a viver uma vida mais saudável, e então, bem quando estava se ajustando a seus novos hábitos com orientadores que a mantinham no caminho certo, essa parte do estudo terminou. Ela prosseguiu com suas sessões de aconselhamento durante o ano seguinte e, quando essas sessões também terminaram, ficou por sua própria conta.

Na verdade, a sensação de perda de Michelene é fácil de compreender. É como ela diz: "Observando até onde cheguei de verdade, muitas vezes não percebo como minha jornada tem sido poderosa até me lembrar do caminho, dos obstáculos e das bênçãos que tive. Preciso me dar um beliscão e perguntar: 'Tive câncer mesmo?'. Hoje, olhando para trás, eu tive mesmo esses sentimentos de abandono, mas prosseguir e aprender um estilo de vida o mais saudável possível tem um peso muito maior do que esses sentimentos do passado. A equipe me ensinou a viver de novo [...], melhor do que antes do câncer e por isso sou eternamente grata!". A maioria de nós nunca vai ser parte de um programa tão intenso de mudança de estilo de vida.

A questão é: como você pode realizar essa mesma transformação na sua própria vida?

O que aprendemos com a ciência e com nossa experiência fazendo essas mudanças é que o modelo tradicional de mudança de estilo de vida é falho. Tentar melhorar sua saúde fazendo uma dieta e se inscrevendo numa meia maratona não vai ao encontro de questões centrais que influenciam as mudanças de comportamento. Antes disso, você precisa do que fez tanta falta para Michelene: um time anticâncer.

GUIA DA VIDA ANTICÂNCER PARA O AMOR E O APOIO SOCIAL

Muita gente que Alison e eu encontramos em nossas palestras pelo país pula o passo vital de construir uma rede de apoio robusta e passa direto à mais recente rotina de dieta ou exercícios. Mas, sem a base de apoio social para sustentar essas outras mudanças, o que elas estão tentando construir provavelmente vai cair por terra no primeiro desafio. É hora de mudar nosso pensamento sobre a saúde e considerar melhor a influência de nossos amigos, parentes, colegas, cuidadores, comunidades, professores etc. Eles são o centro de um estilo de vida anticâncer sustentável. Também é importante se envolver em atividades que promovam seu bem-estar eudemonista, em que sua saúde deriva de um senso de propósito e sentido na vida. Paradoxalmente, isso pode brotar de nossos problemas mais difíceis, como mostramos neste livro.

MONTANDO SEU TIME ANTICÂNCER

Antes de começar a montar uma equipe, você precisa avaliar as pessoas que o cercam. Se participa de uma comunidade há muito tempo, provavelmente poderá recorrer a uma rede extensa. Caso contrário, é o momento de escolher e reunir a ajuda e assistência de que precisa. As relações mais importantes para nossa saúde são com pessoas próximas o bastante para nos prover de cuidados amplos e solidários. Embora seja importante ter alguém para levá-lo numa consulta médica ou ficar com seus filhos para que você possa ir, o apoio determinante talvez venha da pessoa mais apta a ajudá-lo durante a parte emocional de uma crise de saúde ou mudança profunda de vida.

CINCO ÁREAS DE APOIO

1. Apoio prático: vem dos que o apoiam de maneiras práticas, tangíveis. As pessoas com quem você pode contar durante tempos difíceis para levá-lo nas consultas, organizar os turnos dos cuidadores, ajudar com o planejamento e o preparo das refeições etc.
2. Apoio informativo: aqueles com quem você pode conseguir conselhos bem-informados e conversar sobre suas opções e decisões. Pessoas em cuja opinião você pode confiar, pois elas põem o seu interesse em primeiro lugar.
3. Apoio motivacional: os que enxergam sua importância no mundo, bem como das mudanças que você está tentando fazer, e o ajudam a ficar motivado para segui-las à risca. Para quem tem câncer, são as pessoas que o lembram de suas qualidades como ser humano integral — não apenas como paciente.
4. Apoio da comunidade: conexões de grupo e integração social oferecem um sentido de pertencimento e a capacidade de ajudar os outros, o que reforça seu valor no mundo.
5. Apoio emocional: aqueles com quem você pode compartilhar seus problemas e alegrias mais profundos e que podem oferecer amor e conforto incondicional.

Pense nos diferentes tipos de apoio como os pilares que o ajudam a manter seu equilíbrio com o passar do tempo. *Em que áreas seus pilares de apoio são menos estáveis? Onde você tem apoio suficiente e onde um pouco mais de assistência seria bem-vinda?*

- Procure pessoas e grupos capazes de ajudar a preencher sua equipe e a ajustar sua rede de apoio. Uma pessoa só, por mais íntima e afetuosa que seja, simplesmente não pode lhe dar apoio em todas as áreas. Diversificar sua base de apoio é crucial. Quem assume os cuidados da pessoa também corre o risco de ter um *burnout*. Todo mundo precisa de equilíbrio.
- Na questão da integração social, procure grupos que tenham relação com alguma coisa que você gosta de fazer: hobbies, atividades ou esportes. Você pode participar ou se envolver mais com uma igreja, um grupo espiritual, um centro de ioga, uma biblioteca, um grupo de caminhada, um coral etc.
- Se você sente falta da sensação de inspirar pessoas e ser inspirado por elas, faça trabalho voluntário e renove suas energias, conectando-se com os outros por meio de sua ajuda e encontrando ajuda em troca.
- Se você não tem ninguém para lhe dar apoio emocional, procure um terapeuta que possa ajudá-lo a superar os problemas ou um grupo de apoio composto de pessoas com quem compartilha origens ou problemas em comum.

Ao avaliar sua comunidade, considere com quem você está em contato e com quem não fala faz algum tempo ou mesmo muito tempo. Não tenha medo de incluir em sua lista alguém de seu passado ou com quem você perdeu contato. Pode acabar sendo a pessoa mais importante em sua rede anticâncer.

FORTALECENDO SEU BEM-ESTAR EUDEMONISTA: PASSO UM — DESCOBRINDO SEUS VALORES FUNDAMENTAIS

Os valores fundamentais são a lente através da qual avaliamos o que vemos, sentimos e ouvimos em torno de nós. Não são descrições do que fazemos para viver nem de como realizamos nossos objetivos.

São os valores que sustentam o que fazemos, como interagimos com os outros e realizamos nossas escolhas. É importante estar ciente de quais são essas ações diárias e de quando elas vão na contramão de suas convicções. Esse é um passo importante para buscar uma vida com mais propósito e tomar decisões cotidianas que correspondam à pessoa que você quer ser no mundo. Esse exercício, que aprendi com a Stagen Leadership Academy [Academia Stagen de Liderança], é o primeiro passo no caminho de promover um bem-estar eudemonista.[1]

Ao considerar seus valores fundamentais, pense nas palavras e nos termos que apontam para o que é mais importante para você como pessoa e que refletem suas prioridades mais elevadas na vida.

Como exemplo, eis aqui frases que uso para explicar meus valores fundamentais:

- Estar presente.
- Ser saudável.
- Ter compaixão/empatia constantes.
- Ser honesto/ter integridade.
- Fazer a diferença.
- Conservar um sentimento de admiração.

Começo pelo modo como quero ser no mundo, o que é importante para mim, depois passo a minha expectativa de causar impacto nos outros. Meus valores fundamentais estão na base do trabalho que faço e da atitude que tento manter — uma abertura para novas ideias e sentimentos — conforme conheço novas pessoas e vivencio novas experiências.

QUAIS SÃO SEUS VALORES FUNDAMENTAIS?

Instruções:

- Escreva palavras que você acha que traduzem seus valores fundamentais.
- Limite-se a no máximo vinte palavras-chave.
- Corte essa quantidade pela metade, depois diminua a um máximo de cinco ou seis palavras ou frases essenciais.
- Assegure que cada palavra ou frase coincida com seu modo de viver e de ver o mundo.

EXERCENDO SEUS VALORES FUNDAMENTAIS

Quando inseridos no contexto da nossa vida, valores fundamentais se tornam princípios orientadores que podem nos ajudar a ser quem somos de verdade em tudo que dizemos e fazemos, e ficar mais perto de levar a vida que escolhemos, em vez de sermos levados por ela. Agora que você identificou as palavras/frases que traduzem seus valores fundamentais, construa sentenças que expliquem como essas ideias tomam forma em sua vida. Eis alguns exemplos baseados em meus próprios valores fundamentais:

Valor	Ação
Estar presente	Tento permanecer conectado ao momento e examinar quem ou o que está conduzindo meus pensamentos e comportamentos.
Ser saudável	Consumo alimentos saudáveis e diminuo a ingestão dos prejudiciais. Exercito o coração e os músculos diariamente. Alimento a mente para promover a calma.
Ter compaixão/empatia constantes	Escuto as pessoas e me conecto com elas no ponto em que elas estão no momento. Minhas ações e meus comportamentos levam os outros em consideração.
Ser honesto/ter integridade	O que digo, cumpro. Sou responsável e confiável.
Fazer a diferença	Deixarei o mundo um lugar melhor do que encontrei. Estou ativamente empenhado todos os dias em ajudar os outros.
Conservar um sentimento de admiração	Tenho a mente aberta a todas as experiências novas. Sempre aprendo coisas que não sabia e vejo o mundo e a experiência humana de novas maneiras.

COMO INCORPORAR E EXPRESSAR SEUS VALORES FUNDAMENTAIS?

Instruções: construa uma frase ou duas explicando cada um de seus valores fundamentais, o que significam para você e como planeja agir em relação a eles em sua vida daqui para a frente. Pense em quais são seus valores fundamentais ao tomar decisões e tentar ajustar suas escolhas e comportamentos diários aos seus valores fundamentais.

FORTALECENDO SEU BEM-ESTAR EUDEMONISTA: PASSO DOIS — OFERECENDO APOIO AOS OUTROS

Seja de amigos, familiares, colegas ou apenas conhecidos, todos precisamos e nos beneficiamos do apoio dos que nos cercam. Sabemos que fornecer apoio para os outros é uma dádiva tanto para quem recebe como para quem oferece. Como somos programados pela evolução a nos beneficiar psicológica e biologicamente de ajudar os outros, assumir o papel de alguém que escuta e dá apoio é um passo positivo em promover o bem-estar eudemonista.

O trabalho voluntário costuma estar ligado a uma vida mais longa e feliz, bem como à satisfação pessoal. Uma revisão de quarenta estudos que acompanharam os efeitos salutares de ajudar os outros revelou que o trabalho voluntário regular reduziu as taxas de mortalidade precoce em 22%.[2] E o serviço voluntário não precisa ser seu grande propósito na vida para causar algum impacto em sua saúde. Pesquisadores relataram impactos na saúde de participantes que se voluntariaram por apenas uma hora mensal. David Servan-Schreiber comparou o câncer a um terreno que queremos tornar o mais inóspito possível para a doença. Pense da mesma maneira quanto a se doar. Você está criando um terreno de positividade que vai melhorar suas perspectivas e ajudar a manter e cultivar uma rede social saudável. Doações à caridade e ajuda aos outros são os fertilizantes de seu terreno de apoio social.

Voluntariando-se na internet — As Nações Unidas têm uma variedade de opções de voluntariado on-line que podem conectá-lo com pessoas de outros países e continentes, para fazer desde tradução de documentos até criação de vídeos ou desenhos de infográficos. O site de empregos *Idealist* tem toda uma seção de seu Volunteer Resource Center [Centro de Recursos Voluntários] dedicada aos voluntários on-line, e o grupo Volunteer Match tem uma lista com mais de 6 mil "oportunidades para ser voluntário virtual". As possibilidades para ser voluntário na era digital são realmente ilimitadas e atravessam todas as fronteiras, religiões, interesses e ideologias.

RESUMO DO GUIA DA VIDA ANTICÂNCER PARA O APOIO SOCIAL

CRIE SEU TIME ANTICÂNCER

Liste pessoas em sua rede de apoio que se encaixem nas categorias de apoio mencionadas neste capítulo e considere onde e como você pode encontrar alguém para construir esse pilar em especial.

IDENTIFIQUE SEUS VALORES FUNDAMENTAIS

Pense sobre uma vida eudemonista e com propósito, e em como sua própria experiência difere disso. Identifique de cinco a seis palavras ou frases pelas quais gostaria de pautar sua vida e formule uma ou duas frases sobre seus valores fundamentais e como você pode melhor alinhá-los com suas ações diárias.

OFEREÇA A DÁDIVA DO APOIO

Nunca subestime os benefícios para sua vida e saúde de apoiar os outros e receber apoio em troca. Considere reunir-se com alguém em um grupo ou na sua comunidade e se voluntariar com essas pessoas para trabalhar duas horas por mês.

8. Estresse e resiliência

Tudo que ocorre na vida — do princípio de uma célula aos eventos diários, pequenos ou grandes, e até o último suspiro de qualquer criatura — é resultado de determinado tipo de atrito, de interação, e podemos chamar esse estímulo de *estresse*. Quando definimos o conceito dessa maneira, como uma forma de energia interativa, é possível enxergá-lo com certa neutralidade, tal qual um simples fato da vida (quando não como o fato principal), sem as conotações negativas que tendemos a atribuir à palavra. No longo prazo, a reação ao estresse é um importante motivador da vida, da ação e, certamente, da interação. Entretanto, quando ele se torna crônico, quando os desafios da vida ultrapassam nossa capacidade de efetivamente lidar com eles, o estresse traz problemas para nossa saúde psicológica, emocional e física. Nesse ponto, pode aumentar até virar um peso insuportável para o corpo, a mente e o espírito e é capaz de minar nossa saúde, exacerbar as doenças e encurtar nossa expectativa de vida.

O estresse está entremeado à trama de nossa vida, e dispomos de uma resposta fisiológica entranhada — a reação do tipo "luta ou fuga" — que nos mantém longe do perigo iminente. Mas quando eventos estressantes se tornam opressivos e deixam de ser uma ocorrência diária aguda para se tornar um problema crônico, a mudança pode provocar não só reações psicológicas e emocionais negativas como também danos psicológicos. Um corpus crescente de dados científicos e pesquisas mostra que o estresse impacta todos os aspectos de nosso estilo de vida e de nossa saúde física.

Sabemos hoje que o estresse modula processos biológicos fundamentais ligados ao risco do câncer e a sua progressão, e que o estresse crônico está associado a resultados piores para pacientes de câncer.[1] De fato, o estresse crônico desregula o sistema imune, diminuindo a defesa natural do corpo contra a doença, e leva a um aumento da inflamação.[2] Ao mesmo tempo, o estresse promove o crescimento tumoral, liberando na corrente sanguínea proteínas e hormônios que ajudam os tumores a recrutar os recursos naturais do corpo para o único objetivo do câncer — crescer.[3,4] Um fato assustador é que o estresse tem capacidade de modular processos fundamentais até mesmo no núcleo celular e de modificar vias genéticas, deixando o corpo mais receptivo ao crescimento celular.[5]

Embora as pesquisas alertem cada vez mais para os riscos do estresse sobre nossa saúde, a boa notícia é que ele não é genético. Ninguém nasceu para levar a vida estressado. Na verdade, o estresse é algo que podemos controlar e administrar ativamente. Pesquisadores na UCLA descobriram que cuidadores, que muitas vezes enfrentam níveis intensos de estresse crônico, foram capazes de mudar seu perfil inflamatório com doze minutos diários de meditação e ioga específicas para esse propósito.[6] Além disso, a meditação dirigida teve um efeito drasticamente maior em seus biomarcadores, quando é feita a comparação com cuidadores que fizeram repouso e escutaram música relaxante.[6]

Em minha pesquisa com sobreviventes de câncer de mama submetidas a radioterapia, descobri que a ioga faz mais do que só combater a fadiga e melhorar aspectos da qualidade de vida (que são importantes para sobreviventes do câncer passando por quimioterapia e radioterapia).[7] Pacientes que incorporaram técnicas de respiração, relaxamento e meditação a sua prática de ioga melhoraram a saúde geral, ao mesmo tempo que reduziam seus níveis de hormônio do estresse. Assim, embora o estresse crônico ofereça sérios riscos à saúde, a solução está à mão, sem custos, e o único efeito colateral é que também faz com que você se sinta ótimo.

O ESTRESSE EMOCIONAL DO CÂNCER É ÚNICO

Nada causa um estresse mental, emocional e físico tão agudo quanto um diagnóstico de câncer. Num minuto, você está cuidando da sua vida e, no seguinte, tudo desmorona. Muita gente, sobretudo se o diagnóstico é de câncer avançado, adquire uma profunda consciência da própria mortalidade. Pouquíssimas coisas na vida podem ser mais estressantes do que isso.

O choque de um diagnóstico de câncer pode inclusive ser bastante traumático.[8] Como um tsunami que chega sem aviso, pode mergulhar o paciente num alto grau de ansiedade que abafa todos os demais aspectos de sua vida. A pessoa pensa: será que viverei para ver meus filhos crescer? Minha família ficará arrasada por causa disso? Meu marido ou companheiro continuará comigo? Conseguirei trabalhar? Meu corpo ficará mutilado? Quem vai cuidar dos meus bichos de estimação? Uma onda de choque se abate sobre nós e somos catapultados para um completo estado de estresse traumático. No mínimo, seremos dominados por sentimentos que talvez tenhamos evitado a vida toda ou podemos vivenciar sentimentos inéditos e devastadores pela primeira vez.

Os psico-oncologistas começaram a estudar o trauma emocional que o câncer pode acarretar. Inicialmente, o trauma emocional vivido pelos pacientes de câncer pode ser agudo (o que o *Manual Diagnóstico e Estatístico de Transtornos Mentais*, ou DSM, classifica como "transtorno de estresse agudo", ou TEA).[9] Se lidarmos com o problema de imediato, o paciente é capaz de trabalhar outros sentimentos que sobrevenham ao trauma inicial. A reação traumática, porém, pode muitas vezes ser postergada e, depois, se revelar como TEPT (transtorno do estresse pós-traumático) no longo prazo.[10] O TEPT tem sido estudado em pacientes com melanoma, linfoma Hodgkin e câncer de mama, entre outros. Tomados coletivamente, esses estudos (que utilizam o critério diagnóstico do DSM-IV) apresentam uma variação de 3% a 4% de pacientes em estágio inicial que sofrem de alguma forma de trauma psicológico, enquanto mais de 10% a 15% dos sobreviventes de câncer podem sofrer de algum tipo de transtorno do humor clinicamente definido, como depressão ou ansiedade, durante ou após o tratamento.[11] Quando se utiliza uma medição menos conservadora, em termos clínicos, como para diagnosticar depressão, que está ligada a efeitos na biologia e na sobrevivência, o número dispara, com mais de 35% dos pacientes em estágio inicial exibindo sinais de trauma e mais de 80% com câncer recorrente mostrando sinais desse tipo de estresse psicológico.[11-15]

A abordagem bem-sucedida do trauma do câncer é um primeiro passo crucial na jornada do paciente: só quando o esmagador estresse psicoemocional da doença é admitido e tratado o paciente consegue começar a trabalhar na construção da resiliência emocional necessária para construir uma vida anticâncer.

AS EMOÇÕES DA MORTALIDADE

Vivemos numa cultura que encoraja a supressão das emoções, na qual o silêncio estoico é mais valorizado que expressar suas emoções ou partilhá-las. Talvez em nenhuma situação isso seja mais verdadeiro do que no contexto do câncer, em que um paciente é encorajado a "lutar" e "enfrentar" a doença a fim de encontrar forças para sobreviver. Essa expectativa de prontidão para a batalha, para um determinado tipo de sofrimento emocional, não é a abordagem mais benéfica para lidar com o câncer, nem é possível para uma pessoa recém-diagnosticada.[16,17] Sem dúvida, todo paciente de câncer precisa de coragem para enfrentar o desconhecido, mas antes de haver coragem é preciso haver aceitação; antes que possa haver aceitação, tem de haver a predisposição honesta de expressar e processar os sentimentos complexos que o câncer traz.

É importante que a equipe de cuidados médicos com quem o paciente resolve trabalhar perceba as implicações emocionais e psicológicas do diagnóstico. É aí que a oncologia integrativa se torna tão fundamental.

Todo paciente de câncer deve ser encorajado e se sentir livre para manifestar seus medos, esperanças e desejos, de preferência antes que quaisquer decisões de tratamento precisem ser tomadas. Mas nem sempre é fácil: como uma jovem mãe expressa seu medo de morrer sem aterrorizar os filhos? Como um homem solteiro aborda seus pais para pedir auxílio financeiro quando precisa se licenciar do trabalho para fazer a quimioterapia? Como a mulher expressa seu medo de que o marido possa não se sentir mais atraído por ela após sua mastectomia dupla?

Essas questões são válidas, honestas e importantes, e é nosso trabalho como profissionais da área perceber a necessidade dos pacientes de encontrar ou desenvolver os instrumentos necessários para trabalhar as complexas emoções que o câncer acarreta. De outro modo, sentimentos fáceis de entender, como a tristeza, podem se transformar em uma depressão crônica ou um medo não enfrentado pode dar lugar a uma ansiedade crônica e debilitante. Lidar com as emoções autênticas, necessárias e muito humanas que vêm à tona não só impede o surgimento de graves enfermidades mentais, como as supramencionadas, mas também fortalece o foco no processo de cura.

Primeiro temos de ajudar os pacientes de câncer a identificar as emoções que sentem. Isso pode ser feito por um oncologista prestativo ou um enfermeiro com experiência e sem dúvidas também por familiares e amigos solidários. Mas, às vezes, apenas oferecer um ombro amigo não basta. Ao longo de todo este capítulo, vou discutir de que maneira o paciente de câncer (ou qualquer um) pode cultivar a paz de espírito, ingrediente essencial para concretizar com sucesso mudanças significativas e duradouras no estilo de vida. Quando identificamos, expressamos e elaboramos nossas emoções, passamos a ser capazes de acessar nossos "instintos", ou seja lá a que atribuamos a inteligência inata de nosso corpo, e a tomar decisões tendo essa inteligência em mente. Isso é particularmente crucial ao se lidar com uma doença grave como o câncer. Quando aceitamos e lidamos com nossos sentimentos, estamos em melhor posição para tomar decisões que refletam nossos valores e desejos genuínos, e não decisões baseadas no medo ou na ansiedade trazidos pelo estresse. Estar em equilíbrio emocional nos permite fazer escolhas de estilo de vida saudáveis que aumentam nossa capacidade de restabelecer a saúde.

AS EMOÇÕES DA MORTALIDADE

Aqui está uma lista de algumas emoções ligadas a um diagnóstico de câncer ou outra circunstância de vida que nos ponha em contato com a mortalidade iminente. Quais delas você já sentiu, independente de já ter tido ou não câncer?

- Ansiedade
- Medo
- Raiva/ódio
- Depressão
- Negação
- Impotência
- Arrependimento
- Culpa
- Solidão/alienação
- Desânimo
- Vergonha
- Confusão
- Derrota

Houve alguém com quem você pôde conversar sobre isso? Você foi capaz de admitir, respeitar e processar esses sentimentos de modo a se sentir mais integrado emocionalmente e capaz de enfrentar a realidade da sua situação? Em termos de sua vida emocional, você se sente compreendido e respeitado? Se tem câncer, sua equipe médica está ciente de seus sentimentos e trabalha de modo a incluir suas preocupações emocionais? As pessoas que ama também estão cientes das emoções que o afligem?

Os sentimentos que afloram em nossa vida são duros e intensos, mas naturais e necessários. Aceitar a presença deles em você e nos outros vai prepará-lo para os inevitáveis estressores que acompanham os desafios da vida, incluindo um diagnóstico de câncer, de maneiras que oferecem benefícios duradouros.

Desenvolver magnanimidade emocional é essencial para manter à distância os estressores que, já se sabe, agravam cânceres e outras doenças. Neste capítulo, Alison e eu discutiremos as pesquisas revolucionárias que têm sido feitas sobre a correlação entre estresse e proliferação do câncer, e ofereceremos dicas práticas de como reduzir o estresse em sua vida de maneiras que ajudarão a manter o câncer sob controle, além de melhorar sua sensação geral de bem-estar e saúde.

É importante notar que os eventos estressantes em si, os estressores, que parecem inevitáveis em nossa atual cultura e ambiente, não são os causadores do mal. É nossa reação aos desafios da vida que causa prejuízo de verdade. Para prevenir a doença e viver da forma mais saudável possível, é imperativo aprender a administrar nosso estresse, ou seja, lidar com nossas reações a acontecimentos e encontros estressantes em nossa vida diária. Só quando estamos com o estresse sob relativo controle podemos concretizar as mudanças positivas de estilo de vida que constituem a vida anticâncer.

ABRAÇANDO A REALIDADE

Alguns sobreviventes do câncer descrevem o diagnóstico recebido como "a melhor coisa que já me aconteceu". Mas não Molly M., a mulher já mencionada aqui que viveu durante os últimos dezoito anos e meio com a forma mais letal de câncer cerebral. "Ter câncer foi horrível. Mas me forçou a pegar mais leve e a escutar meu corpo. Tive de deixar meus alunos e parar de dar aula, coisa que eu adorava, mas, ironicamente, meu novo trabalho em período integral passou a ser me informar de modo que eu possa me recuperar e ajudar os outros. Nunca vou descrever o câncer como a melhor coisa que me aconteceu, mas vou dizer o seguinte: ele me fez mais sábia. Resumindo, eu tinha uma escolha: podia deixar o câncer no comando ou assumir o controle. Decidi que eu era mais importante que a doença. Agora fico focada durante boa parte do dia na vida anticâncer." As palavras de Molly descrevem uma espécie de pragmatismo irredutível que o câncer pode despertar em nós. Um diagnóstico da doença, bem como outros acontecimentos dramáticos em nossa vida, pode nos obrigar a pôr os pés na realidade, de modo a caminhar com deliberação pela estrada da vida anticâncer. Mas, antes de tudo, temos de lidar com nossos sentimentos e encontrar algum equilíbrio emocional, de modo a estar fortalecidos contra as distrações inevitáveis que a vida põe em nosso caminho. Quando desenvolvemos as habilidades necessárias para ficar a salvo do estresse, podemos começar a fazer escolhas de estilo de vida que priorizem a saúde e o bem-estar, em detrimento do estresse e da doença.

ATITUDE POSITIVA AJUDA MESMO?

Uma das mais surpreendentes fontes de estresse de que ouço os pacientes reclamarem é a pressão a que se sentem sujeitados por familiares e amigos — ou mesmo estranhos — bem-intencionados. Ouvir conselhos como "seja positivo!", um despreocupado "você sai dessa!" ou, pior ainda, "li que esse é fácil de curar" traz uma pressão (traduzida em estresse) desnecessária ao paciente e também pode fazer com que ele se sinta menosprezado ou diminuído, embora isso talvez seja a última coisa que a pessoa que diz essas frases pretende. Ouvir que você deve adotar uma atitude mental mais animada não é a mesma coisa que ser encorajado a descobrir seu caminho para uma visão otimista. Percebo que essa é uma distinção um pouco sutil, mas já vi muitos pacientes de câncer, sobretudo os que enfrentam uma recidiva, culparem-se de algum modo por não terem a atitude "positiva" correta. Como psicólogo, percebo que nem todo mundo sabe o que dizer quando descobre que o outro tem câncer, e alguns, mesmo amigos próximos e familiares, não são capazes de dar tanto apoio ou estar tão presentes quanto gostaríamos. O importante para os pacientes de câncer é ter, em sua vida, pessoas que sejam capazes de lhes oferecer mais apoio emocional e solidariedade.

Michael Lerner estuda as mensagens sutis transmitidas por nós quando acreditamos oferecer apoio, e alerta que dizer a uma pessoa com câncer: "Você vai ficar bem, mantenha o pensamento positivo" é a ênfase errada. Isso obriga o paciente a se concentrar no câncer, não em construir um estilo de vida prazeroso, consciente e saudável em função da doença.[18] "As pessoas precisam ter oportunidade de vivenciar a experiência pela qual estão passando", disse-me recentemente, "seja sentindo medo, ansiedade, depressão ou se abrindo para a beleza do mundo, ou para o amor." E prosseguiu: "Viver na prática a alegria, a felicidade, o contato com a vasta e misteriosa beleza do mundo, é muito construtivo e pode ser muito transformador. Conheço pessoas que se apaixonaram perdidamente pela primeira vez quando estavam morrendo de câncer. Não consigo pensar numa experiência de vida mais positiva que essa".

Lerner, como muitos na linha de frente do movimento de vida anticâncer, enfatiza que o otimismo forçado pode ser tóxico e que a meta para o paciente é conseguir permanecer relaxado e ter competência para lidar com as emoções. Quando fazemos isso, acredita ele, somos naturalmente conduzidos a uma visão mais positiva na vida, a uma maior intimidade com os demais seres humanos e a uma capacidade mais incisiva de viver no aqui e agora.

Sair da nuvem ampla do estresse que parece escurecer nosso mundo (ou, como diz Elissa Epel, uma importante psicóloga da área de saúde e coautora de *O segredo está nos telômeros*, deixar "a casa do estresse onde todos vivemos") é um passo fundamental no caminho da vida saudável.[19] Implica voltar-se para dentro (para o centro calmo e sensato que existe dentro de cada um) e aceitar conscientemente todos os sentimentos que a mortalidade desperta em nós. Como David Servan-Schreiber afirma em suas memórias, *Podemos dizer adeus mais de uma vez*: "Uma das melhores defesas contra o câncer é descobrir um ponto de calma interior".[20]

Glenn Sabin, o sobrevivente do câncer de longa data que apresentamos na parte 1, também credita a paz interior que obteve à capacidade de ir além das emoções iniciais do diagnóstico. "A disposição espiritual mais calma me deu os meios mentais para ir mais fundo na busca por respostas sobre como lidar com minha doença de maneira significativa. Como eu poderia ter saúde, a despeito da doença. A base da minha saúde era ter a mente livre de grilhões."

O mais extraordinário, e acredito que isso tenha o poder de imbuir um diagnóstico de câncer de um tipo de "oportunidade" humana, é que cada uma dessas pessoas notáveis tomou a decisão de ter esperança em face da grande incerteza da vida. Por sorte, isso permite deixar o medo de lado e agir — esteja o câncer presente ou não. Vencer o medo permite que nos acerquemos da vida com consciência e curiosidade renovadas e põe foco nas recompensas mais profundas que a vida ainda tem a oferecer, não importando qual seja nosso prognóstico. Quando nos rendemos à verdade de nossas circunstâncias (nossa saúde) e empreendemos uma autoanálise em busca de respostas, somos capazes de nos valer de nossas poderosas fontes inatas de cura.

Recentemente, perguntei a Diana Lindsay o segredo de sua milagrosa recuperação. "Eu diria que não sei", respondeu ela. "Não sabia na época e continuo não sabendo. Mas, se fosse dar uma resposta, começaria dizendo: 'Antes de mais nada, você precisa se reerguer, quando recebe um prognóstico como o meu, e precisa estar disposto a ter esperança, a correr o risco de ter esperança'. Me comprometi por inteiro com a recuperação, abri mão de tudo e me dediquei completamente a isso. Aprendi a escutar meu corpo, a identificar do que ele precisa e a fazer tudo ao meu alcance para ajudá-lo a ficar bem."

CONTROLE MONÁSTICO DA MENTE

Muitos médicos ocidentais ficam intrigados e desconfiados quando ouvem relatos suspeitos de que a mente pode ter um impacto profundo em nosso corpo e em nossa saúde. No início da década de 1970, o dr. Herbert Benson, de Harvard, levou uma equipe de cientistas ao norte da Índia, onde ouvira falar de um grupo de monges tibetanos que, por meio da meditação, controlavam determinados aspectos de sua fisiologia. A crença prevalecente no Ocidente nessa época era que processos fisiológicos como o batimento cardíaco, a pressão arterial e a temperatura não podiam ser controlados pela mente. O que o dr. Benson descobriu o deixou pasmo. Os monges tinham um controle preciso da própria fisiologia. Usando apenas meditação, conseguiam diminuir o batimento cardíaco e a pressão arterial, além de reduzir e elevar a temperatura corporal em partes específicas do corpo.[21]

Mais tarde, Richard Davidson, da Universidade de Wisconsin, levou alguns desses mesmos monges (e outros) ao laboratório para estudar como o cérebro deles funcionava.[22] Descobriu que a função cerebral dos monges que meditavam por períodos de tempo prolongados era distinta da encontrada na população geral, e que eles reagiam a estressores de maneira muito diferente de quem não meditava ou era iniciante na prática, apresentando batimentos cardíacos, metabolismo e respiração desacelerados.[21,23,24] Eles tinham maior controle sobre suas reações fisiológicas e psicológicas, e conseguiam se manter calmos mesmo durante situações de estresse.

Quase quarenta anos atrás, Jon Kabat-Zinn, criador da Clínica de Redução do Estresse na faculdade de medicina da Universidade de Massachusetts, começou um programa clínico e de pesquisa que culminou em uma prática chamada por ele de redução do estresse baseada em *mindfulness* (na sigla em inglês, MBSR).[25] A MBSR é um programa de oito semanas que incorpora uma combinação de diferentes práticas das tradições orientais com ênfase na meditação Vipassana, uma forma de meditação de atenção plena (*mindfulness*). Em décadas de pesquisa, Kabat-Zinn e sua equipe descobriram que, mesmo depois de apenas oito semanas de MBSR, os pacientes mostraram distintas mudanças na atividade elétrica do cérebro.[26] As regiões cerebrais que processam emoções positivas aumentaram sua atividade e as que processam emoções negativas diminuíram. A pesquisa revelou ainda uma correlação direta entre alterações no cérebro devidas à meditação e o bom funcionamento do sistema imune. Em um estudo de 2003, Kabat-Zinn, Davidson e sua equipe estudaram a atividade elétrica no cérebro de participantes sem experiência com meditação que se submeteram ao programa de redução do estresse de oito semanas e foram comparados a um grupo de controle que aguardava para entrar no programa. No fim das oito semanas, ambos os grupos receberam uma vacina contra a gripe. As pessoas que haviam passado por dois meses de MBSR apresentaram uma resposta imune fortalecida, que permitiu aos corpo delas reagir melhor à vacina. Além disso, os pesquisadores descobriram um efeito de resposta à dose nessa relação. Em outras palavras, quanto mais a pessoa meditava, mais eficaz era a vacina.[26]

MEDITAÇÃO

Existem muitos tipos de meditação, mas as características comuns incluem o controle da respiração e, até certo ponto, dos pensamentos e das emoções. Não se trata de "controle" de fato, no sentido tradicional. A intenção é permitir que os pensamentos e sentimentos fluam sem deixar que tirem seu foco da respiração.

MEDITAÇÃO DE ATENÇÃO FOCADA

A meditação de atenção focada começa com a respiração e pode ser seguida da recitação de uma sílaba, frase ou simples oração. Também podemos fixar nossa atenção em uma vela acesa ou numa imagem que nos transmita algo.

MEDITAÇÃO DE ATENÇÃO PLENA OU *MINDFULNESS*

Com a atenção plena, os pensamentos, sentimentos e emoções podem ir e vir, mas a chave é não se concentrar neles e permitir que fluam livremente. Isso requer prática e pode ser mais desafiador que a meditação focada. Se você se distrair ou começar a fixar a atençao num pensamento ou objeto, nao se irrite consigo mesmo. Simplesmente, volte a se concentrar na respiração e tente de novo.

MEDITAÇÃO DA BONDADE AMOROSA

A meditação da bondade amorosa diz respeito essencialmente ao cultivo do amor. Comece por acalentar os sentimentos de amor e compaixão que você nutre por uma pessoa próxima. Depois, dirija essa bondade amorosa para si próprio e exercite a autocompaixão. Em seguida, passe para familiares, amigos e entes queridos mais próximos. Na terceira fase, você pode procurar se concentrar em um indivíduo em sua vida com quem tenha algum conflito ou desavença. Depois, por fim, dirija seu foco a estranhos e transmita a bondade amorosa e a compaixão para todo mundo.

A dra. Sara Lazar, da Universidade Harvard, levou a pesquisa de Kabat-Zinn um passo além e mediu, usando ressonância magnética, se havia alguma mudança na própria anatomia do cérebro depois das oito semanas do programa de MBSR.[27] Ela descobriu uma diminuição no tamanho da amígdala, responsável pela reação de "luta ou fuga", e um aumento do hipocampo, ligado à memória. Assim, como um exercício melhora a função cardíaca ou faz crescerem os músculos, o mesmo pode ser feito com as práticas mente-corpo — podemos exercitar nosso cérebro para mudar como ele funciona.

OS SURPREENDENTES BENEFÍCIOS DA MEDITAÇÃO

Pesquisas publicadas nos últimos dez anos mostram claramente que a meditação, além de mudar nossa vida para melhor, também modifica a função cerebral e a anatomia, reduz a inflamação, modula os principais processos biológicos até no nível do núcleo celular, muda a expressão genética, alivia a ansiedade, melhora a memória e reduz o nível de hormônios do estresse na corrente sanguínea.[28-33] Na Universidade Wake Forest, pesquisadores descobriram que treinar as pessoas a meditar reduzia a experiência da dor (nesse caso, uma compressa quente aquecida a cinquenta graus Celsius na panturrilha direita por seis minutos) em 40%.[34] Para comparação, comprimidos de morfina e outros analgésicos costumam diminuir a dor em 25%. Hoje em dia, os fuzileiros americanos são treinados por psicólogos para aprender a meditar como uma maneira de mantê-los focados e alertas em zonas de guerra. Os pesquisadores descobriram que, se meditassem pelo menos doze minutos por dia, os fuzileiros aumentavam sua capacidade de conservar a atenção e reter a memória de trabalho ao se defrontar com situações de vida ou morte.[35] Refugiados africanos sofrendo de estresse pós-traumático que aprenderam técnicas de meditação foram capazes de reduzir drasticamente sua ansiedade, reproduzindo descobertas que mostravam que a meditação reduzia a depressão, a insônia e o abuso de álcool entre os veteranos do Vietnã.[36,37]

Sei por experiência que, entre as sobreviventes de câncer de mama que fizeram parte do CompLife, aprender uma prática mente-corpo é, muitas vezes, o benefício mais transformador da intervenção.[38] Como parte do estudo, as pacientes aprendem uma forma de meditação para fazerem sentadas e uma prática de movimento baseada na ioga ("saudações ao sol", para os familiarizados com a modalidade Vinyasa). Pede-se a elas que aumentem sua prática diária (no decorrer de seis semanas) para doze saudações ao sol diárias, além de uma técnica de relaxamento breve e vinte minutos de meditação guiada. Em nossas entrevistas ao fim do processo, as participantes quase sempre apontavam o componente de gestão do estresse como fundamental para ajudá-las a mudar de perspectiva, melhorar a qualidade de vida e se dedicar a uma rotina incluindo dieta saudável, exercícios, bons hábitos de sono e boas relações sociais.

Essas mulheres não têm uma vida de privilégios nem precisaram fugir de sua vida ou largar o emprego para poder encontrar a paz de espírito. Elas simplesmente mudaram sua reação aos estressores que enfrentam todos os dias. Veja Brucett M., por exemplo. O trabalho dela é montar displays de loja em Houston. Ela fica de pé durante a maior parte do tempo e, em casa, leva uma vida agitada, sendo casada há dezesseis anos e com dois filhos ainda crianças e dois adolescentes. Aos 43 anos apenas, foi diagnosticada com câncer de mama estágio II. Para Brucett, como para tantas mulheres que conheci, encontrar uma maneira de gerenciar seu estresse foi fundamental para a sobrevivência de longo prazo e para tirar mais proveito da vida. Ela costumava se aborrecer com qualquer situação desagradável — certas pessoas que encontrava durante o dia, conversas com seus filhos que lhe pareciam rudes, ocasiões em que desejava ter dito alguma coisa mas se calou. A meditação a deixou mais consciente de si mesma e de suas reações aos estressores. Ela descreve a mudança da seguinte forma: "Não sei se alguém já se sentiu dessa forma. Ter muitas perguntas, mas com as respostas aprisionadas dentro de você. É assim que me sinto faz tempo. Mas percebi que, ao aprofundar a meditação e o relaxamento, as respostas estão fluindo. Posso dizer, honestamente, que nunca fiquei tão mergulhada em pensamentos sobre a minha vida".

IOGA, PRÁTICAS MENTE-CORPO E RELIGIÃO

Muitas práticas mente-corpo se originam em países orientais como Índia, Tibete e Japão, bem como em religiões milenares (hinduísmo ou budismo, por exemplo). A tradição cristã ocidental também inclui tais práticas na forma de orações contemplativas. No mundo todo, os seres humanos descobriram maneiras de se concentrar em si mesmos, na sua relação com os outros, em um poder maior e no cosmos em geral. A prática mente-corpo é um momento que exige calma, em que podemos desacelerar e trazer a consciência desperta para o momento presente. Incentivar e expandir sua espiritualidade e seu propósito na vida são aspectos importantes para a conquista da saúde e do bem-estar ideais. As pessoas podem modificar as práticas para ir ao encontro de suas necessidades individuais e assegurar a uniformidade com suas próprias práticas religiosas. Aliás, trabalhamos essas questões frequentemente com nossos pacientes. Por exemplo, uma paciente do CompLife com fortes convicções cristãs teve algumas ressalvas iniciais quanto a um possível conflito entre a ioga e a meditação e sua fé religiosa. Mas o que aconteceu foi o contrário. Tendo feito sutis modificações na linguagem usada pela ioga e pela meditação, ela explicou depois que nunca se sentira mais próxima de Deus do que nas sessões mente-corpo.

A transformação de Brucett e um corpus crescente de pesquisa apontam claramente para a capacidade de nossas mentes de nos ajudar em momentos estressantes, como um diagnóstico de câncer, bem como de manter nosso foco e propósito diante de cada desafio que enfrentamos. Então, pergunto: se os benefícios da meditação parecem tão amplos e variados, por que todo mundo não tira de quinze a vinte minutos diários para se concentrar na respiração e rejuvenescer a mente, o corpo e o espírito?

O CICLO VICIOSO DO ESTRESSE E DA PROLIFERAÇÃO DO CÂNCER

Embora não existam dados científicos para indicar que o estresse cause o surgimento de doenças cancerígenas, cada vez mais pesquisas ligam o estresse crônico ao crescimento tumoral e à proliferação do câncer.

Anil Sood, meu colega que trabalha no departamento de oncologia ginecológica no MD Anderson, conduz há cerca de vinte anos uma pesquisa revolucionária sobre como o estresse crônico, que inclui fatores psicossociais como depressão crônica, ansiedade e isolamento social, tem influência direta na capacidade do câncer de crescer e se espalhar.[30-41]

A principal causa de morte por câncer é a metástase, quando a doença se espalha para além de seu local de formação inicial. Com a metástase, as células cancerígenas podem se libertar de seu tumor original, viajar pela corrente sanguínea, alojar-se em diferentes áreas do corpo, adaptar-se, adotar um novo suprimento sanguíneo e prosperar. Quando o câncer alcança esse processo, torna-se extremamente difícil tratá-lo. Os passos da metástase incluem angiogênese, proliferação, invasão, embolização e evasão à vigilância eficaz do sistema imune. A pesquisa mostra que as sensações negativas crônicas em um paciente estão ligadas à ativação contínua (ou crônica) desses processos de proliferação.[3,39]

Um dos experimentos mais expressivos de Sood envolveu um grupo de camundongos nos quais foi injetada uma quantidade específica de células de câncer ovariano.[42] Parte dessa população foi submetida a duas horas de estresse de contenção diariamente por três semanas (camundongos ficam estressados quando não podem se mover), enquanto os demais ficaram soltos. Os animais na contenção tiveram um pronunciado aumento de seu câncer e da disseminação da doença pelo corpo.

Sood descobriu que o principal responsável por fazer os tumores crescerem e se espalharem era o hormônio do estresse noradrenalina. Quando ele bloqueava os efeitos da noradrenalina (ele usou um betabloqueador comum chamado propranolol, mas humanos podem usar meditação ou outras técnicas de gerenciamento do estresse), os efeitos do estresse no crescimento tumoral desapareceram por completo. Os animais que tiveram a noradrenalina bloqueada e foram expostos ao estresse mostraram o mesmo resultado que os animais não expostos ao estresse.[42]

Esses experimentos sobre os efeitos do estresse no crescimento cancerígeno estão agora sendo reproduzidos em outros estudos com animais e claramente mostram que o estresse leva a alterações biológicas que tornam o microambiente tumoral mais propício ao crescimento cancerígeno.[3,43-45] Sood e outros pesquisadores demonstram que o estresse crônico e a cascata de hormônios do estresse que sobrevém podem influenciar *TODAS* as marcas registradas do câncer e outros processos biológicos ligados ao crescimento cancerígeno.[1-4,31,42,46-49]

Além do mais — e eis um fato surpreendente —, o que Anil Sood e outros descobriram é que, à medida que o câncer prolifera e se espalha, os tumores secretam produtos inflamatórios chamados citocinas, que podem de fato afetar o cérebro.[50] Como Sood explicou recentemente: "Pense no seguinte: sabemos hoje que pessoas sob forte estresse apresentam altos níveis de inflamação; em paralelo, um tumor ativo e proliferativo libera esses mesmos fatores inflamatórios, que estimulam uma resposta de estresse em nosso cérebro, mudando o estado biocomportamental do paciente, o que, por sua vez, leva a sintomas de depressão aumentados". Em outras palavras, o câncer não só causa estresse psicológico como também influencia nosso humor por meio das alterações biológicas que causa em nosso corpo. Como explica Sood: "Existe uma bidirecionalidade aqui que lança por terra o mito de que há uma desconexão entre nossos sentimentos (o que entendemos como sendo nosso estado emocional), em relação ao estresse crônico, e o modo como o câncer se comporta". Hoje há evidências também, do laboratório de Sood e de outros, de que os tumores não só efetivamente criam sua própria vasculatura para se manter bem alimentados de sangue e que o estresse acentua esse processo, como também desenvolvem seu próprio suprimento nervoso. Mais uma vez, essa neurogênese baseada no tumor é facilitada pelo estresse crônico e pela liberação de hormônios do estresse.[3,41] O que essa pesquisa nos mostra, de modo inequívoco, é que o estresse crônico e o câncer criam um ciclo bidirecional que ajuda a proliferação do câncer e pode influenciar o estado de espírito do paciente.[1-4,42,49]

Outra importante área de pesquisa demonstrando que o estresse crônico pode chegar ao núcleo da célula e danificá-la é o trabalho que abordamos no capítulo 4, sobre telômeros e telomerase. Os telômeros ficam na extremidade dos cromossomos, que são encontrados no núcleo das células em nosso corpo. Eles protegem a integridade estrutural dos cromossomos. À medida que os telômeros encurtam (conforme envelhecemos), desenvolvemos a chamada instabilidade cromossômica. Quando as células com instabilidade cromossômica se multiplicam, podem ocorrer mutações. Se não for detida, a instabilidade cromossômica talvez leve ao câncer. No núcleo de nossas células, também temos uma enzima chamada telomerase, que ajuda a manter a "saúde" dos telômeros. A cada divisão celular, há uma ligeira diminuição no comprimento dos telômeros, o que é chamado de atrito do telômero. Com o passar dos anos, nossa telomerase diminui e nossos telômeros encurtam. O desgaste do telômero é, como já dissemos, uma parte normal do processo de envelhecimento e acredita-se que o comprimento dos telômeros seja um reflexo da idade biológica da pessoa.

As pesquisadoras Elissa Epel e Elizabeth Blackburn monitoraram mães de crianças saudáveis e compararam o comprimento de seus telômeros com o de mães que cuidavam de crianças com alguma doença crônica. As mães que cuidavam de crianças doentes tinham telômeros mais curtos e níveis menores de telomerase.[49] Além do mais, o tempo passado cuidando de suas crianças doentes se refletia no comprimento de telomerase. Quanto mais tempo haviam passado cuidando dos filhos doentes, mais curtos eram os telômeros. O estresse crônico estava literalmente acelerando o processo de envelhecimento.

CUIDANDO DE SI PARA CONSEGUIR CUIDAR DOS OUTROS

Como vivemos mais tempo hoje em dia, mais pessoas são obrigadas a exercer o papel de cuidadoras sem ter treinamento em enfermagem ou em qualquer tipo de assistência. Os cuidadores informais respondem hoje por 80% do cuidado de longo prazo oferecido nos Estados Unidos. Cuidadores carregam um peso inacreditável, e é vital que não o façam sozinhos.[51] O estresse de cuidar de uma pessoa pode se tornar crônico e levar à redução da função imune, a inflamação aumentada, a doenças e morte prematura.[52-55] Se você tem uma pessoa incapaz a seus encargos, eis algumas medidas que pode tomar para administrar e controlar seu estresse de modo a não ficar doente também:

1. *Não lide com isso sozinho.* O apoio social é fundamental para manter sua sanidade e saúde. Isso pode significar procurar amigos e entes queridos e/ou entrar para um grupo de apoio a cuidadores, onde as pessoas conseguem se identificar com o que você está passando. O benefício extra de um grupo de apoio é que eles podem pôr você em contato com outros recursos que talvez ajudem a aliviar parte das pressões que está sem dúvida sentindo como principal responsável pela saúde e pelo bem-estar de alguém.
2. *Reconheça seus limites.* Não dá para ser a ajuda perfeita. Se você tentar fornecer tudo o tempo todo, acabará esgotado. Encontre maneiras de se dar um tempo dos cuidados constantes, mesmo que isso signifique que alguma outra pessoa ficará em seu lugar alguns minutos por dia ou algumas vezes por semana. Tire máximo proveito do seu tempo livre. Não o use para fazer compras ou outras tarefas da pessoa aos seus cuidados. Use o tempo para cuidar de si mesmo e pratique alguma técnica mente-corpo.
3. *Estabeleça metas para si.* Divida as tarefas em partes menores e crie uma rotina diária. Não assuma obrigações extras. Diga não a quem pede sua ajuda para algo além de

seus deveres como cuidador. Limite seus compromissos e concentre-se em cuidar de si mesmo.

4. *Aceite ajuda.* A única maneira de reduzir seu fardo é permitir que os outros o ajudem, mesmo que não conheçam a pessoa de quem você cuida ou não façam as coisas do jeito que você faria. Aprenda a relevar sempre que possível. Isso vai ajudar a mantê-lo fortalecido e evitar que adoeça.
5. *Vá ao médico.* Não adianta ajudar a manter outra pessoa viva às custas de sua própria saúde e bem-estar. Será melhor para ambos se você se puser em primeiro lugar.
6. *Adote comportamentos saudáveis no dia a dia.* Um dos maiores problemas enfrentados por cuidadores é que eles tendem a não cuidar de si mesmos, seja da cabeça, seja do corpo. Encontre maneiras de preservar sua saúde, mesmo que isso signifique usar um vídeo de exercícios em casa ou comer no lanche legumes crus, em vez de biscoitos ou alguma outra porcaria. É uma somatória das pequenas coisas. Contribua para sua própria saúde fazendo escolhas saudáveis todos os dias e empenhando-se em ter uma boa alimentação, fazer exercícios, administrar o estresse e ter bons hábitos de sono.

O ESTRESSE E O CORPO

Quando apontamos os riscos do estresse para nossa saúde, é importante perceber a diferença entre estresse crônico e agudo. Quando estamos estressados — ou seja, quando nos sentimos na presença de um perigo iminente ou imaginado —, uma cascata de processos químicos é disparada, abrindo caminho por todo o corpo. Todo mundo sabe o que acontece quando ficamos assustados: somos inundados pelos hormônios do estresse, cortisol, adrenalina e noradrenalina, nosso batimento cardíaco dispara, nossa respiração acelera, podemos começar a suar. São sinais biológicos de que estamos prontos para a ação!

O que nos aparelha para agir é a liberação dos hormônios do estresse, como o cortisol, que, graças ao sistema de distribuição eficiente de nossa corrente sanguínea, sequestra nossos sistemas regulatórios até o perigo ter passado.

Mas o que acontece quando não conseguimos desativar a reação de "luta ou fuga" e somos inundados de cortisol por um período de tempo excessivo? É aí que nosso corpo começa a sofrer, com a interrupção do serviço regular que está acostumado a obter por meio desses sistemas regulatórios essenciais, que deviam ser instruídos a mudar o modo para "ocioso". Eis uma analogia que pode ajudar. Imagine que você está no carro a caminho do trabalho e escuta uma sirene chegando perto. Você olha no retrovisor e vê que uma ambulância, luzes piscando, se aproxima velozmente. O que faz? Desacelera e se afasta para o lado ou encosta no meio-fio. Depois que a emergência — isto é, a ambulância — passou, você volta ao meio da pista e segue seu caminho.

Os episódios agudos e breves de estresse se manifestam de modo parecido e são bastante inofensivos para o funcionamento da saúde geral de nossos sistemas biológicos fundamentais. Mas, de volta a nosso exemplo acima, imagine que, mal começando a rodar, você percebe que tem um pneu furado. Assim, a emergência continua (embora esteja um pouco diferente). Quando você sai do carro para trocar o pneu, começa a chover. Granizo. Já deu para pegar a ideia. O que antes era apenas um momento de estresse passou a ser um estresse que, pelo menos por ora, parece não ter fim (você precisa esperar pelo socorro, está atrasado para uma reunião importante etc.). Quanto mais os hormônios do estresse — cortisol, adrenalina, noradrenalina —, liberados para deixá-lo em alerta, percorrem suas veias, mais seu sistema digestivo e imune e outros sistemas regulatórios entram numa espécie de estado de suspensão ou, pior, começam a falhar. É isso que acontece sob estresse crônico. Ele nos enfraquece da cabeça aos pés.

Alguma vez você já se perguntou por que fica terrivelmente doente no primeiro dia de férias após um período estressante de trabalho ou por que, depois de haver terminado as provas finais da faculdade, fica prostrado logo na sequência? Na Universidade Estadual de Ohio, uma equipe composta pela psicóloga Janice Keicolt-Glaser e seu marido, o imunologista e virologista Ron Glaser, queria verificar sua hipótese de que esse tipo de estresse contribui para enfraquecer o sistema imune o suficiente para acarretar os resfriados, as inflamações de garganta e as tosses pós-provas que os alunos de medicina da universidade pareciam manifestar quase como um reloginho ao final de todo ano letivo.[56] Para isso, o estudo monitorou um grupo de alunos por várias décadas. O que o casal de pesquisadores observou foi um crescimento previsível nos níveis de hormônios do estresse e uma perturbação do sistema imune que tornava os alunos mais vulneráveis a vírus e infecções.

Em outro estudo fascinante de 2003, pesquisadores da Universidade Estadual de Ohio mediram como o pensamento fixo em acontecimentos negativos, nesse caso uma entrevista de emprego malsucedida, aumentava a inflamação no corpo de jovens mulheres saudáveis.[57] O experimento foi projetado como uma falsa entrevista de emprego. Enquanto cada mulher (todas na faixa dos trinta anos) fazia o melhor possível para vender seus talentos, os membros do laboratório encarregados da "contratação" ficavam sentados, vestindo seus jalecos brancos engomados, de braços cruzados, encarando as mulheres, sem manifestar expressão nem reação. (Sinto um calafrio só de pensar!) Depois da "entrevista", metade das "candidatas" era instruída a pensar no que acabara de acontecer e depois de uma hora o sangue era colhido. As demais "candidatas" (o grupo de controle) eram instruídas a pensar em coisas mais neutras antes de o sangue ser colhido. Seus hemogramas revelaram que as mulheres orientadas a remoer o estresse tinham níveis aumentados da proteína C-reativa (que promove inflamação e está associada a ferimentos, doenças, mortalidade aumentada e resultados ruins em relação ao câncer),[58-60] enquanto as mulheres que não se concentraram na estressante entrevista de emprego não mostraram aumento dessa proteína estimuladora da inflamação e supressora da imunidade.

Em termos dos efeitos do estresse nos resultados do câncer, descobri em minha pesquisa que pacientes de câncer renal que estavam mais deprimidos e passavam por mais estresse na época de seu diagnóstico apresentavam uma desregulação do hormônio do estresse cortisol, bem como uma ativação aumentada de caminhos genéticos inflamatórios.[61] De forma notável, esses pacientes de câncer renal estressados não sobreviveram tanto quanto o grupo menos estressado e menos deprimido.

A INTERAÇÃO ENTRE ESTRESSE E EXPRESSÃO GENÉTICA

No começo deste livro, mencionei as descobertas revolucionárias no novo campo da genômica social humana, que estuda as ligações entre fatores sociais e psicológicos e a maneira como nossos genes funcionam. Assim, muitas facetas das ótimas pesquisas sobre como o estilo de vida afeta a progressão da doença convergem nessa disciplina, em que hoje somos capazes de visualizar o modo como a expressão genética — que controla o comportamento de todas as células e processos biológicos — é influenciada para melhor ou pior pelo estilo de vida.

Steve Cole, da UCLA, está na linha de frente dos estudos que analisam como estressores de longo prazo, como pobreza, solidão, luto, exposição a criminalidade ou o diagnóstico de uma enfermidade grave como o câncer impactam de forma negativa nossa saúde, atingindo nossas células de modo bem mais profundo do que a maioria dos biólogos (e oncologistas) jamais acreditou.[62,63] O trabalho de Cole foi pioneiro em compreender de que maneira comportamentos nocivos e processos biológicos como estresse e solidão, embora em si não prejudiciais nas situações normais, podem acarretar graves problemas de saúde com o tempo.[64]

Pesquisadores dessa área sabem que comportamentos sociais nocivos de longo prazo contribuem para doenças e transtornos, mas sabemos também que essas influências negativas podem ser modificadas, e o dano que causam pode ser revertido ou até interrompido. Creio que esse tipo de reversão do destino, por assim dizer, é o que vemos em sobreviventes de longo prazo, como o falecido David Servan-Schreiber ou Molly M., Meg Hirshberg, Gabe Canales e tantos outros. Para nos ajudar a difundir essa mensagem para o restante do mundo médico, Cole mapeou a função dos genes, examinando-a sob estresse, solidão e outros comportamentos prejudiciais à saúde.[65] Cole observa que isso só é possível com o atual mapeamento completo do genoma humano. Hoje, os pesquisadores conseguem identificar com precisão de que forma genes específicos reagem sob a influência de estressores externos específicos. Podemos literalmente ver como os mundos externo e interno realizam uma "dança" para lidar com o estresse. É um avanço extraordinário na medicina anticâncer. O que Cole e os outros documentaram com clareza é que o estresse crônico realmente penetra em suas células e altera aspectos da expressão genética que nos ajudam a manter a saúde e o bem-estar.[65] Essas análises genéticas deram nova legitimidade científica a pesquisas sobre o impacto biológico de práticas mente-corpo, como ioga, tai chi e *qigong*. Num estudo de 2014, pesquisadores da UCLA (incluindo Steve Cole) perceberam que uma intervenção de prática de ioga por doze semanas reduzia a expressão de genes relacionados à inflamação em sobreviventes de câncer de mama que sofriam de fadiga persistente.[66] Outro estudo da UCLA (também com a presença de Cole) revelou que mulheres com câncer de mama que praticaram tai chi durante três meses reduziram a expressão de genes ligados à inflamação.[67] Alterações similares e benéficas de perfil da expressão genética foram documentadas em outras intervenções com ioga, além de *qigong*, meditação e programas de terapia comportamental.[31,66,68]

SOLUCIONANDO O INSOLUCIONÁVEL

O que acontece conosco quando somos crianças tem impacto em nossa saúde mais tarde na vida, particularmente se nossas experiências de infância incluírem altos níveis de estresse e adversidade. Pesquisas sobre o impacto das experiências adversas na infância (EAI) mostram uma relação direta entre níveis elevados de adversidade na infância e múltiplas doenças, problemas comportamentais, abuso de substâncias e vícios, e obesidade em uma idade posterior.[69-71]

Eis aqui as categorias de EAI definidas pelo Centro de Controle e Prevenção de Doenças (CDC):[72]

1. Abuso
   a. Emocional
   b. Físico
   c. Sexual

2. Desafios domésticos
   a. Mãe tratada com violência
   b. Uso de substâncias na família
   c. Doença mental na família
   d. Separação ou divórcio dos pais
   e. Parente envolvido em criminalidade

3. Negligência
   a. Emocional
   b. Física

Se você já viveu uma ou mais dessas situações, não está sozinho. O CDC se uniu à Kaiser Permanente para conduzir uma das maiores investigações já realizadas sobre os efeitos de longo prazo do abuso e negligência infantis. O estudo CDC-Kaiser sobre EAI revelou que cerca de dois terços das mais de 17 mil pessoas consultadas relataram ter vivido pelo menos uma EAI.[73,74] Um em cada cinco relatou ter passado por três ou mais EAIS, com abuso físico e abuso de substâncias sendo os mais apontados. Nesse ínterim, um extenso levantamento de saúde feito por telefone, também sob a competência do CDC, consultou mais de 55 mil pessoas de 32 estados e descobriu incidência semelhante, com uma em cada cinco pessoas mencionando três EAIS ou mais.[75]

As pesquisas mais recentes mostram que a exposição a níveis tóxicos de estresse, especialmente em crianças pequenas, afeta não só a estrutura e a função cerebrais, como também o sistema imune em desenvolvimento, os sistemas hormonais e até a maneira como o DNA é lido e transcrito.[76,77] Cada vez mais evidências sugerem uma relação dose-resposta entre a quantidade de EAIS vivenciadas na fase inicial da vida e a ameaça de câncer, doença cardíaca e derrame, diabetes e doenças hepáticas, bem como vícios, problemas de saúde mental e problemas comportamentais quando adultos.[78]

A médica Nadine Burke Harris ocupa a linha de frente no movimento de educar o público sobre as EAIS. Ela e sua equipe no Centro de Bem-Estar da Juventude em São Francisco examinaram todos os pacientes para identificar adversidades de infância, atribuindo-lhes uma pontuação de EAI para avaliar sua saúde de uma maneira mais holística. Num estudo conduzido em 2011, Burke Harris descobriu que, dos setecentos pacientes avaliados em sua clínica, dois terços haviam passado por pelo menos uma situação de EAI. Crianças com uma pontuação de EAI de quatro ou mais tinham probabilidade trinta vezes maior de apresentar problemas de aprendizado e comportamento (em comparação com crianças de pontuação EAI igual a zero) e o dobro de probabilidade de serem obesas.[79]

"Uma das coisas que digo aos meus pacientes é: por causa disso que aconteceu com você, seu corpo produz mais hormônios do estresse do que o paciente normal", explica Burke Harris. "Estamos ajudando as pessoas a controlar a reação ao estresse."

Do mesmo modo que o alcoólatra reage de forma diferente ao álcool, a pessoa com pontuação de EAI elevada reage de forma diferente ao estresse e aos estressores, inclusive a um diagnóstico de câncer. Na verdade, inúmeros estudos identificaram que pacientes de câncer de mama que passaram por trauma na infância relatavam níveis mais elevados de fadiga, depressão e estresse, e pior qualidade de vida durante o tratamento.[80-83] Além do mais, mulheres com trauma na infância apresentaram função imune diminuída, marcadores inflamatórios aumentados e expressão ampliada de genes ligados à inflamação. O que isso significa em termos de prevenção e sobrevivência do câncer é que, para os que sofreram estresse demais na infância, adotar e manter uma prática mente-corpo e criar uma rede segura de apoio podem ser os componentes mais importantes de seu estilo de vida anticâncer.

"Não existe medicação para isso", explica Burke Harris. "Se você teve uma infância com EAI, sua resposta ao estresse vai ser disparada com mais força e rapidez. Ninguém nunca disse: 'Ah, isso é coisa do passado, assunto encerrado'." Em seu livro mais recente, *Mal profundo: Como nosso corpo é afetado pelos traumas da infância e o que fazer para romper este ciclo*, Burke Harris oferece uma prescrição para lidar com o estresse tóxico. O estresse pode não desaparecer, mas é possível administrá-lo e mitigá-lo.

Michelene H., apresentada ao leitor no último capítulo, integra o índice de uma em cada cinco pessoas que passaram por três ou mais episódios de EAI. Quando criança, Michelene foi vítima de abuso emocional e físico, negligência emocional e física, e o divórcio dos pais. Depois de sair de casa aos dezesseis anos e enfrentar muitos obstáculos no caminho, Michelene percebeu que precisava tratar desses problemas do passado se esperava ter sucesso em maximizar sua saúde. Foi uma longa jornada para chegar ao lugar onde está hoje: única pessoa em sua família a terminar o ensino médio e depois a faculdade, e sentindo-se mais saudável do que antes do câncer de mama. Em suas palavras: "Acabei me conformando e percebi que, apesar dos abusos, isso não queria dizer que eu tinha de viver como se tivesse sofrido abuso, e eu definitivamente nunca submeteria meus filhos a tratamento semelhante". Aceitar essas experiências da infância levou tempo, mas ela teve de enfrentar as questões de cara limpa para conquistar a saúde que sente hoje em dia.

Más experiências, como maus hábitos, acabam atrapalhando nossa evolução, se não forem tratados. Embora nossa tendência possa ser ignorar ou negar as coisas muito dolorosas ou difíceis, fazer um esforço para tentar entender o que aconteceu conosco na infância é muito importante para a saúde.

CULTIVANDO UMA MENTALIDADE POSITIVA

Um estado mental positivo está ligado de modo único e íntimo a nossa capacidade de construir uma comunidade mais saudável, mas fazer isso exige um giro de 180 graus em relação ao nosso passado evolutivo. No ser humano primitivo, estar consciente do perigo e evitá-lo era uma habilidade de sobrevivência crucial. Mas as pesquisas mostram que se concentrar em coisas negativas faz mal para a saúde e age contra nossos esforços de construir um estilo de vida anticâncer sustentável e durável.[84,85] Nossa tendência natural é tomar decisões para evitar consequências negativas. Somos mais influenciados pelas notícias negativas do que pelos acontecimentos positivos e vemos pessoas que dizem coisas negativas como mais inteligentes do que as que dizem coisas positivas. A pesquisa mostra também que, quando não estamos envolvidos em uma tarefa, nossa mente ociosa tende a se concentrar em coisas negativas, passadas ou futuras, e a ficar num estado de "preocupação".[86] Um foco excessivo no negativo pode estimular a reação de estresse e provocar processos inflamatórios fisiológicos.[87] Além de afetar nossa saúde, nossa mentalidade e filosofia de vida impactam a capacidade de utilizar o apoio social e construir amizades e relacionamentos com base na confiança e na compaixão. A atitude solidária começa por reconhecer e acreditar em seu próprio valor. Acreditar em si mesmo significa enxergar e valorizar o bem que o cerca, o que por sua vez faz de você uma pessoa mais feliz e uma companhia melhor, além de mais propenso a formar ligações mais fortes e profundas com os outros. O desenvolvimento de seu time anticâncer começa com a atitude que você projeta para os outros, de forma consciente ou inconsciente.

Quando teve alta do hospital, após sua segunda cirurgia cerebral, nossa amiga Molly M. começou um tratamento de um ano e meio com a primeira nova medicação para câncer cerebral a ser aprovada na América do Norte em mais de vinte anos. Molly disse ao médico que usaria o remédio até que um dos dois morresse: ela ou o câncer. Submeteu-se a um tratamento de estímulo eletrônico chamado AccuTherapy para aumentar sua contagem de leucócitos, de modo que o médico pudesse autorizar o prosseguimento da quimioterapia, e, durante todo esse tempo, lutou para cultivar uma disposição mental positiva. Seu pai fez cartões com afirmações positivas para ela, que também pregou post-its pela casa — em gavetas, espelhos, armários, na geladeira. Não eram platitudes como "sorria" e coisas assim. Eram lembretes positivos e significativos, como "você é saudável" ou "a doença não é você" ou "seja positiva", desafios diretos ao câncer e aos horríveis efeitos colaterais do tratamento com os quais Molly tentava lidar. Como ela explica: "Eu não alimentava ilusões — tampouco queria ter ilusões. Queria manter o pé firme na realidade, na vida. Queria recuperar meu equilíbrio (você perde todo o equilíbrio depois de passar por uma cirurgia do cérebro) e achar uma maneira de continuar assim. Tive que pensar num jeito de desenvolver uma sensação de esperança, de modo a ter energia para ir atrás das informações e encontrar uma forma de fugir do horrível estresse causado pela doença. Assim, comecei a eliminar o máximo de estresse que eu podia, incluindo deixar de ver, escutar ou ler notícias, coisa que só fazia com que eu me sentisse péssima, ainda pior do que antes". Os bilhetes espalhados pela casa eram uma maneira de redirecionar e manter sua cabeça longe do tipo de pensamento recorrente que leva a ansiedade, depressão ou desespero. Além do mais, ela desenvolveu e manteve religiosamente uma prática mente-corpo com foco em si própria que lhe proporciona sensação de segurança quanto ao caminho escolhido.

CULTIVANDO A GRATIDÃO

Um modo de passar do pensamento negativo ao positivo em nossa vida diária é focar as coisas pelas quais somos gratos. A pesquisa mostra que a gratidão, assim como uma série de coisas que tradicionalmente pensamos que estão "apenas em nossa cabeça", na verdade exerce um impacto mensurável em nosso bem-estar físico.[88] Em um estudo de 2003, pesquisadores da Universidade da Califórnia em Davis pediram aos participantes do experimento que escrevessem algumas frases por semana. Um grupo se concentrava nas coisas pelas quais era grato, o segundo, nas coisas que causavam irritação, e o terceiro e último, nas experiências que não tinham impacto positivo nem negativo.[89] Após dez semanas, o grupo que focou a gratidão relatou aumento do otimismo e da autoconfiança. Membros desse grupo também afirmaram exercitar-se mais e precisar ir ao médico com menos frequência.

Tentei uma variação desse experimento alguns anos atrás. Tenho de admitir que, de início, achei o exercício tão difícil quanto frustrante. Percebi que, como acadêmico e cientista, eu treinara ativamente meu cérebro para focar o negativo. Meu tempo era dedicado a procurar problemas que precisavam ser resolvidos para meus estudos, bolsas ou artigos, ou algum resultado ruim que precisasse ser tratado e pesquisado. Foi um verdadeiro esforço de minha parte sintonizar no outro lado das coisas que estavam de fato acontecendo a minha volta. E o esforço compensou de maneiras que eu não previra. À medida que eu continuava, dia após dia, a reconhecer e registrar acontecimentos positivos — estranhos se ajudando na rua, a risada dos colegas no corredor, meus filhos sendo solidários entre si — descobri que era capaz de entrar em sintonia com o bem que me cercava, e meu comportamento e ponto de vista começaram a mudar.

Um dos principais pesquisadores no estudo sobre gratidão de dez semanas, Robert Emmons, da Universidade da Califórnia em Davis, compilou depois uma lista de dez itens com base em seu próprio estudo e em outra pesquisa relacionada à gratidão. A pesquisa revela que praticar gratidão ativamente baixa o nível do hormônio do estresse cortisol e reduz a inflamação, dois biomarcadores ligados a uma variedade de doenças, incluindo câncer.[90,91] Os estudos mostraram também que a gratidão reduz a depressão e melhora a qualidade do sono.[89,92,93]

LIDAR COM O ESTRESSE PERMITE O INÍCIO DO PROCESSO DE CURA

Como Jon Kabat-Zinn, o psiconeuroimunologista Mike Antoni, ocupa a linha de frente em descobrir maneiras não só de estudar os impactos do estresse em nossa saúde, como também em conceber programas de manejo do estresse que possam nos ajudar a permanecer saudáveis e calmos mesmo diante do trauma e da doença. A equipe de pesquisa de Antoni conduziu durante décadas uma série de estudos randomizados que avaliou os benefícios a longo prazo para pacientes de câncer de mama que passaram por treinamento de CBSM (sigla em inglês para manejo de estresse cognitivo-comportamental) nos primeiros estágios de seu tratamento.[94] O treinamento incluía práticas de relaxamento (soltar os músculos e respirar fundo) e técnicas para controlar o pensamento negativo. Isso foi ensinado nas sessões de grupo semanais por um período de dez semanas. A equipe queria ver se o programa era capaz de melhorar a qualidade de vida, impactar os processos biológicos e diminuir o risco de progressão da doença e a mortalidade no longo prazo. E, de fato, entre os participantes constatou-se um aumento na taxa de sobrevivência e períodos de remissão mais prolongados em um *follow-up* médio de onze anos.[95] A pesquisa mostra que aprender a administrar efetivamente o estresse melhora a regulação hormonal do estresse, a função imune e, como se descobriu mais recentemente, a expressão genética, com infrarregulação dos genes que controlam a inflamação e suprarregulação dos genes da função imune — ajudando a controlar o processo metastático.[96]

Além do mais, os participantes do programa de CBSM relataram uma qualidade de vida melhorada e níveis menores de depressão e ansiedade, em comparação com o grupo de controle, e esses benefícios se estenderam também no longo prazo.[97]

O mais animador em relação a essa pesquisa, em termos de sua aplicação na vida anticâncer, é o impacto duradouro de intervir cedo no estresse para a sobrevivência de longo prazo e a qualidade de vida dos pacientes. Os atuais estudos sugerem que isso funciona para todos que decidem administrar melhor o estresse.

A VIDA ANTICÂNCER COMEÇA ONDE O ESTRESSE TERMINA

A presença do estresse inibe nossas boas intenções e nossos esforços para comer direito, descansar bem, fazer atividade física regular e outras mudanças benéficas para a saúde — a mais importante delas sendo melhorar nossa percepção global de satisfação com a vida. Mais do que sabotar a capacidade de tomar boas decisões, o estresse tende a ser um gatilho para a pessoa fazer o oposto, como beber demais, fumar, perder a calma ou se afastar dos entes queridos.[98,99]

O estresse literalmente sabota todas as suas intenções saudáveis. Se você chega em casa estressado e exausto do trabalho, sente menos disposição para preparar uma refeição saudável. O estresse nos deixa propensos a dizer: "Não vou me exercitar hoje" ou "Que tal pedir uma pizza?". Também atrapalha o relaxamento à noite, na hora de dormir, trazendo ainda mais risco para a saúde, ao reduzir as horas de sono.

URGENTE: O ESTRESSE ANULA OS BENEFÍCIOS DA DIETA!

Eis um exemplo de como o estresse pode sabotar nossas boas intenções de comer direito. Uma equipe na Universidade Estadual de Ohio descobriu que sofrer estresse no dia anterior eliminava as diferenças na resposta biológica entre fazer uma refeição com alto ou baixo teor de gordura saturada.[100] Em outras palavras, se o estresse não fosse controlado, não fazia diferença o que a pessoa comia — os efeitos dos alimentos saudáveis e não saudáveis eram os mesmos. Todas as mulheres no estudo, 38 sobreviventes de câncer de mama e vinte participantes saudáveis, fizeram uma refeição rica em gorduras saturadas e, no dia seguinte, uma refeição pobre em gorduras saturadas. Colhendo hemogramas inúmeras vezes durante o estudo, os pesquisadores examinaram dois marcadores inflamatórios (proteína c-reativa e amiloide sérica) de adesão celular que estão ligados à formação de placas nas artérias, oxidação de gorduras e carboidratos, insulina, glicose e triglicérides, bem como uma interessante medida para calcular o gasto de energia em repouso (quantas calorias você queima em descanso).

Sua primeira descoberta foi que o nível maior de estressores no dia anterior resultou em um gasto de energia pós-prandial em repouso mais baixo, em uma oxidação de gorduras mais baixa e em níveis de insulina mais elevados.[100] Entre as mulheres que não tiveram nenhum estressor no dia anterior, a refeição rica em gordura saturada levou a aumentos nos marcadores de adesão celular e inflamatórios, ao passo que a refeição pobre em gordura, não. Mas, para as mulheres que tiveram estressores no dia anterior, não houve diferença na reação de seu corpo às refeições. Elas apresentaram os mesmos marcadores de adesão celular e inflamatórios aumentados depois de ambas as refeições. Em outras palavras, a reação do corpo delas à refeição mais saudável foi a mesma que se tivessem feito a refeição não saudável.[100] A ligação entre estresse e dieta nesse estudo sugere que o estresse modifica o metabolismo de maneiras que promovem a obesidade e aumentam as reações inflamatórias, independente do que comemos. É por isso que o manejo do estresse vem antes da dieta e outras mudanças salutares. Se você não controla o estresse, suas outras melhorias no estilo de vida podem ser em vão.

Por outro lado, percebemos também que fatores ligados ao estilo de vida podem reduzir os danos do estresse. Um estudo de 2014 revelou que mulheres que mantinham um estilo de vida saudável preservavam o comprimento dos telômeros contra os efeitos do estresse.[101] O estudo, de que Epel e Blackburn participaram, observou o atrito telomérico em 239 mulheres pós-menopausa por um período de um ano e descobriu que o encurtamento dos telômeros induzido pelo estresse foi reduzido entre as mulheres engajadas em comportamentos saudáveis, incluindo dieta baseada em plantas, exercícios regulares e sono adequado. Esse estudo reproduziu pesquisas anteriores mostrando que o estilo de vida saudável atuava como um amortecedor contra o estresse e estava associado a telômeros mais longos.[102-104]

Estamos começando a perceber como é importante controlar o estresse, tanto em termos de seu impacto direto em nossa saúde como em relação a seu impacto direto no sono, na dieta e no exercício. As pesquisas apontam para a necessidade crucial de encontrarmos tempo todos os dias para relaxar e ficar longe das exigências e responsabilidades da vida. Viver o momento presente, nem que seja por apenas alguns minutos diários, pode mudar nossas perspectivas e ocasionar um drástico impacto positivo na saúde. Reduzir e manejar o estresse é fundamental para ter sucesso em mudar sua vida em outras áreas e manter essas mudanças ao longo do tempo.

O modo como você reduz o estresse crônico em sua vida, da mesma forma que todos os aspectos da vida anticâncer, depende em grande

DIETA SAUDÁVEL, EXERCÍCIO E SONO SÃO DEFESAS CONTRA O ENCURTAMENTO DOS TELÔMEROS INDUZIDO PELO ESTRESSE

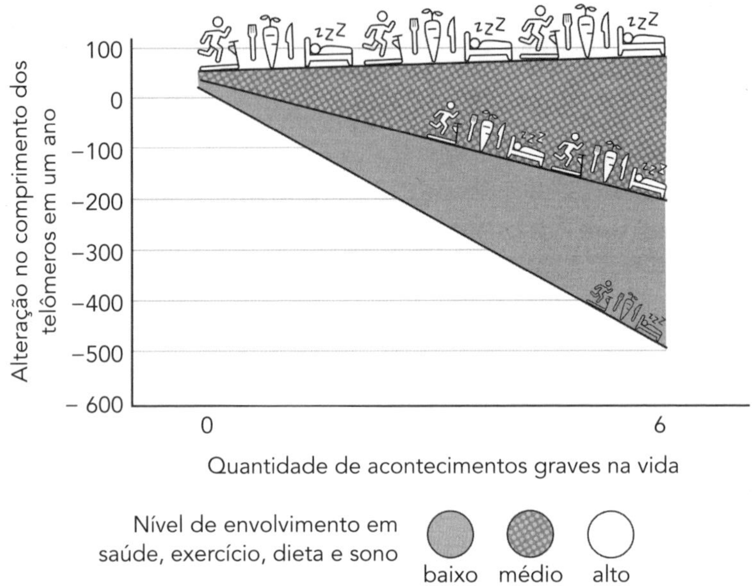

Embora o estudo, no decorrer de um ano, tenha revelado que a quantidade de acontecimentos graves na vida resulta em telômeros mais curtos, o estilo de vida saudável reduziu o encurtamento dos telômeros ligado ao estresse. A linha de cima representa as mulheres que seguiam comportamentos muito saudáveis envolvendo exercício, dieta e sono. Independente do número de acontecimentos graves na vida, seus telômeros permaneceram ilesos. Entretanto, para as mulheres com nível baixo ou médio de empenho, conforme o número de acontecimentos graves na vida se acumulava, maior era o encurtamento dos telômeros.

Adaptado e reproduzido com a permissão de Macmillan Publishers Ltd: E. Puterman, J. Lin, J. Krauss, E. H. Blackburn, E. S. Epel, "Determinants of telomere attrition over one year in healthy older women: Stress and health behaviors matter". *Molecular Psychiatry*, v. 20, n. 4, pp. 529-35, jul. 2015.

Adaptado em colaboração com Laura Beckman.

parte de você mesmo. Quando você dá ouvidos à sua intuição e às necessidades do seu corpo, pode se surpreender ao perceber que não se preocupa mais com o estresse de acompanhar o noticiário ou ver, no Facebook, fotos da vida fascinante que seus amigos levam. Você pode se dar conta de que enfim chegou a hora de sair do emprego que suga suas energias, largar a dieta de baixa qualidade que o faz se sentir tão mal que não consegue dormir à noite ou decidir que chegou a hora de pôr fim a um casamento ou relacionamento infeliz. Ou, se for como a maioria, precisa aprender apenas a se distanciar e sentir uma espécie de serenidade tão difícil para todo mundo nesse mundo maluco em que vivemos.

Sei disso por experiência própria. Eu costumava associar o enorme estresse do trabalho, de algum modo, à sensação de estar mais comprometido ou ser mais bem-sucedido do que os outros (sei que não faz o menor sentido). Entranhado em minha psicologia, havia o medo de que, caso parasse, eu não conseguiria exercer minha profissão ou ficaria defasado no mundo altamente competitivo da pesquisa sobre o câncer. Levei muito tempo para conseguir ser motivado menos pelo estresse (e pelo medo) e mais pelos benefícios à saúde que obteria se tirasse o pé do acelerador. Mal fazia ideia de que cuidar de mim mesmo não só me aliviaria da ansiedade no trabalho como também me tornaria mais produtivo e focado, a despeito de passar menos horas no laboratório.

O PROTOCOLO DA ALEGRIA

Com o passar dos anos, Diana Lindsay passou a escutar cada vez mais sua mente, seu corpo e seu espírito. Mas ela conta que nem sempre foi assim. "Quando recebi o diagnóstico de câncer, não tinha ideia do que fazer para tentar sarar, e meus médicos, muito menos", explica. "Uma noite, logo depois que recebi a notícia de que estava com câncer estágio IV, tive um sonho e, na manhã seguinte, convidei todos os meus amigos para uma visita. Pensando em termos práticos, eu não queria precisar ligar para cada um e contar que estava doente — parecia difícil demais. Assim, meus amigos vieram e a gente cantou, dançou, riu e se divertiu muito. Não foi um velório nem nada do tipo. Era só um grupo de pessoas que eu amo se reunindo e desfrutando de momentos alegres. No dia seguinte, quando fui ao consultório descobrir minhas opções de tratamento, perguntei: 'E a alegria, onde entra?'. Eu queria saber, porque, apesar de estar muito doente, percebi que ainda era capaz de sentir alegria. Decidi seguir o que chamo de meu protocolo da alegria. Pesquisei o que acontece com o corpo quando a gente sente felicidade intensa e descobri que somos inundados por uma dose de endorfinas, oxitocina e dopamina — as substâncias no cérebro que fazem você se sentir bem quando consegue esquecer as preocupações e simplesmente vive com alegria. Depois, descobri que todas essas substâncias químicas estimulam o sistema imune. Daí tratei com a maior seriedade essa ideia de cultivar a alegria sempre que possível. Tenho certeza de que isso foi fundamental para eu ter desafiado as probabilidades por tanto tempo. Uma pessoa que aprecia a vida quase nunca fica de baixo astral."

A disposição de Lindsay em assumir o controle da situação e sua determinação em optar pela alegria mesmo em face do câncer ilustra os objetivos da vida anticâncer. Por isso é tão importante para nós que trabalhamos com oncologia integrativa contemplar a realidade psicológica e emocional do paciente e ajudá-lo a desenvolver um tipo de resiliência mental e emocional que estimule seu processo de cura. Quando focamos na redução do estresse, a preocupação e o medo são substituídos por uma sensação de *calma* e, muitas vezes, por uma sensação renovada de valorização da beleza e alegria da vida.

GUIA DA VIDA ANTICÂNCER PARA A REDUÇÃO DO ESTRESSE

Os pensamentos, positivos ou negativos, desempenham papel-chave em nossa saúde, antes ou depois de um diagnóstico de câncer. Ficar alerta para os pensamentos negativos, adotar uma mentalidade positiva, cultivar a esperança e a alegria, viver o momento — tudo isso exige prática. Da mesma maneira que treinamos nosso corpo para nadar mais ou correr mais rápido, devemos tirar um tempo para treinar a mente.

META: TRINTA MINUTOS DIÁRIOS

Iniciar uma prática mente-corpo é como criar coragem para se exercitar — no começo, pode parecer desafiador, até doloroso, mas, com o tempo, você passa a apreciar a quietude e a ansiar por esse momento especial de estar consigo mesmo e relaxar. O segredo é ultrapassar a dificuldade inicial. Se você tenta essas práticas uma ou duas vezes apenas, não vai ver resultados e talvez pense: "Isso não é para mim". Durante a fase inicial, mantenha o foco no seu objetivo mais amplo. Você verá que, depois de uma ou duas semanas de prática diária, vai se sentir mais equilibrado, e os aborrecimentos normais da vida não vão mais tirá-lo do sério como antes. Lembre que, ao praticar técnicas de gerenciamento do estresse, você fortalece seu sistema imune, retarda o processo de envelhecimento e melhora o estado de espírito.

OBJETIVOS DE SUA PRÁTICA MENTE E CORPO

- Sentir-se mais no controle, menos irritado com as pequenas coisas e mais apto a lidar com o que é grave.
- Afastar a sensação de estar sempre sobrecarregado.
- Sentir-se livre de obrigações e leve durante alguns minutos todo dia.
- Passar a viver uma vida mais ativa e menos reativa.

TÉCNICAS ANTICÂNCER DE REDUÇÃO DO ESTRESSE

Em nosso trabalho com pacientes de câncer no MD Anderson, usamos uma série de técnicas como TCC (terapia cognitivo-comportamental), meditação, ioga, massagem, tai chi, *qigong* e outras modalidades de redução do estresse para fornecer aos pacientes as ferramentas para o alívio do estresse geral de que precisarão para fazer mudanças de estilo de vida saudáveis nas outras áreas da vida. Como mencionei, uma prática mente-corpo é, muitas vezes, o que as participantes do CompLife afirmam ter tido o maior impacto em sua vida e em sua capacidade de manter um estilo de vida anticâncer depois de encerrado o programa.

EIS UMA BREVE EXPLICAÇÃO DE CADA TIPO DE TÉCNICA DE REDUÇÃO DO ESTRESSE

TCC (terapia cognitivo-comportamental): Essa terapia de curto prazo ensina os pacientes a mudar conscientemente sua forma de pensar, substituindo pensamentos negativos por positivos e "reprogramando" a configuração-padrão de sua cognição. Os efeitos positivos de longo prazo disso aparecem nos mapas de calor de Steve Cole e nos estudos longitudinais de sobreviventes de longo prazo.[1,2]

Meditação: Há mais de uma década, nossa amiga Molly M. começa seu dia com uma prática mente-corpo planejada por ela própria com base no Canadian Healing Journey Program [Programa Jornada de Cura Canadense]. Sua prática diária ajuda a eliminar qualquer estresse que porventura ainda carregue do dia anterior e a deixa "zerada". Ela pratica uma combinação de relaxamento, imagens mentais e meditação. Molly logo salienta, porém, que suas imagens criadas pessoalmente não funcionam para todo mundo.[3] O importante é encontrar uma forma de relaxamento que se ajuste bem a você e que você seja capaz de manter numa base diária.

Respiração diafragmática profunda: Pode ser praticada formalmente ou a qualquer momento da correria diária, quando precisamos substituir o zumbido dos hormônios do estresse pelo efeito relaxante da oxigenação em nosso corpo. Apenas respirar fundo duas vezes, usando o abdome, já ajuda a nos estabilizar e manter o foco no presente, sobretudo quando estamos no meio de uma situação inevitavelmente estressante.[4]

Tai chi e qigong *(e outras práticas de movimento formais)*: Combine movimento com meditação e práticas de respiração que centrem e acalmem tanto o corpo como a mente. Conduzi um estudo clínico sobre o efeito do *qigong* em cerca de uma centena de mulheres chinesas submetidas a radioterapia para tratamento de câncer de mama.[5] As que praticaram *qigong* relataram menos depressão e fadiga, e qualidade global de vida mais elevada do que o grupo de controle. Esses resultados, como no caso da TCC e outras técnicas de redução de estresse, trouxe benefícios duradouros.[6]

Ioga: Minha avó, Vanda Scaravelli, era uma praticante de ioga lendária. Ela começou a praticar ioga já mais velha. Morei com ela por um ano para aprender ioga, portanto conheço em primeira mão seu poder de recuperação. Cheguei até a aproveitar para formar a base de minha pesquisa inicial, que, junto com a pesquisa de outros, mostrou que a ioga traz consciência corporal, flexibilidade, ajuda pacientes de câncer a dormir, melhora o humor, reduz a fadiga, impacta positivamente o funcionamento do organismo e ajuda a regular os hormônios do estresse no sangue, entre outros benefícios.[7-10] Em um nível mais profundo, a ioga pode aumentar nossa capacidade de encontrar significado na experiência da doença e ajudar a transformar nossa vida.[11,12] Vanda costumava me dizer: "*Stai attento*". Podemos entender isso de duas formas: (1) tome cuidado ou (2) se mantenha alerta. Muitos pensariam que, por ser a *nonna*, ela se referia à primeira opção, superprotegendo o netinho querido, mas é claro que falava da segunda. Vovó Vanda se referia a um engajamento profundo com todos os aspectos da vida. A ioga é um veículo para nos ajudar a nos tornar plenamente atentos. Como ela escreveu em seu livro, *Awakening the Spine: Yoga for Health, Vitality, and Energy* [Despertando a coluna: Ioga para saúde, vitalidade e energia]: "[A ioga] é um processo vivo que muda a todo momento, ao observarmos o que comemos, como comemos, quando andamos, como andamos, o que dizemos e como dizemos. Todas essas coisas devem estar presentes em nós e devemos estar apaixonadamente interessados em todas elas".[13]

Viva perto da natureza: Saia e sinta o sol na pele. A natureza é um grande remédio, a melhor companhia que se pode ter. Dê para si o presente de alguns momentos ao ar livre, caminhando com a mente atenta e explorando o mundo. Mesmo em pequenas doses, a natureza faz maravilhas por sua saúde e seu bem-estar.[14]

TRÊS PASSOS PARA O MÉTODO ANTICÂNCER IDEAL DE DESESTRESSAR

1. Desenvolva uma prática diária de meditação que o leve pelos estágios da introspecção solícita e da comunhão.

2. Integre a quietude em sua vida usando momentos de meditação ao longo do dia.

3. Reflita sobre seu estado mental mantendo um diário com suas reflexões.

1. INICIE UMA PRÁTICA DIÁRIA DE MEDITAÇÃO

Quando praticada todo dia, a meditação reduz o estresse, diminui o risco de doenças, melhora o bem-estar e ajuda a reconfigurar seu cérebro. Esse efeito não se limita a adultos. Muitos estudos recentes revelaram que a meditação melhorou os processos mentais e a capacidade de aprendizado de crianças de até nove anos.[15] Após oito semanas de meditação, alunos de uma escola primária na Coreia diminuíram a agressividade, mostraram menos ansiedade social e ficaram menos estressados.[16]

Para pacientes de câncer, a meditação tem mostrado uma redução dos efeitos colaterais da quimioterapia, além de uma diminuição nos níveis de cortisol e de inflamação. Acalmar sua mente com a meditação leva a efeitos significativos em seu corpo e sua saúde global, assim mostram as pesquisas.

Respiração diafragmática

Embora todos respirem, a maioria das pessoas quase nunca atenta para a própria respiração na vida cotidiana. Esse exercício vai ajudá-lo a praticar a respiração abdominal profunda para deixá-lo mais relaxado e calmo a qualquer momento do dia, sobretudo nos momentos em que está se sentindo estressado, ansioso ou irritado. Quando você respira pelo peito, a respiração normalmente é superficial e rápida. Quando respira pelo abdome, ela é mais plena, profunda e vagarosa.

Um componente central em diferentes práticas de meditação é o foco na respiração. Toda prática encoraja a respiração lenta e diafragmática, que é basicamente respirar pela barriga.

Instruções: Sente-se em uma cadeira ou deite-se no chão ou em uma esteira. No começo, talvez seja melhor praticar a respiração profunda deitado, uma vez que essa posição lhe permite determinar melhor se você está respirando com o peito ou a barriga.

- Para monitorar melhor a respiração, ponha a mão no seu abdome, bem abaixo da caixa torácica.

- Inspire profundamente pelo nariz percebendo que você é capaz de sentir a parte de baixo de seus pulmões; em outras palavras, mande o ar para baixo o máximo que puder.
- Se estiver respirando com o abdome, sua mão deve subir conforme você inspira, enquanto seu peito deve permanecer quieto.
- Respire até o fim e faça uma pausa antes de expirar devagar pelo nariz. Se soltar o ar pelo nariz for difícil, você pode exalar pela boca, mas pressione um pouquinho os lábios para reduzir a liberação de ar. Expire até o fim para criar mais espaço em seus pulmões para a próxima respiração completa.
- Inspire e conte cinco segundos, depois expire lenta e profundamente por seis segundos. Sua exalação pode ser um pouco mais longa do que sua inalação.

Essa é uma prática maravilhosa para fazer ao acordar toda manhã e antes de dormir toda noite. Gaste alguns minutos com respirações profundas e purificadoras. Tente praticar por, pelo menos, cinco minutos. Quando estiver diante de uma tarefa difícil no trabalho ou em casa durante o dia, faça uma pausa e respire três vezes com a barriga, para ficar mais centrado e se acalmar antes de começar. Se você tem filhos, encoraje-os a adotar essa prática antes da cama ou quando ficarem frustrados. É uma ótima maneira de incorporar a respiração profunda ao seu dia, passar um tempo tranquilo com seus filhos e começar a municiar a caixa de ferramentas anticâncer deles com uma habilidade para o resto da vida de administrar de maneira eficaz e simples o estresse.

Comece com meditação focada: Agora que você entendeu como funciona a respiração diafragmática, o passo seguinte é começar uma prática de meditação focada. A meditação focada significa manter um foco individual num único objeto, seja literal, seja figurativo.

Instruções:

- Sente-se no chão ou em uma cadeira, ou encontre outra posição confortável que lhe permita focar seu objeto de escolha.

- Empreenda a respiração diafragmática e fique ao menos cinco minutos focado em sua respiração.
- Mesmo que, sem querer, você perca o foco na respiração ao se concentrar no objeto de sua escolha, continue com a respiração diafragmática.

Recomendamos começar pela meditação focada na respiração. Porém, você poderia se concentrar também na chama de uma vela ou em um som (por exemplo, entoando a sílaba *om*, recitando uma palavra poderosa como "calma", "alegria" ou "saúde", ou frases poderosas como "Sou forte... Tenho valor... Sou completo"). Durante a meditação, toda vez que sua mente divagar ou ficar mergulhada em pensamentos ou problemas da vida, volte a se concentrar com suavidade na respiração e, depois, no objeto do seu foco.

Passe gradualmente à meditação de atenção plena ou mindfulness: Depois que sua prática de meditação focada estiver bem internalizada e você houver atingido os vinte minutos diários, tente mudar para a meditação de atenção plena ou *mindfulness* (guiada). Essa meditação em posição sentada vai ajudá-lo a aprender a aquietar a mente e a olhar para si mesmo e para os outros com serenidade. Estudos mostram que praticar a meditação de atenção plena melhora a função imune, reduz a depressão e aumenta a sensação global de bem-estar.

Instruções:

- Comece com cinco minutos de sua prática meditativa focada na respiração diafragmática.
- Mantenha o foco em sua respiração, concentrando-se nas sensações do ar entrando em seu corpo e depois suavemente saindo do seu corpo.
- Toda vez que pegar a mente vagando para longe da respiração, traga-a sem pressa ao presente, de volta ao momento, e continue a observar e acompanhar o fluxo de sua respiração.
- Conforme observa a respiração, você pode achar de tempos em tempos que está ficando consciente das sensações em seu corpo. À me-

dida que mantém a consciência desperta para sua respiração, veja se é possível expandir o campo de sua consciência de modo a incluir uma percepção do seu corpo como um todo, ficando ciente de todas as sensações que o percorrem.

- Fique ciente desses sentimentos e sensações sem julgar ou reagir a eles.
- Em vez de seguir pensamentos individuais, deixe os pensamentos irem e virem conforme você permanece calmamente sentado, presenciando os pensamentos e apenas os observando. Permita que passem flutuando como nuvens no céu ou como pássaros voando acima de você.
- À medida que a meditação vai chegando ao fim, tome consciência do seu entorno aos poucos. Tente levar as sensações de calma e paz que você vivenciou ao meditar para o resto de seu dia.

Expanda para a meditação da bondade amorosa/compaixão: A prática de meditação anticâncer ideal começa com a meditação focada, passa à meditação de atenção plena e termina com a meditação da compaixão ou da bondade amorosa. A meditação da bondade amorosa tem a ver essencialmente com cultivar e compartilhar o amor. Se isso soa muito meloso para você, considere o seguinte: as pesquisas mostram que a meditação da compaixão tem efeitos tanto de curto como de longo prazo em termos de saúde, bem-estar, perspectivas, autoconfiança e conexão com os outros.[17-19] A meditação da bondade amorosa tem sido usada para reduzir a depressão e outros sintomas em veteranos diagnosticados com TEPT, amenizar dores de cabeça e dores nas costas e melhorar o tônus vagal, um marcador fisiológico do bem-estar.[20]

Instruções:

- Comece com alguns minutos de respiração diafragmática.
- Mude para a meditação de atenção plena por cinco minutos adicionais.
- Agora traga à mente alguém (pode ser mais de uma pessoa) por quem você nutre sentimentos profundos de amor e carinho. Visualize essa

pessoa e preste atenção em como os sentimentos que você tem por ela afetam seu corpo.

- Deixe que essa pessoa se vá em sua imaginação, mas retenha a consciência das sensações que pensar nela lhe trouxe. Pense em você próprio com esses mesmos pensamentos afetuosos. Enquanto direciona esses sentimentos para si mesmo, repita estas frases (ou alguma outra coisa que você preferir) em voz alta ou em silêncio:

  Que eu seja feliz e alegre.
  Que eu seja saudável.
  Que eu leve a vida com calma e foco.
  Que eu viva em paz.

- Preste atenção às sensações e aos sentimentos dentro de você. Permita que essas sensações venham à tona e não as julgue de forma alguma.

- Em seguida, tente oferecer bondade amorosa para alguém que lhe dá apoio, que sempre "ficou do seu lado". Traga à mente essa pessoa, imaginando-a na sua frente, talvez, e repita essas frases para ela, em voz alta ou em silêncio.

  Que você seja feliz e alegre.
  Que você seja saudável.
  Que você enfrente a vida com calma e foco.
  Que você viva em paz.

- Agora mude seu foco para amigos e conhecidos e, por fim, para estranhos e depois para o mundo como um todo.

- Pense na comunidade mais ampla em que você vive. Você pode imaginar seus amigos, seus colegas ou seus vizinhos. Diga ou pense nestas frases, dirigidas a sua comunidade:

  Que vocês todos sejam felizes e alegres.
  Que vocês todos sejam saudáveis.
  Que vocês todos enfrentem a vida com calma e foco.
  Que vocês todos vivam em paz.

- Conforme encerra a meditação, tenha em mente o mundo mais amplo onde você vive. Expanda seu horizonte de seus familiares, amigos e colegas para todas as pessoas e criaturas do planeta, sem exceção, incluindo você mesmo, e repita:

  Que nós sejamos felizes e alegres.
  Que nós sejamos saudáveis.
  Que nós enfrentemos a vida com calma e foco.
  Que nós vivamos em paz.

- Tire um minuto para sentir isso sendo compartilhado por seu coração. Sinta a abertura de seu espaço interior, sua consciência como uma luz, o ardor de sua bondade amorosa, compaixão e alegria interior.

- Conforme se movimenta pelo ambiente, tome consciência, pouco a pouco, do que o cerca. Permita que os benefícios dessa prática se expandam para cada aspecto de sua vida.

Meta ideal: A maioria dos estudos que examinam os feitos da meditação menciona pelo menos uma prática diária de vinte minutos. Contudo, alguns estudos mostraram benefícios com apenas doze minutos diários de meditação, incluindo alteração nos telômeros.[6] Se você começar com uma prática mais curta, é difícil se acostumar e sentir ou medir os benefícios. Depois de estabelecida a rotina de vinte minutos, períodos mais curtos de meditação terão um impacto maior.

Se precisar de mais orientação: Você pode achar mais fácil realizar a meditação se ela for guiada. As meditações guiadas que recomendamos aqui neste capítulo podem ser encontradas em nosso website [em inglês].

2. MOMENTOS MEDITATIVOS

À medida que você constrói sua prática de meditação diária, é importante começar a trabalhar com essa nova sensação de calma e paz em seu dia, para se reconectar com sua respiração e melhorar sua consciência desperta. Nosso grande amigo e colega, o doutor Alejandro Chaoul, apresentou-nos aos momentos meditativos, breves interlúdios que lhe permitem dar um tempo na correria e se reconectar com sua respiração para ficar centrado e equilibrado conforme enfrenta seu dia:

- *Em sua casa ou escritório*: Estique os braços para cima. Conforme alonga as costas, respire fundo pelo nariz usando a barriga e solte o ar pelo nariz. Abaixe os braços e junte as mãos em seu colo, com a palma virada para cima. Feche os olhos e respire fundo, demoradamente, para relaxar.

- *Lave as mãos, lave a mente*: Pregue um bilhete no espelho de seu banheiro para lembrá-lo de focar sua respiração e limpar sua mente toda vez que lavar as mãos. À medida que você se concentra em lavá-las, respire e sinta que também está purificando a mente.

- *Encontre paz na rua*: Passamos tanto tempo em nossos veículos que encontrar momentos meditativos na rua é essencial. Um relatório da American Automobile Association [Associação Americana de Automóveis] revelou que os americanos passam mais de cem minutos diários dirigindo; no decorrer de um ano, isso equivale a sete semanas de trabalho de quarenta horas.[21] Levando nossos filhos para seus compromissos, treinos ou aulas, ou mesmo quando somos nós indo trabalhar ou estudar, todos precisamos encontrar um momento de calma atrás do volante

  Quando o semáforo ficar vermelho, aproveite para se conectar consigo mesmo; esqueça o celular, desligue o rádio e faça uma pausa para respirar em paz. Quando exalar, libere os pensamentos e a ansiedade. Enquanto o sinal continua vermelho, respire mantendo pensamentos relaxantes e pacíficos e livre-se de irritações, aborrecimentos e sentimentos negativos.

- *Meditação caminhando*: Quando você anda, foque a atenção na caminhada por um ou dois minutos — concentre-se apenas no que tem a ver com andar: o movimento do corpo, a sensação dos pés tocando o chão etc.

3. ESCRITA REFLEXIVA

Escreva por dez a quinze minutos sobre as dicas listadas acima. Não se preocupe com ortografia, gramática ou estrutura das frases. Use esse tempo para refletir de modo mais profundo possível sobre sua vida.

Reflexão sobre a meditação: Ao fim de sua meditação, reflita sobre sua prática meditativa. O que você notou? Foi mais fácil do que da última vez manter a mente focada? Para onde ela vagou? Para pensamentos e emoções positivos ou para sentimentos e ansiedades negativos? Explore parte dos pensamentos e emoções que sentiu na prática meditativa.

Reflexão sobre os valores fundamentais: Reflita sobre seus valores fundamentais do capítulo 7. Como você permanece fiel a eles? Que áreas o desviaram do caminho? Como sua prática mente-corpo o ajuda a se manter fiel a suas convicções e valores? Que mudança precisa ser feita para que isso ocorra?

Reflexão sobre gatilhos e soluções: Explore as coisas que despertam seu estresse. Escreva ideias para lidar com cada gatilho. Explore estratégias que você descobriu que funcionam para administrar o estresse. Como priorizar sua prática de manejo do estresse?

RESUMO DO GUIA DA VIDA ANTICÂNCER PARA A REDUÇÃO DO ESTRESSE

1. *Medite diariamente.* Tente chegar pelo menos a vinte minutos de prática diária que o conduza por todos os três tipos de meditação: focada, atenção plena e bondade amorosa.
2. *Trabalhe a escrita reflexiva.* Escreva sobre sua prática de meditação, valores fundamentais, gatilhos e como você lida com eles.
3. *Encontre momentos para meditar ao longo do dia.* Estique os braços para cima por alguns minutos e respire pela barriga. Dedique um momento à atenção plena — ao lavar as mãos, escovar os dentes, parado no semáforo, praticando alguns minutos de caminhada atenta.

O estresse pode ser a área mais problemática de controlar, mas é também a mais recompensadora quando conseguimos. Nossas recomendações são sustentadas por pesquisas envolvendo tanto indivíduos saudáveis como pacientes e sobreviventes de câncer. Já dissemos antes, mas vale repetir: a melhor prática mente-corpo é a que você faz todos os dias.

9. A necessidade de repouso e recuperação

Assim como há um ritmo natural para a vida, há um ritmo natural para a saúde e o processo de cura. O corpo humano foi projetado para funcionar com perfeição. Ele abrange diversos sistemas reguladores internos que resguardam nossos órgãos (como fígado, pâncreas, rins, pulmões e intestinos), e os sistemas imune, hormonal e químico funcionam suave e ritmicamente, equilibrando períodos de atividade biológica com repouso. Regendo esses processos complexos, existe uma estrutura à qual nos referimos como "relógio biológico": trata-se do principal sistema regulador e de interação com os sistemas "secundários" de regulação da sincronização, vários deles mencionados acima.[1]

O relógio biológico na verdade é composto de duas estruturas, localizadas na área do hipotálamo do prosencéfalo em ambos os hemisférios cerebrais.[1] Dentro dessas estruturas, minúsculos aglomerados de neurônios regulam nosso ciclo sono-vigília mais ou menos em sincronia com o ciclo de 24 horas da rotação diária da órbita terrestre em torno do sol. Na verdade, cada neurônio individual em um aglomerado também parece operar num ritmo aproximado de 24 horas, de modo que nosso relógio biológico é efetivamente movido por milhares de minúsculos "relógios" trabalhando em harmonia com as fases naturais do planeta, de dia e de noite.[1] Os tecidos do corpo também contêm relógios.[2] Em essência, o relógio no cérebro atua como um maestro de orquestra, enquanto os relógios nos tecidos mantêm o ritmo local, como uma seção de cordas ou de metais, acompanhando o ritmo da orquestra. Esses sub-relógios, operando com o relógio biológico, compõem aquilo a que nos referimos como ciclo circadiano.[2]

Todo mundo sabe o que acontece quando não descansamos o suficiente à noite. No dia seguinte, estamos péssimos. E não admira, porque, quando estamos cansados por falta de sono, ficamos vulneráveis a um efeito cascata de consequências biológicas negativas.[3] Podemos ficar com uma preguiça mental e física que afeta profundamente nossa qualidade de vida e nos deixa bem mais inclinados a acidentes ou enfermidades, inclusive crônicas.[4-7]

Como nosso relógio biológico regula tudo no corpo — a hora de dormir e de comer, a temperatura, a produção hormonal, a insulina e a excreção de glicose, a regeneração celular, a atividade das ondas cerebrais (a lista é longa) —, ignorar suas deixas tem, para nós, um custo financeiro (deixamos de trabalhar); social (comunicação ruim e estresse interpessoal); mental (incitando de depressão a psicose, dependendo de como nosso relógio está "quebrado"); e físico (suprimindo o sistema imune e enfraquecendo a capacidade global do corpo de combater doenças e restaurar a saúde).[8]

Assim, aprender a identificar e respeitar nosso ciclo circadiano único é essencial para o bem-estar e a prevenção de doenças. Precisamos apenas de disposição para dar ouvidos às sugestões sutis — e não tão sutis — que nosso relógio biológico nos faz ao longo do dia e adaptar nossas escolhas de estilo de vida de modo que reconheçam e apoiem esses sinais naturais. Quando ficamos sintonizados com os ritmos únicos de nosso corpo, descobrimos a beleza dessa sincronia. Quando atendemos as sugestões de entrar em atividade ou descansar, temos uma oportunidade de ajustar o corpo e a mente de forma a permitir um profundo restabelecimento da saúde. Passamos a vivenciar um estado de equilíbrio que nos mantém mais presentes e abertos para a vida, deixando nosso corpo mais sintonizado com a recuperação e a prevenção de doenças. Este é o objetivo da vida anticâncer: fornecer a informação necessária para você fazer escolhas sadias que vão sincronizar sua biologia para a maximização da saúde.

Repouso e rejuvenescimento são componentes essenciais da vida anticâncer, e ajustar nosso estilo de vida para incluir o repouso como parte ativa de nossos esforços pelo bem-estar vai nos fortalecer para viver vidas melhores e mais saudáveis, estejamos convivendo com o câncer ou não. Como escreveu o dramaturgo elisabetano Thomas Dekker: "O sono é a corrente de ouro que mantém a saúde e nosso corpo unidos"[9].

De início, subestimei a importância do sono ao adotar minhas mudanças para a vida anticâncer. Mudei minha dieta e depois procurei aumentar minha rotina de exercícios, mas simplesmente não conseguia pensar numa maneira de encaixar tais mudanças em minha rotina diária. Portanto, decidi acordar uma hora mais cedo e usar esse tempo para me exercitar antes de começar o resto de minha rotina matinal. Pensei em fazer isso seis dias por semana por um mínimo de seis meses, a fim de ver se perceberia uma melhora no bem-estar como eu esperava. Assim, todo dia (exceto domingo) eu acordava às cinco da manhã, malhava, tomava um banho e saía de casa sentindo que já fizera o bastante para levar uma vida anticâncer. No início, admito, fiquei muito satisfeito comigo mesmo em perceber como foi fácil fazer os ajustes, até que... em poucos meses, comecei a ouvir comentários preocupados de meus familiares e amigos. No trabalho, fiquei mais irritável e menos amigável e, em casa, perdia a paciência por qualquer coisa e fiquei mais ranzinza. Além disso, meu trabalho começou a ser prejudicado. Lembro que o começo da manhã costumava ser meu período de maior produtividade mental, mas esse período excelente para a resolução de problemas fora substituído por uma esteira ergométrica. Por fim, ao final de um dia particularmente estressante, Alison olhou para mim e disse: "Você está com uma aparência cinza. Não está com uma cara boa. Acho que está precisando dormir mais". Claro, ela tinha razão. Em vez de ajustar meu cronograma para acomodar as sete horas integrais do meu sono, das quais eu precisava para funcionar em meu nível ideal, eu simplesmente cortara uma hora do meu sono e a usara para minha vida desperto. Grande equívoco.

Sacrificar o sono para fazer mais exercício revelou-se contraproducente para o meu bem-estar global em várias frentes: eu estava resolvendo menos coisas, por isso, meus níveis de estresse aumentaram.

Como eu estava estressado, também ficava mais agitado com mais facilidade e passei a ser uma companhia menos agradável. Em pouquíssimos meses, passei de alguém que se sentia muito bem para alguém que se sentia péssimo, fora dos eixos. O que eu não sabia, na época, era que ter uma hora de sono a menos à noite também tinha impacto negativo no nível celular, aumentando a inflamação, diminuindo a função imune e modificando como meus genes estavam funcionando. Decidi parar de pôr o despertador para tocar às cinco da manhã e encaixar meus exercícios durante o dia, e vou falar mais a respeito disso um pouco adiante. O que estou querendo mostrar é que, depois de dar ao meu corpo o sono de que ele de fato precisava, logo me senti melhor e mais disponível para minha família, meu trabalho e o resto da minha vida.

AS VANTAGENS DO CICLO CIRCADIANO

Nosso corpo foi projetado para um funcionamento ideal e para rechaçar a doença quando estamos em estado de equilíbrio — e até harmonia — com o vaivém de tantos sistemas internos. Durante o dia, somos, em grande parte, regidos pelo sistema de "excitação circadiana", marcado pela liberação do hormônio cortisol em torno das cinco da manhã ou ao raiar do dia.[10] Conforme a manhã progride e os níveis de cortisol aumentam, nossos órgãos e células passam a consumir combustível, os hormônios fluem e nosso cérebro fica alerta. De dia, é quando estamos mais energizados biologicamente e mais ativos em termos físicos e mentais. À medida que o dia avança e o sol começa a sumir, esse sistema dá lugar ao "processo homeostático" do sono e, à medida que nossos níveis de cortisol começam a cair, é natural sentirmos um desejo, no começo da tarde, de cochilar ou repousar (mais ou menos entre uma e três da tarde). É quando muitos recorrem a café, doces ou algum outro estimulante para aguentar o tranco — pelos menos nos Estados Unidos. (Em culturas mediterrâneas como minha Itália natal, era comum ter-se consciência da diminuição do ritmo biológico, e todo mundo cessava as atividades cotidianas para tirar uma soneca.) Conforme o fim do dia se aproxima, começamos a passar em definitivo do ciclo de estímulo e luz para o de repouso e escuro, à medida que nosso corpo produz menos cortisol e começa a produzir o hormônio melatonina, um relaxante natural. À medida que cai a noite, nossos sistemas metabólicos passam a diminuir o ritmo, nossa mente começa a se aquietar e, quando nos permitimos, pegamos no sono. Durante o período em que estamos de fato adormecidos, com os olhos fechados e a mente livre das tarefas do dia, ocorre um tremendo restabelecimento da saúde, e vários "reparos" são feitos. Não estamos mais gastando energia com o lado de fora — agora, ela é gasta internamente.

NOSSOS RELÓGIOS BIOLÓGICOS QUEBRADOS

Quando foi a última vez que você foi para a cama ao sentir os primeiros sinais de que estava "cansado"? Quando foi a última vez que acordou se sentindo revigorado de verdade? Muitos de nós precisaríamos fazer força para lembrar.

Há uma infinidade de motivos para nosso comportamento ter evoluído de maneiras que operam na contramão dos nossos ciclos circadianos. Levamos uma vida cercada pela eletricidade, é raro presenciarmos as trevas profundas e envolventes que, hoje, só podem ser encontradas em partes remotas do mundo. A luz elétrica, além de perturbar a escuridão da qual nosso corpo necessita para ter um sono ideal, nos induz a comportamentos que roubam ainda mais tempo do nosso tão precioso período de sono. Entre eles, estão a capacidade de trabalhar dia e noite (testemunhamos graves problemas de saúde entre as pessoas que trabalham em turnos, incluindo taxas elevadas de certos tipos de câncer); a intrusão dos dispositivos eletrônicos em ambientes antes livres de luz azul, como nossos quartos, onde hoje costumamos deixar televisões, computadores, dispositivos de leitura e o onipresente carregador de celular. Inclusive, a luz emitida por aparelhos eletrônicos pode suprimir a melatonina e interferir em nossa capacidade de pegar no sono e continuar dormindo.[11] Com a eletricidade, vem a tecnologia e, com o fácil acesso à informação e o aumento do trabalho de escritório, ficamos sedentários de maneiras que encurtam perceptivelmente nossa expectativa de vida. Essa inatividade, não sem certa ironia, também interfere em nossa capacidade de dormir bem.[12] É difícil ter repouso suficiente se você fica jogado no sofá diante da TV assistindo sem parar aos seus programas favoritos no serviço de streaming disponível 24 horas por dia ou ter uma noite de sono ininterrupto quando seu celular fica na mesinha de cabeceira, vibrando e apitando a noite toda com mensagens e alertas.

Para agravar o problema de viver num mundo muito iluminado, nossos hábitos alimentares (que, idealmente, são regulados por nossos ciclos circadianos) também sofrem, e isso afeta de modo negativo nosso sono, que então impacta nossa capacidade de concentração no trabalho ou nossa agilidade física, o que, por sua vez, afeta nosso peso e nossa saúde geral. Você sabe do que estou falando.[13-15] Nossos relógios biológicos estão à mercê de nossas ambições e invenções. Hoje, as pesquisas mostram que quando respeitamos nossos ritmos circadianos e repousamos quando precisamos repousar e nos movemos quando precisamos nos mover, a saúde ideal é obtida.[16-20]

O PODER RECUPERADOR DO SONO

Passamos cerca de *um terço da vida* adormecidos, o que significa que, se vivermos até a idade de 75 anos (a expectativa de vida média da maioria dos americanos), teremos permanecido pelo menos 25 anos dormindo.

Ao longo das eras, poetas e filósofos ficaram intrigados com os aspectos místicos, até românticos, do sono, mas foi apenas nos últimos cinquenta anos, mais ou menos, que compreender o fenômeno do sono foi validado como especialidade médica. Hoje há um corpus crescente e empolgante de pesquisas e dados, que confirma o que nosso corpo já sabia: um sono adequado, pesado, é crucial para a saúde e o bem-estar gerais.[21]

Mas convenhamos: a maioria de nós dorme muito mal.[22,23] De cada cinco pessoas, quatro afirmam acordar exaustas depois de uma noite maldormida pelo menos uma vez por semana.[24] Trinta e cinco por cento da população adulta americana caracteriza seu sono como “razoável” ou “ruim”.[24] No mundo todo, mais de 20% da população informa ter algum tipo de problema para dormir.[25] Em resumo, a maioria não chega perto de ter a quantidade ou qualidade de repouso revigorante de verdade de que nosso corpo e nossa mente precisam para funcionar de maneira ideal.

O dia a dia exige demais de nós, física e mentalmente. À noite, nosso corpo deveria ser capaz de deixar para trás os estressores da vida e lidar com os efeitos do estresse em nossos órgãos e células. A maioria de nós sabe que o sono em si segue um ritmo regular, com vários estágios de profundidade de sono e atividade cerebral ocorrendo com regularidade durante a noite. O que poucos de nós percebemos é que passamos por vários ciclos de sono toda noite que dormimos. No pico desse processo de cura noturno, o hormônio do crescimento humano (GH) é liberado (curiosamente, os ossos de uma criança crescem mais à noite), as proteínas são sintetizadas e a gordura é quebrada para poder haver a reparação de tecidos.[26-28] O GH, que é liberado durante o estágio mais profundo de sono, estimula a divisão e a reparação celular.[29] Os cronobiólogos e outros cientistas conseguem até identificar o período máximo de restabelecimento da saúde entre onze da noite e uma da manhã; então é preciso dormir cedo se quisermos colher os benefícios dessa janela dourada de cura noturna, já que temos de estar na cama bem antes das onze, de modo a desfrutar da tão desejada fase de sono muito profundo do ciclo noturno.

Enquanto o corpo está fazendo reparos em si mesmo, nosso sistema imune é reequilibrado depois do esforço enorme feito durante o dia para nos manter saudáveis. Esse é o sistema de autodefesa natural do corpo e só funciona num nível ótimo quando estamos bem descansados. Quando não estamos, há efeitos negativos sobre as principais marcas registradas do câncer, incluindo *inflamação aumentada* e *função imune diminuída*, deixando-nos vulneráveis à infecção e, segundo as pesquisas, à exacerbação do crescimento tumoral.[3,30-31] Pesquisas recentes também revelam algumas associações entre perturbação do sono e modulação de genes do ritmo circadiano e outras marcas do câncer (incluindo *sinalização proliferativa contínua, permissão de imortalidade replicadora* e *ativação de invasão e metástase*).[32-38] Também existem evidências, obtidas em meu laboratório e em vários outros, de que a desregulação no ritmo de 24 horas do cortisol (ele deve estar elevado na hora que acordamos, cair gradativamente ao longo do dia e ao anoitecer, e só voltar a subir outra vez quando chegar o momento de despertarmos) está ligada à mortalidade aumentada em uma série de cânceres, incluindo de mama, renal e pulmonar.[39-41]

O sono adequado também promove a longevidade ao: diminuir o risco de acidentes diurnos; proteger-nos do surgimento ou da exacerbação dos problemas de saúde mental, como depressão e ansiedade; permitir-nos lidar melhor com os estressores diários e reagir a eles; manter o peso corporal controlado, o que minimiza o risco dos inúmeros problemas de saúde associados com o sobrepeso, incluindo o surgimento de alguns tipos de câncer; e manter a degeneração dos órgãos e das células sob controle.[7,26,42-48]

Não são apenas nossos órgãos e células que ganham um respiro quando dormimos. Todo nosso sistema musculoesquelético consegue relaxar e se rejuvenescer. Durante as fases em que sonhamos durante o sono (chamadas de REM, sigla em inglês para "movimento rápido dos olhos"), ficamos de certa forma paralisados e nossos músculos relaxam.[49] Esse estado de atonia, conjecturam alguns especialistas em sono, foi projetado para nos manter parados enquanto o cérebro se recarrega. Em um nível mais prático, a imobilidade cessa a produção de hormônios não essenciais e diminui a energia direcionada para nossos processos metabólicos não relacionados com a reparação.

Assim, quando você está dormindo, passa por uma profunda sessão de reparação e recuperação abrangentes. Radicais livres são recolhidos e impedidos de se ligar a oxigênio e causar danos celulares.[50] Como esse processo acontece com maior intensidade quando estamos em repouso, alguns cientistas se referem ao sono como um antioxidante natural.[51] De fato, o sono hoje é visto pelo mundo médico como tão essencial ao bloqueio bem-sucedido dos prejuízos dos radicais livres e ao reparo celular que alguns cientistas até começaram a classificar a perturbação do sono, sobretudo em trabalhos em turnos por longos períodos, como um carcinógeno "provável", na medida em que isso está ligado ao aumento da inflamação e à função imune prejudicada, coisas que sabemos estarem relacionadas ao desenvolvimento e ao crescimento cancerígenos.[3,52-56]

Isso tudo leva a um fato importante e irrefutável: a restrição crônica do sono (menos de 6,5 horas de sono, em média, por noite para adultos) está associada ao aumento da mortalidade[6] e hoje é estudada como possível fator de risco cancerígeno.

Em um estudo particularmente revelador de 2003, pesquisadores da Universidade de Surrey, na Grã-Bretanha, colheram amostras de RNA no sangue total para examinar perfis de expressão genética em mais de duas dúzias de pessoas que passaram uma semana desfrutando de 8,5 horas de sono por noite.[38] Eles compararam essas amostras com o sangue dos mesmos participantes após limitar seu sono a 5,7 horas por noite durante uma semana. Descobriram que o sono inadequado afeta centenas de genes ligados a metabolismo, inflamação e reação imune — importantes marcas registradas do câncer.

Uma nova pesquisa também revelou que a restrição do sono está associada a telômeros mais curtos, algo que, como já vimos, é um fator de risco de câncer. Um estudo de 2012 feito por pesquisadores do Reino Unido revelou que os telômeros eram em média 6% mais curtos em homens que dormiam cinco horas ou menos de sono por noite, comparado aos que dormiam mais do que sete horas por noite.[57] O estudo analisou hábitos de sono e o comprimento de telômeros correspondente de mais de duzentos homens de meia-idade ou mais velhos saudáveis (a média de idade era de 63 anos) e descobriu que o efeito se mantinha mesmo ao levar em consideração diferenças ligadas a idade, peso, tabagismo, formação escolar, situação profissional e eventual queixa de depressão entre os participantes do experimento. Com todos esses outros fatores considerados, a idade biológica deles pareceu diretamente afetada pela quantidade de sono.

Além do mais, o sono hoje é tema de inúmeros estudos que investigam as ligações causais entre dormir pouco ou demais e crescimento tumoral.[58,59]

SONO E MÁXIMO DESEMPENHO

Preparar o paciente de antemão para o desafio abrupto dos tratamentos é uma tendência cada vez maior na medicina do câncer. Esse novo modelo de "pré-habilitação" está alinhado à filosofia de *prevenção* versus reabilitação tradicional ou modelo de *tratamento* — esperar que algo ruim aconteça antes de intervir. A pré-habilitação objetiva impede que algo ruim aconteça e, no caso do tratamento de câncer, melhora os resultados com menos efeitos colaterais.

Atletas de elite têm experiência em se preparar física e emocionalmente para a exigência das competições. A espinha dorsal do treinamento é composta por dieta, exercícios e equilíbrio emocional. Muitos grandes atletas do mundo esportivo também levam seu sono bastante a sério. Um bom exemplo é o nadador americano Michael Phelps, o maior medalhista e talvez o maior atleta olímpico de todos os tempos. Quando Phelps está em treino ativo, nada sete dias por semana, fazendo entre 65 mil e 90 mil metros na piscina.[80] Isso significa ficar na água entre três e cinco horas por dia — quase o equivalente a um trabalho em tempo integral — treinando no nível mais alto. Para ter a força e a resistência necessárias para isso, Phelps consome uma dieta densa em nutrientes e muito calórica. (Os nutricionistas estimam que ele necessite de cerca de mil calorias de alimento para queimar a cada hora de treinamento ou 6 mil calorias por dia.)[61] Mas, mais importante do que isso — ele dorme. Muito. Quando está em treinamento, dorme oito horas por noite e tira cochilos de duas ou três horas toda tarde.[60] Isso significa que Phelps tem de dez a doze horas de sono diárias em época de treinamento. "Não me canso de dizer. Acho que as pessoas não prestam atenção de verdade em como o sono é importante", diz Phelps.[60] E ele não está sozinho. O astro do basquete LeBron James dorme doze horas por noite durante a temporada da NBA. O tenista Roger Federer também é adepto das doze horas de sono toda noite e o homem mais rápido do mundo, Usain Bolt, não tira menos de dez horas no mínimo, assim como a tenista Venus Williams.[62]

Estudos recentes mostram que a quantidade de sono adequada para esses atletas de alto desempenho melhora seu tempo de reação, sua agilidade e precisão, reduz a tendência a contusões e enfermidades, prolonga a longevidade num nível competitivo e melhora também a agilidade mental.[63,64] O sono, segundo as pesquisas, é vital para o sucesso atlético.

"Se você dissesse a um atleta que dispõe de um tratamento que vai reduzir as substâncias químicas associadas ao estresse, elevar naturalmente o hormônio do crescimento humano, otimizar a taxa de recuperação e melhorar seu desempenho, todos eles o fariam. O sono faz tudo isso", disse Casey Smith, diretor de preparação física do Dallas Mavericks.[65] Então, assim como os atletas se valem da capacidade de regeneração da saúde que tem o sono para obter o máximo desempenho, também nós precisamos promover um sono de alta qualidade para manter nosso corpo em plenas condições de conservar a saúde e prevenir o câncer ou de nos preparar para os desafios do tratamento e da recuperação da doença.

OS EFEITOS COLATERAIS DA FALTA DE SONO

Se usarmos o mundo esportivo como evidência de que o sono é um fator de previsão de desempenho, a maioria dos americanos adultos vai mal. Uma pesquisa Gallup de 2013 revelou que o adulto americano dorme apenas 6,8 horas por noite — média que caiu mais de uma hora nos últimos setenta anos.[66] Em 1942, o ano-referência que o Gallup usou para a análise, 84% dos americanos dormia de sete a nove horas por noite — a quantidade ideal para a recuperação da saúde e do bem-estar, recomendada até hoje pelos especialistas.[67,68] Hoje, porém, apenas 59% de nós atingimos essa marca, o que significa que mais de 40% das pessoas não estão dormindo o suficiente.[66]

Com as crianças, o problema é ainda maior — e o cenário piora na adolescência. Isso porque o cérebro do adolescente está passando por um processo muito grande de construção e desenvolvimento neurais e, conforme ele ocorre, o cérebro opera em sincronia com um ritmo circadiano único que altera o dia do adolescente de modo que a indução ao sono (estimulada pela ação hormonal e outras deixas) venha naturalmente mais tarde do que para a maioria de nós, mais ou menos às onze da noite.[69,70] Isso quer dizer que um adolescente que vai para a cama por volta das onze ou meia-noite precisaria dormir pelo menos até as sete ou nove da manhã para atingir as oito a dez horas recomendadas de sono para garantir uma saúde e um bem-estar ideais. Mas dormir nesse período, das onze da noite às oito da manhã, infelizmente está fora da realidade da maioria dos jovens, considerando que o horário escolar tende a criar um conflito com esse ritmo biológico natural. Estudos mostram que apenas 15% dos adolescentes americanos cumprem a meta de oito a dez horas e, para os 85% restantes, o custo, em termos de desempenho físico, psicológico, emocional e acadêmico, é alto.[71] Na verdade, um levantamento feito em 2014 avaliou que mais de 90% de todos os alunos de ensino médio nos Estados Unidos sofrem de privação de sono.[72] Sabendo que tantas doenças permanecem em gestação por muitos anos antes de aparecer — acima de todas, o câncer, que pode ser "semeado no corpo" por até quarenta anos antes de ser detectável —, fico particularmente triste com esse fato, não só como profissional envolvido no universo do tratamento e da prevenção do câncer, mas também como pai de adolescentes. Mary Carskadon, pesquisadora do sono e professora de psiquiatria e comportamento humano na Warren Alpert Medical School da Universidade Brown, descreve o conflito entre o impulso biológico do adolescente de ficar acordado até tarde e a necessidade de acordar cedo para ir à escola como uma "tempestade perfeita".[69] Em termos simples, as normas da sociedade para horários de início escolar batem de frente com a biologia circadiana desses jovens.

Um estudo publicado em fevereiro de 2015 no *Journal of Youth and Adolescence* pesquisou uma amostra diversa de quase 28 mil alunos de ensino médio na Virginia.[73] Apenas 3% desse grupo relatou cumprir a meta ideal de cerca de nove horas de sono toda noite. A média informada foi de 6,5 horas por noite. Pelas perguntas feitas, os pesquisadores deduziram que, a cada hora de sono perdido, a sensação de tristeza ou desespero aumentava em 38%, pensamentos suicidas, em 42%, e o abuso de substâncias, em 23%. Não se pode, é claro, nesse tipo de levantamento, concluir que a privação de sono foi a única causa do aumento nas queixas ligadas à saúde da mente, mas, considerando que sabemos que adolescentes já estão sob um risco de taxas elevadas de depressão, insônia e outros problemas de saúde mental, essas descobertas são notáveis.

Se o sono inadequado está causando essa montanha de problemas psicológicos e físicos para todos nós, o que vamos fazer a respeito?

Quando não dormimos o suficiente, ficamos letárgicos e, na tentativa de despertar, recorremos a estimulantes como café, cigarro, comida, álcool ou drogas — todos os quais nos oferecem benefício de curto prazo, mas um tremendo custo para a saúde no longo prazo. Quando não dormimos o suficiente, entramos num estado crônico de estresse capaz de causar um efeito dominó de escolhas de estilo de vida ruins, como comer demais, se movimentar muito pouco, sentir depressão e ansiedade e, principalmente, tornar nosso corpo vulnerável a infecções, inflamação e doença.

O ALTO PREÇO DAS HORAS MALDORMIDAS

A medicina do sono surgiu como especialidade na década de 1970, quando os cientistas começaram a compreender que o sono insuficiente era uma das principais causas de morte por acidente no país. A maioria das fatalidades no trânsito está relacionada à sonolência ao volante e à privação de sono, e o cumprimento de turnos de trabalho em que o ser humano sente o impulso biológico de repousar foi ligado pelos pesquisadores a uma série de trágicos acidentes muito conhecidos, incluindo os acidentes nucleares em Three Mile Island e Chernobyl, o encalhe do petroleiro da Exxon Valdez e a explosão do ônibus espacial *Challenger*.[74] Mais recentemente, colisões de trem em Nova York e Nova Jersey, incluindo um acidente em 2013 que deixou quatro mortos, foram ligadas a engenheiros com privação de sono.[75] Hoje, estima-se que 47 milhões de americanos — bem mais de 10% da população — sofra de distúrbios do sono.[76] E quase 9 milhões recorrem a pílulas para tentar remediar o problema.[77]

Em 2016, calculava-se que as horas de sono subtraídas estavam custando à economia americana 411 bilhões em perda de produtividade e acidentes no local de trabalho.[78] Mais do que em qualquer outro país no mundo.

A falta de sono também altera como metabolizamos a comida e contribui para a atual epidemia mundial de obesidade e diabetes tipo 2, ao alterar o modo como nosso corpo regula a insulina e outros hormônios essenciais.[79] Pesquisas também mostram que, ao longo da vida, as pessoas que desfrutam de menos de seis horas de sono por noite têm maior tendência à obesidade, mesmo que se exercitem com regularidade.[80] Revelam também que a carência de sono afeta níveis hormonais que aumentam a fome no dia seguinte.[81] Em um estudo de 2013 com quase 1400 adolescentes de escolas de ensino médio no subúrbio da Filadélfia, os pesquisadores descobriram que cada hora adicional de sono estava associada a uma redução no índice de massa corporal, com a redução mais acentuada constatada entre os adolescentes mais obesos.[82] Em adultos, o sono inadequado tem sido associado a enfermidades que vão de diabetes a derrame e doenças cardíacas.[83,84]

OS BENEFÍCIOS DO SONO NA VIDA ANTICÂNCER

- O sono regula nosso apetite e, assim, quando dormimos bem, comemos bem, e temos mais capacidade de manter um peso saudável.[81]
- O sono regula processos biológicos fundamentais ligados à obesidade.[79]
- O sono é essencial para alcançarmos nossa melhor capacidade física. Nossos músculos e células necessitam de sono para se regenerar, desintoxicar e sarar.[26]
- O sono é essencial ao bom humor.[85] Estar bem descansado nos permite reagir com eficácia aos estressores ao longo do dia e manter relacionamentos saudáveis.[86,87]
- O sono é essencial para o desempenho mental.[88,89] Precisamos estar bem descansados para ter reações rápidas e evitar acidentes e lesões.[4,90]
- O sono é o cronômetro da nossa saúde: se dormimos bem, há uma maior tendência a prevenir doenças e obter melhores resultados, incluindo em caso de câncer.[23]

O melhor remédio para o sono inadequado é... dormir. Mas há uma maneira certa de dormir bem e decididamente não é dormindo até tarde no fim de semana para compensar as horas roubadas durante a semana. Dormir mais nos fins de semana, na verdade, pode causar um "jet lag social" muito parecido com uma viagem aérea através de diferentes fusos.[91] Os ritmos do sono são regulares e, de certa forma, fixos, embora únicos para cada indivíduo. Aprenda a escutar seu corpo e sua mente: quando lhe derem a dica de que está na hora de dormir, obedeça.

QUANTO SONO É SUFICIENTE?

Como muitos de nós estamos condicionados a acreditar que o sono não é uma atividade significativa, sempre tentamos encontrar maneiras de abreviá-lo. Todavia, como sabe qualquer um que já passou vários dias arrastando os pés, isso nunca funciona. O sono é um processo complexo, formado por uma série de eventos psicológicos que necessitam de tempo adequado para começar e progredir até se completar. A ideia de que podemos de algum modo burlar esse processo e pegar um atalho simplesmente não é plausível. Conforme os pesquisadores foram fazendo novas descobertas sobre os processos fisiológicos em operação quando dormimos, puderam ajustar e aperfeiçoar seu entendimento do que constitui um período de sono ideal.

Incluímos as recomendações a seguir para mostrar como evoluiu nossa compreensão sobre a importância da duração do sono. Os cientistas começam a perceber melhor as horas de pico do repouso e, cada vez mais, compreendem os processos biológicos específicos do sono. Nossa vida é fluida e, portanto, nossos ritmos biológicos também são um pouco fluidos. Isso explica por que o tempo de sono ideal é estimado com uma faixa de variação — mas não pelos motivos que a maioria pensa: na verdade, é possível tanto dormir demais como dormir de menos, e calcula-se que mais de 30% da população americana durma demais.[92] Se olharmos, então, para a duração de sono saudável como uma curva, com 40% ficando abaixo da variação e outros 30% acima dessa faixa, apenas uma pequena fatia de nós — cerca de 30% — dorme direito.[92,93]

Em 2015, a National Sleep Foundation (NSF) [Fundação Nacional do Sono] emitiu novas recomendações para metas de duração de sono por faixa etária.[67] São elas:

Idade	Tempo de sono recomendado
Recém-nascido (0-3 meses):	14-17 horas por dia (anteriormente:12-18 horas)
Bebê (4-11 meses):	12-15 horas por dia (anteriormente:14-15 horas)
Primeiros passos (1-2 anos):	11-14 horas por dia (anteriormente:12-14 horas)
Jardim da infância (3-5 anos):	10-13 horas (anteriormente: 11-13 horas)
Idade escolar (6-13 anos):	9-11 horas (anteriormente: 10-11 horas)
Adolescência (14-17)	8-10 horas (anteriormente: 8,5-9,5 horas)
Jovem adulto (18-26):	7-9 horas* (essa é uma nova categoria)
Adulto (26-54):	7-9 horas (não mudou)
Idoso (65+):	7-8 horas* (essa é uma nova categoria)

SONO EM EXCESSO FAZ MAL

Michael Irwin, do Instituto Semel de Neurociência e Comportamento Humano da Universidade da Califórnia em Los Angeles, é um dos principais pesquisadores mundiais sobre a relação entre sono e doença e sabe muito bem como é vital tentarmos cumprir essa meta ideal de oito horas de sono diárias.

Pessoas que dormem mais de oito horas em geral não desfrutam de um sono de qualidade, segundo Irwin. Ficar na cama até tarde aumenta a propensão a doenças. Por exemplo, dormir demais pode aumentar o risco de desenvolver doenças cardíacas para quase 35% da população.[94] Há também forte evidência científica de que influencie outros problemas que afetam a expectativa de vida, como obesidade, depressão e doenças crônicas como diabetes e câncer.[6] O que não sabemos é o que vem primeiro: o problema de saúde ou o sono ruim, mas isso não importa tanto quanto mudar essa dinâmica, segundo Irwin. "Sono ruim, seja demais ou de menos, está ligado a um aumento da inflamação, que é um caminho notório para o surgimento ou a exacerbação de doenças graves como o câncer." Mais à frente neste capítulo, vamos discutir como fazer os ajustes de estilo de vida de que você precisa para ter um sono ideal.

A AGITADA VIDA NOTURNA DO CÉREBRO

Quando pensamos no sono, pensamos em sonhos e em Carl Jung, e na mente como uma abstração etérea, livre de grilhões. Até bem pouco tempo atrás, não prestávamos muita atenção ao que acontecia, durante o sono, com o cérebro e a massa literal de células, neurônios e vasos sanguíneos que o compõem.

Embora o cérebro corresponda a apenas cerca de 2,5% da massa corporal total, ele utiliza 25% da energia que geramos e 25% do oxigênio que respiramos.[95,96] Esse órgão é feito de um tecido nervoso que, para funcionar, depende do suprimento de glicose produzido pelo resto do corpo. Como ele é o centro de comando do corpo, pode-se dizer que o resto do organismo processa energia sobretudo para alimentar o cérebro.

Então, o que acontece quando vamos dormir? Sabemos que o sono profundo nos revigora, purifica a mente e proporciona ao corpo seu tão necessário repouso, mas e quanto ao cérebro?

Em 2013, uma equipe de pesquisadores na Universidade de Rochester em Nova York explorou uma questão aparentemente simples: o que acontece com o cérebro à noite? A equipe, conduzida pelo dr. Maiken Nedergaard, descobriu que o cérebro passa de fato por um processo vital de limpeza enquanto dormimos.[97]

Nedergaard e sua equipe observaram o cérebro de ratos adormecidos. O que encontraram os surpreendeu. As células cerebrais dos ratos literalmente contraíam, de modo que as células da glia pudessem se expandir, envolver os vasos sanguíneos neurais e transportar o lixo celular via líquido cefalorraquidiano para fora do cérebro. Nedergaard chamou essa rede de neuróglia, e essa extraordinária remoção de toxinas e resíduos neurológicos, de "sistema glinfático", na medida em que atua como as propriedades de limpeza do sistema linfático do corpo. O que sua equipe viu no cérebro adormecido de ratos foi tudo menos repouso; ele se iluminava quando essa rede única de vasos fluía com o líquido cefalorraquidiano em alta velocidade para banhar os neurônios e as células cerebrais em inatividade.[97]

De modo ainda mais surpreendente, a equipe de Nedergaard notou que, durante o dia, o sistema glinfático não era ativado. Esse despejo de toxinas neurais que ocorre apenas à noite levanta a grande questão: será o extraordinário processo de limpeza cerebral, na verdade, um dos principais motivos para dormirmos?

Temos certeza de como o pensamento crítico, o discernimento, os reflexos e outros processos são prejudicados pelo sono inadequado, e talvez isso aconteça porque interrompemos esse processo de limpeza natural. Os pesquisadores hoje estão investigando ativamente a ligação entre o trabalho do sistema glinfático e a presença de placas proteicas (beta-amiloides), que sabemos estar associadas com doenças como demência e Alzheimer.[98-100] Isso ajudaria a explicar as pesquisas mostrando uma ligação direta entre sono e funcionamento cognitivo e que a perda de sono é um fator de risco para demência precoce e Alzheimer.[101-103] Inclusive, um estudo recente mostrou que, até em indivíduos que não sofrem de distúrbio do sono ou de qualquer forma de demência, os que têm pior qualidade de sono apresentaram as concentrações mais elevadas de beta-amiloide no cérebro, enquanto outro estudo revelou que, se os participantes do estudo tivessem seu sono profundo perturbado pelos pesquisadores, isso resultava em níveis maiores de beta-amiloide mesmo depois de apenas uma noite.[104] Poderia uma doença como o Alzheimer ser subproduto de um sistema de limpeza neural defeituoso, possivelmente resultante da falta de sono? E, nesse caso, seriam outras doenças, incluindo alguns tipos de câncer, afetadas por uma falta de limpeza cerebral noturna adequada?

O que essa pesquisa destaca, acima de tudo, é que o cérebro é mais do que um simples computador, um conjunto de neurônios que acendem e apagam. Ele é um órgão frágil que necessita de cuidados e manutenção, e a melhor maneira de fazer isso é criando hábitos que preservem sua saúde, o principal deles sendo uma quantidade apropriada de sono reparador.

O SONO E O CORPO

Apenas quarenta minutos. É o tempo que precisamos perder em nosso sono à noite para o corpo ficar vulnerável a todo um leque de problemas relacionados a enfermidades.[105] Já foi amplamente estudado que o hábito de sete horas (o mínimo recomendado para um adulto saudável) ou menos de sono resulta em condições que diminuem a expectativa de vida. Entre elas, taxas mais elevadas de diabetes, ganho corporal mensurável e, mais notavelmente, doenças cardíacas.[106,107]

CÂNCER E SONO

Além de estar relacionado a ganho de peso, diabetes, doenças cardiovasculares e Alzheimer, o sono ruim tem sido ligado, por muitos estudos, a um risco aumentado de câncer e a resultados menos satisfatórios para sobreviventes de câncer. Um estudo de 2012 feito por pesquisadores na Case Western Reserve University, em Cleveland, revelou que mulheres em menopausa que sofrem de insônia crônica tinham maior tendência a desenvolver formas mais agressivas de câncer de mama e apresentavam risco de recidiva aumentado.[108] O estudo analisou os hábitos de sono pré-diagnóstico de mais de cem pacientes recém-diagnosticadas com câncer de mama e descobriu uma associação entre a falta de sono crônica e a recidiva do câncer de mama receptor hormonal positivo em estágio inicial. Quanto menos horas de sono, maior a probabilidade de volta do câncer. Essa correlação permaneceu significativa depois de corrigida para idade, histórico de tabagismo, atividade física e se as participantes sofriam de sobrepeso ou obesidade.

Em termos de câncer de cólon, alguns pesquisadores na Case Western descobriram que os pacientes que relataram dormir menos de seis horas por noite tinham um risco 50% maior de desenvolver adenomas colorretais, um precursor do câncer de cólon, comparados aos que informaram dormir somente uma hora a mais, ou seja, pelo menos sete horas por noite.[109] Esse estudo de 2011 envolveu mais de 1200 participantes que completaram as pesquisas de sono antes de passar pela colonoscopia.

Embora a falta de sono não tenha sido identificada como causa direta do câncer, hoje é universalmente aceito que a má qualidade de sono após um diagnóstico de câncer leva a piores resultados. Assim, grande parte do foco da área médica está em ajudar quem tem câncer a obter repouso adequado para melhorar suas chances de sobrevivência e diminuir o risco de recidiva.

Em um dos estudos mais convincentes realizados até hoje, pesquisadores na Europa descobriram que pacientes com câncer colorretal avançado morriam mais cedo se o seu ritmo circadiano fosse interrompido durante a quimioterapia (um efeito colateral comum).[110] Os pesquisadores monitoraram os ritmos circadianos de 77 pacientes que estavam recebendo o tratamento e descobriram que aqueles capazes de manter padrões de sono normais sobreviviam significativamente mais tempo do que os que haviam sofrido interrupção do sono ao longo da terapia. Os pesquisadores especularam que impedir a perturbação circadiana durante a quimioterapia poderia reduzir a toxicidade do tratamento e melhorar sua eficácia, assim como as taxas de mortalidade.

Embora a ciência continue avançando nessa área, já compreendemos o resultado mais importante — bom sono e repouso são essenciais para uma qualidade de vida elevada e para a saúde geral, estejamos ou não convivendo com o câncer.

MENOS ESTRESSE, MAIS SONO

Podemos afirmar que o principal motivo para a maioria de nós não dormir o bastante é o estresse psicológico. Quando relaxamos e apagamos a luz, tendemos a ruminar sobre os nossos problemas, sejam sociais, financeiros ou relacionados ao trabalho. Mas, para os que estão ao mesmo tempo combatendo o câncer, o estresse pode ser potencializado pela combinação de estresse psicológico ou existencial e estresse físico e sintomas como a dor.

Muitos pacientes de câncer me contam que seu pior problema é ficar rolando na cama à noite sem conseguir dormir.

Os motivos para isso são tanto psicológicos como práticos. Certamente, o estresse existencial de saber que seu corpo oculta algo potencialmente letal pode ser insuportável. À noite, o paciente não tem escolha a não ser pedir uma espécie de trégua para seu corpo, apesar de saber que o câncer não vai parar para descansar.

O estresse médico com frequência nos leva a encarar de frente nossa mortalidade, que, convenhamos, é uma das causas mais poderosas da insônia. Quando estamos em repouso, nossas defesas psicológicas e emocionais estão baixas, e ficamos vulneráveis de maneiras que nos põem em contato com nossa fragilidade biológica natural.

A doutora Martica Hall estudou a ligação entre o estresse e o sono nos últimos vinte anos na Universidade de Pittsburgh. Sua pesquisa apontou para uma ligação entre acontecimentos estressantes, como um diagnóstico de câncer ou a perda de um ente querido, e sono interrompido.[47,111,112] Hall e seus colegas demonstraram que o sono é o elo entre o estresse e a saúde comprometida.[113-115] Além do mais, parece que o sono ruim é o que permite ao estresse penetrar em nossas células, deixando-nos mais vulneráveis a enfermidades e possíveis consequências nefastas. Não podemos acabar com todos os estressores da vida (embora com certeza possamos fazer valorosos esforços em diminuir sua quantidade), mas talvez ter um sono melhor compense os danos que o estresse de outro modo pode causar.

Presenciei em primeira mão como a melhora do sono em pacientes de câncer de mama no nosso estudo CompLife ajuda essas mulheres a se estressar menos e recuperar a energia. Quando Brucett, cuja história apresentamos no capítulo 8, entrou para o estudo, ela dormia, em média, apenas quatro ou cinco horas por noite. Atribuía isso a ser "preocupada por natureza" e perguntou se, agora que fora diagnosticada com câncer, isso não acabaria com o pouco de sono que tinha. Mas trabalhamos de perto com ela para manejar seu estresse e observamos seu sono melhorar. Hoje, quatro anos depois do tratamento, ela continua a ter boas horas de sono e sente que isso é uma parte importante de seu processo de cura. "Honestamente, só não me estresso mais como antes", disse-me há pouco tempo. "Agora, em vez de me deitar e ficar olhando para o teto, eu pego no sono logo."

Quando relaxamos e relevamos os problemas da melhor maneira que conseguimos, nossa mente e nosso corpo ficam mais capacitados a fazer o que fazem melhor — restabelecer nossa saúde e nos fortalecer. Dormir, assim, acaba se tornando um ato de fé: aprendemos a confiar nos processos que ocorrem quando dormimos e começamos a compreender o valor da natureza cotidiana da cura e da prevenção das doenças.

MEDICAÇÃO VERSUS MUDANÇA DE HÁBITOS

Defendo com veemência que o sobrevivente de câncer, assim como qualquer indivíduo, evite pílulas para dormir. Claro que há momentos em que tomar um calmante sob orientação médica pode ser apropriado para ajudar a romper um ciclo ruim ou, por um período limitado de tempo, para ajudar com o jet lag. Mas é vital compreender que os comprimidos para dormir não atacam a raiz do problema que leva às dificuldades com o sono. Além disso, o sono induzido por comprimidos não restaura as forças de verdade. Embora os comprimidos de fato o façam apagar, benzodiazepínicos e outras medicações não permitem que você passe por todos os estágios do sono. Na verdade, nenhuma medicação no mercado intensifica os estágios mais profundos do sono, a parte restauradora, crítica para a manutenção da saúde. Assim, pode ser que você sinta que teve uma boa noite de sono, mas continue carecendo da verdadeira recuperação necessária para melhorar sua saúde. Como disse Michael Irwin: “Há mudanças significativas na arquitetura do sono associadas ao uso de benzodiazepínicos, incluindo a perda do sono de ondas lentas. Esses resultados levantam questões muito prementes sobre seu impacto como tratamento da insônia, para mitigar as respostas inflamatórias ligadas à insônia ou ajudar a pessoa insone a voltar a seu estado fisiológico homeostático”. Adultos mais velhos que usam comprimidos para dormir também podem acordar no meio da noite e ter problemas de coordenação, que levam a quedas perigosas.[116] Também há preocupações quanto à função diurna com o uso de comprimidos para dormir. Como explica Irwin: “Sabemos, por uma série de estudos, que sedativos-hipnóticos acarretam consequências diurnas como problemas de cognição, memória e capacidades visuais e espaciais que impactam seu funcionamento ideal”.

MÉTODOS PARA MELHORAR O SONO

Há diversas abordagens de vida anticâncer para lidar com os estressores que inibem o sono saudável, entre elas, as seguintes:

TERAPIA COGNITIVO-COMPORTAMENTAL PARA INSÔNIA (TCC-I)

Essa terapia breve, intensiva, funciona muito bem para tratar a insônia. Em poucas semanas, os pacientes aprendem a mudar seus hábitos de sono, e as pesquisas mostram que ela é bem mais eficaz do que os medicamentos de prescrição em proporcionar resultados de longo prazo.[117-119] A TCC-I pode ser realizada individualmente, em grupo, por telefone ou pela internet e mostrou trazer benefícios de longo prazo na melhoria do sono em pacientes de câncer.[120-124]

Em seu trabalho na UCLA, Michael Irwin tem realizado uma pesquisa notável que investiga a eficácia do tai chi para ajudar as sobreviventes de câncer de mama que sofrem de insônia. Os resultados mostram que o tai chi promove melhorias "robustas" na duração e na qualidade do sono comparáveis às da TCC-I ou à psicoterapia, além de benefícios adicionais de redução da depressão e da fadiga diurna.[125] Essa é uma descoberta incrível, na medida em que a TCC-I é o tratamento padrão-ouro para insônia sem fármacos — mas pode ser caro. O tai chi, por outro lado, muitas vezes é oferecido em centros comunitários e de idosos, bibliotecas públicas ou parques a baixo preço ou sem nenhum custo. Além do mais, há o bônus extra de praticá-lo em grupo, o que confere benefícios de saúde adicionais associados a estar conectado a um grupo ou rede social. Irwin observa que os movimentos sutis, rítmicos do tai chi relaxam o corpo, desaceleram a respiração e reduzem a inflamação, que está associada à recidiva do câncer.

O estudo de Irwin recrutou noventa sobreviventes de câncer de mama entre as idades de 42 e 83 anos. Metade das mulheres estava em um grupo que realizava TCC-I toda semana; a outra metade praticou tai chi semanalmente por três meses. Os dois grupos eram monitorados uma vez por mês de perto e, quinze meses mais tarde, ambos relataram sono continuamente melhorado e menos fadiga. Não só o tai chi era tão eficaz quanto a TCC-I em melhorar os resultados do sono como também Irwin descobriu que a prática levava a uma maior redução nos marcadores inflamatórios do que a TCC-I. Eles demonstraram ainda que ele reduzia os perfis da expressão genética inflamatória — fator-chave na prevenção do surgimento ou progressão de doenças, incluindo câncer.[126]

Esse estudo, acredita Irwin, aponta para a importância do sono em termos de saúde geral e homeostase (equilíbrio interno). "Sabemos que a qualidade do sono é importante para a regulação dos nossos sistemas endócrino, nervoso simpático e imune — três sistemas que necessitam estar bem equilibrados a fim de afastar doenças graves, incluindo tipos de câncer. Fazer mudanças no estilo de vida como praticar tai chi, por exemplo, pode reequilibrar o ritmo circadiano e restaurar e reforçar uma arquitetura do sono saudável, que se acredita ser importante para promover a saúde e até possivelmente prevenir a recidiva do câncer."

MEDITAÇÃO

A meditação também já mostrou que promove um sono repousante. Irwin e sua equipe ensinaram meditação a um pequeno grupo de pessoas com mais de 55 anos que se queixavam de insônia moderada.[127] Esses meditadores foram comparados a outro grupo de controle da mesma idade que recebeu um treinamento básico sobre sono. Os meditadores não só dormiram melhor mas também relataram menor incidência de depressão e fadiga diurna. Outro resultado importante, visto em vários estudos, é que a meditação leva a uma elevação dos níveis de melatonina, hormônio necessário para nos ajudar a pegar no sono e não acordar.

IOGA

Em um estudo conduzido na Universidade de Rochester, quatrocentos sobreviventes do câncer que sofriam de distúrbio de sono relataram que sua qualidade de sono tanto subjetiva como objetiva melhorou após frequentarem duas sessões de ioga por semana durante quatro semanas.[128] Além do mais, a pesquisa que conduzimos no MD Anderson em mulheres com câncer de mama submetidas a radioterapia revelou que as que praticavam ioga mais de três vezes por semana durante o período tinham, no fim do tratamento e um mês depois, melhor regulação de cortisol do que um grupo de controle que fez apenas alongamentos leves.[129] Inclusive, os níveis de cortisol para as mulheres no grupo de ioga caíram mais dia após dia do que entre o grupo de controle, o que permite ao corpo relaxar e se preparar para dormir. Descobrimos ainda que mulheres submetidas a quimioterapia que praticam ioga pelo menos duas vezes por semana ou mais também relatam melhora no sono.[130] Embora sejam necessárias mais pesquisas para mostrar se tai chi, meditação, ioga ou outras práticas mente-corpo exercem um impacto de longo prazo na qualidade do sono e na saúde, os dados observacionais que obtivemos são promissores.

CÂNCER E FADIGA

Para os pacientes de câncer — mesmo aqueles que já terminaram o tratamento há muito tempo e estão "curados" —, a fadiga que acompanha a doença pode ser muito prejudicial. Tanto isso é verdade que ela tem até nome: fadiga relacionada ao câncer (FRC). A FRC é uma síndrome complexa que resulta do tratamento contra o câncer e dos elevados níveis de estresse que tanto a doença como os tratamentos impõem ao nosso corpo. A FRC é definida pela National Comprehensive Cancer Network [Rede Abrangente Nacional de Câncer] como "uma sensação aflitiva, persistente, subjetiva de cansaço ou exaustão relacionada ao câncer ou ao tratamento do câncer, que é proporcional à atividade recente e interfere com o funcionamento usual".[131]

Os fortes tratamentos médicos, sobretudo a quimioterapia e a farmacoterapia, para não mencionar cirurgias (em particular, os anestésicos e sedativos utilizados), perturbam nosso ciclo circadiano e interferem com os processos de reparação celular, modulação endócrina e função neural.[132-134] Esses sistemas biológicos desbalanceados podem causar dor, insônia e sintomas físicos como ondas de calor — o que pode praticamente impossibilitar a pessoa de dormir. Na verdade, pacientes com FRC têm níveis elevados de marcadores inflamatórios que levam a mais fadiga e pior qualidade do sono. Assim, quando dormir se torna fisicamente desconfortável, o que podemos fazer?

FATOS SOBRE A FRC[135]

- Ela afeta entre 25% e 99% dos pacientes de câncer.
- Ela pode persistir até cinco anos ou mais depois do término do tratamento.
- Não é aliviada com repouso (aspecto particularmente cruel da síndrome).
- Está associada à diminuição da qualidade de vida, tanto durante como depois do tratamento.
- Está ligada à recidiva do câncer e às taxas diminuídas de sobrevivência global.

FAÇA-SE A LUZ

Além da terapia comportamental concebida especificamente para melhorar a qualidade do sono, a fototerapia (usando uma caixa de luz de espectro total, ou luzes de LED de alta potência, ou exposição natural à luz do sol) é uma técnica promissora que está sendo estudada como maneira de melhorar o sono durante a quimioterapia e de reduzir a FRC. E ela é ainda mais barata do que tai chi. Na verdade, tudo que você precisa fazer é ficar ao ar livre e tomar sol (sem usar óculos escuros).

Uma das principais pesquisadoras na área é Sonia Ancoli-Israel, professora de psiquiatria da Faculdade de Medicina da Universidade da Califórnia em San Diego (UCSD) e diretora do Gillin Sleep and Chronobiology Research Center [Centro de Pesquisa em Cronobiologia e Sono]. Em sua pesquisa, Ancoli-Israel descobriu que pacientes de câncer de mama expostas a curtas doses de luz brilhante antes da quimioterapia e durante o procedimento relatam níveis menores de fadiga.[136] "Minha hipótese era que as pacientes submetidas à quimioterapia ficam tão extenuadas que nunca saem ao ar livre. Elas simplesmente ingressam nesse ciclo de se sentir cansadas, ter um ritmo de sono interrompido e vagar pela casa. A falta de luz piora todas essas coisas."

Ancoli-Israel e seus colegas conduziram um estudo em que expuseram mulheres à luz brilhante por trinta minutos toda manhã e estudaram os efeitos sobre sua fadiga durante a quimioterapia.[136] As expostas à luz brilhante não sofreram fadiga adicional, enquanto as que foram expostas a uma luz vermelha menos intensa pelo mesmo período toda manhã viram significativo aumento na fadiga. Pacientes no grupo da luz brilhante também se recuperaram melhor e mais rápido dos efeitos desagradáveis da quimioterapia.

Ancoli-Israel e sua equipe estão completando um estudo similar sobre sobreviventes de câncer e descobriram que a exposição à luz brilhante reduz a sonolência diurna, diminui os sintomas da depressão e melhora a qualidade de vida.[137] Mais recentemente, ela voltou sua atenção para o impacto da fototerapia no chamado "cérebro de químio" (a função cognitiva diminuída que pode resultar de tratamento quimioterápico); aguardamos ansiosos os resultados desse importante estudo.

Após duas décadas focada no impacto do sono e dos ritmos circadianos na progressão da doença, Ancoli-Israel não tem dúvida sobre a importância vital do sono, para quem tem câncer ou espera evitar um diagnóstico de câncer: "Assim como você precisa comer e beber líquidos, você precisa dormir. Sem um bom sono, qualquer repouso é impossível. Tudo desmorona se você não tem uma boa noite de sono".

ESCUTANDO NOSSO CORPO

Superar a FRC exige disposição em abrir mão de nossas expectativas sobre o que podemos fazer no curto prazo e dar de fato ouvidos a nosso corpo, talvez pela primeira vez. O câncer é, antes de mais nada, exaustivo, mas aprender a modular sua energia depois de um tratamento pode encaminhá-lo para uma verdadeira vida anticâncer. A fadiga é um mensageiro poderoso e aprender a escutá-la é parte de aprender a ouvir o corpo, saber do que ele precisa para se recuperar. Todos sabemos que, quando estamos doentes, o repouso é o melhor remédio. Para todos nós — incluindo pacientes de câncer —, é importante repousar, mas não demais. Ser consciente e ponderado em relação a seu ciclo de sono-vigília o ajudará a se recuperar com mais rapidez e eficiência.

Permanecer fisicamente ativo durante o dia é crucial para conseguir descansar bem à noite e também ajuda a aliviar a FRC.[138] Claro que frequentar uma academia ou retomar sua atividade esportiva favorita logo depois do tratamento do câncer (ou qualquer doença) não é aconselhado, já que seu corpo passou por tremenda pressão. Mas atividades como caminhada, alongamento e ioga suave são ideais. Inclusive, múltiplos estudos revelaram que pacientes sofrendo de FRC se beneficiam muito com a prática de ioga, de tai chi e da redução do estresse baseada em *mindfulness* (MBSR).[139-141] O objetivo é reacender a memória muscular e reativar a respiração e o sistema circulatório — para começar pouco a pouco a voltar ao mundo. Conforme se fortalece, você percebe o momento mais adequado para retomar sua vida de forma plena. Falando em fortalecer, uma das maiores mudanças a que os pacientes de câncer muitas vezes necessitam se ajustar é aprender a cuidar de si mesmos, não dos outros. Pode ser bem difícil fazer essa mudança, mas, quando os níveis de energia estão baixos, é importante usar o suprimento limitado com sabedoria e aprender a pôr a própria saúde e seu processo de cura em primeiro lugar. Esse redirecionamento de energias pode fazer a diferença para muita gente.

Especialistas como Michael Irwin na UCLA e Sonia Ancoli-Israel na UCSD dedicaram suas carreiras a estudar e descobrir antídotos para distúrbios do sono e FRC porque sabem que a recuperação não pode ocorrer quando o corpo está em um estado de constante restrição de sono. Pesquisadores na Holanda monitoraram as contagens de leucócitos de quinze homens jovens saudáveis que tiveram oito horas de sono e depois compararam esses números com contagens de leucócitos durante uma privação de sono por 29 horas.[142] Eles descobriram que o efeito da privação de sono espelhava o que o corpo passa durante a reação aguda ao estresse, acionando a produção de um tipo de leucócito que ajuda o sistema imune a combater vírus e bactérias. Embora ter células imunes ampliadas possa soar como uma coisa boa, não é o ideal se não houver um patógeno contra o qual se quer esse tipo de reação. De fato, os pesquisadores descobriram que, após reagir a esses repetidos ataques fantasmas, as células imunes sofreram perturbação em seu ritmo dia-noite típico — o ritmo circadiano natural. Em outras palavras, da mesma forma que o funcionamento de uma pessoa privada de sono declina, seus leucócitos são afetados e, com o tempo, a perda de sono leva à supressão imune e à inflamação.

O objetivo é romper com esse ciclo e recuperar sua cronobiologia e a sincronia do ciclo de sono-vigília, de modo que nosso corpo faça o que faz melhor, ou seja, gerar saúde e bem-estar.

Acho extremamente útil recontextualizar a ideia que fazemos do sono e passar a vê-lo como uma atividade vital, saudável, não como um descanso passivo. A falta de sono prejudica nosso funcionamento ideal e nos torna infelizes e enfermos. Espero que, um dia, valorizemos o sono da maneira como valorizamos nossos triunfos atléticos, acadêmicos e profissionais, e que dediquemos maiores reflexões e considerações a respeito do assunto. Quando dormir se torna uma prioridade, a qualidade de todas as nossas outras atividades melhora, incluindo nossa capacidade de adotar mudanças de estilo de vida saudáveis em todas as demais áreas do Mix de Seis. Sua vida vai conhecer uma mudança positiva de 180 graus.

GUIA DA VIDA ANTICÂNCER PARA DORMIR MELHOR

INICIATIVAS ANTICÂNCER

1. Avalie a qualidade do seu sono.
2. Identifique seus padrões de sono e seus empecilhos.
3. Perceba se precisa consultar um profissional de saúde.
4. Melhore seu dia para melhorar sua noite.
5. Use seus "sentidos" para uma saúde de sono ideal.

1. AVALIE A QUALIDADE DO SEU SONO

As perturbações do sono podem ser elencadas em seis categorias principais:

- Dificuldade de adormecer.
- Dificuldade de permanecer adormecido.
- Acordar cedo demais.
- Não dormir o suficiente.

- Horário de sono irregular.
- Qualidade de sono geral ruim.

Faça uma pausa para avaliar a saúde de seu sono. Você enfrenta múltiplos empecilhos para dormir ou há alguma área específica que precisa de mais atenção? Tem problemas toda noite ou as perturbações de seu sono são intermitentes?

Se deseja um retrato mais claro de seus problemas para dormir, considere manter um diário do sono para compreender seus padrões de sono ou use um monitor de atividade que você põe no pulso quando vai dormir. Essa informação pode depois ser baixada e oferece uma visão organizada de seus padrões de sono.

Monitore de forma honesta o seguinte:

- A hora que você foi dormir.
- A hora que você acordou (você acordou antes da hora?).
- Total de horas dormidas.
- Quanto tempo levou para adormecer.
- Quantas vezes acordou durante a noite.
- Quanto tempo ficou acordado durante a noite.
- Classifique sua qualidade geral de sono numa escala de 0 a 10.

MONITORE SEUS PADRÕES DE SONO POR SETE A TRINTA DIAS

Talvez leve tempo para seu retrato do sono específico emergir, incluindo o grau de regularidade ou irregularidade dos seus padrões de sono. Registre seus padrões de sono até ter um retrato claro de sua saúde do sono.

2. IDENTIFICANDO SEUS PADRÕES DE SONO E SEUS EMPECILHOS

Consulte o boxe na página 227 para ver as recomendações de sono para sua idade. Como seu sono noturno se alinha com a quantidade recomendada de sono para sua faixa etária?

Sua primeira meta é obter pelo menos 6,5 horas de sono e, de preferência, entre sete e oito horas por noite. Quando sentir que está dormindo o suficiente, é hora de perguntar se a sua qualidade de sono é boa. Em outras palavras, você está dormindo bem? Avaliar se o seu sono é bom é uma medida subjetiva, mas também simples. Você se sente cansado durante o dia? Nesse caso, é provável que não esteja dormindo o suficiente ou que a qualidade do seu sono esteja ruim. Problemas comuns, além de dormir muito pouco, incluem demorar demais para pegar no sono, acordar antes da hora e ou despertar repetidas vezes ao longo da noite. Você segue um padrão de sono regular? Se está dormindo o suficiente, mas ainda assim se sente cansado durante o dia, é provável que esteja enfrentando um ou mais desses problemas. Embora seu tempo de sono seja bom, sua eficiência de sono não é.

Se você perceber que está tendo dificuldade para adormecer ou se acordar no meio da noite e não conseguir voltar a dormir, tente a respiração meditativa. Inspire profundamente pelo nariz e sinta sua barriga se dilatando ao inalar. Aguarde alguns segundos e então expire devagar pela boca. Repita essa técnica quantas vezes for necessário para se acalmar e relaxar. A respiração meditativa desacelera o batimento cardíaco e baixa a pressão arterial ao mesmo tempo, ajudando-o a se livrar de algum estresse ou ansiedade que o esteja mantendo acordado. Faça o possível para manter um padrão de sono regular que não se desvie em mais de uma hora — você não vai querer induzir um jet lag com frequência.

3. PERCEBENDO SE VOCÊ PRECISA CONSULTAR UM PROFISSIONAL DE SAÚDE

Seu problema de sono talvez requeira um médico para avaliar seus sintomas e fazer recomendações. Considere se você precisa de ajuda profissional. Um especialista em sono descreveu um distúrbio do sono formal da seguinte forma: se um problema para dormir ocorre três vezes por semana durante três meses, pode se qualificar clinicamente como um distúrbio de sono significativo. Se isso se aplica a seu caso, considere consultar um profissional para se aconselhar sobre como proceder. A terapia cognitivo-comportamental para insônia é hoje recomendada como um tratamento de primeira linha para distúrbios do sono. A TCC-I tem efeitos duradouros porque ensina a otimizar o sono. Pergunte ao seu médico sobre essa opção antes que alguém lhe passe comprimidos para dormir. Trate o problema, não apenas os sintomas. Outras abordagens não farmacológicas como tai chi, ioga ou técnicas de manejo do estresse também são eficazes.

4. MELHORE SEU DIA PARA MELHORAR SUA NOITE

- *Fototerapia.* Sem usar óculos escuros, saia meia hora toda manhã assim que acordar. Isso pode incluir café da manhã ao ar livre ou, melhor ainda, uma caminhada. Se você não tem energia para isso, sente-se na varanda ou no quintal (ou perto de uma caixa de luz). Expondo-se à luz brilhante logo cedo pela manhã, você pode reduzir sua fadiga e melhorar sua energia ao longo do dia.
- *Quarto.* Se você tem dificuldade de dormir à noite, seu quarto deve servir apenas para o sono e para os momentos íntimos. Se você quer usar o laptop, aconchegue-se no sofá, mas cuidado para limitar sua exposição à luz. Se quer ver TV, faça isso na sala. Se perceber que começou a dormir sentado, levante-se e vá para a cama. Depois que começar a associar a cama exclusivamente com dormir, seu corpo e sua mente vão se tornar mais receptivos ao sono quando você entra no quarto para repousar.

- *Rotina.* Vá para a cama no mesmo horário toda noite. Manter uma hora mais ou menos fixa para dormir ajuda a melhorar sua qualidade de sono e seus ritmos circadianos — você vai se sentir afinado como uma orquestra!
- *Cochilo.* Se você precisar cochilar, limite o cochilo a trinta minutos ou menos e não tire sonecas depois das cinco da tarde. Cochilos longos podem perturbar seu ciclo circadiano e impedi-lo de pegar no sono e se manter adormecido durante a noite.
- *Trabalhe o corpo.* Atividade aeróbica por míseros dez minutos diários pode melhorar drasticamente sua qualidade de sono. Ioga e tai chi também já se mostraram capazes de aumentar a qualidade e a duração do sono. Mas evite atividades físicas muito vigorosas perto da hora de dormir.

5. USE SEUS "SENTIDOS" PARA UMA SAÚDE DE SONO IDEAL

A primeira coisa a observar quando tentamos melhorar seja a duração do sono, seja a qualidade do sono, é fazer uma avaliação honesta do ambiente onde você dorme e de seus hábitos de sono. Ao pensar sobre a qualidade do sono e como melhorá-la, Alison e eu gostamos de considerar nossos cinco sentidos — olfato, visão, audição, paladar e tato. É uma maneira direta de lembrarmos todas as coisas que influenciam nosso sono e focar as coisas que podemos fazer para melhorar a saúde do nosso sono e as chances de nossos três filhos adolescentes terem um sono profundo e reparador toda noite.

SEU *NARIZ* SABE

- Respire profundamente. É importante se empenhar ao longo do dia na respiração diafragmática profunda sobre a qual você aprendeu no último capítulo e fazê-la em especial antes de dormir.

- A meditação pode ser utilizada junto com o Mix de Seis. Antes de dormir, a meditação pode ser muito útil em calar a mente que não para, reconfigurar o circuito neural e desconectar. Também é uma ferramenta eficaz para ajudá-lo a voltar a dormir caso acorde à noite.
- Use óleos essenciais como lavanda para ajudá-lo com o início do sono. Considere usar um spray de óleo essencial de lavanda orgânica em seus travesseiros à noite — a sensação agradável ajuda a pegar no sono. Você também pode usar um difusor de aromas para encher o quarto de cheiros relaxantes.

VEJA O PROBLEMA

- Diminua a exposição à luz ambiente no quarto — luzes de LED, luzes externas etc.
- Limite a exposição à TV e a quaisquer dispositivos eletrônicos trinta minutos antes de ir para a cama. Eles emitem uma luz azul que atrapalha a glândula pineal na hora de liberar a melatonina necessária para começar seu ciclo de sono.
- Quarto não é lugar de telefone. Com o celular do lado da cama, a tentação é maior de dar uma olhada no meio da noite, principalmente se você está tendo problemas para dormir ou quer resolver um assunto que acaba de lhe vir à mente. Deixar o celular fora do quarto pode ser complicado nesses tempos que vivemos. Com pais idosos ou filhos adolescentes saindo à noite, queremos estar à disposição e ao alcance. Até alguém inventar um aplicativo que possibilite o ajuste de Não Perturbe Exceto em Caso de Emergência, vamos ter dificuldade com isso. Estude colocar o telefone num lugar perto o suficiente para você escutar se tocar, mas não em caso de mensagens irritantes de texto que chegam às duas da manhã. Considere também estabelecer um período para ficar longe de mensagens de texto e e-mails. Às nove ou dez da noite, Alison e eu paramos de olhar para o celular e o computador. Admito que é um desafio fazer nossos filhos seguirem essa

regra, mas sempre os encorajamos a desligar os aparelhos e relaxar perto da hora de dormir.

- Minha amiga inseparável: uso máscara de dormir com um espaço de acomodação para os olhos, assim ela não pressiona o globo ocular nem obstrui a movimentação do sono REM. Cortinas de blecaute são boas, mas surpreendentemente caras. Como alternativa mais barata, um amigo nosso comprou pedaços de espuma grossa e cortou no formato das janelas.
- Viaje com fita isolante para cobrir luzes de LED em quartos de hotel. É chocante a quantidade de luz que o LED vermelho da TV emite. Se essa luz atingir sua retina no meio da noite caso você abra os olhos, seu padrão de sono pode ser perturbado.

ESCUTANDO AS SOLUÇÕES

- Som — vizinhos falando, alguém roncando ao lado, ruídos externos etc. Uma solução simples são os tampões de ouvido. O uso de um travesseiro leve sobre a cabeça também pode resolver.
- Máquina de som — usar uma máquina de som que gere ruído branco é uma opção popular. Ela mascara o ruído de fundo impondo um som contínuo de ruído branco.
- O ronco é um desafio para o casal — encoraje a pessoa que ronca a dormir de lado ou de bruços, já que isso às vezes ajuda. Considere dormir em um quarto separado ou erguer com travesseiros o lado da cama de quem ronca.

PALADAR ATENTO

- Observe seu consumo de álcool. Embora o álcool tenha de fato o efeito sedativo que as pessoas apreciam e possa ajudar a iniciar o sono, quando metabolizado, na segunda parte da noite, torna-se um estimulante e pode fazê-lo acordar ou dormir menos profundamente.[1]

- Observe sua ingestão diurna de cafeína. Não tome café nem beba nada com cafeína depois do meio-dia. O chocolate, por mais gostoso que seja, pode ter o mesmo efeito, devido à cafeína que contém, em especial o chocolate amargo que sabemos ser mais saudável.
- Comer perto da hora de dormir significa que seu corpo está ocupado digerindo quando deveria estar dormindo. Se você misturar comida muito calórica, álcool e açúcar provavelmente terá dificuldade para pegar no sono. Uma solução simples: evite comidas calóricas, frutas cítricas ou bebidas gaseificadas perto da hora de dormir.

SENTINDO A SONOLÊNCIA *NA PELE*

Tanto para começar a dormir como para se manter dormindo, a temperatura importa.

Seu pijama é quente demais ou fresco demais? Surpreendentemente, isso faz muita diferença em Houston — com as mudanças abruptas de temperatura, é preciso passar do algodão leve para a flanela quente, às vezes, de uma noite para a outra. A quantidade e o tipo de cobertas que você usa (e se a pessoa ao lado puxa o cobertor no meio da noite) podem ter o mesmo efeito.

Você precisa ajustar o termostato antes de ir para a cama? Dormimos melhor em um quarto fresco. Um grau de mudança na temperatura pode ser a diferença entre uma noite de sono boa ou ruim. Um ventilador é uma solução barata.

A temperatura de seu corpo naturalmente oscila durante a noite.[2] Quando você mergulha num sono profundo, a temperatura do seu corpo cai. Nunca use coisas como cobertores elétricos, que interferem nesse processo natural. Edredons de pluma ou similares são ideais, na medida em que perdem temperatura quando seu corpo esfria e conservam o calor quando seu corpo se aquece.

Sua cama e seu travesseiro são confortáveis ou precisam ser substituídos? Sinais de que você precisa de um travesseiro ou colchão melhor: o pescoço trava, você afunda no meio da cama ou seu colchão tem mais de dez anos.

Até você otimizar a saúde do seu sono, não tem como saber por que enfrenta dificuldades em certas situações ou em outras áreas de sua vida. Só quando adotar uma programação de sono regular e conseguir repousar bem à noite você poderá passar a lidar com escolhas de estilo de vida mais óbvias, como o que come e quanto se exercita.

RESUMO DO GUIA DA VIDA ANTICÂNCER PARA DORMIR MELHOR

Para quem enfrenta dificuldades para dormir, segue um resumo das possíveis abordagens para fazer o sono entrar nos eixos.

DURANTE O DIA

- Exposição à luz: sem usar óculos escuros, saia por meia hora toda manhã assim que acordar.
- Ambiente do quarto: o quarto deve ser apenas para dormir e para momentos íntimos.
- Rotina da hora de dormir: vá para a cama no mesmo horário toda noite.
- Hora da soneca: se você precisar cochilar, limite os cochilos a trinta minutos toda tarde.
- Exercício: exercite-se pelo menos dez minutos por dia.

USE SEUS SENTIDOS COMO UM GUIA DO SONO

1. *Olfato*

- Respiração diafragmática profunda.
- Meditação antes de dormir.
- Aromaterapia — lavanda.

2. *Visão*

- Crie um quarto escuro livre de todo tipo de luz. Use máscara para dormir acolchoada, se quiser.
- Evite a exposição à luz azul (laptops e tablets) até trinta minutos antes de dormir.
- Escolha um local fora do quarto para deixar o celular à noite.
- Viaje com fita isolante para cobrir luzes de LED.

3. *Audição*

- Tampões de ouvido.
- Máquina de som.
- Ronco — encoraje a pessoa a dormir de lado ou de bruços, sugira quartos separados ou eleve os travesseiros do lado dela.

4. *Paladar*

- Controle e observe sua ingestão de álcool, sobretudo perto da hora de dormir.
- Não tome bebidas com cafeína à tarde ou à noite.
- Limite o consumo de chocolate e açúcar, especialmente à noite.

5. Tato

- A temperatura é importante para pegar no sono e continuar dormindo — vista sua roupa de dormir tendo a temperatura em mente.
- Controle a temperatura do seu quarto — um quarto fresco é melhor.
- A temperatura do corpo varia à noite — edredons de pluma funcionam bem para ajudar a regular a temperatura do corpo.
- Veja se você não está precisando trocar de colchão e travesseiros.

10. A caminho do bem-estar

Aposto que a maioria das pessoas lendo este livro está sentada; algumas talvez estejam pedalando uma bicicleta ergométrica, caminhando na esteira ou se exercitando no elíptico; outras estarão deitadas, possivelmente na cama. Ler costumava ser uma das poucas atividades que só podiam ser realizadas se estivéssemos calmamente sentados. Graças às maravilhas da tecnologia, podemos hoje escutar um audiolivro enquanto corremos ou apoiar um dispositivo de leitura digital diante de nós enquanto contamos nossas calorias e registramos nossos passos na academia. Mas, em geral, passamos a maior parte da vida sentados.[1] Creio que essa seja uma desvantagem, ao menos temporária, que nos foi trazida pela tecnologia. Trabalhamos sentados, comemos sentados, passamos horas sentados assistindo à TV (mais horas diárias do que em qualquer outro momento da história). Ficamos sentados no carro, no avião, no metrô. É por isso que os cientistas e pesquisadores descobriram que permanecer sentado passou a ser um risco para o ser humano e que o hábito é tão prejudicial para a saúde quanto fumar, alimentar-se mal ou fazer qualquer outra escolha de estilo de vida pouco saudável que nos deixe vulneráveis às doenças.[2]

O corpo humano, que é uma obra-prima evolucionária de engenharia biológica, foi projetado para permanecer em movimento. Pense um minuto: somos um receptáculo engenhoso de músculos, ossos, tendões, órgãos e fluidos, capaz de se mover de maneira fluida e ágil à velocidade do pensamento. Podemos nos dobrar, alongar, esticar, assim como podemos erguer algo com grande precisão e alcance. A maioria de nós também consegue correr, nadar e jogar coisas, e jogar com muita força e precisão, sobretudo quando ganhamos prática. Não admira, então, que apreciemos a visão de um ginasta olímpico desafiando a gravidade com força, elegância e, não surpreendentemente, um nível de júbilo e confiança raras vezes visto no dia a dia. Mas e se disséssemos que você pode aproveitar essa sensação de satisfação pessoal simplesmente se levantando da cadeira e caminhando? Não precisa de mais do que isso.

MEXA-SE E TENHA MAIS SINERGIA

O movimento pode ser o sinergizador supremo quando falamos do Mix de Seis.

A atividade física inclui mais do que apenas exercício. *A atividade física é definida como qualquer movimento do músculo estriado esquelético que eleve o gasto de energia acima do utilizado em repouso. O exercício, por outro lado, é definido como uma atividade física realizada de maneira estruturada, repetitiva, organizada com o objetivo de mudar a aptidão física ou psicológica, ou os efeitos ligados à saúde.*[3] Com isso em mente, vemos que qualquer movimento pode ser considerado atividade física. Ao nos mexermos e locomovermos, podemos cruzar com outras pessoas e, quando isso acontece, há um enriquecimento não só do corpo e da mente como também social, o que nos ajuda a ficar saudáveis. A atividade física permite aos envolvidos compartilhar esses momentos em um nível somático, vivenciando alegria e satisfação de maneiras não verbais.

Reduza o estresse e promova a saúde mental. O exercício aumenta de maneiras mensuráveis a produção de neurotransmissores específicos associados à acuidade mental e visual, à regulação do batimento cardíaco, à regulação das emoções e a outras funções cognitivas.[4-8] Esses mesmos neurotransmissores (os mensageiros químicos que facilitam a comunicação entre o corpo e o cérebro) também nos protegem de problemas de saúde mental, como depressão e ansiedade. Em um estudo recente, o médico Richard Maddock, professor de psiquiatria e ciências comportamentais da Universidade da Califórnia em Irvine, descobriu que o exercício vigoroso libera neurotransmissores que promovem a saúde física e mental.[4] "Do ponto de vista metabólico, o exercício vigoroso é a atividade que mais exige do cérebro, bem mais intensa do que cálculo ou xadrez, mas ninguém sabe o que acontece com toda essa energia", disse Maddock. "Ao que tudo indica, uma das coisas que o cérebro está fazendo é produzir mais neurotransmissores."[9] E mais neurotransmissores significa maior saúde cérebro-corpo. Jennifer Carter, psicóloga do esporte e professora assistente no Programa de Medicina Esportiva da Universidade Estadual de Ohio, vê a introdução do exercício regular, de forma equilibrada, ao estilo de vida diário como essencial para tratar questões de saúde mental: "Se os clientes estão deprimidos, eu explico que as duas melhores estratégias de autoajuda são exercício e apoio social. Para clientes ansiosos, ensino como o exercício ajuda a reduzir a preocupação, o pânico e outros sintomas."[10,11]

Durma melhor. Em 2011, uma equipe liderada por pesquisadores da Universidade Estadual do Oregon acompanhou uma amostragem nacional de 2600 homens e mulheres com idades entre oitenta e 85 anos que realizaram 150 minutos (a quantidade recomendada pelo Departamento de Saúde e Serviços Humanos dos Estados Unidos) de atividade física semanal entre moderada e vigorosa. Os participantes do estudo afirmaram sentir menos sonolência diurna do que aqueles que não praticavam exercícios.[12] A atividade física reinicia nossos ritmos circadianos, que nos ajudam a dormir melhor à noite e a ficar mais atentos e revigorados durante o dia.[13] Brad Cardinal, professor de ciência do exercício na universidade e um dos autores do estudo, diz: "Cada vez mais, as evidências científicas são encorajadoras, na medida em que a atividade física regular pode servir como alternativa não farmacológica para a melhora do sono".[14] Os participantes do estudo, é importante notar, não estão entre os aproximadamente 40% da população americana que relata ter dificuldade de sono profundo adequado e de permanecer alerta durante o dia. Para essa população, os estudos mostram que a atividade física regular também melhora o sono — embora possa levar mais tempo (várias semanas ou mais) para os efeitos positivos ocorrerem.

Combata o sobrepeso. Pesquisadores na Universidade Stanford examinaram resultados de um levantamento nacional realizado entre 1988 e 2010 e descobriram que as taxas de obesidade crescentes acompanharam o ritmo das taxas de inatividade em elevação — enquanto o consumo de calorias permaneceu constante.[15] Embora tomando o cuidado de chamar isso de um elo antes correlativo do que causativo (a correlação não necessariamente é um indicador de causação), eles se admiraram com o drástico crescimento no índice de inatividade. Entre mulheres, houve um salto de 19% para mais de 50% durante esse período de 22 anos (enquanto as taxas de obesidade subiram de 25% para 35%); entre os homens, o índice de inatividade havia subido de 11% para 43% (com as taxas de obesidade indo de 20% para 35%). O fato é que queimamos mais calorias quando estamos ativos do que quando permanecemos *sedentários*. Assim, se nossa dieta continua igual, quando aumentamos a taxa de queima de calorias com a atividade física, tendemos a queimar a energia armazenada na gordura. Além do mais, uma pesquisa feita na Brigham Young University sugere que o exercício diário pode atuar como supressor natural do apetite, na medida em que libera hormônios que promovem uma sensação perceptível de saciedade.[16] Mas, como a atividade física intensa também pode levar a pessoa a comer mais, é importante manter um programa alimentar equilibrado quando estiver fazendo atividade física, de modo que essa gordura corporal possa ser substituída por massa muscular magra, com maior eficiência energética.

Passe mais tempo ao ar livre. Malhar na academia é ótimo, mas, para a maioria de nós, nada supera a natureza, a luz do sol, o ar fresco. Estudos sobre os benefícios de um "ambiente verde" para a eficácia do exercício são novos, mas estudos observacionais mostram que pessoas que passam mais tempo ao ar livre — pelo motivo que for — relatam sensação maior de revitalização e engajamento positivo.[17,18] Esses estudos mostram que o humor e a sensação de autoestima também melhoram (em especial nos primeiros minutos). Infelizmente, seja ao ar livre, seja num ambiente fechado, no mundo todo quase 31,1% dos adultos são inativos.[19] Isso se deve em grande parte, claro, aos avanços na tecnologia, em particular nos computadores e na conectividade digital. Com o trabalho passando de maneira decisiva para ambientes fechados, o exercício parece ter ido pelo mesmo caminho, embora essa mudança de localização não necessariamente tenha sido uma coisa boa. Esses estudos revelaram que não só o humor ou as emoções ficam mais positivos quando passamos momentos em um ambiente natural e verde; existem também respostas fisiológicas benéficas. Estudos japoneses monitorando o efeito fisiológico de caminhar na natureza (*shinrin-yoki* ou "banho de floresta") fizeram descobertas semelhantes.[20] Em comparação ao ambiente urbano, houve diminuição da pressão arterial sistólica e diastólica tanto ao caminhar por uma área verde quanto ao simplesmente vê-la. Na natureza, conseguimos relaxar, deixar a mente vagar e ser nós mesmos. Além do mais, as pesquisas sugerem que o exercício pode parecer mais fácil quando realizado ao ar livre, não em laboratório, e as pessoas talvez tendam a se exercitar mais.[21] A natureza — que é onde passávamos nosso tempo a caminhar, antes da urbanização e industrialização — acalma, relaxa e revigora, despertando em nós o impulso do movimento.

MOVIMENTE O CORPO, TURBINE A SAÚDE

Além de estar ligado à obesidade, o sedentarismo causa toda uma série de problemas que poderiam ser prevenidos, incluindo os seguintes:

- Maior resistência à insulina, uma precursora do surgimento de diabetes tipo 2, que em países como Estados Unidos, Índia, China, México, Brasil e muitos outros ganha proporções epidêmicas.[22] O CDC estima que mais de um terço dos americanos sofre de resistência à insulina não diagnosticada.[23]
- Taxas mais elevadas de ataques cardíacos e outras doenças cardiovasculares.[24] O Nurses' Health Study [Estudo de Saúde de Enfermeiros] descobriu que mulheres que são fisicamente ativas por três ou mais

horas por semana diminuem o risco de ataque cardíaco e derrame em 50%.[25] Homens ativos diminuem o risco de derrame em dois terços e o de ataque cardíaco em um terço.[26]

- Problemas de imunodeficiência e facilidade para pegar doenças transmissíveis pelo ar, como gripes e resfriados.[27]
- Maior risco de depressão e outros problemas de saúde mental.[28]
- A saúde dos ossos diminui sem o exercício regular necessário para manter o conteúdo mineral e a força adequados.[29] O mesmo é verdade para a saúde muscular.[30,31] Ambos se deterioram mais rápido entre pessoas sedentárias do que entre as ativas.[32]
- O declínio cognitivo e o surgimento de doenças como demência e Alzheimer.[33]
- Envelhecimento fisiológico geral em todos os níveis, do celular ao vascular, e uma deterioração mais substancial dos órgãos.[34]

Uma espécie de paralisia ganha lugar quando nos acostumamos a ser tão inativos. As leis da física, em particular a da inércia, passam a imperar e começamos a nos sentir como se o corpo fosse feito para não se mover. Isso não é verdade! Precisamos pôr nosso foco no movimento para ajudar o corpo a cumprir seu verdadeiro propósito, que é ser ativamente alimentado para controlar as doenças e funcionar de forma ideal.

De minha parte, após tentar em vão acrescentar exercícios à minha já lotada agenda diária e priorizar meu sono, decidi tentar uma nova abordagem. Em vez de pensar na atividade física como um acréscimo oneroso, integrei-a ao contexto do que eu já fazia.

Comecei a notar momentos em que eu podia cortar o fator "conveniência" (aí está ela outra vez: a palavra que nos indica quando podemos estar minando nossas metas de vida anticâncer) e incorporar mais movimento à minha rotina diária. Quando chegava para trabalhar de manhã, em vez de procurar uma vaga próxima ao elevador, eu estacionava cada vez mais longe (onde havia mais vagas disponíveis, claro), até ter de atravessar toda a garagem. Também passei a estacionar nos pisos superiores e a descer a pé os sete lanços de escada. Dentro do prédio, comecei a evitar o elevador e a subir pela escada até meu consultório. Decidi que tomaria o elevador só se estivesse com meus colegas, ou, melhor ainda, que os convenceria a fazer como eu, e mantive esse compromisso por tempo suficiente para que entrar num elevador hoje pareça algo estranho e pouco natural para mim.

A certa altura, comecei a monitorar esse tipo de atividade cotidiana em um dispositivo de fitness e fiquei surpreso em ver que, só de incorporar essas caminhadas à minha rotina de trabalho, eu estava dando 10 mil passos sem sequer pensar a respeito. Também me dei conta de que subia, em média, cinquenta degraus por dia — o que é bastante. Francamente, não é algo que eu estaria fazendo se me exercitasse no simulador de escada, à luz brilhante de uma academia de ginástica.

Esses dados me inspiraram a fazer mais. Assim, comecei a ver todo estacionamento como um lugar para caminhar e, sempre que o tempo permite, brincar desse jogo de estacionar o mais longe do meu destino que eu puder. Nos jogos de futebol dos nossos filhos, Alison e eu começamos a andar em volta do campo, em vez de ficar sentados por duas horas; logo outros pais se juntaram a nós, e isso virou uma ótima maneira de os adultos papearem enquanto seus filhos jogam bola.

E, como bônus, eu não precisava perder uma hora de sono, sair de fininho do trabalho ou abrir mão do tempo com a minha família. E os benefícios que colhi começaram a se revelar de maneiras surpreendentes. Eu me sentia mais calmo, mais equilibrado, alerta. Notei também que, embora estivesse passando muito menos tempo efetivamente sentado atrás da mesa, realizava um trabalho de melhor qualidade em menos tempo. Meu sono e minha dieta também foram se beneficiando à medida que meu ritmo circadiano se fortalecia.

Percebi que era um começo, mas e quanto ao fato de que meu trabalho é primordialmente sedentário, a não ser quando saio de uma reunião para outra? Comprei uma mesa para trabalhar de pé e mesinhas de notebook para a família, em casa. Embora saibamos que estar de pé é melhor do que sentado, haveria uma maneira de eu ficar de pé e também caminhar? Procurei mesas com esteira. Quando falei com meus superiores no MD Anderson sobre a possibilidade, eles mostraram preocupação com o potencial risco e a responsabilidade trabalhista envolvidos. Compreendi suas preocupações, assim, pedi no lugar disso uma bicicleta ergométrica — que foi recusada. (O motivo: "Se a gente deixar você ter uma, vamos ter que deixar todo mundo ter uma", o que, pensando bem, pode não ser tão mal assim.) Então parei de procurar aprovação corporativa e resolvi me virar sozinho.

Encontrei uma bicicleta inclinada por 150 dólares que se encaixava direitinho debaixo da minha nova mesa para trabalhar em pé e montei a coisa toda de modo a conseguir pedalar e trabalhar ao mesmo tempo. Em média, hoje pedalo uma hora ou duas todo dia, enquanto estou trabalhando na minha "mesa bicicleta" improvisada. Pedalo com tensão suficiente apenas para sentir alguma resistência sem ficar muito ofegante ou a ponto de suar, com o objetivo de me sentir mais energizado, em vez de me cansar. Quando não estou pedalando, pergunto a meus colegas, em especial quando somos apenas duas pessoas, se podemos fazer a reunião caminhando e, em caso afirmativo, sugiro que seja ao ar livre. Descobri que as pessoas se conectam com mais facilidade quando caminham lado a lado, em vez de ficar cada uma de um lado de uma mesa, e parece que nossos cérebros criativos simplesmente operam melhor quando nos movemos. Encontrei soluções para problemas do trabalho durante essas caminhadas que dificilmente teriam me ocorrido se apenas estivesse sentado sozinho, "me concentrando" no assunto. Obter um pouco de vitamina D natural e outros nutrientes advindos da luz do sol me revigora de maneiras que não posso encontrar em nenhum outro lugar, e sei que, incorporando um período ao ar livre ao meu dia, vou trabalhar melhor e ser um colega melhor também.

Hoje posso falar tanto na teoria como na prática quando o assunto é incluir mais movimento e atividade ao meu dia sem o inconveniente e o custo (tanto de tempo como financeiro) acarretados por ter de enfiar mais um compromisso em minha rotina. Isso não significa que ir à academia seja ruim ou faça mal (a menos, de novo, que custe dinheiro, sono ou tempo de uma maneira que só serve para aumentar o estresse em sua vida). Se funciona para você, ótimo! Apenas tome providências para ficar longe da cadeira quando estiver distante da academia (ou de sua atividade física), movendo-se o máximo que puder e sentando o mínimo possível. Um estudo de 2016 publicado na *Medicine and Science in Sports and Exercise* revelou que mesmo para pessoas que se exercitam, trocar alguns minutos no sofá ou no escritório por algum tipo de movimento estava associado à redução da mortalidade.[35] O estudo mapeou dados de 3 mil pessoas entre as idades de cinquenta e 79 anos. Seu autor principal, Ezra Fishman, do Centro de Estudos da População da Universidade da Pensilvânia, disse que mesmo lavar a louça ou varrer o chão pareciam ter impacto na mortalidade. No decorrer de oito anos, as pessoas menos ativas tinham probabilidade cinco vezes maior de morrer do que as mais ativas.

Depois de um diagnóstico de câncer, a atividade física é igualmente importante, se não for mais. Pesquisadores no Canadá acompanharam mais de oitocentos pacientes de câncer de próstata por dezessete anos e mediram sua dose diária de exercícios.[36] Os mais ativos reduziram sua mortalidade em até 40%. Você não precisa ser um atleta de elite para aproveitar os benefícios de se exercitar depois de ser diagnosticado com câncer. No estudo canadense, os pesquisadores encontraram benefícios para sobreviventes de câncer de próstata mesmo com uma simples caminhada diária de meia hora. Um estudo publicado no *Journal of the American Medical Association* revelou que pacientes de câncer de mama que se exercitavam moderadamente apresentavam risco de recidiva 50% menor, um pouco melhor até do que as que se exercitavam mais.[37] Os pesquisadores descobriram que a atividade física regular cria um ambiente mais hostil para o desenvolvimento do tumor em sobreviventes de câncer de mama e de próstata, e que a atividade aeróbica deixa os tumores mais suscetíveis aos efeitos da quimioterapia.[38-42]

FALTA DE EXERCÍCIO CAUSA CÂNCER?

Sem dúvida, um Santo Graal da pesquisa de prevenção ao câncer é determinar, com suficientes evidências científicas, se o exercício é de fato capaz de prevenir o surgimento de doenças cancerígenas. Como no caso da dieta, as pesquisas, nesse ponto, são em grande parte epidemiológicas e observacionais. Assim, pelos padrões que devem ser atendidos para estabelecer uma comprovação científica, ainda não chegamos lá. Mesmo assim, já há evidências suficientes — reunidas pelas meta-análises e estudos em grupos de vastas quantidades de dados que foram resumidos pelo Instituto Nacional do Câncer (NCI, na sigla em inglês) — sugerindo que a atividade física está associada à diminuição do risco de desenvolver determinados tipos de câncer.[43,44] Exercitar-se, mesmo moderadamente, tem um impacto positivo no risco de:

Câncer de cólon. Uma análise, concluída em 2009, de 52 estudos epidemiológicos revelou que pessoas muito ativas fisicamente tinham risco 24% mais baixo de desenvolver câncer de cólon do que os menos ativos fisicamente.[45] Em uma análise de outro conjunto de estudos que acompanharam pessoas envolvidas em atividades de "lazer", os dados mostraram uma redução de 16% no risco da doença. A atividade física também está associada a uma menor ocorrência de pólipos no cólon, que se acredita serem precursores desse tipo de câncer. Segundo o Instituto Americano para Pesquisa em Câncer, 43 mil casos de câncer de cólon por ano nos Estados Unidos estão ligados à falta de atividade física.[46]

Câncer de mama. Uma análise de 2013 com 31 estudos revelou que mulheres que realizavam atividades físicas diminuíam o risco de câncer de mama em 12%.[47] O interessante é que isso fica mais evidente em mulheres pós-menopausa, indicando que o exercício é tão importante para mulheres mais velhas quanto para mais jovens, no que diz respeito à prevenção ao câncer.[48-50]

Câncer endometrial. Em uma análise de dados de 33 estudos, as pacientes com atividade física mais elevada baixaram seu risco de câncer em 20%.[51] A possível ligação entre atividade física e obesidade é de interesse aqui, já que o câncer endometrial também está muito associado à obesidade.[52,53]

Além do mais, em um estudo que acompanhou mais de 1 milhão de indivíduos, atividades de "lazer" estavam ligadas ao risco reduzido de desenvolver muitos mais tipos de câncer, incluindo de fígado, rim, esôfago e bexiga, e esses resultados são respaldados por outros estudos importantes e meta-análises de conjuntos de dados consultados internacionalmente.[43]

Assim, embora não possamos dizer com precisão científica que um estilo de vida sedentário aumenta o risco de desenvolver doenças cancerígenas, as evidências esmagadoras que colhemos até o momento apontam nessa direção.

A VANTAGEM DE ACRESCENTAR ATIVIDADE FÍSICA A UM PROTOCOLO DE TRATAMENTO DE CÂNCER

O doutor Kerry Courneya, professor e *Canada Research Chair* na Universidade de Alberta em Edmonton, é um dos principais especialistas mundiais no impacto positivo do exercício sobre as doenças cancerígenas. Quando Courneya começou sua pesquisa, há mais de vinte anos, a atividade física mal era levada em consideração, em termos de seus efeitos sobre a qualidade geral de vida da maioria dos pacientes de câncer. Courneya observou gráficos que monitoravam os padrões de exercício de pacientes antes, durante e depois do tratamento, e notou que a maioria iniciava um período de marcada inatividade após o diagnóstico e durante o tratamento ativo.[54,55] Isso era particularmente verdadeiro até mesmo quando os pacientes eram ativos antes do diagnóstico. Ele notou que, quando o tratamento é finalizado, a atividade física volta, mas raramente atinge os mesmos patamares de antes do câncer.[56] Em outras palavras, o câncer parecia ter um impacto muito negativo sobre a atividade física.

Courneya observou a área nivelada no gráfico de atividade física dos pacientes e pensou: "O que aconteceria se um paciente se envolvesse em um programa de exercício estruturado logo após receber o diagnóstico e durante o tratamento? Isso teria efeito na eficácia do tratamento? Teria algum efeito em sua qualidade geral de vida a partir daí?". O que ele descobriu não só o surpreendeu, como também trouxe uma mudança fundamental em nossa visão de como o movimento e a atividade podem ampliar os tradicionais protocolos de tratamento de câncer. "Por muitos anos, o senso comum foi de que se deveria pegar leve e repousar durante o tratamento de câncer, mas a pesquisa mostra que repousar agrava os efeitos colaterais dos tratamentos de câncer (tanto cirurgia como quimioterapia, radioterapia e imunoterapia), incluindo neuropatia (doença do sistema nervoso), fadiga relacionada ao câncer (FRC), dor generalizada, confusão mental e tantas outras." *Além disso, uma revisão recente de múltiplos estudos mostrou que o melhor tratamento para FRC era a atividade física, com as evidências revelando que ela era melhor do que qualquer tratamento farmacológico.*[57]

Quando Courneya e sua equipe examinaram o impacto do exercício na eficácia do tratamento dentro do contexto dos testes clínicos formais, os resultados, embora contraintuitivos, foram consistentes. Pacientes que se exercitavam durante a quimioterapia ou a radioterapia tinham maior probabilidade de receber todos os tratamentos a tempo; revelaram melhora na autoestima e uma maior funcionalidade física; relataram uma diminuição da confusão e uma maior clareza mental; sentiram menos fadiga e observaram uma melhora do sono; relataram menos náusea e apetite melhorado; sofreram menos com neuropatias e dormência nas extremidades; o humor melhorou e tiveram menos depressão e ansiedade; passaram por menos consultas e suas internações foram mais breves; e, o mais importante, houve uma melhora geral em sua qualidade de vida.[40,58,59]

Courneya também participou de uma meta-análise em 2016 que examinou mais de duas dúzias de estudos e descobriu que a mortalidade por câncer diminuía em mais de um terço quando pacientes de câncer de mama, colorretal e de próstata realizavam atividade física.[59] Essas descobertas, publicadas no periódico *Clinical Cancer Research*, também revelaram uma redução nas taxas de recidiva ao comparar os indivíduos do estudo que mais se exercitavam com os que se exercitavam menos.

Um dos resultados mais interessantes da pesquisa de Courneya é que a atividade física parece estimular a eficácia dos tratamentos de câncer, o que chamou a atenção dos oncologistas no mundo todo. Se permanecer fisicamente ativo ajuda os tratamentos que usamos para combater ou controlar o câncer, não deveríamos assegurar que nossos pacientes se informassem sobre os benefícios do exercício e incorporassem algum tipo de monitoramento de sua atividade física ao nosso trabalho?

Com o tempo, à medida que mais dados vão sendo colhidos, o exercício também já mostrou estar associado a uma taxa mais baixa de recidiva e a um menor risco de morte por um número de diferentes tipos de câncer, incluindo de mama, de próstata, colorretal, de endométrio e outros.[37,60-63]

Mas é importante perceber que, na medida em que conhecemos os benefícios do exercício, as evidências sugerem que os sobreviventes de câncer necessitam trabalhar na redução do seu comportamento sedentário. Um estudo publicado no *Journal of Clinical Oncology* reforça tanto os benefícios positivos do exercício como os efeitos negativos de ficar sentado. Primeiro a boa notícia: adultos diagnosticados com câncer de cólon não metastático que faziam cerca de duas horas e meia de caminhada acelerada por semana reduziram sua mortalidade, em um período de quinze anos, em mais de 40%.[63] A má notícia: pacientes de câncer de cólon que ficam sentados mais de seis horas por dia apresentaram um aumento de mortalidade de quase 30% ao longo desse período, conclusão que se manteve *mesmo depois de controlada a variável atividade física*. Em outras palavras, mesmo para quem fazia atividade física, permanecer sentado por muito tempo continuava sendo nocivo. Em resumo, nosso corpo não foi feito para ficar sentado por longos períodos. "A lição disso tudo é: não baixe a cabeça para o câncer", explica Courneya. "O nível de benefício em termos de recidiva e morte pode ser até 30% ou 40% inferior quando comparados os menos ativos e os mais ativos. É bastante coisa."[64]

ENCONTRE A FORÇA EM VOCÊ

O movimento é parte essencial da prescrição de Glenn Sabin, cuja história foi apresentada no capítulo 5. Há mais de vinte anos, quando ele foi diagnosticado com um câncer incurável, pouco se sabia sobre o elo entre exercício e câncer. Como sempre acontece, disseram-

-lhe para não fazer esforço; Glenn sabia intuitivamente que o exercício seria crucial para seu sucesso no controle da doença. Antes de ser diagnosticado com leucemia linfoide crônica aos 28 anos, Glenn costumava se exercitar de modo inconstante. Ele levantava peso com certa regularidade, mas quase nunca fazia exercícios cardiovasculares. Tudo mudou após seu diagnóstico. Quando leu sobre os benefícios da atividade física para a saúde, Glenn jurou se exercitar todos os dias, compromisso que mantém há vinte anos. Ele incorpora pelo menos uma hora e meia de exercício a seu dia, de Pilates e halteres a ioga e natação. Mas, no centro da rotina, está a caminhada. Glenn caminha mais de trinta quilômetros por semana, prática que mantém em casa, viajando, nas conferências ou no trabalho. Esteja onde estiver, fazendo seja o que for, Glenn encontra tempo para caminhar. "Não sigo um programa de exercícios específico", explica, "é só que virou parte do meu estilo de vida e me faz sentir bem."

EXERCÍCIO E QUIMIOTERAPIA

Oncologistas na Universidade da Carolina do Norte (UNC) mediram diretamente o impacto do tratamento quimioterápico no envelhecimento biológico. A médica Hanna Sanoff, mestre em saúde pública, professora-assistente na Faculdade de Medicina da UNC e membro do UNC Lineberger Comprehensive Cancer Center, e seus colegas mediram o nível de p16, uma proteína que causa envelhecimento celular, no sangue de 33 mulheres acima dos cinquenta anos que haviam se submetido a quimioterapia para câncer de mama curável.[65] Amostras foram colhidas para a análise de idade molecular das pacientes antes da quimioterapia, logo depois e um ano após o final do tratamento. *Os resultados mostraram que a quimioterapia recuperativa causou um aumento na idade molecular equivalente a quinze anos de envelhecimento cronológico.*

Exercício e atividade física efetivamente contrabalançam o envelhecimento acelerado causado pela quimioterapia, e os benefícios persistem com o tempo. Uma pesquisa feita pelo doutor

Lee Jones, pioneiro em pesquisas envolvendo exercícios físicos e câncer, descobriu que o exercício podia compensar os efeitos cardiovasculares e biológicos negativos da quimioterapia que eles documentaram no grupo de controle, diminuindo até a expressão genética inflamatória.[66-68] Jones, que estava trabalhando no Duke Cancer Institute do Centro Médico da Universidade Duke quando essa pesquisa foi conduzida e hoje trabalha no Memorial Sloan Kettering Cancer Center, descobriu que, apenas se exercitando, os sobreviventes atrasavam o relógio biológico, neutralizando os efeitos envelhecedores da quimioterapia.

COMO O EXERCÍCIO IMPACTA SUA BIOLOGIA

A pesquisa de Courneya e outros sugere que encontrar tempo para aumentar a atividade física em nossa vida, do modo como fez Glenn, deve ser parte do tratamento-padrão para pacientes e sobreviventes de câncer (assim como parte da rotina diária de todo mundo). Mas o que o exercício faz por nós que o torna tão benéfico? Ele muda nosso corpo por dentro e nos afeta no nível celular?

Muitas pesquisas afirmam que sim. Na verdade, o exercício impacta *TODAS* as marcas registradas do câncer e, acima de tudo, a *sinalização proliferativa contínua*, o *metabolismo*, a *função imune* e a *inflamação*.[67,69-76] Como parte de um brilhante estudo sueco publicado em 2014, os pesquisadores basicamente fizeram cada participante, tanto do grupo de controle como do grupo da intervenção, exercitar só uma perna.[77] Após três meses, os pesquisadores descobriram que a expressão genética mudara na perna exercitada de maneiras que influenciam o metabolismo, a resposta da insulina e a inflamação. Descobriram-se mais de 4 mil alterações positivas nos genes da perna exercitada que permaneceram inalterados na perna não exercitada.

Esse mesmo impacto genético foi descoberto em múltiplos estudos que observaram os efeitos do exercício em homens com câncer de próstata e mulheres com câncer de mama. A atividade física provoca infrarregulação nos genes que promovem o crescimento tumoral — isto é, ela os "desliga" — e suprarregulação nos genes que ajudam a prevenir o crescimento tumoral — ou seja, ela os "liga".[67,76,78] Enquanto isso, há cada vez mais evidências de que o exercício físico pode causar efeitos dentro do microambiente do tumor, modificando vias reguladoras cruciais.[79-81] Tumores prosperam em um ambiente de baixo oxigênio. O exercício bombeia oxigênio para dentro dos tecidos, o que pode reduzir o crescimento cancerígeno.[79] As pesquisas mais recentes mostram que talvez não leve muito tempo até contarmos com recomendações médicas de exercício concebidas especificamente para cada tipo particular e estágio de câncer.[81]

Embora sejam necessárias mais pesquisas para traçar uma relação causal direta entre exercício e desenvolvimento tumoral, os primeiros indícios sugerem que a atividade física regular pode ajudar sobreviventes de câncer a viver mais tempo, aproveitar mais a vida e evitar uma recidiva. Notavelmente, nenhum estudo encontrou reações adversas em sobreviventes do câncer que se exercitavam. Assim, embora o alcance dos benefícios ainda esteja em debate, há pouca ou nenhuma desvantagem em se exercitar todos os dias, mesmo, e talvez sobretudo, se você for um sobrevivente de câncer.

QUE TIPO DE EXERCÍCIO É MELHOR EM SE TRATANDO DE CÂNCER

A doutora Karen Mustian, importante pesquisadora na área de oncologia do exercício no Instituto do Câncer Wilmot, na Universidade de Rochester, em Nova York, sabe como é difícil fazer pacientes de câncer se exercitarem. "Quase quinze anos atrás, quando começamos este trabalho, muita gente acreditava que, para a maioria dos pacientes de câncer, não era saudável se exercitar", afirmou recentemente. Oitenta por cento dos pacientes que participam de seus estudos são sedentários, e ela acha que a natureza implacável do câncer e do tratamento da doença dificulta para os pacientes escutar e absorver informações sobre os benefícios do exercício.[82] Assim, Mustian (como

Courneya e outros) é cuidadosa ao apresentar seus resultados para os pacientes. Ela quer que saibam o seguinte:

- Não é preciso gastar dinheiro para fazer exercícios. Não há necessidade de comprar equipamentos sofisticados ou entrar para uma academia cara.
- Caminhar é um exercício tão eficaz quanto qualquer outro para reduzir a inflamação e proteger contra efeitos colaterais cognitivos como o "cérebro de quimio" (a confusão mental que pode ser provocada pela quimioterapia) e a perda de memória.[83]
- O exercício funciona melhor que as medicações para reduzir a fadiga relacionada ao câncer (FRC), o efeito colateral mais comum do tratamento do câncer.[57]
- Ioga e tai chi são formas suaves mas eficazes de atividade física que reduzem o estresse, a fadiga, a ansiedade, a insônia, a dor e os sintomas cognitivos.[84-89]
- Os pacientes percebem a melhora em sua qualidade de vida geral depois de apenas quatro semanas de caminhada regular ou treinamento de força com elástico que podem fazer em casa.[90]

BOM É O QUE FUNCIONA PARA VOCÊ

Uma conclusão importante que podemos tirar de toda essa pesquisa animadora é que não existe um programa de exercícios universal para os pacientes de câncer — tampouco um planejamento só para o paciente de câncer individual. Assim como ocorre em relação aos demais fatores relativos ao estilo de vida do Mix de Seis, é preciso escutar seu corpo para determinar o que é mais benéfico em dado momento. Depois da cirurgia, um paciente que jogava tênis com regularidade talvez tenha de reduzir essa atividade e focar na recuperação dos reflexos e da força e na retomada da capacidade de desfrutar de uma noite de sono completa e repousante antes de voltar à quadra. Praticar ioga pode ser a escolha certa nesse estágio do tratamento. Mais tarde, quando esse período houver terminado, e a pessoa estiver se sentindo mais forte, talvez ela perceba que os benefícios redutores do estresse que obteve com a ioga melhoraram o nível de seu tênis (principalmente o saque), a despeito de um hiato de seis meses sem treinar. Os especialistas estão se referindo a isso como uma abordagem de "medicina de precisão" no uso dos exercícios para fins terapêuticos em tratamentos de câncer, já que a atividade física precisa ser feita na medida certa para as necessidades únicas e individuais de cada paciente.[91,92]

Além do mais, muitas coisas são consideradas como atividade física que tendemos a negligenciar, em especial entre a população idosa, o grupo demográfico mais atingido pelo câncer. Jardinagem é uma forma maravilhosa de atividade, na medida em que mantém o corpo flexível e em movimento ao mesmo tempo que oferece uma oportunidade de ficar ao ar livre, tomando sol e respirando ar fresco. Passear com o cachorro é outra grande maneira de caminhar, e mesmo fazer tarefas domésticas conta como atividade física. Já ficou demonstrado até que nos beneficiamos simplesmente de permanecer em pé, de modo que adotar esse hábito ao atender um telefonema, comparecer a uma reunião ou assistir à TV também traz benefícios à saúde.

DANÇA CONTRA O MEDO

Deborah Cohan é obstetra, ginecologista e professora na Escola de Medicina da UCSF. Também é mãe de dois filhos. E conhece em primeira mão como se movimentar pode ser extremamente importante para restabelecer a saúde.

Em setembro de 2013, aos 44 anos, foi diagnosticada com câncer de mama estágio IIB. Ela recebeu a notícia pouco depois de deixar sua filha na escola e, então, ligou para o chefe e tirou o resto do dia de licença. De noite, foi para sua aula de Soul Motion, uma forma de dança consciente, à qual se refere como seu "ritual sagrado semanal". Ela chegou à aula naquela noite sofrendo de um medo paralisante. Seus filhos ficariam sem mãe? Ela ficaria desfigurada? Deixaria de ser amada? Morreria sozinha e sem ninguém? Mas não estava ali procurando uma distração para esses medos; pelo contrário, deixou que seu corpo, mediante aquela prática profundamente transformativa, a fizesse mergulhar nos próprios medos para então superá-los.

Cohan se permitiu sentir todas as emoções trazidas pelo diagnóstico e expressou essas emoções pela dança. Embora de início estivesse entorpecida e desconectada de seu corpo, no fim da aula, de maneira surpreendente, tinha outra disposição, estava muito mais alegre. "Na verdade, meu corpo estava me ensinando que eu podia sentir alegria", explica Cohan, "mesmo poucas horas depois de ser diagnosticada com câncer."

Cohan interpretou essa experiência catártica como um sinal de que a dança seria seu remédio. Seu câncer virou um alerta para ela priorizar os cuidados consigo mesma e prestar atenção em sua saúde física, emocional, mental e espiritual. Passou a dançar todos os dias para superar as emoções complexas trazidas pela doença, que não conseguia expressar em palavras. Seus amigos, que a ajudavam com os filhos e a levavam às consultas, sempre perguntavam: "O que mais posso fazer para ajudar?". Cohan percebeu que o que ela mais queria era viver cercada pela alegria e pelo amor, assim, pediu aos amigos para dançarem por ela e com ela. Descobriu uma canção de Beyoncé que achou inspiradora, chamada "Get Me Bodied", e pediu a todos os amigos para se filmarem dançando essa música; assim, poderia vê-los dançando quando estivesse se recuperando da cirurgia. Usou as mídias sociais para convidar todas as pessoas que conhecia a se juntar a seu grupo de dança virtual. Então, Cohan foi além. Perguntou ao anestesista se poderia entrar na sala de cirurgia dançando "Get Me Bodied". Ele concordou. No dia anterior à cirurgia, Cohan alugou um estúdio e, com uma amiga, dançou a canção de Beyoncé até, como afirmou, "a alegria que senti ficar gravada no meu corpo".

No dia seguinte, ela entrou na sala de cirurgia totalmente sem medicação e calma. Quando "Get Me Bodied" começou a tocar, a alegria gravada encheu seu corpo e ela dançou com toda a equipe médica, sentindo muita alegria e liberdade. O anestesista gravou a cena, e uma das amigas de Cohan postou no YouTube. "Quando acordei, tinha viralizado", explica Cohan. Hoje o vídeo de Cohan com uma equipe de cirurgia dançando a música de Beyoncé já foi visto mais de 8 milhões de vezes.

Cohan virou uma espécie de celebridade instantânea e usou a nova plataforma para falar sobre a natureza multidimensional da recuperação e sobre como encontrar paz e alegria por meio do movimento pode de fato ser um remédio muito efetivo. Ela continuou dançando durante as quatro sessões de quimioterapia que vieram após a cirurgia. Em 2014, criou a Foundation for Embodied Medicine [Fundação pela Medicina Incorporada], um programa não lucrativo afiliado ao Commonweal (o programa de Michael Lerner), a fim de oferecer práticas de dança e movimento para pacientes, cuidadores e profissionais médicos, de modo que possam entrar em contato com a sabedoria e a orientação para a cura inatas do corpo.[93]

COMPARAÇÕES NEGATIVAS

Em um estudo de 2017 publicado no periódico *Health Psychology*, Octavia Zahrt, doutoranda da Escola de Negócios da Universidade Stanford, e a psicóloga Alia Crum examinaram os dados da National Health Interview Survey [Pesquisa Nacional de Entrevistas sobre Saúde] e da National Health and Nutrition Examination Survey [Pesquisa Nacional de Exame de Saúde e Nutrição] e descobriram que "indivíduos que se consideravam menos ativos do que outros de sua idade tinham mais probabilidade de morrer, independente de condições de saúde, índice de massa corporal e assim por diante", relatou Crum.[94] O que descobriram é que há uma espécie de efeito placebo negativo que acontece quando as pessoas se comparam com outras — mesmo quando suas percepções estão apenas na cabeça delas. O que a pessoa pensa sobre sua quantidade de exercício não tem tantas consequências para a saúde a longo prazo quanto seu nível efetivo de atividade física, mas o fato de ter consequências negativas mensuráveis vale a pena ser observado. Parte do que pode incomodar a pessoa é a pressão que sente se alguém lhe diz que precisa fazer exercícios. Se somos pressionados a fazer alguma coisa, ou mesmo se nos sentimos intimidados, tendemos a resistir em fazer as mudanças do estilo de vida anticâncer. O importante é se envolver em atividades que lhe tragam prazer e o façam se sentir bem. Ambos são fortes indicadores de que você está dando para seu corpo exatamente o que ele precisa, seja uma caminhada despreocupada, uma pedalada de 150 quilômetros ou uma hora de HIIT (treinamento intervalado intenso).

Nas Zonas Azuis, onde os habitantes costumam viver mais de cem anos, Dan Buettner observa que eles não fazem diferenciação entre viver e realizar atividade física — é tudo a mesma coisa.[95] Nesses pequenos bolsões de saúde, mover-se com liberdade e naturalidade é a regra.

QUANTO É SUFICIENTE?

A Sociedade Americana de Câncer recomenda que pacientes de câncer se dediquem a 150 minutos, ou duas horas e meia, de atividade física semanal.[96] Isso equivale a cerca de 22 minutos diários. Se pensarmos dessa forma, é um objetivo muito factível. O melhor de tudo é que esses 22 minutos não precisam ser feitos de uma vez. Na verdade, a pesquisa sugere que períodos mais breves de exercício podem ter maiores benefícios à saúde do que exercícios de resistência mais longos.[97] Um estudo de 2016 feito por Martin Gibala e seus colegas na Universidade McMaster revelou que, em indivíduos antes sedentários, sessões de exercício breves mas concentradas (dez minutos no total, com apenas três séries de 32 segundos de intensidade máxima), três vezes por semana por doze semanas, resultaram em melhorias similares em medições fisiológicas e biológicas de boa forma quando comparadas aos que se exercitaram 45 minutos por semana durante doze semanas.[98] Pesquisa anterior revelou o mesmo efeito para três caminhadas de dez minutos, em comparação a uma caminhada de trinta minutos em adultos no limite da hipertensão.[99] As caminhadas mais curtas tiveram o mesmo efeito na pressão arterial, mas, ao contrário da caminhada de trinta minutos, também reduziram os picos de pressão arterial e, assim, tiveram maiores implicações para a saúde geral.

Sabemos também pelas pesquisas que simplesmente se sentar menos e se movimentar mais é a abordagem ideal: caminhar mais e passar menos tempo sentado é até mais saudável do que se exercitar uma hora por dia, se depois você permanece sedentário por catorze horas; substituir trinta minutos de período sedentário por atividade leve reduzirá o risco de mortalidade e breves períodos de atividade resultam em redução da inflamação.[63,100-104]

Alison e eu acreditamos que o melhor instrutor é nosso próprio corpo, assim, escute o seu e faça as coisas que ele pede e das quais precisa. Se você se sente forte, equilibrado, flexível e confiante, está provavelmente no caminho certo. Fazer exercícios aeróbicos com regularidade (elevando seu batimento cardíaco) é importante, assim como manter o tônus muscular.

Embora a maioria das pesquisas quanto ao efeito do exercício sobre o câncer esteja centrada em pacientes de câncer de mama, Gabe Canales, cuja história compartilhamos no capítulo 3, trabalha ativamente para mudar isso. Setembro é o Mês de Conscientização do Câncer de Próstata e, por meio de sua organização sem fins lucrativos, a Blue Cure, Gabe e sua equipe criaram programas e eventos que estão não só trazendo conscientização para esse tipo de câncer, a terceira principal causa de mortalidade nos Estados Unidos (um em sete homens será diagnosticado com a doença em algum momento de sua vida), mas também ensinando a todos a se prevenir contra o câncer de próstata por meio de mudanças de estilo de vida.[105]

A BIKE DE GABE CANALES

Quando conversamos recentemente, Gabe, que hoje tem 42 anos e níveis de PSA inferiores a antes de seu diagnóstico, recebido quando tinha 35 anos (seu câncer permaneceu inativo), contou que administrar o estresse por pensar todo dia sobre o câncer foi seu maior desafio. Também o inspirou a entrar em contato com outros pacientes de forma peculiar e eficaz: indo aos locais onde se reuniam — ou seja, levando a mensagem da prevenção e do estilo de vida anticâncer a campos esportivos, pistas de atletismo e estádios de todo o país. A Blue Cure tem atletas profissionais em seu quadro de diretores, realiza corridas noturnas e acampamentos de basquete, e fez uma parceria com o futebol profissional e a Amateur Athletic Union, ou AAU [União Atlética Amadora], para espalhar a boa-nova sobre hábitos de estilo de vida saudáveis a fim de ajudar a prevenir o surgimento do câncer de próstata e melhorar os resultados.

Quando Gabe começou esse trabalho, ele mudou sua vida por inteiro: vendeu sua casa espaçosa no subúrbio de Houston e comprou um apartamento de um dormitório na cidade, para ficar mais perto dos escritórios da Blue Cure. Os primeiros anos da organização foram bem enxutos. (Gabe abriu mão de um salário respeitável como presidente de sua própria empresa de relações públicas para trabalhar de graça nos primeiros estágios da fundação de uma organização sem fins lucrativos.)

Ele se lembra de um momento crucial, quando estava prestes a assinar o financiamento de um Chevy Tahoe zero. Com a caneta na mão, ia escrever seu nome no contrato quando começou a pensar em todo o estresse que sentia quando dirigia, como vivia mandando mensagens de texto ou falando no celular, sempre correndo para a próxima reunião. Enquanto pensava nessas coisas, percebeu seu estresse aumentando, seu sangue pulsando e sua respiração mais curta. Com tudo que sentiu naquele momento, Gabe chegou à conclusão de que tinha de encontrar uma maneira de ficar mais centrado e reduzir o estresse, e comprar um novo Chevy Tahoe não era um movimento nessa direção. Ele pousou a caneta e se levantou: "Quer saber? Não vou fazer isso". O vendedor olhou para Gabe e disse: "O que você vai fazer?". E Gabe respondeu: "Vou comprar uma bicicleta".

Três anos mais tarde, Gabe pedala uma média de 25 quilômetros por dia. Até o momento, a mudança não só modificou sua mentalidade e melhorou sua saúde como também teve um impacto de relações públicas positivo em sua ONG, revelando que, quando se trata da vida anticâncer, Gabe vai muito além da teoria. "Se chego numa reunião com o capacete de ciclismo debaixo do braço e roupas casuais, as pessoas entendem", explica. "Estou promovendo um estilo de vida anticâncer e acho que ver que estou vivenciando isso de verdade ajuda os outros a aderirem."

Como ilustra o exemplo de Gabe, nada nos deixa mais à vontade com nosso próprio corpo do que testar seu potencial físico. Estou convencido de que, quando tentamos qualquer tipo de atividade nova — mas, em especial, algo que exige movimento —, estamos ativando nossos sentidos de maneiras que impactam positivamente todos os aspectos do Mix de Seis da vida anticâncer. Trata-se de atingir um estado de equilíbrio saudável e longevidade livre da doença.

GUIA DA VIDA ANTICÂNCER PARA SE EXERCITAR

O exercício como parte de um estilo de vida anticâncer diz respeito a trazer movimento de volta a seu dia — mais tempo de pé e se mexendo, menos tempo sentado e ocioso. Embora soe bastante simples, em nossa cultura, ser ativo exige não só se mexer, mas se mexer a despeito de nossa inclinação em contrário.

MONITORE SEU MOVIMENTO DIÁRIO

Comece medindo ou avaliando com honestidade sua atividade física. Gostamos desse passo porque você tem de saber onde está para saber aonde quer ir. Simplesmente monitore quantos passos você dá e quantas horas passa sentado todo dia em média:

- Monitore seus passos — a maioria dos celulares tem um programa para isso; ou considere adquirir um monitor de atividade. É de fato a melhor maneira de saber quantos passos você dá num dia.
- Junto com seus passos, acompanhe o tempo que passa sentado por uma semana.

Após monitorar sua atividade por uma semana, responda às seguintes questões:

- O que você pode fazer para aumentar sua movimentação diária?
- Se você já tem uma rotina de exercícios, como pode incluir mais movimento no resto do seu dia?
- Aumentando o movimento, você aumenta os passos dados num dia. Não existe um número mágico de passos necessários. Basta ser mais do que você estava fazendo antes. Alguns miram os 10 mil passos — oito quilômetros — por dia, mas essa prática tem mais a ver com aumentar seus níveis de atividades normais.

NÃO FIQUE SENTADO POR LONGOS PERÍODOS

Baseados em múltiplos estudos, nós o encorajamos a interromper o tempo que fica sentado, nem que seja apenas ficando de pé:

- Não faça isso só de vez em quando, mas de hora em hora.
- Ficar de pé pode parecer estranho no começo, mas continue firme. Como no caso da maioria dos hábitos, depois que seu corpo se acostuma a ficar de pé, você começa a preferir ficar nessa posição para trabalhar.
- A tábua de passar roupa é um substituto ótimo (e barato) para usar como superfície de trabalho em vários cantos da casa.
- Tente assistir aos seus programas de televisão ou séries no computador ficando de pé.
- Considere a compra de uma mesinha de laptop (custa a partir de duzentos reais) que pode ser facilmente transportada ao trabalho.
- Pense nos seus filhos. Crianças em idade escolar necessitam de mesas em que possam estudar de pé. Elas passam a maior parte do dia sentadas e, quando chegam em casa, a rotina não é muito diferente — lição de casa, video games, jantar, televisão.
- Adquira o hábito de ficar de pé quando estiver trabalhando e nas horas de lazer também: nos fundos de uma sala de conferências,

durante o intervalo de uma apresentação, em reuniões etc. Encoraje os demais a ficar de pé após uma reunião por um período prolongado, chame seus amigos de trabalho para sair da cadeira e andar um pouco mais.

ANDE EM VEZ DE FICAR SENTADO

- Não faça isso apenas de vez em quando, mas todos os dias, pelo menos uma vez a cada duas horas, mesmo que seja andar pela casa, dar uma volta no quarteirão ou caminhar na hora do almoço.
- Use a escada no trabalho, no teatro, no aeroporto, na consulta — para subir ou descer andares, evite o elevador.
- Organize as reuniões em pé. Leve uma prancheta para fazer anotações. Se alguém no trabalho quiser discutir uma ideia, sugira uma caminhada ao ar livre enquanto conversam.
- Estacione longe de seu destino e desfrute de uma caminhada extra.
- Vá para o trabalho a pé ou de bicicleta, se possível.
- Caminhe depois do jantar, de preferência acompanhado — isso lhe permite pôr o papo em dia e aprofundar a conexão. Caminhar depois de uma refeição (principalmente se for substanciosa) ajuda seu corpo a processar o alimento e pode prevenir o diabetes em idosos.
- Aproveite a caminhada para escutar um audiolivro.

CRIE UMA ROTINA DE EXERCÍCIOS

- Quando estiver pronto para o treinamento aeróbico e de força, ter alguém para malhar junto pode ser uma boa pedida. Para Alison, treinar acompanhada é parte integrante de seus exercícios, ajudando-a a ficar motivada e a se sentir responsável por outra pessoa além de si mesma.

- Comece com alguma prática acessível que funcione para seu horário e temperamento. Alison admira as pessoas que passam correndo de manhã e à noite na frente da nossa casa, mas não tem o menor desejo de ser como elas. Seja honesto consigo mesmo sobre o que você quer fazer e o que consegue aguentar. Você não precisa correr uma maratona. Só precisa encontrar uma maneira de se mexer mais que funcione para você. Estabeleça uma rotina curta de exercícios que consiga seguir com um amigo, na internet ou por um DVD.

- Trabalhe sua flexibilidade e o alcance de seus movimentos. Nossas articulações melhoram quando são usadas e lubrificadas. Faça atividades que encorajem movimentos amplos, como natação ou ioga.

- Aumente a força e a resistência. O trabalho de resistência é ótimo para ganhar massa muscular e proteger a saúde óssea. E seu corpo é sua melhor fonte de resistência. Um exercício quase perfeito é uma simples prancha. Esse tipo de posição ativa os grandes grupos musculares e fortalece os braços. Você pode incluir pesos livres ou elásticos para aumentar a tensão nos músculos.

QUEBRE SEU DIA COM MOMENTOS PARA EXERCÍCIO

- Introduza em sua rotina exercícios para quebrar o dia, em vez dos longos períodos numa academia. Três caminhadas intensas de dez minutos ajudam a compensar um longo dia sentado.

- Se você gosta de correr, uma série de tiros curtos queima mais calorias do que um trote longo.

- Considere adotar um treino intenso de sete a dez minutos que você consiga repetir com constância. Isso ajuda não só seus músculos, mas também seu coração. Os modelos mais populares exigem apenas uma cadeira para ser realizados e envolvem uma série de exercícios em sequência, com trinta segundos de descanso entre um e outro.

CRIE UM ESTILO DE VIDA ATIVO

- Incorpore o movimento como parte de seus planos familiares.
- Quando estiver dando uma pausa na rotina ou comemorando uma conquista individual, procure se movimentar, seja passeando no parque ou passando um dia na praia.
- Divirta-se. Brincar de pega-pega com os filhos ou jogar futebol com os amigos no fim de semana também conta. Ser ativo é sinônimo de ser social, e a combinação dos dois elevará o quociente de sua vida anticâncer.

VIAGEM ATIVA

Para muitos de nós, a vida na estrada é parte do trabalho. Encontrar maneiras de permanecer ativo quando sua rotina normal é interrompida pode ser um desafio, mas, se você dá pequenos passos, pode ter certeza de que não fugirá dos hábitos saudáveis nem quando estiver longe de casa.

EXERCITE-SE EM VIAGEM

- Leve roupa de ginástica e tênis de corrida. Parece óbvio, mas não sei dizer quantas vezes cheguei a algum lugar com potencial para uma bela caminhada ou a um hotel com uma academia de ginástica surpreendentemente boa e, quando abri a mala, descobri que não levara nada apropriado. Não permita que a falta de roupas ou tênis o impeça de ficar em forma enquanto viaja.
- Em voos longos, levante-se de vez em quando. Costumo me levantar para ficar na fila do banheiro mesmo estando sem vontade, porque é a única maneira de ficar de pé durante um voo sem parecer uma ameaça para a segurança dos passageiros.

- Leve sua rotina consigo. Recentemente, hospedamos uma pessoa em Houston que carregava uma folha de papel com sua rotina de exercícios de sete minutos. Ele trouxe uma cadeira para a sala e, em menos de dez minutos, terminou seus exercícios e trabalhou todos os grupos musculares em seu corpo, ao mesmo tempo que elevava seu batimento cardíaco.
- Elásticos de treino são fáceis de transportar e podem ser usados em qualquer lugar.
- Leve um tapetinho para continuar com sua prática de ioga matinal.

Você não precisa ser nenhum atleta para ver os benefícios do exercício físico. Na verdade, ser mais ativo — sentar menos e interromper regularmente os longos períodos numa cadeira — é mais importante do que se forçar a correr mais longe ou mais rápido. Vá aos poucos. Comece hoje. As pesquisas mostram que nossa rotina sedentária está nos matando devagar. Crie um hábito que seja bom para você e mantenha-o ativo pelos próximos anos.

RESUMO DO GUIA DA VIDA ANTICÂNCER PARA SE EXERCITAR

1. Mantenha um diário de sua atividade física semanal.
2. Encontre maneiras, ao longo do dia, de caminhar quando você normalmente estaria sentado.
3. Interrompa os períodos sentados ficando de pé a cada hora. Quebre seu dia com breves períodos de exercício.
4. Desenvolva uma rotina para se manter em forma.
5. Incorpore a atividade física aos eventos familiares, ao tempo com os amigos e às férias.
6. Planeje seu exercício e encontre maneiras de permanecer fisicamente ativo quando estiver viajando.

11. O alimento como remédio

De onde vêm nossos hábitos alimentares, no particular momento e lugar em que cada um de nós vive? Como nossa alimentação se relaciona com nossa saúde e nosso bem-estar? Certo, o alimento é o combustível que move o corpo humano. Esse é um fato biológico. Mas uma complexa malha de fatores, das tradições culturais à conveniência, influencia nossas escolhas diárias. Muitas delas são o exato oposto da consciência desperta; tornaram-se hábitos automatizados, reforçados e promovidos pela indústria alimentícia e pela propaganda. Contudo, nosso corpo — assim como as atuais pesquisas científicas — nos avisa que chegou a hora de sermos bem mais conscientes do que e de como comemos. Seja você um gourmand, um horticultor ou um viciado em *junk food*, está na hora de ficar a par das pesquisas e pensar melhor em termos de alimentação e restabelecimento da saúde, para sermos todos capazes de virar a página na questão de como nutrimos nosso corpo.

RECONHECENDO O PODER DE CURA DO ALIMENTO

Depois que Dorothy P. (que vimos no capítulo 7) foi diagnosticada com um câncer de mama agressivo em 1998, ela passou por um ano de tratamento intensivo que incluía o uso de corticosteroides ministrados durante a quimioterapia para ajudar a prevenir náusea e vômito. Um efeito colateral comum dessa medicação é o ganho de peso. Ao longo do tratamento, Dorothy ganhou dez quilos. Quando o tratamento terminou e ela estava pronta para perder o peso extra, Dorothy percebeu uma coisa — não poderia tentar fazer isso da maneira como fizera antes. Ela não podia simplesmente ficar sem comer ou só comer salada para emagrecer. Seu problema não era entrar no vestido de casamento ou ficar bonita de biquíni; era algo mais profundo. Ela precisava de alimentos para ajudar a se recuperar — alimentos saudáveis. Em suas palavras: "Eu tinha de começar a pensar na comida como minha amiga". Isso mudou em essência sua relação com o que comia.

No jantar toda noite, seus filhos, de nove e onze anos, contavam quantas frutas e verduras diferentes conseguiam inserir em uma única refeição. Isso virou um jogo. Dorothy começou a ler rótulos. Ela evitava óleos hidrogenados, açúcares, produtos químicos, alimentos processados de muitos tipos e passou a comprar frutas e verduras orgânicas. Com o tempo, isso levou a uma mudança profunda e permanente. Ela não fazia mais *dieta*, mas comia para viver.

Como um benefício extra de seu novo padrão alimentar, Dorothy emagreceu, não rápido, mas de uma maneira que lhe permitiu manter um peso saudável ao longo dos anos depois de seu diagnóstico. Mais importante, melhorou sua saúde e deu ao corpo os nutrientes de que ele precisa para permanecer saudável e forte. Outro efeito colateral louvável: Dorothy passou esses hábitos alimentares para os filhos, que hoje são adultos com suas próprias famílias, bem como para seu pai, um texano de noventa anos que passou a maior parte da vida numa dieta de carne com batata. As mudanças feitas por ela tiveram um efeito cascata positivo na família.

O CÂNCER COMO ALERTA

Assim como em outras áreas do estilo de vida, o câncer consegue varrer do caminho todos os empecilhos impostos pela cultura, permitindo que enxerguemos com clareza como nossas decisões diárias impactam nossa saúde. Mas todos nós, tenhamos câncer ou não, precisamos nos reconectar com o verdadeiro propósito do alimento, que é nutrir, restabelecer e sustentar. Segundo as mais recentes Diretrizes Dietéticas publicadas conjuntamente pelo Departamento de Saúde e Serviços Humanos e pelo Departamento de Agricultura dos Estados Unidos, quase a metade dos adultos americanos sofre de uma doença crônica relacionada a dieta pobre ou falta de exercício, e mais de dois terços estão acima do peso ou são obesos.[1] Apenas um em cada quatro come uma fruta por dia e apenas um em dez come a quantidade recomendada de frutas e verduras.[1] Na verdade, os americanos consomem tão poucos alimentos ricos em antioxidante que a cerveja representa a quinta maior fonte de antioxidantes na dieta do cidadão médio.[2,3] Por sua vez, a quantidade média de couve-frisada que o americano come por semana corresponde a meia colher de chá, mesmo com a recente onda de popularidade da verdura em alguns círculos sociais.

As participantes do CompLife são tentadas a comer produtos nocivos tanto no MD Anderson como em outros hospitais, cujas lanchonetes oferecem frango frito, batata frita e pizza. Alguns hospitais pioneiros apareceram com inovações, como manter uma horta orgânica, o que traz inúmeros benefícios para a comunidade.[4]

Durante o período intensivo de seis semanas do CompLife, as participantes se reuniam uma vez por semana com nutricionistas e tiveram aulas sobre como comprar alimentos saudáveis e prepará-los para maximizar seu valor nutricional e deixá-los saborosos. Quando voltam para casa, que para a maioria é alguma cidadezinha com fortes laços comunitários no Texas ou na Louisiana, as participantes normalmente encontram seus freezers abarrotados de coisas que lhes dissemos para não comer. Lá vão elas tentar fazer mudanças sustentáveis em seus hábitos alimentares (para muitos, a parte mais difícil do programa) e, quando abrem a geladeira, eis que surge um belo ensopado cremoso, lasanhas, tortas — ou seja, *comfort food*, com frequência preparada por amigos solidários e bem-intencionados. Assim, tentamos abordar esse problema também. Os amigos e parentes querem ser prestativos e, com algumas simples orientações, o que prepararem para nós pode ser tão saudável e nutritivo quanto saboroso e reconfortante.

A ideia de que um alimento que nos faz mal possa fazer com que nos sintamos bem é uma ideia estranha, mas está totalmente entranhada em nossa cultura. E não só estamos espalhando cada vez mais a dieta ocidental entre nós como também exportamos nossa dieta pouco saudável para o resto do mundo. Não é coincidência que o câncer e outras doenças crônicas estejam aparecendo em lugares onde a dieta ocidental é adotada com mais facilidade.[5] Aliás, as taxas de câncer estão em elevação em países que outrora apresentavam as taxas mais baixas do mundo (câncer de mama na China e na Índia, e câncer de cólon no Japão).[6] Além do mais, a incidência crescente da doença se concentra nos centros urbanos, onde as pessoas estão mais expostas a fast-food e comida processada.[7,8]

Os perigos de exportar hábitos alimentares americanos foram ilustrados de forma dramática em um estudo de 2015 que levou afro-americanos e uma tribo rural na África do Sul a trocar de dieta.[9] Stephen O'Keefe, professor da Faculdade de Medicina da Universidade de Pittsburgh, queria descobrir por que os sul-africanos têm um cólon tão saudável e um risco de câncer de cólon tão baixo, enquanto os afro-americanos são a população com maior risco de câncer de cólon nos Estados Unidos. O'Keefe e seus colegas fizeram vinte pessoas de cada país trocarem de dieta por duas semanas. Os sul-africanos seguiram uma dieta rica em gordura, pobre em fibras e centrada em proteína animal, podendo incluir coisas como panqueca e linguiça no café da manhã, hambúrgueres e batatas fritas no almoço e bolo de carne e arroz no jantar. Enquanto isso, os afro-americanos no estudo fizeram a dieta típica de baixo teor de gordura e muita fibra dos sul-africanos — comidas como bolinho de milho e croquete de salmão no café; taco de peixe, bolinho de batata ralada e pedaços de manga no almoço; e quiabo, tomate, feijão-de--corda e abacaxi ao jantar. Depois de apenas catorze dias na nova dieta, os pesquisadores notaram mudanças profundas em cada grupo. Os participantes afro-americanos apresentaram rápidas mudanças em sua biologia intestinal e em seu microbioma (o equilíbrio de bactérias em seu intestino). Fatores de risco associados ao câncer de cólon, como inflamação, diminuíram. Nesse ínterim, os sul-africanos tiveram mudanças em seus intestinos associadas a um maior risco de câncer de cólon. Dando sustentação a essas descobertas, um estudo recente resumindo os resultados de uma pesquisa que incluiu mais de 800 mil indivíduos revelou que uma dieta caracterizada como causadora de inflamação elevou o risco de câncer colorretal em 51% para homens e em 25% para mulheres.[10]

É de abismar a quantidade de alimentos pouco saudáveis presente na cultura ocidental, mas não precisamos viver assim para sempre. Como ficou bem ilustrado pelo estudo sul-africano, passar a alimentos mais saudáveis, que de fato nutrem e sustentam o corpo, tem um impacto drástico, e o efeito será sentido em pouco tempo. Como explica O'Keefe: "Em apenas duas semanas, uma mudança na dieta, de uma composição ocidentalizada para uma dieta africana tradicional rica em fibras e pobre em gordura, reduziu esses biomarcadores do risco de câncer, indicando que provavelmente nunca é tarde demais para modificar o risco de câncer de cólon".

GERENCIANDO SEU MICROBIOMA

Um dos resultados mais notáveis do estudo da dieta sul-africana é a rapidez com que as alterações nutricionais (boas ou más) impactavam o ecossistema de bactérias, fungos e vírus vivendo em nosso corpo — o chamado microbioma. Mesmo que você tome banho, escove os dentes e lave as mãos todos os dias, por onde vai, leva consigo sua ecosfera única de micróbios, cerca de 100 trilhões de bactérias, umas boas, outras más. Na verdade, nossas células humanas são superadas numa proporção de dez para um por essas células não humanas ao longo do caminho. Mapear o microbioma, como fez o projeto de mapeamento do genoma, é um esforço global contínuo.[11-13]

Um microbioma pouco saudável costuma estar ligado a inúmeros males e doenças, incluindo infecção por *Clostridium difficile*, psoríase, esofagite de refluxo, obesidade, asma infantil, distúrbios gastrintestinais, doenças neuropsiquiátricas como depressão e ansiedade, organismos resistentes a múltiplas drogas, doenças cardiovasculares e câncer. A pesquisa também aponta para uma ligação entre a flora intestinal e hormônios essenciais como grelina e leptina, que regulam o apetite.[14,15]

Muitos estudos mostram que, quanto maior a diversidade de nosso microbioma, melhores os efeitos para a saúde.[16-18] Essa diversidade ampliada também está ligada à diminuição da gordura corporal, da resistência à insulina e a um perfil inflamatório (uma das marcas registradas do câncer) diminuído, o que se liga a um menor risco de câncer.[16-18] A pesquisa mostra uma clara ligação entre o microbioma e uma série de diferentes tipos de câncer, incluindo de cólon, fígado, pâncreas, pulmão e mama, além dos dados que têm emergido sobre o melanoma.[19-21]

Embora estudos com humanos não tenham mostrado em definitivo um elo causal entre microbioma e câncer, estudos envolvendo animais foram capazes de esboçar uma relação mais direta. Mecanismos múltiplos ligam o microbioma ao câncer,[22,23] incluindo os processos inflamatórios aumentados.[22] O sistema imune está intimamente ligado ao microbioma. Na verdade, os cientistas hoje acreditam que aspectos importantes de nosso sistema imune e de nossa resposta imune residem em nosso intestino.[24,25] A microbiota que habita nosso intestino desempenha um papel essencial em ativar, treinar e modular a resposta imune.[25,26] É provável que o microbioma influencie a carcinogênese por meio de mecanismos adicionais que ainda estão por ser descobertos. Entretanto, a desregulação imunológica deve oferecer importantes insights sobre como nosso microbioma influencia o desenvolvimento do câncer e suas terapias.

Pode soar óbvio, mas é importante notar que o que comemos exerce impacto direto em nosso microbioma e há evidência crescente de que criar e manter um microbioma saudável pode desempenhar um papel significativo na eficácia do tratamento do câncer. Uma colega minha no MD Anderson, Jennifer Wargo, está na linha de frente da pesquisa ligada ao microbioma. Em um estudo de 2017 em pacientes com melanoma avançado, Wargo descobriu que a diversidade e a composição da flora intestinal afetavam a resposta do indivíduo à imunoterapia.[27] Seus resultados sugerem que o sistema imune é auxiliado por certos micróbios quando está reagindo às medicações da imunoterapia. Embora mais pesquisas sejam necessárias antes de ser indicado correr até a farmácia mais próxima para comprar probióticos com o intuito de melhorar sua resposta ao tratamento do câncer, os estudos apontam para claros benefícios de manter um microbioma saudável. Quanto mais diverso o microbioma, mais baixa a taxa de inflamação no corpo e mais saudável o sistema imune.

ADOTANDO UMA DIETA BASEADA EM PLANTAS

A chave para criar um microbioma saudável sem se entupir de suplementos e comprimidos não testados é alimentar as bactérias boas em seu corpo e limpar as ruins por meio de uma dieta baseada em plantas, rica em fibras, grãos integrais e carboidratos complexos.[28,29] De fato, um pioneiro estudo com animais publicado na *Science* em 2013 revelou que, quando camundongos eram alimentados com uma dieta-padrão americana e depois tinham um microbioma saudável transplantado para seu intestino, a microbiota não o colonizava.[30] Ela percebia seu novo ambiente como um lugar inadequado para viver e prosperar.

A dieta que mostrou maior benefício em termos de saúde e resistência ao câncer é a mediterrânea, como foi notado também por David Servan-Schreiber em *Anticâncer*.[31] Como filho de uma italiana e um americano que escreveram dois livros de culinária populares sobre cozinha mediterrânea na década de 1980, reservo lugar especial no meu coração a uma dieta rica em verduras e legumes, azeite de oliva, grãos integrais e oleaginosas. Quando era adolescente, tive a grande sorte de servir de provador experimental para uma incrível variedade de sopas, entradas e acompanhamentos vegetarianos. Pesquisas há muito ligam a dieta mediterrânea à redução do risco de doença cardiovascular e diabetes. Estudos mais recentes apontam para os potenciais impactos positivos no risco de câncer e na saúde do cérebro.[32-37] Um deles, de 2015, analisou as dietas de mais de 5 mil italianas e revelou que as mulheres que seguiam a dieta mediterrânea mais de perto apresentaram uma redução de 57% no risco de câncer endometrial.[38] Também relataram um efeito dose-resposta. As que seguiam a dieta de forma rigorosa tiveram uma redução substancial no risco de câncer endometrial, ao passo que as que saíram um pouco dela mostraram redução de risco apenas moderada.

Um estudo de 2017 feito por pesquisadores na Holanda revelou uma clara ligação entre a dieta mediterrânea e o risco de câncer de mama pós-menopausa.[39] Os pesquisadores usaram dados do Estudo de Coorte da Holanda envolvendo mais de 62 mil mulheres entre as idades de 55 e 69 anos e acompanharam seus hábitos alimentares e de estilo de vida no decorrer de vinte anos. Descobriram que, no câncer de mama com receptor de estrogênio negativo, que em geral tem um prognóstico pior, aderir a uma dieta mediterrânea reduzia o risco em cerca de 40%, quando comparado a quem não o fazia. Além do mais, tanto no caso do receptor de estrogênio positivo como no do negativo, quanto mais elevada a adesão à dieta mediterrânea, mais baixo o risco de câncer de mama.

ALIMENTO É MELHOR DO QUE SUPLEMENTO

Decidi deliberadamente não adicionar suplementos ao protocolo do CompLife, assim como sugiro agora que você comece sua dieta anticâncer sem eles. O alimento já é feito para levar nutrientes ao corpo da maneira mais eficiente e aproveitável. Não significa que a suplementação não seja muitas vezes justificada (encorajo pacientes com baixa vitamina D, por exemplo, a tomar suplementação, considerando que sabemos que a falta do nutriente está ligada ao surgimento de certos tipos de câncer).[40] Mas tendemos a depositar excessiva fé em comprimidos e panaceias, em vez de confiar que o alimento — nossa dieta diária — vai, com o tempo, nos dar tudo de que necessitamos. Acredito piamente que a maioria pode obter tudo de que precisa quando aperfeiçoa a habilidade de escolher a variedade mais ampla possível de alimentos ricos em nutrientes. Para pessoas passando por tratamento de câncer, é ideal se consultar tanto com um nutricionista como com o oncologista.

Um aspecto central da dieta mediterrânea é o consumo de frutas e hortaliças. E as evidências sugerem que quanto mais, melhor. Uma meta-análise de 95 estudos de coorte revelou que pessoas que comem dez porções de frutas e hortaliças por dia com regularidade exibem risco significativamente menor de desenvolver doenças crônicas, incluindo doenças cardiovasculares e câncer.[41] Os pesquisadores descobriram que para cada duzentos gramas adicionais de frutas e hortaliças (duas porções), o risco de câncer diminuía em 3%. Concluíram que 7,8 milhões de mortes prematuras por câncer, doença cardíaca, derrame e outras causas poderiam ter sido evitadas se as pessoas ingerissem dez porções diárias de frutas e hortaliças. Contribui para essa evidência um estudo surpreendente de 2017, mostrando que a qualidade da dieta em adolescentes e jovens adultos antecipa o risco de câncer de mama que poderia ocorrer mais tarde na vida.[42] O estudo, conduzido por Karin Michels e suas colegas na UCLA, acompanhou mais de 45 mil mulheres participantes do Estudo de Saúde de Enfermeiros II, realizado no decorrer de 22 anos. As pesquisadoras classificaram as dietas com base no grau em que eram *inflamatórias*. Comparadas a mulheres com dietas com baixa pontuação inflamatória, as que tiveram dietas mais inflamatórias durante sua adolescência mostraram risco de câncer de mama 35% mais elevado. De modo similar, as que estavam no grupo inflamatório mais elevado durante o início da vida adulta tiveram um risco 41% maior de desenvolver câncer de mama do que as que afirmaram consumir mais alimentos anti-inflamatórios quando eram mais jovens.

Esses foram estudos observacionais. Mas um grande estudo controlado randomizado na Espanha publicado em 2013 examinou os efeitos de uma dieta mediterrânea suplementada com azeite de oliva extravirgem versus uma dieta mediterrânea suplementada por oleaginosas em comparação com uma dieta moderadamente reduzida em gordura em homens e mulheres com risco de doença cardíaca para ver se conseguiam diminuir a incidência de grandes eventos cardiovasculares. O estudo funcionou, e eles relataram no *New England Journal of Medicine* que ambos os grupos da dieta mediterrânea apresentaram menos derrames em um período de quatro anos de follow-up da pesquisa.[43]

Com base nesse mesmo teste clínico, os autores relataram que a dieta mediterrânea levou a redução de peso, taxas de diabetes mais baixas, reversão da síndrome metabólica, estresse oxidativo diminuído e níveis mais baixos de proteína c-reativa (uma medida geral de inflamação sistêmica).[44-47] E o mais importante para nós no mundo do câncer: mulheres escolhidas de forma aleatória para seguir a dieta mediterrânea rica em azeite de oliva extravirgem reduziram seu risco de câncer de mama em mais de 70% no decorrer de cinco anos, comparadas ao grupo de controle, que se alimentou de uma dieta moderadamente pobre em gordura.[48] Assim, parece provável que o que é bom para o coração também é bom para prevenir o câncer.[49]

Há cada vez mais evidências também da importância da adoção pós-diagnóstico de uma dieta baseada em plantas para uma série de tipos diferentes de câncer. Um estudo de 2015 revelou que homens diagnosticados com câncer de próstata tinham probabilidade 50% menor de morrer da doença se seguissem uma "dieta prudente", rica em frutas, hortaliças, grãos integrais e pobre em gordura, açúcar, colesterol e sódio.[50] Por outro lado, o mesmo estudo, que envolveu mais de 22 mil médicos do sexo masculino, revelou que os que se ativeram a uma dieta ocidental típica tinham chance 2,5 vezes maior de morrer de câncer de próstata.

O fato de a dieta mediterrânea ou a dieta prudente, muito similar, estarem ligadas de forma consistente, estudo após estudo, à boa saúde pode ser atribuído em parte a modificações em marcas registradas cruciais do câncer, incluindo diminuição da angiogênese, melhora da função imune e diminuições na carga inflamatória geral. Verduras escuras, como os vegetais crucíferos, grãos integrais e outros alimentos ricos em fibras são ótimas fontes de micronutrientes e fitoquímicos, além de estarem ligados a níveis reduzidos de múltiplos marcadores inflamatórios.[51-54] Hortaliças e frutas são ricos em vitaminas e minerais e também contêm antioxidantes, que possivelmente desempenham um papel na prevenção dos estágios iniciais de câncer.[55-57] Os crucíferos em particular apresentam um elevado nível de compostos indólicos, como sulforafanos, os fitonutrientes que, segundo se descobriu, são eficazes para combater o crescimento e o desenvolvimento do câncer por meio da redução da proliferação celular, da inflamação e dos biomarcadores epigenéticos.[58-60] Outros benefícios de uma dieta rica em vegetais são o conteúdo pobre em calorias e carboidratos e o índice glicêmico baixo, ligados a uma menor inflamação. Na verdade, os fatores dietéticos influenciam todas as demais marcas registradas do câncer, tanto de modo positivo, quando nos alimentamos de maneira saudável, visando diminuir os processos tumorigênicos, quanto negativo, se comemos coisas pouco saudáveis, aumentando os processos tumorigênicos.[55,60-77]

A dieta mediterrânea também reflete uma inter-relação mais natural, relaxada, entre os seres humanos e o ambiente imediato onde vivem. Historicamente, as culturas mediterrâneas comem o que se acha à mão, ou seja, o que é cultivado de acordo com a sazonalidade, o que pode ser obtido no mar, lavrado ou criado num pequeno lote (incluindo galinhas) ou colhido nos arredores. Claro que isso mudou à medida que a agroindústria se espalhou por cantos cada vez mais remotos do globo, mas, felizmente para todos nós, os princípios-chave da dieta (e da cultura) mediterrânea permanecem intactos.

O mesmo se pode dizer da maioria das dietas saudáveis mundo afora — a dieta mediterrânea, a dieta asiática ou a dieta rural sul-africana. Há similaridades em todas essas dietas baseadas sobretudo em plantas. Elas incluem frutas, verduras, legumes, oleaginosas, sementes, grãos integrais e outros alimentos ricos em fibras, e porções mínimas de proteína animal, além de poucos alimentos processados e menor adição de açúcar. Comer dessa maneira ajuda a manter o microbioma bem nutrido. Embora os nomes e detalhes possam diferir, os princípios dessas dietas são, em grande parte, os mesmos.

DIETAS SAUDÁVEIS COM NOMES DIFERENTES

Um grande exemplo desse padrão abrangente de dietas saudáveis pode ser visto claramente nas Zonas Azuis,[78] comunidades espalhadas pelo mundo onde os moradores costumam viver até os cem anos de idade, com pouca ou nenhuma incidência de doenças. Entretanto, as dietas dos moradores das Zonas Azuis não poderiam ser mais distintas: em Loma Linda, Califórnia, a comunidade, que está centrada na Igreja Adventista do Sétimo Dia, prefere uma dieta vegana. Na Sardenha, Itália, a dieta-padrão é rica em óleos e gorduras, mas em óleos e gorduras saudáveis encontrados nas oleaginosas e azeitonas. Os costa-riquenhos que vivem em Nicoya adotam uma dieta que inclui carne, mas é rica em vegetais, sobretudo os abundantes tubérculos nativos. Em Okinawa, no Japão, a ênfase é em peixe fresco, vegetais e amidos, como arroz, mas pouca gordura. Em Ikaria, na Grécia, a dieta é mais próxima da mediterrânea clássica. Embora, a um olhar superficial, todas as cinco dietas de Zonas Azuis pareçam extraordinariamente diferentes, o que elas têm em comum é a ênfase em alimentos locais, frescos e integrais, e a quase inexistência de alimentos processados. Em outras palavras, eles compartilham os mesmos fundamentos da dieta mediterrânea, mas com opções alimentares que exemplificam o melhor do que está disponível, com base na cultura, no clima e no ambiente locais. Embora não possamos afirmar com absoluta certeza que esses padrões alimentares diminuem o risco de desenvolver câncer ou melhoram os resultados para quem tem a doença, a esmagadora maioria das evidências obtidas até o momento sem dúvida aponta nessa direção.

Conversei recentemente com o médico David Katz sobre as semelhanças entre diferentes dietas saudáveis, e ele me contou sobre uma observação similar que fez quando compareceu a um encontro recente de especialistas na conferência Oldways Common Ground. Houve oficinas sobre várias dietas, cada uma aliciando os presentes para os benefícios específicos de focar numa única área. O defensor da dieta paleolítica falou sobre proteína animal, enquanto o grupo vegano discutiu inflamação relacionada a laticínios, e quem estava na oficina sobre dieta mediterrânea pôde se informar sobre gorduras boas. Na hora do almoço, Katz notou que seus pratos pareciam quase idênticos. Todos tinham um monte de verduras e legumes, uma porção pequena de proteína, algumas gorduras e alguns grãos. "No fim, estamos todos sintonizados no mesmo tema, e essa me parece a principal lição", explicou Katz. "Há muito barulho nessa área da nutrição e dieta, mas não precisa haver. Percebi que a gente cria um monte de confusão quando o que todo mundo está querendo é simplesmente isto: precisamos comer *alimentos integrais em combinações sensatas.*"

Esse padrão alimentar mais saudável centrado nos vegetais, independente de como você o rotule, vai na contramão do que a indústria promove e do que é muitas vezes a escolha mais fácil quando se trata de comer e beber. Durante a maior parte da minha vida, convivi com uma cultura alimentar viciante que instiga nosso desejo por açúcar, sal e gordura. Quando me perguntaram numa conferência por que eu me alimentava daquela forma, respondi: "As regras são para pacientes de câncer. Nós não temos câncer". Mas, depois, percebi que devemos adotar uma abordagem mais proativa da alimentação saudável se quisermos diminuir nosso risco de ter câncer e aumentar nossas chances de sobreviver a um diagnóstico da doença. O mantra de David Servan-Schreiber ainda soa verdadeiro — o câncer vive em todos nós, mas nem todo mundo tem câncer. Podemos reduzir a probabilidade de que essas células sejam ativadas e se multipliquem por meio das escolhas de estilo de vida que fazemos todos os dias — e nossas escolhas nutricionais são a chave disso.

TIRANDO A MÁQUINA DE DONUTS DA TOMADA

No verão de 2015, um colega me enviou por e-mail a foto de um carrinho de donuts com a seguinte frase na linha do assunto: "Bom para os negócios". Quando percebi que aquilo era no MD Anderson, fui imediatamente ver por mim mesmo. O aroma de donut fresquinho invadiu minhas narinas mesmo antes de eu vislumbrar o carrinho colorido anunciando seus produtos com a frase: "Donut para viagem!", cercado por uma multidão de funcionários e pacientes com crianças excitadas. Ele fora posicionado no acesso elevado que conduz do estacionamento ao hospital e ao prédio da administração. O local fica bem na frente de um hotel moderno onde os pacientes se hospedam com suas famílias durante o tratamento.

Foi um momento surreal para mim. Temos de lidar com muitas regras e regulamentos no MD Anderson. Se você quiser servir sucos frescos de vegetais no campus, não sei dizer quantas comissões precisará consultar para tentar obter autorização ou quantos detalhes terá de arranjar (tentamos, inclusive, mas acabamos derrotados por preocupações com os riscos envolvendo alimentos não pasteurizados). Mas se alguém quer instalar uma máquina de donuts em meio ao principal acesso utilizado por médicos, funcionários, pacientes e suas famílias, aparentemente só precisa enfiar o cabo numa tomada, ligar a geringonça e deixar que o espetáculo comece.

O rosto do homem operando o carrinho, chef do hotel vizinho, irradiava orgulho. Quando perguntei se aquilo era algo permanente no hospital, ele disse: "É uma máquina muito cara. Vamos precisar vender muitos donuts, se quisermos que dure aqui". Sem dúvida, ele estava pensando que eu voltaria correndo para minha sala e convocaria uma reunião de emergência: "Ei, pessoal. Isso é importante. Precisamos comer mais donuts!". Pela cena que presenciei, essa era, na realidade, a reação que ele obtivera até ali no dia de inauguração. E tenho de admitir que me senti derrotado. Todo mundo parecia tão feliz. O rosto sorridente do chef que entregava os saquinhos cor de rosa com iguarias fritas e cobertas de açúcar quase tão rapidamente quanto as preparava, os olhares ansiosos dos funcionários e pacientes do hospital, tudo conspirava para o grande sucesso de uma dose diária de gordura, carboidratos e açúcar.

Depois de bater algumas fotos, de fato voltei para minha sala, mas não para defender o aumento do consumo de donuts, e sim para mandar um e-mail para o dr. Ron DePinho, presidente do MD Anderson na época. Só para esclarecer: não tenho o hábito de mandar e-mails para o presidente do hospital assim do nada, por qualquer trivialidade. Mas não posso ficar sentado de braços cruzados sabendo o que sei sobre a ligação entre dieta e doença. Temos consciência hoje de que a obesidade está ligada a treze tipos de câncer e responde por um em cinco casos de câncer no mundo todo.[79,80] Quando acrescentamos um estilo de vida sedentário à dieta não saudável, o risco de câncer aumenta em mais de 30%.[81] Isso significa que quase um terço de todos os cânceres poderiam ser prevenidos se as pessoas fizessem uma dieta saudável e permanecessem ativas. Na verdade, se todo adulto nos Estados Unidos reduzisse seu índice de massa corporal (IMC) em 1% (perder apenas um quilo), estima o Instituto Nacional do Câncer, isso resultaria na prevenção de 100 mil novos casos de câncer (do meio milhão de novos casos previstos em 2030 nos Estados Unidos).[6,82-85]

A despeito dessas incríveis estatísticas sobre como o câncer poderia ser evitado se as pessoas comessem mais vegetais e menos donuts, a tendência predominante é culpar pelo câncer motivos além de nosso controle imediato: nossos genes, alimentos geneticamente modificados, carne cheia de hormônio, poluição do ar e assim por diante. O mais recente Levantamento de Conscientização do Risco de Câncer do Instituto Americano de Pesquisa em Câncer mostra que menos da metade dos americanos lembra que dietas pobres em vegetais e frutas aumentam o risco de câncer e apenas metade sabe da ligação entre obesidade e câncer.[86] Apenas um em cada três sabe que fazer uma dieta rica em carne vermelha ou processada está definitivamente ligado ao câncer de cólon.

Assim, embora haja cada vez mais evidências ligando a alimentação ao risco de câncer, o que chega ao público é vago e fragmentado. Os funcionários do hospital na fila do carrinho de donuts podiam estar conversando sobre seus pacientes ou falando sobre seus turnos diários sem perceber a contradição ou a ironia. As pessoas à espera de sua próxima sessão de quimioterapia nem se dariam conta de que o que estavam prestes a comer anulava o efeito pretendido desse tratamento em reduzir o tamanho de seu tumor antes da cirurgia.

Mas, com os sorrisos felizes diante de mim, redigi meu e-mail sem muita esperança de ser ouvido.

Para meu grande assombro, quando voltei de férias, a máquina de donuts sumira. O presidente escrevera agradecendo por meu olhar vigilante, mas imagino que muitos me acharam um estraga-prazeres. A verdade é que não quero atrapalhar a diversão de ninguém, mas, do jeito que o mundo está hoje, me vejo com frequência desempenhando esse papel. Nesses tempos em que nos defrontamos com indústrias multibilionárias determinadas a nos viciar em produtos potencialmente letais, banir a máquina de donuts foi para mim mais do que uma vitória simbólica.

NÃO TÃO DOCE: OS PERIGOS DO AÇÚCAR

Um exemplo das forças poderosas contra as quais lutamos ficou claro em um estudo de 2016, feito por pesquisadores da UCSF, que se debruçou sobre documentos da indústria internacional do açúcar nas décadas de 1960 e 1970. Os documentos revelaram uma campanha de desinformação que parece estranhamente semelhante ao esforço da indústria do cigarro em minimizar os perigos do tabaco. Cinquenta anos atrás, a indústria do açúcar patrocinou um programa de pesquisa para lançar dúvida sobre o papel do açúcar no risco de doenças cardiovasculares e promover a gordura como culpada pelos males dietéticos.[87] Estudos que ligavam o açúcar ao câncer não viam a luz do dia.[88] Essa campanha foi bastante bem-sucedida e levou a uma série de recomendações sobre o papel da gordura e do colesterol nas doenças cardíacas, ao mesmo tempo minimizando o papel da sacarose.

Mas, embora o consumo de gordura tenha diminuído, a epidemia de doenças cardíacas e outras doenças crônicas, incluindo câncer, continuou a crescer,[89-92] junto com nosso consumo de vastas quantidades de açúcar adicionadas aos alimentos para substituir a gordura. O americano médio hoje consome cerca de 23 colheres de chá de açúcar por dia, mais do que o dobro do recomendado pela Organização Mundial da Saúde e mais do que o triplo da quantidade recomendada para mulheres pela American Heart Association [Associação Americana do Coração].[93]

Embora a ideia de que "o açúcar alimenta o câncer" continue sendo contestada por muitos oncologistas como uma supersimplificação, pesquisas dos últimos dez anos sugerem uma clara ligação entre os níveis elevados de açúcar no sangue e certos tipos de câncer.[94-100] Em um estudo de 2011, pesquisadores da Faculdade de Medicina Albert Einstein, em Nova York, analisaram dados saudáveis de 4500 mulheres em pós-menopausa por um período de doze anos e descobriram que as que apresentavam os níveis mais elevados de açúcar no sangue tinham o dobro de probabilidade de desenvolver câncer de cólon.[101] Em um estudo de longo prazo publicado em 2012, pesquisadores suecos mostraram que homens que tomavam um refrigerante diário de 350 mililitros tinham o risco de ter câncer de próstata aumentado em

40%.[102] Para esse estudo, os cientistas monitoraram a saúde de mais de 8 mil homens entre 43 e 75 anos de idade ao longo de quinze anos. Eles descobriram também que o aumento estava ligado a formas de crescimento mais acelerado de câncer de próstata, que têm mais chance de serem fatais.

Embora revelar uma ligação direta entre câncer e açúcar exija mais pesquisas, a ligação entre o consumo de açúcar e a explosão mundial do diabetes tipo 2 já não pode mais ser contestada. O diabetes tipo 2 atinge mais de 420 milhões de pessoas, quase todas adultas, no mundo,[103-104] e pessoas com diabetes têm quase o dobro da probabilidade de ser diagnosticadas com câncer pancreático e de cólon.[105] Assim, mesmo que você não esteja convencido sobre os perigos implícitos do açúcar, dificilmente pode ignorar ou menosprezar o papel do diabetes como um passo real e perigoso na direção do câncer.[106]

O DILEMA DO ÁLCOOL

O álcool é listado pelo National Toxicology Program [Programa Nacional de Toxicologia dos Estados Unidos] como um carcinógeno humano comprovado.[107] Quanto mais a pessoa bebe, mais alto o risco de desenvolver certos tipos de câncer, incluindo de cabeça e pescoço, esôfago, fígado, estômago, mama e colorretal.[108-112] Em 2009, estima-se que 3,5% das mortes por câncer nos Estados Unidos tiveram relação com o álcool.[113] As pesquisas mais recentes sugerem que mesmo o uso moderado de álcool aumenta os riscos de câncer e de morte por câncer.[107,113,114] Um estudo publicado em 2013 revelou que as pessoas que consomem três ou mais drinques por dia respondem pela maioria das mortes por câncer relacionado a álcool.[113] Mas o estudo, que envolveu pesquisadores nos Estados Unidos, no Canadá e na França, também concluiu que os que bebem 1,5 drinque ou menos por dia respondem por mais de um terço das mortes por câncer relacionado a álcool. Assim, quando se trata de câncer, quanto menos você bebe, melhor, e talvez seja prudente remover por completo esse fator de risco.

> Se o seu câncer não está na lista daqueles que têm elos com o álcool identificados, vale considerar o fato de que álcool é açúcar, açúcar causa inflamação, e sabemos que o câncer é uma doença inflamatória. Se você consome álcool de um modo ou de outro, o Instituto Americano para Pesquisa em Câncer (AICR) recomenda não tomar mais de um drinque por dia no caso das mulheres e não mais que dois para os homens. E, para diminuir o pico de açúcar, nunca beba de estômago vazio. Se for consumir álcool, é melhor fazer como os europeus: junto com as refeições.

REDUZINDO SUA CARGA GLICÊMICA

O açúcar não é o único culpado pelos picos de açúcar no sangue. Alimentos ultraprocessados e refinados como pão branco, arroz branco, cereais matinais e bolachas têm o que chamamos de índice glicêmico elevado.[115] Isso significa que o corpo consegue digerir esses alimentos e convertê-los rápido em açúcar, literalmente logo depois de serem consumidos. Assim, da mesma maneira que doces ou refrigerantes, ingerir alimentos com índice glicêmico alto cria picos de açúcar no sangue, que levam à liberação de insulina e ao aumento da catenina-ß, uma proteína conhecida por ser um fator importante no desenvolvimento de certos tipos de câncer.[116,117] Um estudo de 2016 chefiado pelo doutor Xifeng Wu, meu colega no MD Anderson, revelou que pacientes que ingeriam alimentos com índice glicêmico mais elevado tiveram uma chance 50% maior de desenvolver câncer de pulmão quando comparados àqueles que comiam alimentos com índice glicêmico mais baixo.[118] Pessoas que nunca fumaram e tinham o índice glicêmico mais alto apresentavam um aumento no risco de câncer de pulmão de mais de 80%.[118] Dados similares existem para uma ligação entre açúcar, carga glicêmica e o risco de câncer de próstata, mama, ovário, cólon e endométrio.[94-96,122,123]

SUBSTITUTOS DO AÇÚCAR

Em toda palestra em que Alison e eu discutimos os malefícios do consumo excessivo de açúcar, alguém invariavelmente pergunta: "E quanto aos açúcares livres de calorias, com carga glicêmica zero?". Esses adoçantes não calóricos se enquadram em duas categorias principais: (1) substitutos naturais do açúcar, como estévia, xilitol e alguns dos outros alcoóis de açúcar, também aparecendo em forma processada, como eritritol, ou (2) substitutos para o açúcar artificiais, como sacarina, acessulfame, aspartame, neotame e sucralose. As pesquisas ligando substitutos artificiais do açúcar a aumento do risco de câncer são contraditórias. Até o momento, não houve estudos ligando os adoçantes derivados de produtos naturais ao câncer. Infelizmente, apenas substituir açúcar por adoçante, seja natural ou artificial, pode não ser tão eficaz quanto gostaríamos quando se trata de emagrecer. (Afinal, é por esse motivo que a maioria usa adoçante: para sentir o gosto doce sem calorias nem ganho de peso.) Na verdade, esses substitutos do açúcar podem dessensibilizar o centro de recompensa do cérebro, resultando em aumento do consumo alimentar.[119-121] Isso significa que enganar o cérebro com adoçantes não calóricos pode acabar sendo um tiro pela culatra. Alguns substitutos do açúcar foram associados a ganho de peso, intolerância a glicose e até diabetes.[119-121] A abordagem ideal é controlar a vontade de comer doce e seu vício em açúcar.

Levando em consideração a quantidade de pesquisas e a compreensão cada vez maior do papel dos carboidratos ultraprocessados e do açúcar no risco e nos resultados do câncer, por que ainda parece tão normal, até mesmo reconfortante, encontrar doces de graça no consultório médico ou até donuts no refeitório? Por que a mensagem sobre açúcar e carboidratos refinados não está sendo passada ao público ou sequer penetrando nos consultórios de nossos melhores centros de câncer?

OS PERIGOS ENVOLVENDO CARNES VERMELHAS E PROCESSADAS

Embora as mensagens que nos chegam todos os dias a respeito de nossa alimentação (e do que é ou não saudável) pareçam um alvo em movimento, a essa altura já está claro que existe ligação entre a carne vermelha ou processada e o câncer. De fato, o consumo excessivo de carne vermelha foi relacionado a mais de uma dúzia de tipos de câncer, incluindo de mama, próstata, cólon e fígado.[124,125] Basicamente, se você come bacon todo dia de manhã, hambúrguer à noite e filé nos fins de semana, está possivelmente criando o ambiente para uma inflamação crônica, e sabemos que a inflamação alimenta o crescimento cancerígeno.

Em 2015, a Agência Internacional de Pesquisa sobre Câncer e a Organização Mundial da Saúde classificaram as carnes processadas como carcinógenas e a carne vermelha como provável carcinógeno.[124,126] Pesquisadores da Universidade Cambridge concluíram que, se o ser humano diminuísse o consumo de carne processada pela metade, haveria uma redução de 12% no índice de câncer de cólon.[124,126,127] Outros estudos ligaram o consumo de carne vermelha ao aumento do risco de câncer prostático, colorretal e de mama.[127,128]

Um fator que liga a carne vermelha ao câncer são os carcinógenos liberados no processo de preparo do alimento. Esses componentes são formados quando a carne é assada a uma temperatura elevada ou é tostada.[128,132] Infelizmente, também se formam quando a carne é preparada a temperaturas normais, inclusive ao ser frita na frigideira ou grelhada.[128-131]

Outro fator que contribui para os males da carne vermelha resulta da engorda dos animais para aumentar o lucro dos produtores. Bois que passam a vida pastando até o abate têm bom equilíbrio de ômega-6 e ômega-3, ácidos graxos essenciais, numa proporção de mais ou menos quatro para um ou dois para um. Entretanto, gado criado em confinamento e alimentado com milho e/ou soja, mesmo que apenas no fim da vida, mostra carência de ácido graxo ômega-3 quando abatido.[133] Carne de gado criado em confinamento é essencialmente uma fonte de ômega-6. O ômega-6 é um ácido graxo essencial, ou seja, necessitamos dele em nossa dieta, contanto que em equilíbrio correto com o ácido graxo ômega-3. O excesso de ácido graxo ômega-6 em nossa dieta, que é o caso para a maioria das pessoas que consomem carne bovina de criação convencional, aumenta a inflamação, que, como já vimos, está ligada ao câncer.[134] Há também outras teorias recentes que ligam a carne vermelha ao câncer, porém mais evidências envolvendo seres humanos ainda são necessárias.[135,136] Menos ainda se sabe sobre a diminuição dos riscos envolvendo a carne vermelha quando é oriunda de animais criados de forma orgânica no pasto. Em teoria, essa carne teria uma proporção melhor de ômega-6 e ômega-3. Até o momento, ninguém realizou estudos com animais ou humanos para determinar os riscos relativos.

OPÇÕES SIM, TENTAÇÕES NÃO

A despeito dos perigos notórios do açúcar e da carne vermelha ou processada, na maioria das cafeterias e lanchonetes de hospital, esses produtos são oferecidos livremente — o cliente quer opções, dizem. Os pacientes e suas famílias, médicos e funcionários podem coroar uma refeição carcinógena rica em gordura com um copo gigante de sorvete de máquina coberto de doces crocantes. Embora o carrinho de donut nunca mais tenha sido visto pelo prédio seduzindo quem circula com seu aroma adocicado de fritura e açúcar de confeiteiro, as lanchonetes do hospital, assim como nossa cultura em geral, são dominadas por essas tentações que levam ao diabetes, à obesidade e ao câncer.

A racionalização que ouço repetidas vezes no MD Anderson e em outros lugares é que, contanto que uma opção saudável (e em geral apenas uma) seja oferecida, isso justifica uma abundância de itens pouco saudáveis. Se há salada ou vitamina de frutas no cardápio, sentem-se livres para considerar cumprida a categoria "alimentos saudáveis" e oferecer uma profusão de hambúrgueres, batatas fritas e doces. Para mim, isso é uma falácia (sem mencionar o desequilíbrio óbvio entre as opções boas e ruins). Sabendo o que sabemos sobre as qualidades viciantes dos alimentos ricos em sódio, açúcar e gordura,[137-139] não deveríamos oferecer nenhum produto prejudicial à saúde de nossos pacientes e funcionários. Ou, para chegar a um meio-termo, por que não oferecer uma única opção não saudável e completar o menu com opções saudáveis? O argumento de que é isso que as pessoas querem também é falso. Como já foi documentado no Hospital New Milford, em Connecticut, os pacientes e funcionários gostam quando lhes são disponibilizadas opções saudáveis. "É comum os pacientes receberem alta e perguntarem se podem ficar para almoçar", conta o chef Kerry Gold.[4] Quantos hospitais podem se orgulhar disso? Chegou a hora de dar um basta a esse argumento falacioso das opções.

A pesquisa mostra que o alimento ultraprocessado tem o mesmo efeito no cérebro do que drogas como cocaína e heroína. Um estudo de 2015 feito por cientistas da Universidade de Michigan revelou que a propensão das pessoas a exagerar em comidas pouco saudáveis estava diretamente relacionada ao seu grau de processamento.[140] Alimentos ultraprocessados como pizza e sorvete conseguem solapar nossa força de vontade e sujeitar os sinais biológicos que se relacionam à fome.[141] (Em outras palavras, você continua comendo essas coisas mesmo quando não tem fome.) Alimentos saudáveis como brócolis e salmão não disparam a mesma reação no cérebro. Ninguém fica tentado a se entupir de couve-de-bruxelas e cenouras. Não porque esses vegetais não sejam gostosos, mas porque alimentos saudáveis não induzem a mesma resposta em nossos centros de recompensa neuroquímicos. Posso afirmar com base em minha experiência de ex-universitário viciado em Doritos e, mais recentemente, meu fraco por pipoca de cinema aromatizada artificialmente com manteiga, que o vício em comida não é brincadeira. Quando você se dá conta de que certos alimentos são viciantes e que muitos de nós somos viciados ou estamos nos recuperando de algum vício, a ideia de que as cafeterias hospitalares sirvam pizza ou os médicos ofereçam pirulitos e balas em seus consultórios preocupa ainda mais.

A LIGAÇÃO ENTRE PESO E CÂNCER

Como os estudos que examinam a ligação entre peso e doença são em grande parte observacionais, por muitos anos a comunidade médica e científica menosprezou esses dados como carecendo do tipo de especificidade granular (e, mais importante, reprodutibilidade) que os legitimasse. Mas, com o tempo, a consistência das ligações e tendências que observamos passou a ser inegável. Por exemplo, pudemos acompanhar como uma mudança na alimentação afeta a vulnerabilidade à doença monitorando taxas de incidência de câncer de pessoas da Ásia e da África que migraram para países ocidentais. Ficou demonstrado — depois de décadas coletando dados — que os emigrados dessas culturas experimentam um aumento nas taxas de obesidade e um pico em doenças associadas à dieta ocidental (rica em gordura trans, açúcar, processamento), incluindo a incidência aumentada de muitos tipos de câncer, a uma taxa muito mais elevada do que em seus países natais, que (após uma única geração) espelha as taxas em seu lar recém-adotado.[142-144] Em outras palavras, a assimilação dos imigrantes nem sempre faz bem a sua saúde, e a dieta ocidental de conveniência é, muito claramente, uma adaptação pouco saudável. Como observado antes, também fomos bastante bem-sucedidos em exportar nossa dieta de alimentos processados e *junk food* para outras nações, e suas taxas de obesidade estão aumentando, assim como as doenças ocidentais. Em um país em desenvolvimento como o Brasil, num passado não tão distante, a população estava abaixo do peso e tinha dificuldade de obter calorias suficientes por causa da pobreza. Mas um estudo de 2011 mostrou que, hoje, 48% dos brasileiros sofrem de sobrepeso, o que se acredita ser devido ao aumento do consumo de fast-food e alimentos processados, com baixo teor nutritivo. Os brasileiros, como milhões no mundo todo, podem ser uma população acima do peso, porém desnutrida, devido à qualidade ruim da comida ingerida.[83]

Há inúmeros fatores e variáveis em jogo quando estabelecemos uma correlação direta entre índice de massa corporal (IMC) elevado e incidência de doenças,[145,146] mas as pesquisas atuais mostram claramente que ter sobrepeso ou ser obeso:

- aumenta os níveis de insulina e o fator de crescimento semelhante à insulina tipo 1, que, segundo se acredita, contribuem para a proliferação do câncer;
- promove a inflamação crônica, que está ligada ao risco de câncer;
- aumenta a produção de estrogênio no tecido adiposo (o estrogênio é conhecido por levar à proliferação de alguns tipos de câncer); e
- multiplica células adiposas que parecem afetar os processos que regulam o crescimento celular cancerígeno.

Você corre maior risco de passar por esses transtornos metabólicos se tiver nascido com excesso de peso, ganhado peso depois de adulto ou ganhado e perdido peso repetidas vezes ao longo da vida.[147-149] À medida que envelhecemos, o risco de desregulação metabólica aumenta e uma atenção especial é necessária nessa área.

Uma paciente raramente se sentirá apoiada quando alguém lhe diz que ela está acima do peso. Mas se explicássemos aos pacientes — sobretudo nossos pacientes de câncer — todos os motivos pelos quais a gordura excessiva é um risco para a saúde, não só estaríamos fazendo melhor nosso trabalho como também obteríamos melhores resultados. Por exemplo: informe sua paciente de que perder peso combate a pressão alta, pode ser uma prevenção contra a dependência de insulina (devido ao diabetes tipo 2 que ela desenvolveu na casa dos quarenta anos) e/ou melhora seu prognóstico de câncer. Sabendo disso, ela provavelmente vai escutá-lo com mais atenção e também aumentará seu envolvimento com o próprio tratamento. Se o médico vai além e lhe diz que ela pode mudar sua dieta sem sofrimento e que, se o fizer, seu corpo vai reagir de maneiras que melhorarão cada aspecto de sua vida, ela talvez se sinta até inspirada. Sei por experiência própria que quando forneço informações que ajudam um paciente a agir, coisas boas começam a acontecer.

Recentemente, escutei uma história inspiradora de meu colega de MD Anderson, Anil Sood, sobre uma paciente chamada Verna G., que passou por uma virada extraordinária. Quando Sood conheceu Verna, ela sofria de obesidade, hipertensão, diabetes em idade adulta e câncer endometrial metastático espalhado por outras áreas de seu corpo. Sua situação estava tão comprometida que uma cirurgia imediata fora riscada da lista de opções. “Minha primeira reação foi: essa pessoa não vai viver mais um ano”, conta Sood. Verna passou por quimioterapia, depois radioterapia, para tratar o câncer que se espalhara por sua pelve. Sood lhe falou sobre mudanças de estilo de vida que ela podia fazer para melhorar sua qualidade de vida e sua saúde. “Não sei o que deu esse estalo nela, mas Verna levou as recomendações muito a sério”, diz Sood. Ela perdeu peso e sua pressão arterial se estabilizou. Conseguiu largar a medicação para pressão e nunca mais teve uma recaída. Oito anos depois, continua viva e bem. “Ela desafiou todas as probabilidades”, explica Sood. “Posso dizer que se deva tudo a fatores ligados ao estilo de vida? Nunca vamos saber, mas com certeza perder peso e resolver outros problemas de saúde causados por obesidade contribuíram para um resultado muito positivo para ela.”

QUANTO MAIS PESADO VOCÊ ESTÁ, MAIOR O RISCO DE CÂNCER

Um dos principais pioneiros na criação e na análise de dados colhidos de grandes estudos epidemiológicos longitudinais sobre a alimentação humana é Walter Willett, considerado o “Pai da Nutrição”. Ele é professor de epidemiologia e nutrição na Escola de Saúde Pública Chan, de Harvard, e da Faculdade de Medicina de Harvard. Willett revolucionou nosso entendimento da ligação causal entre peso e saúde quando seus dados revelaram a ligação entre sobrepeso e o surgimento do diabetes,[150] doença que hoje atinge mais de 100 milhões de adultos americanos, segundo estudo recente liberado pelos CDC em julho de 2017.[151] Segundo Willett, “compreender a dieta americana pode significar a diferença entre ser saudável ou doente”. Esse avanço (ao relacionar excesso de peso e diabetes) levou Willett e outros pesquisadores de Harvard a estudar como a massa corporal elevada influencia outras doenças, incluindo o câncer. Na verdade, a combinação de sedentarismo e sobrepeso, hoje, é considerada por muitos especialistas uma ameaça mais grave à saúde do que fumar.[152-154] Problemas agravados com o impacto negativo da obesidade incluem doenças cardíacas, derrame, pressão arterial elevada, diabetes tipo 2, problemas nos ossos e articulações, dificuldade de respirar e dormir, síndrome metabólica, déficits sociais e emocionais e diversos tipos de câncer.[153,154]

Os pesquisadores fizeram inferências confiáveis depois de observar quantidades imensas de dados colhidos em estudos do mundo todo que examinaram milhões de pessoas com sobrepeso ou obesidade. No que diz respeito ao surgimento do câncer, os resultados são surpreendentes, com mais de uma dúzia de cânceres ligados a sobrepeso e obesidade. Aqui estão alguns exemplos de como o excesso de peso aumenta o risco de desenvolver certos cânceres.[82]

- *Câncer de mama.* Após a menopausa (idade mais propensa a esse tipo de câncer), mulheres com sobrepeso aumentam seu risco de desenvolver câncer de mama em 20% a 40%.
- *Câncer colorretal.* Pessoas com sobrepeso têm risco 30% maior de desenvolver câncer colorretal do que pessoas de peso normal, com os homens tendo risco ligeiramente maior do que as mulheres.
- *Câncer endometrial.* Mulheres com sobrepeso enfrentam risco de duas a quatro vezes maior de desenvolver esse câncer e mulheres extremamente obesas têm risco sete vezes maior. O risco fica ainda mais elevado em mulheres com sobrepeso que se submeteram a terapia hormonal para alívio dos sintomas da menopausa.
- *Câncer de fígado.* Pessoas com sobrepeso correm o dobro de risco de desenvolver a doença. Como no caso dos cânceres colorretais, homens obesos têm um risco um pouco mais elevado do que mulheres obesas.
- *Câncer pancreático.* O risco de câncer é 1,5 maior para pessoas com sobrepeso.
- *Mieloma múltiplo.* O risco é 10% a 20% maior se você tem sobrepeso.

A obesidade está ligada a um maior risco de mortalidade nas formas mais comuns de câncer em homens (próstata, rim, colorretal, esôfago, pâncreas e fígado) e mulheres (colorretal, ovário, mama, cervical, rim, endometrial).[155-157] Essa relação vigora até em tipos de câncer para os quais a ligação com a obesidade é menos clara, incluindo um aumento de 75% na mortalidade em mulheres em pré-menopausa diagnosticadas com câncer de mama. Entretanto, homens obesos têm menor probabilidade de desenvolver câncer de próstata mais agressivo e ter a doença mais avançada na época do diagnóstico.

Segundo as pesquisas mais recentes, existem inúmeros mecanismos e caminhos que são acionados ou suprimidos em pessoas com sobrepeso ou obesas e que criam uma oportunidade para o câncer se desenvolver. Entre eles, os seguintes:

- *Inflamação crônica.* Pessoas obesas tendem a sofrer de inflamação de baixo grau crônica, condição que, com o tempo, pode danificar o DNA e promover o crescimento celular cancerígeno.[158]
- *Produção excessiva de estrogênio.* O tecido gorduroso (adiposo) produz estrogênio e eleva os níveis de estrogênio na linha de base de maneiras que foram associadas a câncer de mama, ovariano, endometrial e outros.[159]
- *Resistência à insulina.* Junto com um maior risco de desenvolver diabetes tipo 2, essas pessoas estão mais propensas a ter níveis de insulina elevados, que foram associados a câncer de cólon, rim, próstata e endometrial, entre outros.[159-160]
- *Interferência hormonal.* Pessoas obesas correm um risco maior de desenvolver distúrbios hormonais que promovem a proliferação celular, alterando a regulação e até a estrutura celular.[159]
- *Inferência com sinalização proliferativa e supressores de crescimento.* Células de gordura liberam adipocinas, proteínas sinalizadoras celulares secretadas pela gordura que pode estimular ou inibir o crescimento celular. Células de gordura também podem ter efeitos diretos e indiretos nos reguladores de crescimento tumoral.[159]

- *Reação imune deprimida.* Sabemos que pessoas obesas produzem mais hormônios de estresse, o que, por sua vez, enfraquece a resposta imune à doença.[159]
- *Estresse oxidativo aumentado.* Gordura corporal em excesso pode produzir um desequilíbrio entre oxidantes e antioxidantes, o que impede o corpo de neutralizar os efeitos prejudiciais dos radicais livres ou de subprodutos do oxigênio altamente reativos.[161] (O estresse oxidativo costuma ser ligado a diversas enfermidades, incluindo mal de Parkinson, Alzheimer, doença coronária, síndrome da fadiga crônica e câncer.)[162]

Felizmente, o sobrepeso é uma condição reversível, e vemos uma notável diminuição em todos esses fatores de risco em nossos pacientes que compreendem que fazer esforço para atingir um peso corporal saudável não só os ajuda a combater a doença como também restitui sua qualidade de vida. Na verdade, as pesquisas mostram que vale a pena perder alguns quilos extras. Dados da Women's Health Initiative [Iniciativa de Saúde das Mulheres] sugerem que a perda de peso no decorrer de três anos está associada a um menor risco de câncer endometrial onze anos depois.[163] Mulheres que perderam mais de 5% do peso têm um risco de câncer endometrial reduzido em 29% e mulheres obesas com perda de peso intencional tiveram o risco de desenvolver câncer endometrial reduzido em 56%. Infelizmente, o contrário também é verdade. Mulheres que ganharam mais de cinco quilos durante o período de três anos tiveram um risco de câncer endometrial aumentado. E sabemos que a obesidade interfere com os objetivos de atividade física e diminui a disposição para o exercício.

Nella A., participante do CompLife, entrou para o estudo em seu primeiro dia de radioterapia, na primavera de 2017. Ela tinha sido recém-diagnosticada com câncer de mama receptor de hormônio em estágio III e passado por uma cirurgia para remover 24 nódulos linfáticos (doze deles cancerosos). Sua oncologista no MD Anderson a encorajou a trabalhar conosco, já que seu tipo de câncer tende a crescer devagar e, se ela se concentrasse em fazer escolhas de estilo de vida saudáveis — incluindo baixar seu IMC —, a doença poderia ser ainda mais retardada no futuro. Quando se juntou a nós, Nella não se preocupava com como as coisas que comia podiam impactar sua saúde. "Eu só me preocupava com as calorias e foi assim que tentei perder peso minha vida toda — o que, aliás, nunca deu certo", explica. Com doutorado em educação, Nella se orgulha de sua formação, mas ficou em choque ao descobrir como sabia pouco sobre os efeitos de alimentos diferentes em relação ao câncer. Se bebesse chá verde, reduziria o crescimento dos novos vasos sanguíneos necessários para o crescimento e proliferação tumoral. Brócolis e repolho poderiam impedir células pré-cancerígenas de virar tumores. Frutas vermelhas e chocolate amargo tinham o potencial de retardar o crescimento tumoral. De repente, a dieta dela tinha menos a ver com calorias e mais a ver com proteger seu corpo e fornecer a ele as substâncias necessárias para se curar e ficar livre do câncer. "Agora, eu como uma tonelada de vegetais, pouca carne e nada de peixe, queijo, laticínios, açúcar, sal, óleo", diz Nella. "E a coisa mais louca é que minha dieta se expandiu muitíssimo." No processo, Nella perdeu peso. Mas, o mais importante, sua nova dieta a reconectou com seu corpo de uma forma positiva. Ela agora sente que se alimentar direito é um passo necessário para restabelecer a sua saúde. "Estou trabalhando em uníssono com meu corpo agora — não lutando contra ele — e dando a ele um alimento que vem da terra, não de uma fábrica, porque ele sabe o que fazer com comida de verdade, integral", explica. Agora que seu corpo é sustentado por sua alimentação, ele está progredindo de maneiras que Nella não esperava. "Ainda preciso melhorar, mas meu corpo está muito diferente: aquela gordura que eu nunca conseguia perder antes, no meu quadril, por menos calorias que consumisse, sumiu. Vi minha porcentagem de gordura corporal diminuir e minha porcentagem de músculos aumentar! É como se meu corpo estivesse se reorganizando em torno de princípios mais saudáveis. É extraordinário."

Como Dorothy P. e Gabe Canales e tantos outros (incluindo Alison e eu), Nella parou de comer por conveniência e começou a comer pela saúde. Essa é a base da alimentação anticâncer.

MAS E SE MEU IMC ESTIVER BOM?

Infelizmente, só porque você tem uma dieta saudável não quer dizer que não vai ter câncer. Quando Cynthia Thomson, chefe do Centro Canyon Ranch para Prevenção e Promoção da Saúde, no Centro de Câncer da Universidade de Arizona, foi diagnosticada com câncer colorretal em 2003, aos 44 anos, todo mundo em sua família ficou em choque. Thomson era a única que fazia tudo direito — exercícios e alimentação equilibrada. Como podia estar com câncer? Thomson, que pesquisara a ligação entre nutrição e câncer por uma década, enxergava de forma diferente. Ela percebeu que sua vida saudável lhe daria um prognóstico melhor e uma chance maior de sobreviver a seu diagnóstico, o que ela vem fazendo há quinze anos.

Outra coisa que percebeu quando passou pela cirurgia e acordou cercada de arranjos de flores é que seus amigos e familiares achavam que ela ia morrer. As pessoas que lhe deram flores pensavam que um diagnóstico de câncer necessariamente significava que o paciente estava com os dias contados. Thomson trabalhara o bastante com pacientes de câncer e fizera pesquisas suficientes para saber que podia sobreviver e que era vital para sua sobrevivência retomar a atividade física o quanto antes e voltar a ter uma alimentação saudável.

A pesquisa de Thomson mostra que comer direito reduz o risco de recidiva do câncer. Em 2011, ela foi a principal autora de um estudo que observou mais de 3 mil sobreviventes de câncer envolvidas no estudo Women's Healthy Eating and Living (WHEL) [Comer e Viver com Saúde para Mulheres].[164,165] Os resultados do WHEL foram recebidos com desapontamento inicial porque não mostraram ligação clara entre ingestão de vegetais e risco de recidiva do câncer de mama.[165,166] Mas Thomson e sua equipe descobriram, no follow-up, que as mulheres com dieta mais baseada em plantas apresentavam uma redução de 31% no risco de recidiva.[167] E a redução era ainda maior para as mulheres tomando tamoxifeno que comiam muitos vegetais diversos, incluindo os crucíferos, como brócolis, couve e couve-de-bruxelas.[167] Quando uma dieta mais saudável (com pelo menos cinco frutas e hortaliças por dia) era combinada com atividade física (trinta minutos

RECIDIVA DE CÂNCER DE MAMA COM INGESTÃO ELEVADA DE CRUCÍFEROS E INGESTÃO VARIADA DE VEGETAIS EM GERAL

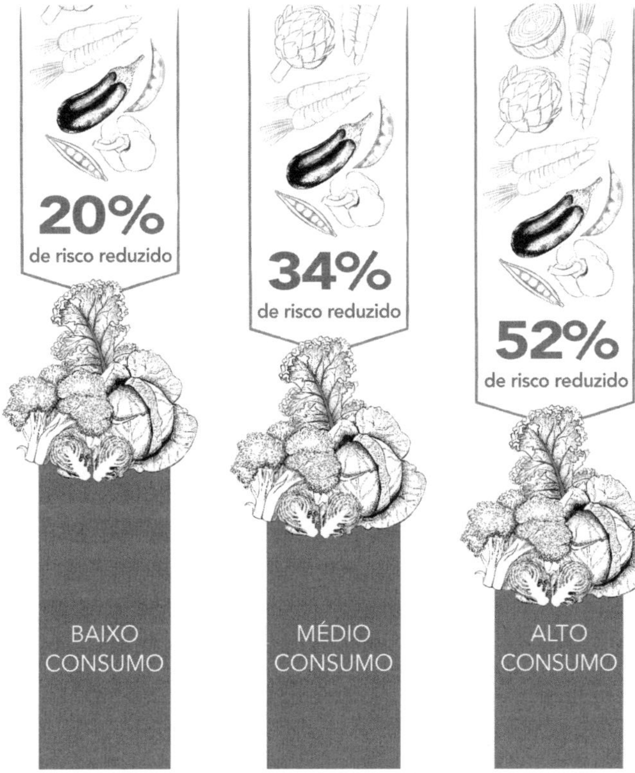

O estudo de Cynthia Thomson revelou que, quanto mais vegetais uma paciente consome após um diagnóstico de câncer de mama, menor o risco de recidiva. Pessoas que consomem quantidades elevadas de crucíferos mostraram risco ainda mais reduzido. O que o gráfico mostra é que, até entre mulheres na categoria mais alta de consumo de crucíferos, a redução no risco de recidiva é ainda maior entre as que também consomem uma variedade de outros vegetais.

Adaptado de: C. A. Thomson, C. L. Rock, B. J. Caan et al., "Increase In Cruciferous Vegetable Intake In Women Previously Treated For Breast Cancer Participating In a Dietary Intervention Trial". *Nutrition and Cancer*, v. 57, n. 1, pp. 11-19, maio 2007.

Adaptado em colaboração com Laura Beckman.

de caminhada intensa, seis vezes por semana), o risco de morte por câncer durante o follow-up de mais de onze anos caía pela metade, em relação às mulheres que não ingeriam vegetais e não se exercitavam.[168] Na verdade, as que modificaram apenas a dieta ou a atividade física tiveram resultados de sobrevivência semelhantes aos das que não mudaram de comportamento. Isso reforça nossa mensagem de que o Mix de Seis é mais eficaz quando aplicado de forma sinérgica, e não seguido apenas como essa dieta, aquele exercício ou determinada prática mente-corpo isolados. Mudanças no estilo de vida têm maior impacto quando implementadas simultaneamente.

Thomson, no momento, chefia o maior estudo desse tipo focando nos efeitos da dieta e da atividade física em mulheres com câncer ovariano.[169] Ela também está examinando o papel dos "alimentos densos em energia" no risco de câncer.[170,171] Quando se trata de pesquisas

SINERGIA ENTRE DIETA E EXERCÍCIO

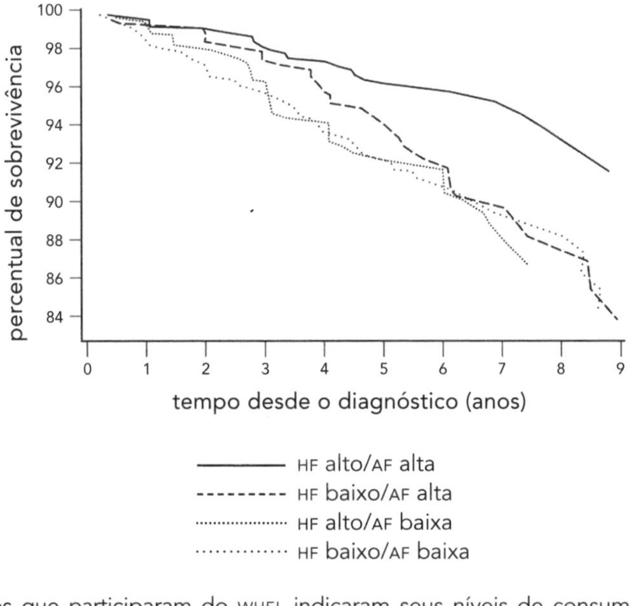

As mulheres que participaram do WHEL indicaram seus níveis de consumo de hortaliças e frutas (HF) e atividade física (AF) durante o período de follow-up. Se as mulheres aumentassem apenas um dos dois comportamentos, não demostravam vantagem na sobrevivência em comparação com as que eram pobres em ambos. Mas as mulheres que favoreceram ambos os comportamentos viveram significativamente mais tempo do que os três outros grupos.

Reproduzido com permissão. ©American Society of Clinical Oncology. Todos os direitos reservados. J. P. Pierce et al. "Greater Survival After Breast Cancer In Physically Active Women With High Vegetable-Fruit Intake Regardless of Obesity". *Journal of Clinical Oncology*, v. 25, n. 17, pp. 2345-51, 2007.

Adaptado em colaboração com Laura Beckman.

investigando a dieta ideal para enfrentar o câncer, ela acredita que a abordagem reducionista tradicional é contrária ao modo como a nutrição funciona. "Todo mundo está em busca da solução mágica, seja vitamina E, betacaroteno ou curcumina [o ingrediente ativo da cúrcuma, também conhecida como açafrão-da-terra]", explica ela. "Essa abordagem está destinada a fracassar porque não leva em consideração as reações e interações com os demais alimentos que ingerimos, bem como outros comportamentos saudáveis conhecidos por modificar o risco de câncer. A dieta é como uma dose pequena de 20 mil compostos que, com o decorrer dos anos, nos protege da doença."

SINERGIA NUTRICIONAL

Já destacamos, nos capítulos anteriores, a maneira como outras áreas do Mix de Seis afetam a dieta e vice-versa. Fazer uma refeição pesada perto da hora de dormir pode perturbar seu sono, porque o corpo ainda está ativamente processando seu jantar tarde da noite. As evidências recentes também sugerem que uma refeição muito perto da hora de dormir interrompe o ciclo de sono-vigília do seu relógio circadiano e leva a ganho de peso.[172] Tomar cafeína pode nos manter acordados à noite e aumentar o estresse durante o dia. A privação de sono modifica ainda a regulação de insulina, grelina e leptina, confundindo os sinais do corpo que nos dizem quando necessitamos comer e quando estamos cheios.[173,174] Por outro lado, fazer uma dieta saudável pode nos ajudar a aliviar o estresse e está ligado ao sono.[175-177] Verduras folhosas como o espinafre são ricas em ácido fólico, que ajuda o corpo a produzir serotonina e dopamina, hormônios que relaxam. Entretanto, como a privação de sono, o estresse excessivo e a depressão também estão ligados à obesidade e à desregulação da sinalização de grelina e leptina, o que nos leva a comer em excesso.[178-179] Uma pesquisa recente também liga a saúde do nosso microbioma à nossa saúde mental e aos níveis de estresse, na medida em que o intestino é rico em serotonina e a liberação desse neurotransmissor depende da saúde do nosso intestino — o eixo cérebro-intestino.[180] Esse talvez seja um dos motivos para o estresse interferir na saúde de nosso trato gastrintestinal e influenciar a forma como processamos a comida, seja ela saudável ou não. Em termos de exercício, ingerir os alimentos certos ajuda a manter os níveis de energia elevados durante o dia e a nos sustentar durante a atividade física.

O mais surpreendente quando se fala de sinergia alimentar é o modo como os alimentos interagem entre si para prevenir doenças e fortalecer a saúde. As pesquisas mostram que os nutrientes dos alimentos trabalham melhor juntos do que individualmente. Um estudo com mais de mil chinesas revelou que quanto mais cogumelos ingeriam, menor era o risco de câncer de mama.[181] Os pesquisadores descobriram efeitos similares obtidos com chá verde. Mas o efeito de ambos combinados, beber chá verde e comer cogumelos, reduz o risco de câncer de mama ainda mais. Essa sinergia entre alimentos saudáveis também ocorre com uma variedade de vegetais. O ideal é um arco-íris no prato — vegetais de cores diferentes — para obter a refeição mais saudável possível. A variação de vegetais está associada à diminuição de risco de câncer, mesmo quando as mulheres são portadoras da mutação BRCA, que as predispõe geneticamente à doença.[41,182-184]

GUIA DA VIDA ANTICÂNCER PARA A NUTRIÇÃO

Comida é assunto sério. Os alimentos têm a capacidade de nutrir e energizar ou de nos deixar fracos e cansados. É vital que paremos de tomar nossas decisões diárias sobre o que comer e beber de forma tão leviana. Não pense no que você quer para jantar — pense no que seu corpo precisa. Em relação ao que beber com as refeições ou entre as refeições, prefira sempre água. Esqueça seu desejo imediato (que é possivelmente um vício) e considere quais escolhas alimentícias podem empoderar seu corpo para permanecer saudável e resistir ou superar a doença.

Tudo que ingerimos tem o poder de contribuir de forma positiva ou negativa para a nossa saúde. A meu ver, focar na ciência é a melhor maneira de me lembrar das minhas prioridades e me manter na linha. Mas é que sou meio nerd. No seu caso, talvez valha focar em uma pessoa por quem você quer viver, ou alguma coisa que você espera fazer (ou ver) algum dia e que exige cuidados ou melhoras de saúde. Como disse Nella, não podemos dar mole para o câncer, e ela se alimenta todos os dias sempre com isso em mente.

AVALIAÇÃO DA DIETA

Como em outras áreas do Mix de Seis, comece avaliando sua dieta atual. Quando planejávamos o estudo CompLife, fizemos uma parceria com Zoe Finch Totten, fundadora e CEO da Full Yield, Inc., uma empresa inovadora que faz a ponte entre as indústrias de saúde pública e de alimentos.[1] A ideia é imaginar tudo que você come e bebe no decorrer de um dia como 100% e perguntar: qual porcentagem desses alimentos é benéfica para a saúde? O ideal é 90% benéficos e apenas 10% prejudiciais. (Cem por cento saudável seria melhor ainda, sem dúvida, mas 90% é uma boa proporção para se ter por meta — mais generosa e factível.)

ALIMENTOS QUE PROMOVEM A SAÚDE E ALIMENTOS QUE A COMPROMETEM	
Alimentos que promovem a saúde	**Alimentos que comprometem a saúde**
Hortaliças	Alimentos com índice glicêmico elevado (arroz e pão brancos, batata branca etc.)
Frutas	
Proteínas vegetais (tofu etc.)	Alimentos com adição de açúcares
Legumes e lentilhas	Carnes vermelhas e processadas
Peixe — pescado na natureza	Refrigerantes e bebidas adoçadas
Frango e peru orgânicos e criados livremente	Frituras
Oleaginosas e sementes	Batatas chips, outros salgadinhos ultraprocessados e qualquer alimento cuja lista de ingredientes é enorme
Grãos integrais	Doces
Azeite de oliva	Biscoitos e outras guloseimas ultraprocessadas e com alto teor de açúcar

Orientações:

- Mantenha um registro de tudo que você come e bebe por três a sete dias.
- No fim dessa autoavaliação, examine com cuidado a diferença entre os alimentos saudáveis e os prejudiciais
  - Marque tudo que tem adição de açúcar
  - Marque tudo que é branco (pão, massa etc.) ou contém principalmente ingredientes refinados.
- Quantas porções de vegetais você ingere por dia
  - O recomendado é de cinco a seis porções por dia.
- Quantas porções de frutas você come por dia
  - O recomendado são duas porções por dia.
- Volte e olhe para sua porcentagem presumida de alimentos saudáveis versus alimentos prejudiciais
  - Você superestimou a quantidade de frutas e hortaliças que come
  - Você superestimou a quantidade de alimentos saudáveis em sua ingestão diária
  - Quão próximo está da proporção diária de noventa para dez?

Seu primeiro passo é acrescentar alimentos da vida anticâncer a sua dieta, não restringir ou tirar o que já come. Essa simples medida positiva aos poucos permite que os alimentos que comprometem a saúde percam espaço em sua dieta. Treinar o paladar leva tempo, mas, depois que você percebe os efeitos benéficos, decidir cortar alimentos e bebidas viciantes fica mais fácil e é reforçado por seu paladar educado para a saúde. Você vai notar que pequenas quantidades do que antes era um "vício" se tornam mais recompensadoras. Além disso, depois que o paladar fica mais sensível, seus antigos desejos, caso ceda à tentação, podem parecer muito doces ou salgados demais.

MUDANDO O PRATO

A coisa mais difícil para Alison e eu quando nos convertemos a uma dieta baseada em plantas foi imaginar um prato sem carne (ou massa) como o elemento central dando sustentação a todo o resto. O ponto de partida para planejar nossa refeição familiar era identificar a carne ou carboidrato central e depois pensar sobre o resto do prato em torno disso. A diferença hoje é que pensamos nos dois ou três vegetais e na proteína vegetal que vamos ingerir, e aí montamos o prato em torno disso. É isso que uma dieta baseada em plantas significa: reimaginar sua refeição com os vegetais como prato principal — eles são a estrela do show, não apenas coadjuvantes. Para detalhes sobre como planejar o que comer por grupos alimentícios, ver o Apêndice B.

Comece pelo café da manhã: se a sua meta é ingerir de cinco a oito porções de frutas e hortaliças por dia, com mais hortaliças do que frutas (a pirâmide alimentar diária dos japoneses sugere de cinco a seis porções de hortaliças e duas de frutas, numa proporção de três para um),[2] começar pelo café da manhã é fundamental:

- Se você come ovos, acrescente salsinha e abobrinha ao prato. Cebolinha também é ótimo para a saúde e vai bem com ovos, assim como uma porção de couve-frisada ou espinafre.
- Se você gosta de aveia em grãos, acrescente fruta e hortaliças a sua escolha. A aveia em grãos é menos processada do que em flocos e é classificada como grão integral. Um estudo de Harvard combinando dados de catorze estudos de longo prazo que envolveram mais de 786 mil pessoas descobriu que as que mais comiam grãos integrais (como aveia, arroz integral, cevada e centeio) tinham probabilidade 20% menor de morrer de doença cardíaca e 10% menor de morrer de câncer.[3] Para cada porção adicional de dezesseis gramas de grãos integrais, o risco de morte por doença cardíaca caiu 9% e o risco de morte por câncer, 5%.
- Se você prefere frutas como prato principal, experimente comê-las com granola e iogurte (contanto que o iogurte seja sem açúcar). Mir-

tilo, framboesa, maçã e pera são ricos em flavonoides, um composto natural ligado a um risco reduzido de doença cardíaca, câncer e diabetes.[4] É muito melhor comer a fruta do que apenas beber o suco, que possui muito açúcar e não contém a fibra. Também é importante sempre ingerir a fruta acompanhada de alguma proteína, assim os açúcares são liberados mais devagar.[5]

Planeje as refeições com antecedência: a chave para repensar seu café da manhã, seu almoço e seu jantar é planejar seus vegetais de antemão. Concentre-se nos vegetais, porque prepará-los às vezes leva tempo; em geral, é a primeira coisa que as pessoas cortam quando planejam uma refeição e não têm muito tempo ou energia para tal:

- Prepare os grãos integrais (arroz integral, quinoa etc.) e o feijão à noite, depois que o jantar houver terminado e a cozinha estiver limpa. Ponha a panela no fogo e, se quiser, passe um tempo com a família, relaxando. A comida pode ir para a geladeira ainda na panela, pronta para o dia seguinte.
- Prepare os vegetais pela manhã. Lave e corte para cozinhar ao final do dia.
- Recrute a família, enquanto assistem à TV, por exemplo, para limpar a couve-de-bruxelas ou outras hortaliças.
- Leve marmita para o trabalho e evite comer muito em restaurantes.
- Quando sair para trabalhar, leve tira-gostos saudáveis, como um saquinho de amêndoas, assim você não fica tentado a comer os donuts que estão sempre à disposição de todos no escritório.

Respeite a hora do jantar. Para muitas famílias, o jantar é um momento social importante e é fundamental a família se reunir nesse momento, sem dispositivos eletrônicos ou TV ligados, para poder se conectar com seus entes queridos. Dessa forma, esse é um bom momento para introduzir um prato anticâncer renovado e centrado nos vegetais. Alison e eu muitas vezes recorremos à internet para encontrar novas receitas que incorporem ao nosso cardápio vegetais que não costumamos consumir. Conforme você planeja sua dieta baseada em plantas, experimente novas frutas e hortaliças toda semana.

VENCENDO A RESISTÊNCIA AOS VEGETAIS

Muitas crianças (e adultos) acham que não gostam de legumes porque nunca são preparados de um jeito apetitoso. Eles nunca superam sua resistência aos vegetais.

Em nossa família, praticamos a regra das três mordidas. Experimente três vezes. Se continuar não gostando, tudo bem. Você verá isso no seu prato outra vez, mas não hoje e preparado de outra forma. Descobrimos que, após darem três dentadas, não é tão difícil fazer com que as crianças terminem seus legumes. Além disso, a postura de "coma todos os seus legumes logo" não combina mais com nossa maneira de ver e interagir com a comida. Comer alimentos nutritivos é parte importante de nossa saúde, não apenas um modo de ganhar a sobremesa. A ideia de que é preciso comer uma "comida pavorosa" (vegetais) para chegar à comida boa (sobremesa) acaba sendo contraproducente.

O guia da vida anticâncer para a nutrição vira essa ideia de cabeça para baixo. Primeiro, tudo no seu prato é bom para você. Segundo, legumes, verduras e o prato principal feito de vegetais são centrais na refeição. Fazemos o maior esforço para deixar os vegetais apetitosos, de prepará-los com bastantes condimentos a decorar o prato com um arco-íris de cores. Tudo tem a ver com o preparo e a apresentação. Os vegetais não precisam (e não devem) parecer saídos da lata. Até legumes no vapor podem ser temperados com ervas frescas, um pouco de azeite de oliva ou pimenta recém-moída.

Também temos uma regra de "quinze vezes antes de você riscar do cardápio". Significa que servimos um determinado vegetal quinze vezes em diferentes formas, estilos e receitas antes de desistir dele.

OS VEGETAIS NA COZINHA DIÁRIA

Preparar refeições todo dia pode ser muito cansativo. Uma estratégia que ajuda quando cozinhamos vegetais é optar por variedades diferentes: escolher um cuja preparação leva mais tempo e dois mais simples de preparar. Tente comer dois ou três vegetais diferentes no jantar. Sirva-se de porções generosas e aproveite o que sobrar para comer com ovos pela manhã, em uma salada na hora do almoço ou à noite, quando fizer tacos.

Monte um "arco-íris" no seu prato. Inclua vegetais crucíferos diariamente:

- Couve-de-bruxelas — preparação mais longa — é fácil de limpar e cortar na frente da TV.
- Beterraba — cozida ou refogada — é ótima para cozinhar enquanto você se arruma de manhã para sair.
- Espinafre — refogue rapidamente numa frigideira funda com azeite e alho.
- Aspargo — cozimento rápido — no vapor ou salteado no azeite.
- Cenoura — asse ou salteie e acrescente espinafre e ervilhas ao final.
- Repolho roxo — pique bem fino e coma cru ou pique grosso e refogue com cebola, alho e ervas frescas.
- Brócolis — cozimento rápido — no vapor ou refogado.
- Couve-flor — cozimento rápido — no vapor ou refogada.
- Couve — lave e tire o talo de manhã — faça uma salada (com uma pitada de sal) ou refogue e coma com uma torrada de pão multigrão temperada com alho e azeite.

DESCUBRA SEU QUITANDEIRO INTERIOR

Só dá para comer coisas saudáveis depois de fazer uma compra saudável. Isso pode parecer óbvio, mas você ficaria surpreso em saber quanta gente faz um juramento de mudar de dieta e depois volta às mesmas velhas compras de sempre na mercearia e no mercado — alimentos processados, refeições prontas, pizzas congeladas etc. Leia receitas antes de entrar no carro para sair às compras. Faça uma lista de todos os vegetais de que você precisa. Verifique seu estoque de temperos e condimentos. Depois que comprou os vegetais, terá de comê-los ou eles vão estragar. É um encorajamento por meio do comprometimento financeiro. Você pagou pelos alimentos. Precisa valorizar seu dinheiro e consumi-los.

LEIA OS RÓTULOS

Da próxima vez que você entrar num mercado e se sentir tentado por aquele alimento processado ou bebida industrializada que costumava ser parte de sua rotina, pare por um minuto e leia a lista de ingredientes. Sempre me surpreendo (embora não devesse mais, a essa altura do campeonato) com a quantidade de açúcar em todos os produtos concebíveis. (Quatro gramas equivale a uma colher de chá.) Além de ler os rótulos das coisas que você costumava comprar, observe também os ingredientes e as calorias, a gordura e o açúcar de qualquer coisa nova que tirar da prateleira. Na verdade, é melhor ler o rótulo de tudo que compra, seja em pote de vidro, lata, caixa, saco, garrafa ou qualquer outra embalagem.

COMENDO FORA

O americano médio sai para comer de quatro a cinco vezes por semana.[6] Todo mundo sabe que é mais difícil ter atenção para o que se come e saber a origem dos ingredientes quando comemos em restaurantes, lanchonetes e cafés. É muito mais difícil verificar a quantidade de açúcar, sal e gordura acrescida à comida e à bebida e fazer escolhas saudáveis. Segundo o Centro Nacional de Estatísticas de Saúde do CDC, todos os dias, 30% das crianças se alimentam de fast-food.[7]

Nem sempre as comemorações devem incluir um jantar fora. Que tal premiações e celebrações baseadas em atividades? Até um piquenique é melhor do que sair para comer, porque você sabe o que está comendo e pode controlar a quantidade de açúcar, sal e gordura.

EVITANDO O AÇÚCAR

Hoje em dia, evitar o açúcar não é tão fácil quanto pode parecer, e definitivamente não é tão fácil quanto deveria ser. Há mais de sessenta variedades diferentes de açúcar, incluindo sacarose, demerara, mascavo, xarope de milho, xarope de milho em pó, sucos concentrados, xarope de milho alto teor de frutose, malte de cevada, dextrose, maltose, xarope de arroz e inúmeras outras.

Você também deve evitar todos os ingredientes artificiais na medida do possível. Se há uma opção saudável para o que você precisa, opte por ela. Se não existe opção saudável, tente encontrar um substituto adequado para esse item. O fundamental é sempre pensar ativamente em sua saúde e na saúde da sua família.

SUBMETENDO-SE A UM TRATAMENTO DE CÂNCER

Manter as forças é ainda mais importante quando seu organismo é perturbado por uma quimioterapia, radioterapia ou cirurgia. Pacientes submetidos a tratamento ativo de câncer devem manter uma ingestão de proteína equivalente a 1,2 grama por quilo por dia.[8] Fora de tratamento, reduzir para 0,8 grama por quilo por dia.[9] Assim, uma mulher que pesa 59 quilos em tratamento ativo de câncer necessita comer setenta gramas de proteína por dia (uma xícara de amêndoas = trinta gramas de proteína; uma xícara de soja cozida = trinta gramas de proteína; uma xícara de peito de frango = 43 gramas de proteína). É importante que as pessoas em tratamento ativo de câncer trabalhem com um nutricionista, além do oncologista, para ter certeza de observar suas necessidades dietéticas diárias.

SUBSTITUTOS DO AÇÚCAR

Discutimos em detalhes os perigos do açúcar e as incógnitas envolvendo muitos de seus substitutos. Se a sua propensão por doces simplesmente está além do seu controle, recomendamos usar uma pequena quantidade de adoçantes naturais, como mel ou xarope de bordo. Mel tem propriedades anti-inflamatórias e antimicrobianas e está comprovado que melhora a função imune. Estudos feitos com animais e culturas de células nos últimos cinco anos indicaram que o mel tem propriedades anticâncer.[10] Enquanto isso, outros estudos revelaram que os compostos fenólicos no xarope de bordo causam um aumento pequeno nos níveis de glicose no sangue e podem ter efeito anticâncer.[11]

Embora David Servan-Schreiber tenha defendido o néctar de agave como uma alternativa saudável de adoçante com índice glicêmico baixo, pesquisas recentes têm lançado algumas dúvidas sobre essa planta. O néctar de agave parece natural, porém é altamente processado e contém quantidades elevadíssimas de frutose, que penetra na corrente sanguínea mais devagar do que a sacarose e permanece por mais tempo. Níveis elevados de frutose já foram relacionados a resistência à insulina, pressão alta e doenças coronárias.[12]

LATICÍNIOS

Laticínios causam inflamação.[13] O câncer é uma doença inflamatória. Pesquisa epidemiológica extensa tem ligado o consumo de laticínios ao aumento da incidência de câncer de próstata.[14] Se você consome laticínios, o ideal seria pagar um pouco mais caro por opções orgânicas de gado criado em pasto. Isso contribuiria para reduzir o desequilíbrio ômega-3/ômega-6 que passou a ser onipresente com a produção em massa de animais alimentados com uma dieta básica de milho, soja e cereais. Mas também há alternativas vegetarianas ao leite de vaca, como leite de soja, amêndoas, nozes, castanha-de-caju etc.

A SOJA E O CÂNCER

A soja revelou ter benefícios em termos de reduzir o risco de câncer e o risco de recidiva. Por anos, sobreviventes de câncer, particularmente mulheres com câncer de mama, foram advertidos a evitar soja. Grande parte dessa reação se baseou em pesquisa com animais, mostrando que altas doses de extrato de soja faziam tumores mamários crescerem em ratos.[15] Mas uma série de estudos epidemiológicos importantes revelaram menor risco de câncer de mama e melhores resultados da doença quando as mulheres consumiam soja, mesmo se tivessem as mutações genéticas que as predispunham a maior risco de câncer de mama.[16] Um estudo de 2012 que analisou mais de 9500 sobreviventes de câncer de mama nos Estados Unidos e na China descobriu que mulheres que comiam pelo menos dez miligramas de isoflavonas de soja por dia (o equivalente a um terço de xícara de leite de soja ou um quarto de xícara de grãos de soja) tinham probabilidade 25% menor de sofrer recidiva.[16] Outro estudo com mulheres chinesas descobriu que as que comiam mais soja tinham mais chance de sobreviver a câncer de pulmão.[17]

Como a soja é um fitoestrogênio, ou seja, um estrogênio à base de planta, muitos profissionais de saúde e sobreviventes de câncer acham que qualquer produto composto de soja — ou qualquer fitoestrogênio, aliás — estimula a formação e o crescimento de cânceres sensíveis a hormônios. Mas há dois tipos de receptores de estrogênio no corpo — alfa e beta.[18] O estrogênio que ocorre naturalmente no corpo, liberado nos ovários e no excesso de gordura, liga-se de preferência ao receptor do estrogênio alfa, e o estímulo do receptor de estrogênio alfa no tecido mamário aumenta a proliferação celular e é um fator de risco para câncer de mama.[19] Entretanto, a ativação do estrogênio beta tem o efeito oposto e acredita-se que contrabalance os efeitos proliferativos do estímulo do receptor de estrogênio alfa.[20] O efeito fitoestrogênico da soja ocorre mediante a ligação com o receptor de estrogênio beta.[21] Isso significa que os efeitos fitoestrogênicos da soja podem na verdade contrabalançar os efeitos negativos do estrogênio endógeno no tecido mamário e levar a uma diminuição da proliferação celular.

Um estudo envolvendo 6235 pacientes de câncer de mama inscritas no Breast Cancer Family Registry [Registro de Câncer de Mama Familiar] nos Estados Unidos e no Canadá — realizado ao longo de dez anos por vários laboratórios — e publicado em 2017 revelou que as mulheres que consumiam a quantidade mais elevada de isoflavonas de soja (1,5 miligrama diário, equivalente a somente alguns edamames por dia) apresentaram redução de 21% na mortalidade por causas variadas quando comparadas às que consumiam a menor quantidade de soja.[22] Esse resultado se limitou às mulheres com câncer de receptores hormonais negativos e às que não receberam terapia hormonal para seu câncer de mama. Isso sugere que as isoflavonas de soja foram particularmente úteis para as que não realizaram nenhum tratamento auxiliar para seu câncer de mama, e contudo em nada prejudiciais às mulheres com câncer estrogênio positivo. A Sociedade Americana de Câncer recomenda o consumo de soja em uma dieta saudável como alimento integral, não como suplemento.[23] A soja é ótima fonte de proteína e fibra, pode diminuir o risco de câncer e melhorar os resultados para mulheres com câncer de mama. Mas enquanto ainda se discutem as vantagens da soja orgânica em relação à variedade transgênica, talvez o melhor seja tentar evitar a transgênica e comprar apenas soja orgânica.

ÁLCOOL

O álcool está listado pelo Programa de Toxicologia Nacional dos Estados Unidos como um carcinógeno humano conhecido.[24] Quanto mais se bebe, maior o risco de desenvolver certos tipos de câncer, incluindo de cabeça e de pescoço, esôfago, fígado, estômago, mama e colorretal.[25,26]

Se você consome álcool de um modo ou de outro, limite-se a não mais do que um drinque (mulheres) ou dois (homens) por dia. Entretanto, como o álcool é um carcinógeno conhecido, talvez seja prudente remover esse fator de risco e abster-se completamente de beber. Para diminuir o pico de açúcar que ocorre com o consumo de álcool, se for beber, não o faça de estômago vazio. Tome a cerveja, o coquetel ou a taça de vinho junto com a refeição.

TEMPERATURAS DE COCÇÃO

Alguns óleos cozidos a altas temperaturas liberam uma substância química chamada aldeído, que está ligada ao câncer.[27] Os óleos mais perigosos nesse sentido são os de milho e girassol, especialmente quando níveis de calor de 350 graus Celsius ou maiores são mantidos por vinte minutos ou mais. Óleos saudáveis para cozinhar são os de canola, oliva, coco e amêndoas (embora o óleo de amêndoas seja caro). Mas não cozinhe com azeite em altas temperaturas, porque seu ponto de fumaça (quando o óleo começa a fumegar) é baixo: ele oxida e faz mal. Os óleos saudáveis para cozinhar a temperaturas mais elevadas são os de canola e de abacate.[27]

CÂNCER E SUPLEMENTOS

Tomar suplementos sem prescrição pode ser perigoso. Você compreende suas deficiências de vitaminas e minerais? Se é carente de determinada vitamina ou mineral, consegue corrigir seus níveis comendo alimentos integrais? Em alguns casos, como ocorre com a vitamina D, tomar um suplemento pode ser necessário. Lembre também que algumas vitaminas e minerais são solúveis em gordura e necessitam ser ingeridos com o alimento, como a vitamina D, enquanto outros devem ser tomados de estômago vazio. Suplementos precisam ser vistos como medicamentos. Tome um comprimido, quando necessário, se o médico identificou uma deficiência determinada ou um motivo específico para isso. Mas é sempre melhor atender suas necessidades nutricionais, incluindo vitaminas e minerais, por meio de alimentos integrais e uma dieta bem balanceada.

ÁGUA É UM SANTO REMÉDIO

Ao escolher o que tomar durante ou entre as refeições, prefira água. A água é a descarga que elimina as toxinas acumuladas no aparelho digestivo.[28] Produz a saliva usada para a digestão, mantém o nível apropriado de umidade das membranas, promove o crescimento, a sobrevivência e a reprodução das células, leva a sujeira embora (principalmente na forma de urina) e lubrifica as articulações.[28] Ela também ajuda na fabricação de hormônios e neurotransmissores no cérebro, controla a temperatura corporal por meio do suor e da respiração, protege a integridade estrutural do cérebro e da medula espinhal, converte e quebra o alimento para a nutrição e distribui o oxigênio pelo corpo.[28]

Dicas para beber água

- Adicione uma ou duas gotas de limão ou laranja, um pouco de erva-cidreira e hortelã ou uma fatia de pepino.
- Leve uma garrafa de aço ou de vidro com você e tome água durante o dia.
- Comece o dia tomando água.

Uma regra informal é tomar no mínimo oito copos de 250 mililitros de água por dia.[28] Pare um momento e calcule — num dia normal, quantas vezes você precisa encher a garrafinha d'água? Os médicos também recomendam que uma boa maneira de verificar seu consumo diário é pela cor da urina.[29] É possível verificar se você está tomando muita água (urina muito clara) ou pouca (amarelo-escura). Urina amarelo-clara e transparente significa que você está bem hidratado.

É necessário filtrar a água da torneira? Isso depende da origem da sua água e de quais contaminantes existem nela. Nos Estados Unidos, por exemplo, o Environmental Working Group [Grupo de Trabalho Ambiental] reuniu milhões de registros de teste de água para criar um Banco de Dados de Água Potável Nacional (www.ewg/tapwater). Procurar a administração municipal é uma ótima maneira de começar. Às vezes é possível pedir à concessionária que abastece a sua cidade o relatório anual mais recente de qualidade da água fornecida.

Depois que você descobre o que há em sua água, pode identificar o filtro que combina melhor com suas necessidades e seu orçamento. Filtros vêm em seis variedades:

- Filtro de barro.
- Acoplados à torneira.
- Integrados à torneira.
- Instalados sobre a pia.
- Instalados sob a pia.
- Filtro de água central, para a casa toda.

Esses diferentes estilos são em geral divididos em duas tecnologias proeminentes:

- Filtros de carvão ativado, que reduzem os contaminantes comuns, como chumbo.
- Sistemas de osmose reversa, que são mais caros, mas removem os contaminantes, como arsênico, que os filtros de carvão ativado não removem.

A chave é identificar a quais contaminantes você está exposto na sua água de torneira e depois decidir qual o melhor sistema de filtragem para esses contaminantes específicos por um preço que cabe no seu bolso.

CHÁ VERDE

O chá contém polifenóis e flavonoides, dois antioxidantes potentes. Chá verde contém três vezes mais catequina que chá preto. Catequinas são flavonoides sendo estudados no momento por seu potencial anticâncer. Em laboratório, o chá verde se mostrou capaz de retardar ou prevenir o crescimento cancerígeno no cólon, fígado, mama e células prostáticas.[30,31] Estudos que acompanharam indivíduos por vários anos associaram o consumo regular de chá verde a um menor risco de câncer de cólon, bexiga, estômago, esôfago e pâncreas.[30] Mas a concentração de catequinas do chá verde industrializado varia muito. Um estudo feito pela revista *Men's Health* em 2010 revelou que a quantidade de EGCG (um tipo de catequina) por garrafa variava de um a 215 miligramas.[32]

CAFÉ

As pesquisas mais recentes revelam que o café faz mais bem do que mal na questão do risco de câncer.[33] Em um relatório de 2016 publicado na *Lancet Oncology*, a Agência Internacional de Pesquisa sobre Câncer da Organização Mundial da Saúde concluiu que o café era uma causa improvável de câncer e que o consumo regular podia proteger contra câncer uterino e hepático.[34] Para chegar a essa conclusão, a agência reuniu 23 cientistas internacionais, que examinaram os resultados de mais de mil estudos. Eles descobriram que o café produzia fortes efeitos antioxidantes e, em estudos de laboratório, promovia a morte das células cancerígenas.[34]

RESUMO DO GUIA DA VIDA ANTICÂNCER PARA A NUTRIÇÃO

(*ver apêndice B para saber como comer por grupo alimentar*)

1. Monitore tudo que você come e bebe por uma semana. Com base em seus resultados, aumente sua ingestão de alimentos saudáveis, anulando assim o efeito dos prejudiciais. Procure manter uma dieta pelo menos 90% saudável.

2. Mude seu cardápio para que toda refeição inclua uma quantidade de hortaliças e uma pequena quantidade de frutas. Os pratos principais vegetarianos e os legumes e verduras devem ter destaque na sua refeição, não ser apenas acompanhamentos.

3. Torne os alimentos saudáveis mais convenientes. Prepare as hortaliças com antecedência. Faça o dobro da quantia prevista nas receitas, assim sobra o suficiente para uma nova refeição, na mesma semana.

4. Seja um consumidor consciente da saúde. Examine as receitas antes e vá às compras com a lista em mãos. Leia os rótulos e preste atenção na adição de açúcares (quatro gramas equivalem a uma colher de chá).

5. Celebre com atividades, não com comida. Não pense nas bebidas e sobremesas como um prêmio. Pelo contrário, recompense a si mesmo com uma caminhada ou praticando sua atividade física favorita.

6. Se você não consegue não adoçar a bebida, tente utilizar mel ou xarope de bordo, em vez de açúcar ou substitutos.

7. Limite os laticínios. Considere leites alternativos, como de soja ou amêndoas.
8. Limite seu consumo de álcool.
9. Troque o máximo de líquidos que você ingere normalmente por água filtrada.
10. Descubra de que tipo de chá verde orgânico você gosta e beba com frequência — pelo menos três vezes por dia.

12. O ambiente e a busca pela saúde

A esta altura, você já deve ter percebido minha convicção de que temos grande influência sobre nossa própria capacidade de cura, mas também sou realista. Há um aspecto envolvendo seres humanos e câncer que só agora começamos a identificar, e é o elefante na sala da vida anticâncer: com nosso apego desmedido à conveniência e nosso empenho incessante em aplicar a ciência de qualquer forma, em vez de cultivá-la para uma maior sabedoria em prol da humanidade, construímos uma infraestrutura industrializada que poluiu o ar, envenenou a água e espoliou a terra de seus recursos. Domesticando e controlando outros seres vivos e lucrando com a natureza, o ser humano se valeu de produtos químicos e venenos cada vez mais potentes e envenenou o próprio corpo.

Temos vivido cercados de substâncias químicas por tanto tempo — gerações e gerações — que simplesmente já não tomamos consciência delas até que o desastre aconteça, como foi com o furacão Harvey, que atingiu minha cidade natal, Houston, em setembro de 2017 e passou a afetar diariamente a saúde da população.[1] Então, a exposição a substâncias químicas vira manchete quando as toxinas são liberadas na água que bebemos e no ar que respiramos. Desde a década de 1970 — menos de cinquenta anos —, mais de 8700 substâncias químicas foram aprovadas para uso comercial.[2] Mas dessas milhares e milhares de substâncias desenvolvidas e liberadas no mundo, apenas pouco mais de mil foram formalmente examinadas e classificadas segundo seu potencial carcinógeno.[3] Dessas mil, descobriu-se que quinhentas mereciam ser classificadas numa escala cujos termos foram definidos com cautela: 120 foram identificadas como carcinógenos "conhecidos"; outras 81, como carcinógenos "prováveis"; e 299, como "possivelmente" carcinógenas, segundo análise publicada pela Organização Mundial da Saúde.[3]

Mas e quanto às demais (cerca de) 86600 substâncias químicas que são inaladas, engolidas ou absorvidas pela pele numa quantidade insondável de combinações que vêm e vão e mudam tanto quanto a direção do vento? Como capturar dados sobre essas substâncias invisíveis e descobrir se precisamos aumentar a lista de carcinógenos conhecidos ou possíveis? E quanto às substâncias que talvez não sejam diretamente carcinógenas, mas que não obstante modificam nossa biologia interna e desempenham um papel no surgimento de doenças graves, incluindo alguns tipos de câncer?

Não temos escapatória em relação às substâncias químicas que produzimos. Mas podemos fazer bastante coisa para diminuir nossa exposição a elas. Temos o dever de nos conscientizar a respeito da presença dessas substâncias no ar que respiramos, na água que bebemos, nos móveis e objetos em nosso lar, nas roupas que usamos e nos produtos que consumimos e usamos no corpo todos os dias. Embora a exposição ocasional a determinadas substâncias químicas costume ser considerada "segura", há muitos produtos que são utilizados diariamente e os efeitos da exposição a longo prazo a suas substâncias químicas, em particular às combinações entre elas, são pouco estudados e compreendidos. Precisamos nos mover por esse mundo quimicamente carregado com grande cautela. Muitos optam por se dedicar a agir contra esse estado de coisas. Claro que os grandes desastres que afetam milhares podem contribuir para a mudança efetiva na nossa relação com os produtos químicos. Talvez esse seja o único aspecto positivo da situação em que nos encontramos hoje.

NOSSO LAR INVADIDO POR SUBSTÂNCIAS QUÍMICAS

Há tantas substâncias químicas nos produtos de limpeza domésticos que enumerar cada uma delas é quase impossível. Cada garrafa de produtos de limpeza pesada possui substâncias químicas sabidamente prejudiciais em termos de toxicidade relativa.[4,5] E pode até ser irresistível ver aquelas "bolhinhas de limpeza" trabalhando duro, mas talvez valha a pena questionar a verdadeira conveniência que esses produtos oferecem.

E as substâncias químicas tóxicas não são encontradas apenas debaixo da pia. Elas estão em xampus, sabonetes, loções, perfumes, colônias, maquiagens, pastas de dente, antissépticos bucais etc.[6] Não há como fugir delas — a menos que empreendamos um esforço consciente e permanente de identificá-las e achar alternativas. Mesmo assim, isso pode ser desafiador, já que os fabricantes perceberam nosso desejo de ser ecologicamente corretos e ficaram mestres em mascarar produtos tóxicos, apresentando-os como menos prejudiciais do que são na realidade. Por exemplo, você alguma vez se perguntou o que quer dizer "fragrância"? Esse chamariz dos produtos é uma mistura de substâncias químicas que o fabricante não é obrigado a revelar e muitas vezes inclui compostos que perturbam o sistema endócrino e podem, com o tempo, afetar nossos hormônios.[7] Você já adquiriu itens de cozinha que dizem no rótulo: "APENAS PARA FINS DECORATIVOS"? Significa que provavelmente há chumbo ou outra substância tóxica na tinta ou no acabamento e que o objeto não deve ser usado para guardar ou servir comida.[8,9] Nem o recibo da maquininha que você enfia no bolso depois de uma compra é inofensivo: ele contém bisfenol A, ou BPA (usado para fixar a impressão no papel), um conhecido vilão do sistema endócrino. Pesquisas mostram que ocorre um pico de BPA em seu organismo se você leva a mão ao rosto ou come logo após manusear um recibo.[10,11]

Claramente, grande parte da vida anticâncer tem a ver com se tornar um consumidor consciente e optar por investir seu precioso dinheiro em produtos e substâncias que reduzam a quantidade de toxinas a que você e sua família são expostos todos os dias. Como nas demais cinco áreas, pequenos passos ajudam a limitar sua exposição a tóxicos. Em muitos casos, os substitutos são simples e têm bom custo-benefício.

CÂNCER É UMA DOENÇA DA ERA INDUSTRIAL?

Uma equipe de pesquisadores da Universidade de Manchester, Inglaterra, examinou a incidência de câncer ao longo dos milênios, e seus resultados apontam para uma forte ligação causal entre a industrialização e a aceleração da mortalidade por essa doença. Em 2010, os professores Rosalie Davie e Michael Zimmerman publicaram, na *Nature Reviews Cancer*, um artigo científico que revisou a cronologia da prevalência de câncer examinando sinais de câncer em múmias egípcias e os dados coletados desde então.[12] Descobriram "uma raridade surpreendente de malignidades em restos físicos antigos que podem indicar que o câncer era raro na Antiguidade e assim levantam questões sobre o papel dos fatores ambientais carcinógenos nas sociedades modernas". Em outras palavras, o câncer (ou pelos menos sua prevalência) está diretamente relacionado ao avanço da sociedade industrializada. As implicações desse estudo são o que eu e outros envolvidos no campo da oncologia integrativa mantemos na linha de frente de nossa pesquisa e das recomendações para o mundo em que vivemos: como as toxinas ambientais afetam nosso corpo e a capacidade de combatermos doenças?

Para identificar a ligação entre o câncer e a industrialização, podemos observar os locais de maior incidência, ou *clusters* [aglomerados], e constatar o que têm a nos dizer sobre como nosso comportamento como sociedade mina nossa capacidade de curar ou mesmo prevenir o surgimento de doenças cancerígenas.

A GEOGRAFIA DO CÂNCER

Um *cluster* de câncer é definido pelo CDC como "uma quantidade maior do que esperada de casos de câncer que ocorrem no interior de um grupo de pessoas em uma área geográfica durante um período limitado de tempo".[13] Eles costumam estar ligados ao trabalho, como o câncer escrotal identificado nos limpadores de chaminé londrinos no século XVIII ou a alta incidência de osteossarcoma (um tipo de câncer ósseo) entre as "garotas do rádio", que pintavam mostradores de relógio com tinta fluorescente (composta de rádio) em três fábricas diferentes nos Estados Unidos no início do século XX.[14,15] Há processos famosos em que o ser humano é o suspeito mais provável, como a água contaminada em Hinkley, Califórnia, denunciada por Erin Brockovich, que descobriu que a Pacific Gas & Electric (PG&E) despejara mais de 370 galões de água residual com cromo em tanques sem revestimento adequado.[16] O subsolo ficou saturado com cromo 6, substância química utilizada para inibir a ferrugem. Brockovich e o escritório de advocacia onde trabalhava como assistente legal processaram a PG&E em 1993 e ganharam o maior processo contra uma corporação poluidora até então. Nos vinte anos seguintes, os dados científicos limitados sobre esse tipo de contaminação da água se prestaram a um jogo de empurra-empurra, mesmo quando mais casos de câncer e outras doenças relacionadas ao descarte de cromo foram registrados. Por fim, em 2014, depois que a pluma de cromo 6 se espalhara por centenas de quilômetros e contaminara outros suprimentos de água, a substância química foi formalmente reconhecida como carcinógeno conhecido.[17] Hoje, Hinkley, Califórnia, é quase uma cidade fantasma.

Um *cluster* de câncer notório e recente que continua em progressão se originou dos ataques de 11 de setembro de 2001. Em junho de 2016, o Programa de Saúde do World Trade Center, do CDC, registrou mais de 5400 pessoas diagnosticadas com câncer devido à exposição a carcinógenos e poluentes liberados nos ataques.[18] E, à medida que o tempo passou, a quantidade de casos subiu às alturas: o número de inscritos no programa *triplicou* em relação a 2014, quando havia 1822 casos relacionados ao câncer. Nos últimos três anos, mais de 1500 pessoas foram integradas à lista anualmente e esse número considera apenas quem se inscreveu no programa.[19] O grupo mais atingido foi o dos primeiros a prestar socorros no local, com 4692 atualmente recebendo atendimento e acompanhamento médico graças ao programa. Os demais são pessoas que moravam, trabalhavam ou estudavam perto do World Trade Center. Quase metade dos 5441 inscritos tem entre 55 e 64 anos.[18] No total, foram informadas 6378 incidências diferentes de câncer, sugerindo que alguns indivíduos foram diagnosticados com mais de um tipo de câncer depois de expostos à poeira tóxica, que incluía uma série de toxinas, como amianto, chumbo, PCBS, hidrocarbonetos aromáticos policíclicos (ou HAPS), fibras de vidro e dioxina, para nomear só algumas.[20]

Uma das razões para identificar esses *clusters* é a oportunidade de investigar formalmente a possível correlação entre o ambiente contaminado e o surgimento de doenças cancerígenas. Isso nos dá a oportunidade de fazer a identificação de carcinógenos conhecidos e tomar medidas legais e administrativas para limitar nossa exposição a eles, a despeito das táticas muitas vezes agressivas, e com muito dinheiro por trás, usadas por alguns fabricantes para sabotar a investigação científica e eximir seus produtos da responsabilidade por envenenar o planeta, indo na contramão de nossos esforços para prevenir o câncer e outras doenças. Mais preocupante é a exposição a carcinógenos de baixo grau que afetam o planeta inteiro ao poluir o ar que respiramos. Um artigo publicado em 2017 no *New England Journal of Medicine* revelou que os níveis de poluição do ar nos Estados Unidos, mesmo numa concentração abaixo dos atuais padrões, estavam associados a um aumento da mortalidade.[5]

Embora as mortes por câncer nos Estados Unidos tenham caído mais de 20% entre 1980 e 2015, um exame dos registros do Centro Nacional para Estatísticas de Saúde permitiu aos pesquisadores "mapear" essas áreas regionais onde as taxas de morte por câncer não seguiram essa tendência.[21] Por exemplo:

Há um corredor de 140 quilômetros ao longo do rio Mississippi, entre New Orleans e Baton Rouge, Louisiana, que é conhecido como "Cancer Alley" [beco do câncer].[22] Esse trecho de bairros pobres abriga mais de 150 fábricas e refinarias — e toda uma série de doenças originadas da poluição, incluindo câncer.

Ao longo da fronteira oeste do Texas com o México houve uma imensa elevação nas ocorrências de câncer do fígado, embora as pesquisas ainda não tenham sido capazes de detectar a causa.[23]

Projeções indicavam que, em 2016, a Flórida — com 77 locais de Superfund (um programa federal de descontaminação ambiental), o sexto estado mais poluído do país — ocuparia o segundo lugar em quantidade de novos casos de câncer.[24] Um estudo recente publicado na *Statistics and Public Policy* examinou as taxas de ocorrência de câncer na Flórida de 1986 a 2010 e descobriu uma forte associação entre a presença desses locais contaminados e as taxas crescentes de câncer.[24]

A DIFÍCIL LUTA PELA PROTEÇÃO AMBIENTAL

Organizações como o Environmental Working Group (EWG) estão na linha de frente do movimento que visa informar o público, garantir a continuidade dos testes com substâncias químicas e seu impacto em seres humanos, e cobrar o envolvimento dos poderes legislativo e executivo no sentido de responsabilizar os fabricantes que agem de má-fé contra a saúde pública. O EWG foi fundado por Ken Cook em 1992 e, nos últimos 26 anos, ele e sua equipe trabalharam para fazer o governo se alinhar aos interesses de seus cidadãos contra a indústria química.[25] Para ver como a reforma ambiental caminha devagar, só precisamos olhar para a Lei de Controle de Substâncias Tóxicas de 1976 (TSCA, na sigla em inglês). Ela foi criada para regulamentar a introdução de novas substâncias ou decretar as atuais como "seguras" antes de serem liberadas no mercado. Entretanto, quando a lei entrou em vigor, em 1976, todas as substâncias químicas naquele momento foram consideradas próprias e entraram em uso. Só em 2016 a lei foi atualizada, mas as alterações feitas à época — mesmo quarenta anos depois — foram mínimas. Em um artigo publicado em maio de 2016, Cook denunciou a lei revisada por fazer muito pouco "para proteger os americanos de substâncias químicas que causam câncer e distúrbios do sistema nervoso, diminuição da fertilidade, disfunção do sistema imune e uma série de outros problemas de saúde".[26] Ele deu especial destaque ao que chamou de os "Sete Venenos Mortais" que continuam em circulação, apesar de sabermos (há décadas, em alguns casos) como são perigosos para o público:

Amianto. Apesar da ligação direta entre o amianto e doenças como câncer de pulmão estar cientificamente estabelecida, ele ainda é legal e usado nos Estados Unidos mesmo depois de ter sido proibido em mais de cinquenta outros países [incluindo o Brasil].[27] No país, ainda podemos encontrar o amianto em telhados, materiais com vinil, pastilhas de freio e outras peças de automóvel, como a embreagem. Há pouco tempo, ele foi identificado até em lápis de cor.

Formaldeído. Essa substância que ocorre naturalmente se torna carcinógena em doses elevadas e é encontrada em tapetes, assoalhos de madeira, alisadores de cabelo, esmalte de unha, tintas e vernizes e produtos de limpeza doméstica. O formaldeído pode danificar o DNA e, com o tempo, a exposição à substância — mesmo em pequenas doses — aumenta o risco de câncer.[26]

Compostos perfluorados (PFCs, na sigla em inglês). Antiaderentes e à prova d'água e de gordura, são encontrados em panelas de teflon, roupas impermeáveis e embalagens de alimento. Embora uma classe dessas substâncias químicas conhecidas como C8s (o 8 indica o número de átomos de carbono) não seja mais produzida nos Estados Unidos, as C6s são, e continuam em uso. Estão ligadas ao câncer e a doenças da tireoide, entre outros problemas de saúde.[29]

Retardantes de chamas. Retardantes de chamas à base de cloro são borrifados em móveis estofados e em muitos produtos feitos para crianças, incluindo cadeirinhas de carro. Estão ligados a câncer e problemas hormonais.[30]

Cloreto de vinila. É utilizado para fazer plásticos de PVC e muitos produtos domésticos, como cortinas de chuveiro. A exposição ao PVC dispersado no ar afeta o sistema nervoso e a exposição por longo tempo pode causar danos ao fígado.[31]

Bisfenol A (BPA). Esse composto pode ser encontrado em recipientes de alimento e bebida — e nas pessoas, incluindo bebês no útero. Em 2015, a Califórnia listou o BPA como tóxico para o sistema reprodutor feminino.[32]

Ftalatos. Esses compostos tornam o plástico mais flexível e são usados em PVC, solventes, pisos de vinil, adesivos e detergentes. Eles perturbam o sistema endócrino e já foram relacionados a diabetes, obesidade e problemas reprodutivos e de tireoide.[33,34]

Infelizmente, muito pouco está sendo feito para ajudar a reduzir a imensa carga química a que somos expostos diariamente. A médica Margaret I. Cuomo, autora de *A World Without Cancer: The Making of a New Cure and the Promise of Prevention* [Um mundo sem câncer: A produção de uma nova cura e a promessa de prevenção],[35] falou comigo sobre os desafios que enfrentamos nessa área. Ela admitiu que a conscientização era o primeiro passo e que um público informado estaria em posição melhor para ajudar a consertar o estrago: "Acho que se o público compreendesse que um creme facial ou outro produto de higiene pessoal comprado na Califórnia certamente terá uma fórmula mais segura e menos tóxica do que um produto similar comprado em Connecticut ou Nova Jersey, exigiria produtos mais seguros em geral". Ela prosseguiu: "O público se sentirá ultrajado, e a pressão exercida sobre as empresas fará a diferença. Estou convencida disso, mas o primeiro passo é informar o público". Cuomo acredita que continuamos vivendo com a mentalidade da década de 1950 no que diz respeito à regulamentação ambiental de produtos de higiene pessoal e alimentícios. "Em geral, os consumidores não têm consciência do caráter nocivo de muitos ingredientes químicos em produtos de higiene pessoal e suas profundas consequências no sistema endócrino, na fertilidade, na obesidade, no comportamento e muito mais. E ele não é pequeno. Esse é um assunto de extrema importância."

TOXINAS AMBIENTAIS E DISTÚRBIOS ENDÓCRINOS

Há cerca de duas décadas surgiu um novo campo de pesquisa sobre distúrbios endócrinos ou hormonais causados por toxinas ambientais. Em vez de estarem diretamente ligados ao surgimento de tipos específicos de câncer, como os 54 carcinógenos conhecidos identificados pela EPA (como amianto, que foi ligado à ocorrência de câncer de pulmão e de mesotelioma, também um tipo de câncer de pulmão), os disruptores endócrinos influenciam nossa saúde de outra maneira, imitando, intensificando ou alterando a regulação metabólica.[36] Vivemos todos os dias expostos a um coquetel de toxinas ambientais, mas num nível relativamente baixo. Uma classe dessas toxinas, conhecida como disruptores endócrinos químicos (EDCS), pode ser encontrada em nossos alimentos, em nosso ambiente e nos produtos que usamos no corpo. Esses compostos interferem na produção e no metabolismo hormonais de maneiras capaz de — em especial a longo prazo — criar condições biológicas que nos deixem mais suscetíveis ao câncer e a outras doenças.[35,37,38]

Os disruptores endócrinos não funcionam da mesma maneira que os carcinógenos clássicos. Na verdade, operam como nosso sistema endócrino (nosso sistema hormonal natural), mas em níveis extremamente baixos, que afetam a fisiologia do corpo em diferentes momentos da vida e interferem no desenvolvimento normal. Os carcinógenos causam dano celular e mutação, enquanto os disruptores endócrinos levam a perturbações no desenvolvimento geral. Detectamos, por exemplo, casos de puberdade precoce em meninos e meninas expostos a certos disruptores endócrinos (embora, muitas vezes, fossem substâncias diferentes ou combinadas de forma única) no ambiente, na comida ou nos produtos que consomem. Um estudo feito pelo CDC revelou que meninas expostas a altos níveis de um solvente usado em vasos sanitários e odorizadores de ambiente menstruaram pela primeira vez sete meses antes das que ficaram menos expostas.[39,40] Essa pesquisa, de 2012, é o coroamento de uma série de estudos sugerindo que toxinas ambientais, especialmente as que imitam hormônios, podiam ser responsáveis por causar alterações em seres humanos. A substância química nesse estudo em particular, o diclorobenzeno, está presente no corpo de quase todo mundo testado nos Estados Unidos.[41]

Uma equipe de pesquisa chefiada por Lawrence (Larry) Kushi no Kaiser Permanente estudou a relação entre a exposição a substâncias químicas ambientais e a puberdade precoce em mais de 1200 pré--púberes em três cidades americanas — Nova York, Cincinnati e Oakland. Após acompanhar as meninas por doze anos, Kushi e sua equipe puderam relacionar o desenvolvimento mamário precoce a duas substâncias químicas — triclosan, presente nos cremes dentais, entre muitos outros produtos, e 2,5 diclorofenol, uma substância usada em pesticidas e para fazer a cloração da água.[42,43] Essas duas substâncias químicas estavam relacionadas a um amadurecimento nas meninas de quatro a nove meses mais cedo. Embora Kushi afirme que ele e sua equipe "mal começaram a arranhar a superfície" dos dados coletados até o momento, em 2016, o pedido de novo financiamento foi recusado pelo Instituto Nacional do Câncer.

Estudos feitos em 2011 e 2012 revelaram que os meninos nos Estados Unidos estavam amadurecendo entre seis meses e dois anos mais cedo do que na década de 1970.[44,45] Os pesquisadores não descobriram exatamente por que isso acontece. No caso das meninas, atribuem o fenômeno a substâncias químicas similares ao estrogênio espalhadas no ambiente (como diclorobenzeno ou BPA). Mas meninos expostos às mesmas substâncias químicas deveriam apresentar o efeito oposto — atraso na maturação sexual. Um motivo possível para a puberdade precoce em meninos poderia ser um aumento nas taxas de obesidade, que altera os níveis hormonais do corpo. Infelizmente, o risco de câncer tanto de mama como de próstata aumenta com o surgimento precoce da puberdade.[46-48]

O desafio de separar os efeitos de diferentes carcinógenos e EDCS é o modo como estão integrados a quase todos os aspectos de nosso estilo de vida. A doutora Janet Gray, professora de neurociências na faculdade Vassar, estuda disruptores endócrinos há quinze anos. Ela explica que nosso sistema hormonal natural ajuda a manter a "homeostase", ou um equilíbrio hormonal sistêmico. Mas, com o tempo, os disruptores endócrinos e as substâncias químicas que imitam hormônios podem causar um desequilíbrio nesse sistema delicado.[37] "Quando isso acontece em idade adulta, com nossos órgãos inteiramente desenvolvidos, acreditamos que pode afetar a saúde do cérebro e sem dúvida favorecer o surgimento de certos tipos de câncer, como o de mama", explica Gray. "Quando a perturbação endócrina acontece em um embrião ou feto no útero, as consequências de longo prazo podem ser mais graves. Além do mais, passamos esse tipo de perturbação endócrina adiante para as futuras gerações, acrescentando um elemento inteiramente novo ao recente campo da epigenética. Por exemplo, temos muitos estudos atuais mostrando a correlação entre mulheres desenvolvendo câncer de mama hoje e a exposição de suas ancestrais do sexo feminino a DDT décadas atrás."

As pesquisas sobre disruptores endócrinos revelam as consequências duradouras da exposição a essas substâncias mesmo em baixos níveis (enquanto a deterioração provocada por carcinógenos é relativamente contida quando sua presença é interrompida).[49] A exposição aos EDCs parece, na verdade, imprimir alterações na futura expressão genética (ao contrário da mutação genética, um efeito atribuído aos carcinógenos clássicos). Por exemplo, em 2014, pesquisadores de Chicago descobriram que, quando fetos masculinos eram expostos a bisfenol A (BPA), as substâncias químicas reprogramavam sua próstata em desenvolvimento e a tornavam mais suscetível a problemas posteriores na vida.[50]

Esse avanço no entendimento sobre o impacto duradouro dos disruptores endócrinos deve nos fazer adotar máxima cautela com essa questão de saúde pública, em especial se considerarmos como essas substâncias químicas costumam passar despercebidas e o que parece ser, de modo geral, o caráter latente de seus efeitos de longo prazo.

Levantamento feito pelo Grupo de Trabalho Ambiental em 2015 constatou que o adulto médio usa nove produtos de higiene pessoal por dia, contendo 126 ingredientes químicos diferentes.[51] O estudo, que pesquisou mais de 2300 indivíduos, descobriu que um em cada cinco adultos é exposto diariamente a *todos* os sete principais carcinógenos que costumam ser encontrados em produtos de higiene pessoal, incluindo o formaldeído, que (conforme mencionado) é classificado como carcinógeno conhecido tanto pela Agência Internacional de Pesquisa sobre Câncer como pelo Programa de Toxicologia Nacional.[3] O estudo revelou que as mulheres são expostas a 168 substâncias químicas diariamente, quase o dobro dos homens. O homem médio pesquisado afirmou usar de cinco a sete produtos de higiene pessoal por dia.[51] Isso inclui coisas como desodorante, pasta de dente, xampu, gel para cabelo, creme de barbear, pós-barba e outras loções. A mulher média usa de nove a doze produtos. A adolescente média, dezessete.[52]

Para pais de uma menina de catorze anos como nós, a notícia é particularmente preocupante. Cosméticos como maquiagem, hidratantes e produtos para cabelo costumam conter parabenos ou ftalatos, que são disruptores endócrinos. Os ftalatos foram ligados a câncer de mama, obesidade, infertilidade e asma. Em 2014, a U.S. Consumer Product Safety Commission [Comissão de Segurança de Produtos ao Consumidor dos Estados Unidos] recomendou que uma série de ftalatos fossem eliminados de brinquedos para crianças porque estudos estabeleceram relações entre a exposição a essas substâncias em ratos a anomalias no aparelho reprodutor masculino. A ligação é tão evidente que o transtorno foi chamado de "síndrome do ftalato".[53]

Entretanto, produtos que prometem nos proteger dos micróbios podem estar fazendo mais mal do que bem. Muitos sabonetes antibacterianos, sabonetes líquidos e produtos de limpeza contêm triclosan. Assim, enquanto você imagina estar se livrando de perigosos micróbios no seu corpo ou na sua casa, pode estar acrescentando xenoestrogênios a sua corrente sanguínea e seu ambiente. Um estudo de 2013 revelou que o triclosan, como diversas outras substâncias químicas já mencionadas, imita o estrogênio e pode causar o crescimento de certos tipos de câncer de mama.[54]

Embora boa parte do público ainda não tenha se conscientizado a respeito dessa situação, estamos fazendo rápido progresso em nosso entendimento da doença e nosso comportamento começa a mudar.

UM LADO POSITIVO DE UM TÓPICO NEGATIVO

Graças em parte à maior conscientização e a nossa capacidade cada vez maior de detectar poluentes e estabelecer conexões mais diretas entre a exposição e as doenças, estão ocorrendo mudanças envolvendo as toxinas ambientais e nossa capacidade de reconhecê-las e evitá-las. Por exemplo, hoje é possível, na maioria dos supermercados (em especial em cooperativas e lojas ecologicamente mais responsáveis), encontrar versões sem aditivos químicos de quase todos os produtos de beleza. Salões de beleza que não usam produtos tóxicos começam a surgir como uma alternativa natural ao que tradicionalmente constitui um segmento muito tóxico da indústria da beleza. À medida que aumenta a conscientização pública sobre os perigos dos químicos utilizados na lavagem a seco, lavanderias a seco "verdes" cada vez mais oferecem alternativas ecológicas.

Enquanto isso, a agricultura orgânica está em alta. As vendas de produtos orgânicos saltaram 23% de 2015 a 2016, chegando a 7,6 bilhões de dólares.[55] É uma boa notícia para o meio ambiente e para nossos filhos. A agricultura orgânica mostrou melhorar a qualidade da água em áreas do Meio-Oeste com maior risco de contaminação agrícola. Um estudo de 2015 que trocou a dieta de quarenta crianças na Califórnia para uma alimentação orgânica por uma semana revelou que os níveis de pesticidas em sua urina caíram em quase 50%.[56]

O jornalismo investigativo relacionado a riscos ambientais também levou a mudanças drásticas em uma variedade de mercados. Uma matéria do *60 Minutes* em 2015 revelou que os assoalhos laminados da Lumber Liquidators continham altos níveis de formaldeído, o que levou a um processo civil e criminal de milhões de dólares.[57] Em 2014, Vani Hari, em seu blog sobre a indústria alimentícia, comentou que a rede Subway usava uma substância química encontrada em tapetes de ioga tanto como alvejante quanto como condicionador de massa em seus pães. O clamor público resultante levou a Subway a banir o uso de *azodicarbonamida*.[58] Enquanto isso, após uma série de estudos ligando o corante marrom usado em refrigerantes ao aumento do risco de câncer, muitos fabricantes começaram a banir o corante artificial contendo *4-metilimidazole*. Em 2011, a Califórnia passou a exigir que alimentos ou bebidas contendo mais de 29 miligramas de 4-MEI incluam um selo de advertência.[59]

A Califórnia ocupa a linha de frente da proteção ao consumidor quando se trata do direito de saber sobre ingredientes químicos e exposição. Em outubro de 2017, o governador da Califórnia, Jerry Brown, assinou a lei do Direito de Saber sobre Produtos de Limpeza, que exige que os produtos de limpeza doméstica e industrial listem os ingredientes — incluindo quais fazem parte da supostamente inofensiva "fragrância" — no rótulo dos produtos e na internet.[60] Em Nova York, o governador Andrew Cuomo quer implementar o Programa de Revelação de Informação sobre Produtos de Limpeza Doméstica, que exigiria que os fabricantes de produtos de limpeza publicassem seus ingredientes on-line.[61]

Enquanto isso, algumas empresas não estão esperando novas regras do governo para aumentar sua transparência. Em 2016, a SC Johnson lançou uma coleção de odorizadores de ar que revela todos os seus ingredientes, incluindo os que produzem a "fragrância".[62] A Unilever anunciou planos de criar uma etiqueta inteligente de leitura que possibilite ao consumidor acessar a informação por meio de um aplicativo de celular.[63] E, em 2017, a Procter & Gamble lançou um site que elenca todos os conservantes de seus produtos.[64] Como resposta à pressão de uma coalizão de grupos de saúde ambiental, a fabricante de sopas Campbell anunciou que cumpriria a meta de remover qualquer BPA de suas latas de sopa até meados de 2017.[65] A questão que ficou por responder no caso da Campbell é o que usaram para substituir o BPA em suas latas.

O PROJETO HALIFAX: CONHECENDO O CÂNCER

O Projeto Halifax é uma investigação científica coletiva empreendida em âmbito mundial sobre o efeito de combinações de substâncias químicas em doses baixas na saúde humana, inspirado pelo educador canadense Leroy Lowe. Lowe desafiou os cientistas a pensar de forma diferente sobre o potencial carcinógeno desses disruptores endócrinos, pedindo que investigassem como as "substâncias químicas não tóxicas" a que somos expostos todos os dias em pequenas doses podem, cumulativamente, perturbar inúmeros sistemas ligados ao processo carcinógeno.[66]

O projeto aconteceu entre 2012 e 2015 e envolveu mais de 350 pesquisadores e cientistas ligados à pesquisa em câncer de 31 países.[67] As descobertas estão lançando uma luz importante sobre a ligação entre o ambiente e o câncer. Como conclui o relatório: "Nossa análise sugere que os efeitos cumulativos das substâncias químicas (não carcinógenas) individuais atuando em diferentes vias e numa variedade de sistemas, órgãos, tecidos e células relacionados poderiam plausivelmente conspirar para produzir sinergias carcinógenas".

A informação reunida em torno dos riscos à saúde geral oferecidos pela exposição por longo prazo a baixos níveis de disruptores endócrinos estabeleceu um novo caminho para os pesquisadores de câncer em termos de olhar para as toxinas ambientais como fatores que contribuem para o câncer e outras doenças. Os artigos que foram escritos graças a esse projeto ajudaram a educar o público de uma maneira proativa, em vez de coibitiva.

DIMINUINDO A HISTERIA

Nenhum paciente de câncer consegue deixar de se perguntar se não havia alguma coisa em seu ambiente que contribuiu para a doença. David Servan-Schreiber pensava que poderia ter sido afetado pelos pesticidas (especificamente, a atrazina) que eram pulverizados nas plantações onde brincava na infância, perto da Normandia, França. Ele tinha duas primas que também brincavam e comiam o que era cultivado nesses campos, e ambas tiveram câncer de mama depois de adultas. Descobriu-se que a atrazina transforma rãs machos em fêmeas.[68] Ela é onipresente no suprimento de água e foi ligada a atraso da puberdade, inflamação da próstata e câncer de mama, em estudos com animais.[69,70] Uma pesquisa encontrou uma ligação entre atrazina e câncer de próstata, mas mais estudos são necessários para estabelecer uma conexão direta.[71]

Contemplar todos os pesticidas, venenos, EDCS e toxinas presentes em nossa vida não é nada fácil. Os que participaram do curso sobre toxinas ambientais do Programa de Estilo de Vida Anticâncer, de Meg Hirshberg, brincam que essa é a "aula puta merda!".[72] Mas, embora seja importante estar informado sobre as substâncias químicas a que somos rotineiramente expostos em nosso ambiente, é tão importante quanto, se não mais, não permitir que esse conhecimento nos paralise e impeça que limpemos nossos ambientes domésticos com menos produtos que contenham disruptores de hormônios e façamos mudanças proativas em nossa vida para limitar nossa exposição a toxinas. Hirshberg afirma que a finalidade não é encher os alunos de informação. "A gente logo passa à parte prática, empoderadora. Assim, os participantes podem se tornar consumidores mais bem informados", explica ela. "Damos uma baixada na histeria."

É importante compreender o que dá para mudar e o que não dá quando se trata de toxinas ambientais e vida anticâncer. Precisamos coletivamente ficar cientes das principais toxinas conhecidas que aparecem no ar, na água, na comida e em outros produtos (como os de beleza, os domésticos, roupas e materiais de construção).

Por exemplo, a maioria não faz ideia do que há em nosso suprimento de água; só abrimos a torneira e bebemos. Mas, com eventos horríveis muito divulgados por todo o país, começamos a prestar mais atenção. A crise hídrica em Flint, Michigan, ganhou a mídia nacional quando o suprimento de água foi envenenado com bactérias, resíduos de fábricas e chumbo.[73] Embora muitos vejam isso como um evento isolado, sem relevância para o país como um todo, em relatório recente, o EWG revelou que um solvente industrial classificado como carcinógeno provável, que também é uma impureza comum em cosméticos e produtos de limpeza doméstica, foi detectado em suprimentos de água potável de quase 90 milhões de americanos em 45 estados.[74]

Água limpa pode parecer algo corriqueiro para a maioria de nós, mas as coisas não são tão simples assim. A maioria das garrafas feitas de plástico utiliza substâncias químicas perigosas como BPA,[75] embora muitas também sejam livres desse composto. Às vezes, o fabricante de garrafas remove uma substância nociva, mas a substitui por outra tão nociva quanto ou mais. Por exemplo, o BPA foi removido de muitos produtos e substituído por bisfenol S (BPS), uma substância química que é tão prejudicial quanto o BPA ou até pior.[76] Um estudo de 2013 feito por Cheryl Watson, do Departamento de Medicina da Universidade do Texas em Galveston, descobriu que até mesmo pequenas concentrações de BPA podem perturbar o funcionamento celular normal, potencialmente levando aos mesmos riscos associados aos efeitos disruptores do sistema endócrino que o BPA.[77]

Quando Glenn Sabin decidiu rejeitar o tratamento convencional, depois de ser diagnosticado com leucemia linfoide crônica (LLC), uma das primeiras grandes mudanças de estilo de vida que fez foi trocar o sistema de filtragem de água de sua casa e no trabalho. “Instalei uma unidade de filtragem central na casa para eliminar o grosso do cloro e outras coisas e um sistema de osmose reversa para a água potável.” Glenn considera seu foco nessa hidratação limpa e livre de toxinas, junto com a alimentação, o sono e a vida anticâncer rigorosamente seguidos, uma parte vital de seu plano sinérgico de vida anticâncer.

PROCEDA COM CAUTELA

Quando percebemos até que ponto vivemos em um ambiente carregado de substâncias químicas, podemos ficar paranoicos. A intenção não é que você fique paralisado por isso, mas que se torne consciente do impacto potencial da exposição de longo prazo a uma variedade de substâncias químicas para nossa saúde. É provável que a maioria das toxinas ambientais nunca seja conclusivamente ligada ao câncer, mas a lista das que já foram está crescendo, e não temos motivos para acreditar que não continuará a crescer à medida que nos tornamos mais capazes de investigar as substâncias químicas e estudar seus efeitos no corpo humano com o tempo.

Haja vista a regulamentação frouxa em relação a substâncias químicas e a abordagem conservadora da legislação, cabe ao consumidor ler os rótulos para fazer escolhas saudáveis e limitar sua exposição a substâncias químicas e toxinas. Lá em casa, decidimos que todo cuidado é pouco. Enquanto a substância química não for considerada inofensiva, tentamos não usá-la. Entre os produtos de higiene pessoal, qualquer um que inclua substâncias químicas entre os ingredientes da “fragrância”, prováveis candidatas a disruptores endócrinos, deve ser colocado de volta na prateleira, para ser trocado por outro com ingredientes conhecidos, sem os parabenos ou ftalatos capazes de imitar os hormônios em nosso corpo. Essa abordagem baseada no princípio da precaução é a única maneira, em nosso atual ambiente desequilibrado, de reduzir o contato com carcinógenos conhecidos e suspeitos que estão presentes em tudo, do sofá à prova de fogo onde você relaxa toda noite aos disruptores endócrinos dos xampus e outros produtos de higiene pessoal que usa pela manhã.

SINERGIA AMBIENTAL

A relação entre exposição ao ambiente e outras áreas no Mix de Seis não é clara, mas novos dados apontam para ligações que podem se tornar mais conclusivas com pesquisas adicionais:

- *Obesidade.* Um estudo de 2014 revelou que crianças expostas a substâncias químicas usadas para tornar o plástico mais maleável tinham uma maior tendência à obesidade e risco ampliado de diabetes.[78] Pesquisadores da Universidade de Nova York examinaram a urina e o sangue de mais de 7500 adolescentes e descobriram uma maior resistência à insulina, o que é um precursor do diabetes, em adolescentes com níveis mais elevados de di-2-etil hexil ftalato, ou DEHP.[79] Enquanto isso, altos níveis de BPA estavam ligados a sobrepeso ou obesidade. As taxas de obesidade de adolescentes com os níveis mais elevados de BPA eram o dobro das taxas daqueles com os níveis mais baixos da substância.[80] Pesquisadores especulam que o BPA pode perturbar o equilíbrio hormonal e o metabolismo, mas observam que mais estudos são necessários para mostrar um elo direto.[81,82]
- *Sono.* Um estudo de 2016 encontrou relações entre os níveis de BPA e o sono.[83] Os pesquisadores examinaram dados coletados entre 2005 e 2010 como parte do National Health and Nutrition Examination Survey [Levantamento de Exame de Saúde e Nutrição Nacional]. Eles descobriram que os níveis de BPA mais elevados medidos em amos-

tras de urina correspondiam a participantes do estudo que afirmavam dormir menos de seis horas por noite. Sono ruim está ligado a obesidade, diabetes, síndrome metabólica, doença cardíaca e câncer.

- *Exercícios*. Um estudo da Universidade de Missouri em 2015 revelou que fêmeas de camundongos expostas ao BPA ou ao etinilestradiol, o estrogênio da pílula anticoncepcional, tendiam a se mover menos.[84] Os pesquisadores expuseram os animais às substâncias químicas enquanto estavam no útero e de novo durante o desmame. Descobriram que os camundongos ficavam menos ativos à noite, ao contrário do normal. Os animais expostos andavam mais devagar, bebiam menos água e dormiam mais. Também queimavam mais carboidratos do que gorduras, o que muitos pesquisadores acreditam ser uma causa de obesidade em humanos, porque as gorduras não aproveitadas gradualmente se acumulam no corpo.

PARA UMA VIDA MAIS LIMPA

A proteção contra as toxinas se resume a uma simples filosofia — controle o que você pode controlar, limite sua exposição quando puder e participe do debate público quando surgirem novos riscos ambientais. Diversos poluentes ambientais que encontramos por aí estão além de nosso controle ou exigem legislação e ativismo para que mudanças ocorram. Essas coisas são importantes, mas queremos que você comece pelas escolhas diárias. O que há no seu xampu ou no produto que você usa para limpar a banheira? E quanto ao seu gel para o cabelo? E o creme dental com que escova os dentes toda noite antes de dormir? Sugerimos que comece pelo simples e faça uma verdadeira limpeza em seus produtos para a casa e o corpo. Criar um ambiente anticâncer começa no lar, eliminando as toxinas às quais você se expõe voluntariamente.

GUIA DA VIDA ANTICÂNCER PARA O AMBIENTE

Numa era em que a avidez pelo lucro muitas vezes vem antes da preocupação com os riscos, você, o consumidor, é responsável por vigiar, monitorar e controlar (quando pode) sua exposição às toxinas do ambiente. Embora seja desafiador evitar a exposição a *todas* as toxinas, nas páginas a seguir mostraremos como reduzir sua carga química utilizando o princípio da precaução. No que se refere a limitar sua exposição química, o princípio da precaução significa ter consciência do que põe ou usa no corpo e tomar medidas para evitar a exposição desnecessária a toxinas em sua casa e nos ambientes por onde transita. Se você não tem certeza se determinado produto faz mal, não se arrisque. Examinamos a exposição a toxinas literalmente da cabeça aos pés. Depois, vamos de cômodo em cômodo pela casa e observamos tudo com que entramos em contato — dos produtos que usamos para limpar a casa às cadeiras nas quais nos sentamos para comer e às camas onde dormimos. Limpe seu corpo e sua casa o máximo que puder de substâncias químicas que possam ser nocivas e proteja seus filhos e seu círculo de relações do alcance cada vez maior da exposição química. É desnecessário dizer que você deve evitar o excesso de sol e não fumar nem usar cigarros eletrônicos. Sol e cigarro contribuem para o surgimento do câncer, assim, evite se expor demais ao sol e evite a exposição ao tabaco e aos produtos químicos presentes no cigarro eletrônico.

OS CINCO PILARES DA CRIAÇÃO DO AMBIENTE ANTICÂNCER

1. Reduza a exposição a substâncias químicas em sua casa.
2. Filtre sua água.
3. Reduza as toxinas às quais você expõe seu corpo.
4. Reduza as toxinas que você ingere.
5. Interaja cuidadosamente com seu ambiente mais amplo.

COMECE A LIMPEZA

Muitos acham mais fácil ir de cômodo em cômodo pela casa e eliminar os produtos potencialmente perigosos um a um. Outra maneira de proceder é pensar nos produtos para o corpo, da cabeça aos pés, e depois nos produtos que você encontra em seu ambiente imediato, a começar pela casa.

MANTENDO SUA CASA LIVRE DE SUBSTÂNCIAS QUÍMICAS

- Tire os sapatos ao chegar. As ruas e os lugares por onde andamos estão repletos de pesticidas, herbicidas, óleos, graxa e outros produtos químicos tóxicos.
- Abra as portas e janelas para ventilar. Principalmente casas novas juntam toxinas, porque ficam muito fechadas.
- Não use pesticidas tóxicos em casa.
- Troque seus produtos de limpeza costumeiros por produtos naturais e livres de toxinas, incluindo produtos para lavar roupa e louça.
- Vá de ambiente em ambiente avaliando sua casa e as possíveis substâncias químicas que usa em cada um deles.

- Invista num aspirador de pó com sistema de filtro HEPA (ar particulado de alta eficiência). Aspire o pó da casa duas vezes por semana para remover a poeira e a fuligem que carregam toxinas.
- Plantas podem ser filtros de ar naturais. Certas plantas funcionam melhor que outras para esse propósito. Se você tem bicho de estimação, informe-se sobre a toxicidade específica de algumas plantas a animais. A American Society for the Prevention of Cruelty to Animals (ASPCA) [Sociedade Americana para a Prevenção da Crueldade contra os Animais] tem uma página informativa sobre plantas venenosas.
- Velas aromáticas podem apresentar riscos de duas maneiras: a fragrância e a cera. A parafina, que é a cera utilizada na maioria das velas, pode emitir substâncias químicas como benzeno e tolueno. Essas substâncias são sabidamente carcinógenas.[1,2] A parafina é um produto derivado do petróleo. Além disso, muitas velas têm chumbo na mecha, que é liberado no ar. As velas mais seguras de usar são as feitas de cera de abelha. Velas com fragrância artificial nos fazem inalar possíveis disruptores endócrinos.[3]
- Use tinta com zero ou com baixos compostos orgânicos voláteis (COVS). Eles são solventes liberados no ar quando a tinta está secando. Os COVS podem causar sintomas agudos, incluindo dor de cabeça e tontura. Os efeitos de longo prazo não estão tão claros, mas segundo a U.S. Environmental Protection Agency [Agência de Proteção Ambiental dos Estados Unidos], alguns COVS são possíveis carcinógenos.[4]
- Não tenha mobília à prova de fogo ou sujeira, pois as substâncias químicas utilizadas são carcinógenas.[5]
- Se tapetes forem necessários, deixe-os tomando ar por alguns dias antes de colocá-los dentro de casa. Muitos tapetes e forros contêm COVS e repelentes de manchas que contêm compostos perfluorados (PFCS). O ideal é material livre de COVS e PFCS.
- Evite odorizadores de ar. Eles costumam usar ingredientes preocupantes como EDCS e ftalatos.

- Para seu próximo colchão e travesseiro, considere um fabricante que ofereça produtos livres de toxina (COVs e retardantes de chamas). Isso exige alguma pesquisa e comparação para encontrar empresas honestas e transparentes sobre suas práticas.

FILTRE A ÁGUA DA TORNEIRA

- Use o princípio da precaução e filtre a água. Há tantos contaminantes presentes na água, de cloro e fluoreto a outros elementos e substâncias químicas (desde o uso em escoamento, fábricas e em casa até remédios e suplementos diluídos), que filtrar é obrigatório num lar anticâncer.[6]
- Há uma série de opções de filtro disponíveis em diferentes faixas de preço. Filtros acoplados à torneira ou instalados sobre o balcão da pia têm bom custo-benefício e são práticos de usar. Não se esqueça de instalar filtros nas duchas para diminuir a inalação de substâncias químicas aerossóis que vêm com o jato e entram em seus pulmões e então em sua corrente sanguínea.[7]
- Não beba água de garrafa plástica. Grande parte da água engarrafada no mercado é essencialmente a mesma do reservatório municipal. Além disso, substâncias químicas contidas no plástico, como BPA, podem contaminar a água. Leve sempre uma garrafa de aço inoxidável ou de vidro com você. Mantenha na sua bolsa ou mochila. Garrafas de alumínio podem ter revestimento interno de BPA, então pesquise ou opte por vidro ou aço inoxidável.

REDUZA AS TOXINAS ÀS QUAIS VOCÊ EXPÕE SEU CORPO

Muitas empresas estão vendo a demanda por produtos que contenham pouca ou nenhuma toxina. Hoje é possível encontrar quase qualquer produto numa versão livre de disruptores endócrinos e carcinógenos. Da próxima vez que você visitar seu cabeleireiro ou sua manicure, pergunte quais produtos ecologicamente corretos eles utilizam. Quando chegar em casa, pesquise o que é dito sobre esses produtos por organizações como a EWG (<ewg.org/skindeep>, em inglês).

Abaixo, há uma lista de produtos comuns que homens e mulheres usam todos os dias. Marque os itens em sua casa que são livres de toxinas. Talvez não seja possível encontrar um produto completamente saudável, mas você pode sem dúvida reduzir sua carga de exposição lendo com atenção os rótulos e fazendo mudanças onde der.

Não descarte soluções caseiras para muitos itens listados abaixo, em especial os produtos de limpeza e para lavar roupas. Eles são baratos, não tóxicos e eficazes.

Consulte a lista de "substâncias químicas a evitar" nesta seção do livro quando estiver examinando os ingredientes nos rótulos (veja também <ewg.org/healthyproducts>, em inglês).

PRODUTOS DE HIGIENE PESSOAL

☐ Xampu

☐ Condicionador

☐ Gel, spray e outros produtos para modelar o cabelo

☐ Sabonete

☐ Sabonete líquido bactericida

☐ Pasta de dente

☐ Desodorante

☐ Creme de limpeza facial

☐ Tônicos faciais

☐ Creme hidratante

☐ Creme para os olhos

- [ ] Creme para as mãos
- [ ] Creme para o corpo
- [ ] Perfume

MAQUIAGEM

- [ ] Removedor de maquiagem
- [ ] Removedor de maquiagem para os olhos
- [ ] Base
- [ ] Primer facial
- [ ] Pó facial
- [ ] Corretivo
- [ ] Sombra
- [ ] Delineador
- [ ] Rímel
- [ ] Blush
- [ ] Pó bronzeador
- [ ] Delineador de lábios
- [ ] Batom ou gloss

UNHAS

- [ ] Esmalte
- [ ] Acetona
- [ ] Creme para cutícula

SALÃO DE BELEZA

- ☐ Tintura
- ☐ Creme para pentear
- ☐ Spray
- ☐ Gel

LAVANDERIA

- ☐ Sabão em pó
- ☐ Amaciante
- ☐ Lenços amaciantes para secadora
- ☐ Alvejantes
- ☐ Bolas de lã para secagem

PRODUTOS DE HIGIENE FEMININA

- ☐ Absorvente
- ☐ Absorvente interno

PROTEÇÃO SOLAR

- ☐ Protetor solar não aerossol, porque o spray aerossol entra nos pulmões
- ☐ Protetor labial

REPELENTE

- [ ] Repelente não aerossol

PRODUTOS DOMÉSTICOS

- [ ] Papel higiênico
- [ ] Detergente
- [ ] Papel-toalha
- [ ] Odorizador de ar
- [ ] Limpador multiúso
- [ ] Desinfetante de banheiro
- [ ] Limpador de piso

PRODUTOS DE LIMPEZA

- [ ] Panos de microfibra que só precisam ser limpos com água
- [ ] Esponjas

PRODUTOS DE LIMPEZA DOMÉSTICA

- [ ] Produtos de limpeza em geral
- [ ] Odorizadores de ar
- [ ] Quaisquer produtos perfumados

REFORMAS NA CASA

- ☐ Tinta sem ou com zero COV
- ☐ Prefira pisos de madeira de verdade e pequenos tapetes laváveis em vez de carpetes
- ☐ Mobília sem tratamento antichama ou antimanchas

REDUZA AS TOXINAS QUE VOCÊ INGERE

COMA ORGÂNICOS

- Isso é particularmente importante quando se trata dos doze tipos de produtos com a quantidade mais elevada de resíduos de agrotóxicos: maçãs, pimentões, aipo, cereja, uva, alface, nectarina, pêssego, pera, batata, espinafre e morango (ver <ewg.org/dirtydozen>).[8]

EMBALAGEM

- Sempre que possível, compre comida em vidro, não em lata, plástico ou papel com revestimento plástico.

ARMAZENANDO O ALIMENTO

- Use recipientes de vidro, cerâmica ou aço inoxidável apropriado.
- Quando for necessário usar sacolas plásticas, embrulhe as compras em papel-manteiga e só depois as ponha dentro da sacola.

UTENSÍLIOS DE COZINHA

- Use utensílios de aço inoxidável, cerâmica e ferro.
- Use tábua de cortar de bambu ou madeira.
- Evite esquentar alimentos no micro-ondas em recipientes plásticos ou de isopor.

CUIDADOS PARA TOMAR AO ANDAR POR AÍ

Como mencionamos, é importante não ficar obcecado com as coisas que estão além do seu controle quando se trata de toxinas ambientais. Isso posto, há medidas que todos podemos tomar para limitar nossa exposição a potenciais carcinógenos em nosso ambiente mais amplo.

Seja precavido com o celular. A ligação entre exposição à radiação na frequência do rádio e o câncer continua objeto de debates acalorados. Em 2011, a Agência Internacional para Pesquisa sobre Câncer concluiu que o uso de celular era um possível carcinógeno humano. Mas os resultados de inúmeros estudos foram inconclusivos.[9] Na questão do celular, a advertência de David Servan-Schreiber em *Anticâncer* ainda soa verdadeira: "Tome cuidado". Quando aumentamos a exposição aos campos eletromagnéticos, é provável observar aumentos em certos tipos de câncer, especialmente em pessoas com sistema imune enfraquecido ou predisposições genéticas.[10,11] Como nosso cérebro continua em desenvolvimento durante a adolescência, crianças e adolescentes podem ser mais suscetíveis aos perigos dos campos eletromagnéticos (EMFS, na sigla em inglês).

Assim, quando dizemos "cuidado", isso significa:

- Aumente a distância do celular para seu ouvido, seja usando fones de ouvido com fio ou a função de viva voz, seja mantendo o aparelho longe do corpo, mesmo quando não estiver em uso.

- Limite o uso do celular quando a recepção estiver fraca ou você estiver em movimento. A emissão de EMF é mais forte quando o sinal é fraco. Ela também é mais forte quando o sinal está em movimento de um receptor para outro.

O estado da Califórnia considerou emitir advertências e diretrizes em 2014 para o uso seguro do celular, mas, por motivos complexos, isso ainda não havia chegado ao público em 2017.[12,13]

Produtos para o carro. Compre produtos verdes para limpar o interior do carro. Leve seus produtos verdes com você quando for ao lava-rápido e use-os no interior do carro junto com seus próprios panos de limpeza.

Lavagem a seco. Cerca de 85% das lavanderias a seco nos Estados Unidos usam PERC (percoloetileno ou tetracloroetileno), que foi classificado como "provável carcinógeno" pela Academia Nacional de Ciências dos Estados Unidos e revelou causar câncer em estudos com animais.[14,15]

Embora a toxicidade do PERC em humanos permaneça incerta, recomendamos as seguintes precauções na lavagem a seco:

- Remova sacolas de lavagem a seco da sua casa ou apartamento.
- Pendure a roupa lavada a seco em uma arara ao ar livre por pelo menos duas horas.
- Se você mora em apartamento, remova o plástico ainda na lavanderia e volte caminhando com sua roupa lavada, arejando-a no caminho.
- Não guarde as roupas nos sacos plásticos em seu armário.
- Não deixe a roupa da lavagem a seco no carro, pois os vapores se acumulam dentro do veículo.

Você também pode optar por lavanderias a seco verdes. Há uma série de processos que foram desenvolvidos para limpar roupas sem o uso de PERC e eles incluem:

- *Lavagem à base de CO_2.* Nesse processo de limpeza, o percloroetileno, ou PERC, é substituído por CO_2 líquido. A forma gasosa do dióxido de carbono é pressurizada como um líquido claro numa máquina especial. Depois que o processo é finalizado, o CO_2 líquido pode ser bombeado em um tanque de armazenagem e reutilizado. A limpeza com CO_2 foi endossada pela EPA [Agência da Proteção Ambiental dos Estados Unidos].[16,17]

- *Limpeza com silicone.* Esse método é similar à lavagem a seco convencional, mas utiliza uma solução à base de silicone patenteada para remover manchas e cheiros dos tecidos. A EPA continua a testar se a solução, siloxano D5, oferece riscos potenciais para a saúde humana.

- *Limpeza úmida.* Essa alternativa de lavagem a seco é um método de lavagem livre de solventes, em que as roupas são lavadas com água e detergentes especiais em máquinas modernas. A EPA deu seu aval ao método, já que ele não utiliza substâncias químicas perigosas nem gera descarte de produtos químicos ou polui o ar.[18]

- *Sistema K4.* Essa tecnologia alemã usa um solvente à base de acetal que parece ser biodegradável e seguro para o ambiente.

RESUMO DO GUIA DA VIDA ANTICÂNCER PARA O AMBIENTE

LIVRE SUA CASA DE SUBSTÂNCIAS QUÍMICAS TÓXICAS

- Vá de ambiente em ambiente eliminando produtos domésticos potencialmente nocivos.
- Quando entrar em casa, deixe os sapatos na porta.
- Use vasos com plantas como filtro natural de ar.
- Opte por pisos de madeira ou tapetes laváveis, em vez de carpete.
- Compre mobília sem tratamento antichama ou antimanchas.
- Use tinta sem compostos orgânicos voláteis.
- Compre travesseiros e colchões livres de toxinas.
- Filtre sua água.
- Use produtos de limpeza naturais e não tóxicos (uma mistura de vinagre e água é ideal).
- Evite produtos perfumados.

LIMITE AS TOXINAS ÀS QUAIS VOCÊ EXPÕE SEU CORPO

- Verifique os ingredientes de todos os produtos de higiene pessoal como xampu, condicionador, pasta de dentes e desodorante. Gradualmente troque tudo por opções menos tóxicas.
- Atualize sua maquiagem com produtos que sejam livres de substâncias químicas nocivas.
- Reduza seu uso de tinturas para cabelo químicas e produtos artificiais para o cabelo.
- Compre sabão em pó, detergente e amaciante livres de toxinas.

REDUZA AS TOXINAS QUE VOCÊ INGERE

- Coma comida orgânica.
- Armazene a comida em vidro, não em plástico.
- Use utensílios de cozinha de aço inoxidável ou ferro fundido.
- Use tábua de carne de madeira, não de plástico.
- Ponha filtros nas duchas.
- Não esquente alimentos no micro-ondas em recipientes plásticos.

INTERAJA CUIDADOSAMENTE COM O MUNDO EXTERIOR

- Conserve o celular longe do corpo.
- Use produtos naturais, não tóxicos, para limpar o carro.
- Ponha a roupa vinda da lavanderia a seco para arejar antes de trazer para dentro de casa ou guardar no armário.
- Procure lavanderias a seco que usam tecnologia alternativa e verde.

Reflexões finais

Cerca de um ano depois que conheci David Servan-Schreiber, tive a honra e o desafio de fazer um discurso em seu lugar. David fora escolhido para ser o orador principal na Anderson Network Conference, uma conferência para sobreviventes do câncer realizada todo ano no MD Anderson em Houston. Naquele verão, David estava sofrendo com a recidiva da doença. De Paris, ligou para os organizadores e disse que não poderia se apresentar. Estava doente demais para viajar. Com o prazo apertado, perguntaram-me se poderia fazer a apresentação no lugar de David. Eu a assistira duas vezes, mas fazer eu mesmo eram outros quinhentos.

David e eu passamos essa semana em intenso contato. Ele me mostrou seus slides, atualizamos um pouco as pesquisas mais recentes e conversamos ao telefone sobre os pontos principais. Havíamos nos aproximado muito para criar e financiar o Comprehensive Lifestyle Study, que começava a pegar embalo e prometia ser um dos poucos estudos clínicos a medir os efeitos da mudança de estilo de vida em múltiplas áreas simultaneamente. O apoio de David nesse ponto foi crucial para nosso progresso. Num nível mais pessoal, tínhamos ideias afins, e ele partilhava comigo sua paixão pelo estilo de vida como medicina legítima. Eu queria ter certeza de fazer justiça a sua mensagem.

No primeiro dia da conferência, o auditório estava lotado. Lembro vividamente da energia que senti quando transmiti sua mensagem empoderadora, inspiradora e esperançosa para a plateia de sobreviventes de câncer. Eles podiam assumir um papel ativo na própria saúde. Suas vidas não haviam chegado ao fim. Podiam mudar seus hábitos e comportamentos, começando naquele momento mesmo, e melhorar muito as chances de sobrevivência, ao mesmo tempo aumentando sua qualidade de vida. Nesse dia, foi como se a ideia de David de arregimentar as defesas naturais do corpo para influenciar o curso da doença houvesse partido de mim. Depois daquela noite, dei centenas de palestras sobre a ligação entre câncer e fatores do estilo de vida, mas essa primeira apresentação, na qual me pus na pele de meu amigo, foi um divisor de águas para mim.

Muita coisa mudou desde então. Na última década, alcançamos o que acredito ser, finalmente, uma base firme para focar a prevenção e o tratamento de câncer. Quase todo dia, novas pesquisas vêm à luz para mostrar que exercemos de fato algum controle efetivo sobre nossa sinergia biológica. Nosso pensamento no mundo da oncologia está enfim evoluindo, graças em boa parte ao mapeamento do genoma humano e à nossa nova compreensão de como o comportamento humano na verdade tem um papel na determinação de nossa história genômica.

Sabemos hoje que não estamos à mercê de nossa ancestralidade ou de nossos genes; podemos influenciar de maneira positiva a trajetória de nossa saúde, em qualquer estágio da vida, independente da presença de doenças, e esse conhecimento (combinado a um corpus em rápido crescimento de evidências científicas) está mudando os rumos da conversa sobre o câncer. A abordagem ao tratamento da enfermidade deve incluir a prevenção junto com o tratamento convencional, e precisamos nos esforçar para prevenir as doenças cancerígenas, antes de mais nada.

A dura verdade é que, pelo menos num futuro próximo, o câncer será parte de nossa vida. Mas também é verdade que mais de 50% de todos os casos de câncer são considerados evitáveis.[1] Na verdade, essa estimativa pode ser muito modesta. O mais provável é que dois terços dos casos de câncer e a maioria dos casos de doenças cardíacas, derrame e diabetes possam ser evitados se vivermos do jeito certo e seguirmos as diretrizes da vida anticâncer para trazer mais saúde, força e equilíbrio a nós mesmos e nossas famílias. As pesquisas confirmam isso, o que me dá esperança de que possamos, de fato, ser capazes de diminuir as taxas de incidência da doença. Também estamos desenvolvendo ferramentas para verificar a eficácia de mudanças de estilo de vida antes consideradas subjetivas demais para serem medidas. A tecnologia e os exames de imagem estão hoje sendo empregados para diagramar visualmente estudos epidemiológicos baseados na população e medir o efeito das mudanças de estilo de vida em marcadores biológicos específicos da doença. Mapas de calor genético brilham quando os comportamentos dos genes mudam como resultado das modificações no estilo de vida, e conseguimos medir cada vez mais indicadores sensíveis da presença de câncer ou outras doenças usando simples hemogramas capazes de detectar alterações minúsculas nas cargas proteicas. Essas ferramentas da pesquisa científica tradicional estão hoje sendo utilizadas em colaboração com relatos orais ou escritos para confirmar o que suspeitávamos o tempo todo: a vida anticâncer importa.

Como afirmou sucintamente um colega meu há pouco tempo, "o câncer é complexo, mas preveni-lo não é".

Está cada vez mais claro que não é possível vencer a epidemia de câncer com a atual abordagem. Enquanto bilhões de dólares são gastos em tratamentos mais precisos e detecção precoce como parte da propalada campanha "Cancer Moonshot" (a importante iniciativa encabeçada pelo presidente Joe Biden quando era vice-presidente), a prevenção do câncer por meio da mudança no estilo de vida segue sendo o método mais barato e eficaz para prevenir a doença e melhorar os resultados do tratamento. O futuro da forma como lidamos com o câncer reside numa parceria genuína entre a vida anticâncer e a medicina de precisão. É hora de finalmente deixarmos de tratar a doença e começarmos a tratar o paciente.

VIDA PRÓ-SAÚDE

Várias coisas podem levar alguém a decidir mudar de vida. Muitas vezes, percebemos que o câncer é o momento de nos informar e agir. Enfrentar uma realidade dura como essa sem dúvida faz com que caia a ficha para nós. A maioria sabe racionalmente que seu tempo no mundo é finito, mas nossa mente tem um jeito sutil de nos manter alijados de nossa própria mortalidade. Só quando alcançamos uma idade mais avançada ou somos diagnosticados com alguma doença grave, passamos a ter consciência de que nosso equilíbrio biológico, nossa saúde e nosso bem-estar não durarão para sempre. Essa consciência nos reintegra a nosso corpo, e esses momentos de lucidez são as portas de entrada para a mudança.

Mas não temos de esperar um susto para agir e tomar medidas significativas. O câncer, por mais complexo que seja, já não é mais um mistério para nós. Temos no momento suficientes evidências e informações científicas em mãos para realizar mudanças de estilo de vida que nos ofereçam mais chances de manter as doenças do envelhecimento, incluindo o câncer, à distância. Na última década, e com certeza desde a publicação original de *Anticâncer*, começamos a decifrar o código da biologia por trás da doença e a compreender os mecanismos que acionam a sinergia deletéria que permite ao câncer crescer e proliferar. Quanto mais soubermos, mais poderemos fazer.

POR ONDE COMEÇAR

A vida moderna é complicada e corrida. Vivemos em constante transformação. Nossas estratégias de vida anticâncer devem refletir isso e ser tão fluidas e flexíveis quanto possível. Acreditamos que o lugar mais essencial para começar seja com o apoio social. Só quando percebemos uma maneira diferente de viver e pensamos: "Também posso fazer isso" conseguimos escapar de nossos padrões negativos e pouco saudáveis e começar a lutar por mais. Apenas por meio de uma comunidade que nos dá suporte podemos encontrar o reforço para uma mudança positiva e o conforto quando fracassamos em nossas metas. Uma vez estabelecida a rede de apoio, podemos começar de verdade a mudar nossa forma de pensar sobre a vida e seu propósito. A vasta maioria das pacientes do CompLife e dos sobreviventes de câncer que entrevistamos e apresentamos ao longo do livro viram essa mudança na atitude mental como o componente mais importante de seu novo modo de vida, mais do que a dieta ou o exercício. Para muitos, cuidar do corpo e sarar passou a ser o único foco e o propósito de toda escolha diária de estilo de vida, mas essa ênfase começou com uma mudança fundamental em sua forma de pensar que os levou a admitir que suas escolhas diárias tinham um impacto real e mensurável em termos de saúde e qualidade de vida.

Nosso corpo prospera com moderação, calma e constância. O estresse desnecessário, repetitivo ou prolongado sabota nossas melhores intenções mais rápida e drasticamente do que qualquer outra coisa. É por isso que, com nosso sistema de apoio a postos, devemos aprender a lidar com o estresse antes de tentar mudar nossos comportamentos em relação a dieta, exercício e sono. O excesso de estresse inviabilizará a formação da sinergia que esperamos obter cultivando práticas saudáveis nas outras áreas da vida anticâncer. Também há evidências claras de que um organismo livre de estresse é mais resiliente e mais inóspito para o câncer se desenvolver.

VOCÊ EM PRIMEIRO LUGAR

Todas as mulheres que até o momento se inscreveram em nosso estudo CompLife acham essa uma das partes mais difíceis do ensaio clínico. Estão acostumadas a tomar conta dos outros — filhos, maridos, chefes, pais —, não a cuidar de si mesmas. Brucett M. compareceu recentemente a um retiro com outras mulheres do CompLife no qual conseguiu redirecionar seus esforços para as escolhas saudáveis. Ela disse após o evento que começara a recair no antigo hábito de pôr as necessidades dos outros na frente das suas, trabalhando em excesso e não dormindo o suficiente. Mas essa comunidade anticâncer a ajudou a enxergar sua verdadeira prioridade — cuidar de si. “O que mais chamou minha atenção foi o sentimento genuíno de compreensão e encorajamento que todo mundo passa”, escreveu depois do retiro. “Não importava se tínhamos acabado de nos conhecer. A gente sabia que era do fundo do coração, porque era o que queríamos para todas nós — viver vidas longas e saudáveis."

Aprender que nossa própria saúde vem em primeiro lugar não é fácil para a maioria, mas é particularmente difícil para a mulher, que, de um modo geral, é criada para pôr as necessidades dos outros acima das suas. Depois que aprendemos a cuidar melhor de nós mesmos, logo percebemos que estamos muito mais aptos a atender as necessidades alheias.

DA AÇÃO AO PROPÓSITO

Viver uma vida saudável significa viver com deliberação, pragmatismo e pés no chão. Quase todo paciente de câncer que conheci credita à crueza do câncer seu despertar para a realidade — às vezes, pela primeira vez. Problemas que antes eram preocupantes parecem desaparecer. As coisas essenciais assumem um foco mais nítido. A vida adquire novo significado. O corpo assume novo significado. Saúde e um sentido de vida focado, não fama, sucesso ou outras coisas intangíveis, são o propósito e o objetivo.

Quando estamos focados em nosso processo de cura, muitas vezes seguimos por um caminho que leva ao cumprimento de nosso potencial verdadeiro de maneiras surpreendentes. Alison e eu escutamos isso repetidas vezes de sobreviventes do câncer. Molly M., que foi informada de que teria de seis a dezoito meses de vida, sobrevive há dezoito anos e meio com um câncer cerebral agressivo. No início, ela se dizia "arrasada no nível físico, emocional e cognitivo". Estava parcialmente paralisada, sofria de vários problemas no corpo todo, era incapaz de ler ou formar uma frase, não lembrava de nada e sentia-se numa montanha-russa emocional. Muito antes que a noção de neuroplasticidade fosse aceita, Molly afirmou para os médicos que estava "remodelando seu circuito cerebral". Custou-lhe tudo que tinha, persistir com seu regime de restabelecimento. Surpreendentemente, seu tumor cerebral nem aparece mais na ressonância magnética. Quando não está cuidando da saúde, ela promove a vida saudável, supera as probabilidades e incentiva pacientes de glioblastoma a procurá-la para buscar encorajamento e conforto. Sua vida, admite ela, não é o que sonhava, mas é recompensadora de maneiras que nunca teria imaginado. Para Meg Hirshberg, a falta de orientação médica para as mudanças de estilo de vida capazes de reduzir a probabilidade de uma recidiva a inspirou a criar ela mesma uma fundação que oferecesse cursos presenciais e on-line para pacientes e interessados na prevenção, a fim de proporcionar as ferramentas e informações de que precisam para levar um estilo de vida anticâncer. Susan Rafte trabalhou para fornecer apoio emocional a mulheres jovens passando por tratamento de câncer e criou um grupo de apoio para pacientes com metástase. Quando Gabe Canales percebeu o incrível potencial da mudança de estilo de vida para retardar o progresso da doença ou prevenir seu surgimento, ele fundou a Blue Cure Foundation para educar meninos e homens sobre a prevalência do câncer de próstata e o que podem fazer para evitar ou controlar a doença modificando o estilo de vida.

Não estamos dizendo que todo sobrevivente de câncer deva devotar sua vida a apoiar outras pessoas que enfrentam um diagnóstico similar ou que precise começar uma fundação para incentivar a prevenção do câncer. Mas você precisa começar por si mesmo, para criar a mudança e depois compartilhar essa mensagem com os outros. A vida anticâncer deve servir de inspiração para que passemos o conhecimento adiante, sejamos profissionais de saúde ou pacientes, amigos ou familiares. Alison e eu sempre ficamos admirados e comovidos com o poder dessa mensagem e seus efeitos nas pessoas e suas comunidades.

Dito isso, é importante notar que esses sobreviventes descobriram que o câncer é apenas uma pequena parte de quem são; eles constroem vidas ricas em significado e propósito em torno desse fato e isso os mantém seguindo em frente, literalmente, muito tempo depois do que os modelos estatísticos diziam que eles já estariam mortos. Quando acompanhei a recuperação de Josh M., apresentado no capítulo 7, que desafiou as probabilidades e continua a viver depois de ser diagnosticado com um câncer neuroendócrino incurável, ele acrescentou esta nuance à conversa sobre o que são bons cuidados com a saúde para pessoas que têm câncer: “Vejo que muitos pacientes focam em prolongar uma vida que não estão apreciando. Para mim, a 'reinicialização do câncer' me deu a chance de definir o que quero dizer com qualidade de vida e ir atrás disso. Para mim, o foco tem que ser este: descobrir que tipo de recuperação leva a uma melhora de vida de verdade — mesmo que você não esteja curado em definitivo".

Outro paradoxo dessa mudança de perspectiva é como o processo de simplificar a vida da pessoa (por exemplo, abrindo mão de uma carreira estressante ou depurando radicalmente sua dieta e seu ambiente de vida) conduz a uma sensação renovada de significado, a um senso maior de gratidão pelas coisas mais significativas da vida, como família, amigos, música, artes, natureza — ou a vida em si.

MUDANDO DE ASSUNTO

Margaret Cuomo, que conhecemos no último capítulo, recentemente conversou comigo sobre os desafios de aumentar a conscientização sobre como mudanças simples e baratas no estilo de vida podem ter um profundo impacto preventivo na saúde da pessoa. É difícil transmitir essa mensagem quando não há patentes e lucros envolvidos, como acontece com os medicamentos. Mas ela continua esperançosa e comprometida em mudar o debate público. Em suas palavras: "O que me encoraja é que as pessoas querem se sentir mais saudáveis, vibrantes e produtivas, por si mesmas e pelas futuras gerações, por seus filhos e netos. Tenho certeza de que quanto mais informações fornecemos às pessoas, mais elas serão capazes de mudar e vão nos ajudar a obrigar as empresas a desenvolver produtos que não prejudiquem os consumidores".

Seu senso de urgência reflete seu horror com a ideia de que a geração de nossos filhos é a primeira que talvez não viva tanto quanto a nossa. "Por muitos anos e em muitas culturas — não só a americana —, o sinal de prosperidade e progresso sempre foi ter filhos mais saudáveis, altos, inteligentes, ricos e longevos do que você foi. Agora, de repente, estamos numa situação em que o legado deixado para os filhos não é esse, pelo menos em termos de saúde global e longevidade. Temos a responsabilidade social de tratar dessa questão, e é por isso que precisamos continuar a transmitir a mensagem da vida anticâncer."

UM PASSO DE CADA VEZ

A vida anticâncer não é um programa estático. Na verdade, não é um programa: é um modo de vida e, como tal, vai evoluir e mudar com o tempo, assim como você. Porém, cada mudança incremental para ajudar a capacidade inata do corpo de controlar a doença e promover a saúde renderá dividendos em todas as áreas da sua vida.[2]

Decida que você vai viver como se sua vida dependesse disso, porque, de fato, depende. Você vai descobrir que quando inicia esse tipo de cuidados consigo mesmo, começa a se sentir mais conectado com a vida, mais disponível e presente para tudo que a vida tem a lhe oferecer. Como me disse um paciente: "Isso não é trabalho, Lorenzo, isso é vida!".

Mas ela é pragmática e está fundamentada na ciência. Não há nada de milagroso ou espontâneo acerca da melhora na saúde que você sente: ela se baseia em causa e efeito. Suas escolhas, sua ação, seu bem-estar, a saúde do planeta. Está tudo interligado.

Um impacto realmente extraordinário do estilo de vida anticâncer é a maneira como pode inspirar os outros. Alison e eu vemos uma crescente conscientização entre nossos amigos e os amigos de nossos três filhos. No mês passado, sete anos depois de substituir David no discurso da Anderson Network Conference, fui convidado a fazer a palestra de abertura. Nessa ocasião, optei por compartilhar o palco e a mensagem da vida anticâncer com Nella B., paciente do CompLife cujo relato apresentamos no capítulo 11. Quando Nella entrou para o estudo, nós a consideramos uma pessoa esclarecida sobre sua saúde e nutrição. Mas ela admitiu para a plateia que sabia apenas 10% de tudo o que viria a aprender no CompLife e do que compartilhamos agora em *Vida anticâncer*. Ela tinha noção de que precisava perder peso (o que havia conseguido fazer muitas vezes), mas não de como manter o peso. Não sabia por que o sobrepeso fazia mal nem que a gordura produz o estrogênio que alimenta seu câncer de mama de receptor hormonal positivo. Ela sabia que era melhor comer salada do que hambúrguer, mas não que beber chá verde podia reduzir a proliferação de novos vasos sanguíneos, dos quais seu tumor precisava para crescer e se espalhar. Ela sabia que hortaliças faziam bem, mas não que brócolis podia impedir as células pré-cancerígenas de evoluir para tumores malignos.

A mudança mais espantosa para Nella foi sua recém-conquistada serenidade; ela perdeu o medo da recidiva ou da proliferação do câncer porque ficou ativamente envolvida no próprio tratamento. "Agora sou eu em primeiro lugar", disse. "Não acho que o câncer está no controle; sinto que sou eu." Ela descreveu empolgada sua nova relação com o corpo: "Sinto como se estivesse me nutrindo, nutrindo meu corpo. Tenho uma relação ativa com o corpo na qual estamos em uníssono, meu corpo e eu. E eu o alimento corretamente, assim, ele pode ter um desempenho adequado".

Ouvir Nella falar sobre a importância de adotar uma prática mente-corpo, sobre seu hábito de ler os rótulos de todos os produtos de higiene pessoal que compra e sobre como se exercita para melhorar a qualidade do sono — seu completo despertar para a vida anticâncer — me levou a perceber que, assim como acredito que David passou a tocha para mim, quando fui à conferência em seu lugar, sete anos atrás, agora é minha vez de passar a tocha para Nella e para tantos outros que vivenciam essas práticas de restabelecimento da saúde todos os dias. Como Nella contou para o público naquele dia, não é justo que tanta gente passe pelo tratamento de câncer sem saber como suas escolhas de estilo de vida impactam sua saúde. Igualmente, não é justo para quem ainda não tem câncer deixar de ver que nossas escolhas de estilo de vida influenciam nossa qualidade de vida no momento presente, bem como nosso risco de doença no futuro.

Como Nella concluiu em sua palestra: "A medicina integrativa deve fazer parte do plano de tratamento, de modo que até os médicos possam aprender uns com os outros. Mas será preciso a colaboração de todos nós. Acham que conseguiremos fazer isso?". E o público respondeu, a uma só voz: "Sim!".

Agradecimentos

A vida anticâncer começa com o apoio social, e este livro também começou assim. Passamos dois anos com o que veio a ser conhecido como nossa “Equipe de Vida Anticâncer”, moldando nossos hábitos durante o processo, aprendendo à medida que avançávamos, cometendo erros e fazendo correções, e sempre levando o projeto adiante ao mesmo tempo que permanecíamos focados no objetivo supremo e sintonizados com nossa mensagem central. O livro que você agora segura nas mãos só se tornou possível graças à incrível equipe de pessoas que cederam seu conhecimento para nos ajudar a produzir este *Vida anticâncer*.

Antes de mais nada, estamos em dívida com David Servan-Schreiber por mostrar o caminho com seu trabalho pioneiro nessa área do estilo de vida ligado ao câncer. Somos gratos por compartilhar sua história e conhecimentos com tanta gente e por ele ter feito a diferença com sua paixão, dedicação e perseverança durante períodos desafiadores. David continua a ser uma inspiração para todos nós.

Nossa editora, Carole Desanti, na Viking, defendeu o projeto desde o início. Em muitos aspectos, foi o encerramento de um ciclo e o começo de outro. Carole trabalhou com os pais de Lorenzo no começo da carreira; trabalhou com David em *Anticâncer*; e agora também nós temos a felicidade de tê-la como colaboradora e guia. Com seu abalizado conhecimento, Carole nos ajudou a organizar as ideias e manter a voz autêntica e a mensagem clara. Além do mais, expressamos nossos sinceros agradecimentos a todos na Viking por acreditar no livro e trabalhar com afinco em todos os estágios da produção. Entre os muitos que participaram do processo, somos gratos a Christopher Russell e Emily Neuberger, Louise Braverman, Lindsay Prevette, Juliann (Juli) Barbato, Andrea Schultz e Brian Tart.

As palavras parecem inadequadas para expressar de verdade tudo que nosso agente, Douglas Abrams, da Idea Architects, fez por nós. Doug foi nosso defensor e guia durante um processo que teve poucas linhas retas; é um homem que domina tudo que faz e conhece o caminho das pedras. Também agradecemos de coração a sua equipe igualmente talentosa, Lara Love e Kelsey Sheronas, e seu "*brain trust*" de redação criativa e soluções inovadoras na Idea Architects. Agradecemos também a nossos agentes de direitos no exterior, pelo tremendo trabalho que fizeram com *Vida anticâncer* — Chandler Crawford e Jo Grossman da Chandler Crawford Agency, e a equipe na Marsh Agency, incluindo Susie Nicklin, Camilla Ferrier e Jemma McDonagh.

Nossa mensagem ficou mais clara, inteligente e convincente graças ao tempo e aos talentos de nossos dois colaboradores de redação. Encontramos parceria e amizade de verdade em Stephen Howie, um escritor talentoso. Com sua grande habilidade, Stephen nos ajudou a pegar esse tema complexo e opressivo e fazê-lo acessível e envolvente. Graças a sua capacidade, pudemos trabalhar todas as nossas ideias e permanecer fiéis à nossa mensagem. Seu humor, paciência e atitude positiva serviram de apoio aos nossos esforços. Agradecemos também Maria McLeod, esposa de Stephen, por ser nossa animadora de torcida e compartilhar Stephen conosco durante esse longo processo. Além de Stephen, também colaborou conosco Emily Heckman, outra escritora talentosa. Como membro de nossa equipe, Emily trouxe um adorável equilíbrio e uma voz envolvente ao livro. Ela trabalhou incansavelmente para assegurar o foco e a pertinência de nosso recado. Temos eterna gratidão a Stephen e Emily também por sua flexibilidade e total comprometimento com *Vida anticâncer*.

Nossos profundos agradecimentos aos cientistas proeminentes que nos cederam seu tempo valioso e nos ajudaram a entender as nuanças de seus respectivos campos e assegurar que tivéssemos compreendido os conceitos científicos envolvidos. Eles foram incrivelmente generosos com seu tempo em entrevistas, trocas de e-mails, leituras e edições de partes do livro. Estão relacionados aqui na ordem em que aparecem: Steve Cole, Elissa Epel, Dean Ornish, Barbara Andersen, David Katz, Susan Lutgendorf, David Spiegel, Michael Lerner, Scott Morris, Martica (Tica) Hall, Michael Irwin, Sonia Ancoli-Israel, Anil Sood, Mike Antoni, Kerry Courneya, Lee Jones, Walter Willett, Cynthia (Cindi) Thomson, Ken Cook, Janet Gray, Lawrence (Larry) Kushi e Margaret Cuomo. Agradecimentos especiais a John Pierce, Ali Miller e Laurie Silver.

Agradecemos também aos que acreditaram em nosso projeto e ajudaram a apoiar o livro desde o início, oferecendo seus comentários antes da publicação. Em ordem alfabética de sobrenome: Neal Barnard, Deepak Chopra, Margaret Cuomo, Patricia Ganz, Gary Hirshberg, Meg Hirshberg, David Katz, Susan Love, Jun Mao, John Mendelsohn, Dean Ornish, Kent Osborne, Peter Pisters, David Rosenthal, Franklin Servan-Schreiber e Andrew Weil. Inclusos nesse grupo também há colegas internacionais: Eran Ben-Arye, Christian Boukaram, Gustav Dobos, Fabio Firenzuoli, R. K. Grover, Xiaomao Guo, Jon Hunter, Michelle Kohn, Shinichi Nitta, H. R. Nagendra, Yogrishi Swami Ramdev, Bashar Saad, Florian Scotte, Paulo de Tarso Ricieri de Lima e Claudia Witt.

Somos afortunados por trabalhar com dois artistas de talento. Lara Crow foi flexível e generosa com seu tempo, ajudando-nos com conceitos e ideias enquanto carregava uma filha na barriga. Também tivemos a felicidade de encontrar e trabalhar com Laura Beckman, que contribuiu com muita energia e talento para as ilustrações num prazo apertadíssimo.

O CompLife Study do Centro de Câncer do MD Anderson, que David Servan-Schreiber e eu concebemos e que estou no processo de levar adiante, envolve uma equipe extensa de médicos, cientistas, clínicos e funcionários. Entre eles, Banu Arun, Taylor Austin, Gildy Babiera, Karen Basen-Engquist, Cindy Carmack, Alejandro Chaoul, Lisa Connelly, Robin Haddad, Carol Harrison, Yisheng Li, Smitha Mallaiah, Raghuram Nagarathna, Patricia Parker, George Perkins, James Reuben, Tina Shih, Amy Spelman, Anil Sood, Peiying Yang e Sai-ching Yeung.

Uma grande inspiração para nós são os membros da equipe do CompLife que trabalham diretamente com as participantes do estudo e transformam vidas diante de nós, incluindo: Robin Haddad, Taylor Austin, Lisa Connelly, Smitha Mallaiah, Sue Thompson (e os nutricionistas Ali Miller, Deema Simaan e Joseph Gonzales) e Courtney West.

Não imaginávamos a complexidade de preparar todas as notas e o esforço hercúleo envolvido nisso. Com a superajuda de Richard Wagner e Laurissa Gann conseguimos completar as referências científicas. Agradecemos a todos que ajudaram nessa tarefa, incluindo: Mary Allen, Aimee Anderson, Taylor Austin, Curtiss Chapman, Michelle Chen, David Farris, Martica Hall, Yoseph Lee, Jewel Ochoa e Annina Seiler.

Somos gratos a todas as pacientes de câncer do CompLife que entrevistamos e que tão graciosa e bravamente compartilharam suas histórias de vida conosco: Nella Bea Anderson, Jan Chism, Hashmat Effendi, Michelene Holmes, Jana Lee, Brenda McCalb, Brucett Mojay, Ana Rodriguez, Dawn Howard e Karan Redus-Cockrell.

A todos os sobreviventes de câncer que foram entrevistados, alguns dos quais aparecem neste livro, seu conhecimento, determinação e exemplo notáveis nos ajudam a moldar o futuro de todos. Obrigado por compartilhar suas incríveis histórias de vida: Molly Molloy, Diana Lindsay, Josh Mailman, Glenn Sabin, Meg Hirshberg, Susan Rafte, Dorothy Paterson, Gabe Canales, Deborah Cohan, Elaine Walters, Lourdes Hernandez, Jim Rosborough, Meg Whittmore, Donna Kuethe, Stephen Mosher, Jen Burzycki, Shannon Mann, Sherri Atlas, Carlos Garcia, Catherine Powers-James e o falecido Bill Baun. As histórias reais de todas essas pessoas extraordinárias são a alma do livro.

Entrevistamos ou conversamos com muita gente, para nosso livro, que realiza ativamente o duro trabalho de melhorar seu estilo de vida. Todos ajudaram a dar forma e maior eficácia à nossa mensagem: Chiara Cohen, Cathy Crath, Deborah Gremillion, Emma Mann, Naomi Rosborough, Anthony Sturm, Alberta Totz e Ana Trevino-Godfrey.

Também gostaríamos de agradecer o apoio generoso dado à pesquisa do projeto CompLife. Ela foi financiada em parte por doadores privados do Duncan Family Institute, com a ajuda de Jan e Dan Duncan, Bosarge Family Foundation, Thornburg Foundation, Cindy e Rob

Citrone, Lester Family Foundation, Todd Family Charitable Foundation, Meg e Gary Hirshberg, S3 Partners LLC, Liz e Robert Sloan, Ricardo Mora, Maliha Khan, Andrew & Lillian A. Posey Foundation, Aurora Investment Management LLC, CF Global Trading LLC, Lynda Arimond e sua família através do Not Just Another Cancer Fundraiser, Ben Latham e Rising Tide Foundation. Centenas de outros contribuíram com algo entre dez e 5 mil dólares através de um site filantrópico de livre acesso que continua a educar o público sobre o estudo. Membros da comunidade em Houston também ajudaram com contribuições financeiras, incluindo um concerto realizado na Casa Argentina.

Gostaríamos de agradecer a Elissa Epel por nos apresentar a nosso agente Doug Abrams. Foi um momento crucial. Ele defendeu o projeto e deu ótimos conselhos ao longo do processo. Agradecemos também a Elio Schrefer por nos dar aulas básicas de editoração no começo do livro e por seu apoio, bem como de Eric Zahler. Agradecimentos especiais a nosso amigo e colega Alejandro Chaoul, por ajudar a nos educar sobre as práticas mente-corpo, bem como por sua inabalável amizade. Como amiga e colega, Tica Hall nos inspira com sua paixão genuína e compromisso com a vida, e agradecemos por seu apoio, amor e amizade incondicionais. Franklin Servan-Schreiber, Pascaline Servan-Schreiber e sua família nos ajudaram bravamente e estiveram à disposição durante todo o processo de redação e publicação do livro.

Obrigado aos que se deram ao trabalho de ceder seu feedback inestimável sobre nossas ideias e nosso original ao longa dessa jornada: Ken Cook, Sarah Cortez, Jennifer McQuade, Martica (Tica) Hall, Meg Hirshberg, Sarah Lewis, John Mendelsohn, Karen Mustian, Anil Sood, Steve Cole, Susan Lutgendorf, Richard Wagner, Susan Jefferies, K. Joy Oden, Maura O'Dowd, Cathy Crath, Misty Matin e Julia Vine.

Obrigado a nossos amigos de longa data, Rob Howard e Lisa Howard, pela linda capa e pelas fotos promocionais [da versão original em inglês]. Vocês nos fizeram parecer mais fotogênicos do que jamais teríamos imaginado.

A evolução de nosso pensamento e nossa prática contínua da vida anticâncer é, em grande medida, possível graças a nossos amigos. Agradecemos a Shannon, Jamie, Ian e Emma Mann, bem como Cathy,

Randy, Jake, Anna e Cate Crath por nos inspirar a fazer a mudança, permanecer comprometidos e procurar levar nossa mensagem aos outros. Além do mais, agradecemos a Maura O'Dowd, Philip Hilder, Ana Trevino-Godfrey e Jonathan Godfrey. Somos particularmente gratos a todos os nossos amigos e colegas que participaram conosco de conversas estimulantes, muitas das quais inspiraram este *Vida anticâncer*, incluindo nossa comunidade em Houston e o contingente canadense em Toronto, Calgary, Montreal e Georgian Bay.

Agradecimentos especiais a Gabriel Lopez e sua família por nos emprestar sua casa de praia para usarmos como retiro de escritores, e a Cliff Krauss e Paola Cairo pelas ótimas conversas, pela amizade e por nos deixar ficar em seu resort no litoral para usarmos a piscina durante esse tempo.

Gostaríamos de agradecer a nossas famílias por seu amor e apoio incondicionais a nós e ao projeto: Paola e Jon Cohen, Susan e Robert Jefferies, Rachel Jefferies, Mark Jones, Molly Jones, Kate Jones, David Cohen, Haleh Zarkesh e Rubinaz Cohen. Gostaríamos de agradecer a nossas famílias estendidas por seu encorajamento e apoio: Marion e John Hamlin, os Locke, as famílias Dempsey e McFarland, e todos os parentes italianos dos Scaravelli e Passigli. Agradecemos a nossos filhos — Alessandro, Luca e Chiara — por seu amor e apoio, bem como por sua boa índole ao se juntar a nós na jornada anticâncer e "experimentar" juntos. Por último, agradecemos a Vanda Scaravelli (avó de Lorenzo), por nos inspirar a viver a vida anticâncer.

Apêndice A
Explicando as marcas registradas do câncer

Faltavam apenas três anos para o mapeamento do genoma humano ser finalizado quando os pesquisadores Douglas Hanahan e Robert Weinberg publicaram um artigo, em 2000, com uma teoria elegantemente simples sobre como as células cancerígenas se desenvolvem e progridem.[1] Em sua tese original, Hanahan e Weinberg propuseram que há seis principais processos genéticos subjacentes em ação que permitem o surgimento do câncer (uma doença celular notória por sua complexidade). Eles chamaram seu artigo de "As marcas registradas do câncer" e identificaram os principais processos celulares que promovem a doença como sendo: (1) sinalização proliferativa contínua; (2) supressores do crescimento evitados; (3) resistência à morte celular; (4) imortalidade replicadora; (5) indução de angiogênese; e (6) ativação de invasão e metástase. Anos mais tarde, Hanahan e Weinberg acrescentaram ao modelo duas marcas registradas adicionais — reprogramação do metabolismo energético e evasão à destruição imunológica — e duas características facilitadoras — instabilidade e mutação do genoma e inflamação favorável ao tumor.[2]

O CÂNCER NÃO QUER MORRER

Sinalização proliferativa parece nome de multa de trânsito, mas o termo se refere essencialmente à capacidade do câncer de manter o crescimento de modo que possa continuar a se espalhar. Esse é um aspecto fundamental da doença: crescimento e divisão celulares descontrolados. Células normais são monitoradas por múltiplos sistemas e sinais no corpo para ajudar a manter o crescimento e a divisão celulares sob controle. As células de câncer desregulam a sinalização normal desses diferentes sistemas e permitem às células crescer de maneira descontrolada. Células normais reagem a fatores de crescimento que sinalizam à célula para crescer e se dividir. As células cancerígenas sequestram essas vias de sinalização normais para ativá-las o tempo todo. Nesse modo de operação, as células não estão mais sob controle dos sinais normais de ativação (ligar) e inibição (desligar) e continuam a crescer e se dividir sem controle.

O CÂNCER É FURTIVO

Ao mesmo tempo que as células cancerígenas utilizam os recursos do corpo para promover seu próprio crescimento, elas também necessitam evitar os sistemas que inibem a proliferação celular (*evasão de supressores do crescimento*), incluindo os genes supressores de tumor. O corpo mantém um equilíbrio delicado entre supressores de crescimento, genes que conseguem neutralizar os poderosos *oncogenes* (genes que se transformaram em células cancerígenas) e fatores que mantêm o crescimento celular saudável. Quando a função e a sinalização dos genes supressores de tumor se perdem, as células não "escutam" a mensagem para parar de crescer. Como resultado, o crescimento continua de forma desgovernada. Agora que sua linha telefônica foi cortada, o câncer corta a energia do alarme também. Seu corpo fica no escuro, enquanto a doença progride.

O CÂNCER COMO UM VAMPIRO-ZUMBI

Nos estágios mais avançados de seu câncer cerebral, conta David Servan-Schreiber que, na hora de dormir, ele era tomado por um medo de ser atacado por vampiros. Embora as criaturas noturnas imortais dos sonhos de David fossem imaginárias, a comparação com o câncer é adequada. Como vampiros e zumbis perambulando pela noite, as células do câncer encontram maneiras de driblar o sistema de destruição celular do corpo e *resistem à morte celular*, viram imortais e sofrem mutação indefinidamente.

Suicídio celular. Uma das maneiras mais eficazes de manter o controle sobre o crescimento e a divisão celulares inapropriados é por meio do que chamamos de *apoptose* — a morte ou o suicídio celular espontâneo. Fatores no interior da célula e sinais de células externas podem desencadear esse processo indutor da morte. Uma vez que a apoptose começa a ocorrer, a célula é progressivamente quebrada e consumida por suas células vizinhas e fagocitárias ("comedoras de células"), como um Pac-Man. Claro que é interessante para a célula cancerígena fugir da apoptose e continuar a crescer de forma desregulada. Ela faz isso mediante a perda da função genética supressora do gene e aumentando a expressão dos genes contra a apoptose. Por meio da suprarregulação, em que proteínas antiapoptose são acionadas, a célula evita a apoptose, ainda que os processos internos e externos estejam enviando sinais para ativar a morte celular.

Explosão celular. Uma segunda maneira pela qual o crescimento celular anormal é controlado é por meio da necrose. Ao contrário do que ocorre na apoptose, as células necróticas ficam inchadas e explodem. A consequência de ter células que explodem em vez de serem "digeridas" pelo organismo é que a morte celular resulta na liberação de certas proteínas no ambiente do tecido circundante. Isso inclui proteínas naturalmente pró-inflamatórias que recrutam células inflamatórias do sistema imune para ir ao local da explosão celular e remover os restos necrosados. Embora pareça um processo benéfico, como uma ambulância chegando ao local do acidente, evidências recentes sugerem que as *células inflamatórias imunes* às vezes promovem ativamente o tumor porque podem estimular a angiogênese (formação de novos vasos sanguíneos) e a proliferação celular. Na verdade, ter uma quantidade excessiva de células passando por necrose pode ser um fator de risco de câncer.

A ASPIRAÇÃO DO CÂNCER À VIDA ETERNA

Células saudáveis normais têm uma quantidade limitada de ciclos de crescimento e divisão. Células cancerígenas, por outro lado, têm processos ativados *que permitem a imortalidade replicadora*. O que costuma limitar o crescimento celular após sucessivas replicações e divisões é ou a *senescência*, uma perda celular, ocasionada com a idade, de sua capacidade de se dividir, ou uma crise celular, que acarreta a morte celular (seja por apoptose ou outros meios). Se as células conseguem escapar do estado de senescência, em geral elas acabam entrando em colapso e morrendo. Entretanto, as células do câncer processam e adquirem a capacidade de se replicar indefinidamente. Essa transição é chamada de imortalização celular.

Um dos componentes no interior da célula que asseguram sua integridade são os telômeros, as extremidades protetoras na ponta de cada par de nossos 23 cromossomos que naturalmente ficam mais curtos à medida que envelhecemos. Elissa Epel, professora de psicologia da UCSF e coautora de *O segredo está nos telômeros*, descobriu que as escolhas de estilo de vida estão relacionadas à extensão do telômero, o que pode ser um preditor de doença ou longevidade. Toda vez que uma célula se divide, o comprimento do telômero diminui. Assim, a certa altura, ele fica curto demais para a célula continuar a se dividir e torna-se *senescente* (velho demais para se replicar). Mas, nesse estado, o ambiente é propício ao câncer. "Depois que as células ficam velhas e senescentes, tornam-se uma fonte de inflamação, criando um lugar para o câncer se desenvolver", explica Epel. Em sua pesquisa, ela descobriu que o estresse crônico leva ao encurtamento dos telômeros. À medida que os telômeros encurtam e as células continuam a se replicar, isso pode levar a instabilidade e danos nos cromossomos, um fator de risco para mutações. Assim, pessoas que vivem estressadas podem ter "células mais velhas", e mais vulneráveis à doença, em idade mais precoce. Porém, como veremos, o estilo de vida saudável pode retardar o encurtamento dos telômeros e reverter os danos ocasionados pelo estresse.

A telomerase, uma enzima dentro do núcleo celular, ajuda a manter a integridade dos telômeros. Embora bastante presente em células normais, em baixos níveis, células cancerígenas e células imortalizadas têm níveis anormalmente altos de telomerase, permitindo à célula continuar a se replicar sem encurtamento dos telômeros. Entretanto, se os níveis de telomerase estão baixos e os telômeros ficam curtos o suficiente, uma divisão celular sucessiva pode levar à aberração cromossômica. Nesse ponto, se a célula não passa por uma crise ou apoptose, um tumor pode começar a se formar. Graças aos níveis anormais de telomerase e às anormalidades associadas à proliferação, as células podem ser imortalizadas. Isso lhes permite evitar a defesa anticâncer fundamental garantida pela senescência e pela morte celular. É uma passagem para a vida eterna.

SANGUE POR TODA PARTE

Tanto tecidos normais como cancerígenos exigem um suprimento de sangue saudável para ajudar a transportar nutrientes e oxigênio e remover refugos e dióxido de carbono. Durante a formação inicial de um embrião e após o desenvolvimento pré-natal, a vasculatura surge quando novas células endoteliais formam tubos (*vasculogênese*), além de novos vasos (tubos) a partir de outros preexistentes, um processo chamado de *angiogênese*. Uma vez formado, o sistema vascular permanece no lugar para sustentar o corpo. A angiogênese é acionada no corpo adulto como parte da cicatrização de ferimentos e durante o ciclo reprodutivo feminino. Mas isso acontece apenas por um breve período e depois cessa. Durante a formação e o desenvolvimento do tumor, uma "chave angiogênica" permanece acionada, possibilitando que novos vasos sanguíneos sejam formados e ajudem a manter o tumor crescendo. Esse é mais um exemplo de como o câncer tapeia nossos sistemas geralmente equilibrados, acionando de modo permanente uma chave que deveria ligar e desligar, criando um estado constante de crescimento, replicação ou, nesse caso, mantendo um contínuo suprimento de sangue que mantém as células tumorais nutridas.

A BUSCA DO CÂNCER POR UM NOVO LAR

A disseminação do câncer de seu local de origem para outras partes do corpo é o que costuma tornar o câncer letal — *a ativação de invasão e a metástase*. As intervenções médicas são mais bem-sucedidas quando o câncer é descoberto precocemente e está restrito a um único lugar do corpo. Embora algum progresso em controlar o câncer após a metástase tenha sido obtido, essa área ainda oferece tremendos desafios e é a principal causa de morte relacionada a câncer.

A invasão e a metástase fazem parte de um mesmo processo com múltiplos passos. Ele começa com a invasão dos vasos sanguíneos e linfáticos imediatos pelas células cancerígenas. A isso se seguem o deslocamento das células cancerígenas por esses sistemas de transporte para outros tecidos e a formação de nódulos microscópicos de células cancerígenas que, por fim, crescem até se tornar tumores grandes o suficiente para serem vistos nos exames de imagem. Esse último passo é chamado de "colonização".

Normalmente, as células estão ligadas a seus andaimes, a matriz extracelular. Se uma célula se solta, o normal seria ela passar por um processo chamado *anoikis* — uma forma de morte celular programada. Mas as células tumorais passam por um processo que lhes permite evitar a *anoikis*, tornar-se migratórias e viajar pelo corpo. Elas também começam a assumir características de células-tronco, permitindo-lhes parar em qualquer lugar e se adaptar ao novo tecido circundante.

Depois de terem evitado o processo natural de morte celular e se transformado em células adaptativas que circulam de forma livre pelo corpo, as células cancerígenas saem à procura de um novo lugar para "colonizar". Inicialmente, elas não estão adaptadas para o microambiente do tecido onde aterrissam. Essas células podem requerer centenas de programas de colonização distintos antes de serem ativadas para poder crescer e prosperar. Nesse estado, também podem ressemear e formar colônias adicionais, voltando a circular pelo corpo, até um local afastado da metástase.

Ao adotar um estilo de vida anticâncer, você está fazendo todo o possível para tornar o microambiente tumoral inóspito para o crescimento do tumor. Isso dificulta que essas células colonizadoras se estabeleçam e encontrem um novo lar.

O CÂNCER ROUBA GASOLINA DO SEU TANQUE

Como as células cancerígenas se replicam a uma velocidade maior do que as outras células do corpo, é essencial disporem do "combustível" necessário para a manutenção do crescimento e da divisão celulares — a *reprogramação do metabolismo energético*. A glicose é uma fonte de combustível essencial para isso. Otto Warburg, ganhador do prêmio Nobel de Medicina em 1931, documentou um aspecto único das células cancerígenas: mesmo na presença de oxigênio, o câncer pode reprogramar sua produção energética, limitando a geração de energia em grande parte à glicose, levando a um processo chamado de "glicólise aeróbica".

A energia produzida sobretudo pela glicólise é bem menos eficiente quando se trata de produzir energia para a célula. Para compensarem essa falta de eficiência na produção de energia, as células cancerígenas exigem um aumento nos transportadores de glicose. Células tumorais em rápido crescimento apresentam taxas glicólicas até duzentas vezes mais elevadas do que as células normais. Isso pode ocorrer mesmo se houver abundância de oxigênio. Como muitos tipos de tumor parecem proliferar em um microambiente com baixo nível de oxigênio (condições hipóxicas), transferir energia de forma eficiente por meio da glicólise possibilita que níveis maiores de glicose entrem na célula. Um tumor em crescimento pode ser visto como um pátio de obras e, como explicam os pesquisadores hoje, o efeito Warburg abre os portões para que mais caminhões entreguem materiais de construção (na forma de moléculas de glicose) a fim de haver mais energia para o câncer se proliferar.

O CÂNCER AGE CLANDESTINAMENTE

Uma nova marca registrada e que tem recebido muita atenção nos últimos cinco anos é a capacidade das células cancerígenas de *evitar a destruição imune*. Sabemos que, se os componentes do nosso sistema imune ficam superativados por demasiado tempo (inflamação), esse estado pode facilitar inúmeros processos dessa marca cancerígena. No entanto, o sistema imune também desempenha um papel importante em manter o câncer à distância. As células T são um tipo de glóbulo branco que patrulha nosso corpo à procura de células que tenham sido transformadas em células cancerígenas. A presença de células T é um bom sinal para o paciente de câncer. Por exemplo, pacientes de câncer de cólon e de ovário com maior infiltração de determinadas células imunes no microambiente do tumor recebem um prognóstico mais otimista. Por outro lado, indivíduos com o sistema imune comprometido por períodos extensos (como pessoas que receberam um transplante de órgão ou pacientes com HIV/aids) têm uma taxa mais elevada de determinados tipos de câncer. Isso levou ao desenvolvimento de tratamentos para fortalecer o sistema imune.

Mas, assim como ocorre com muitos sistemas de vigilância do corpo, o câncer encontrou uma maneira de neutralizar a resposta imune. As células cancerígenas conseguem ligar receptores na células T ativadas e desligá-las. A descoberta de que as células cancerígenas podem efetivamente pôr freios no sistema imune levou a um novo tratamento para o câncer, a imunoterapia, com os assim chamados inibidores de *checkpoint*. O uso desses medicamentos mudou o panorama do tratamento de câncer e obteve uma resposta incrível em alguns pacientes.

SINAL VERDE PARA O CRESCIMENTO CANCERÍGENO

O processo em muitos passos da *tumorigênese* (em que as células cancerígenas sobrevivem, proliferam e viajam pelo corpo), apoiado por uma ou mais de uma das marcas registradas do câncer relacionadas acima, é possibilitado por duas características facilitadoras. A mais importante é a instabilidade genômica, que leva a mutações aumentadas que ajudam a acionar as capacidades da marca registrada. A segunda característica propícia é o estado inflamatório das células pré-malignas e malignas. Esse estado pode ajudar a promover o crescimento e o progresso tumorais.

INSTABILIDADE E MUTAÇÃO DO GENOMA: COMO NASCE O CÂNCER

A mutação ou qualquer outra aberração genética é um primeiro passo necessário para a ativação efetiva das marcas registradas. O câncer é uma doença de genes e expressão genética anormais. É a alteração dos genes que aciona a tumorigênese. Isso pode ocorrer devido a um fenótipo genético herdado, mas, como sabemos, as anormalidades genéticas herdadas são responsáveis por apenas 5% a 10% dos casos de câncer. Com mais frequência, as anormalidades genéticas acontecem por meio de mutações genéticas que adquirimos durante a vida (como por causa dos carcinógenos na fumaça de tabaco) ou pela modificação da expressão de genes sem mutação que são influenciados por fatores ligados ao estilo de vida.

Embora mutações espontâneas que levam ao câncer ocorram no corpo o tempo todo, os sistemas de manutenção do genoma ficam ativos para assegurar que essas mutações permaneçam no nível mais baixo possível. É o desligamento do processo de manutenção genômica que, no fim das contas, permite às mutações se formar e crescer até virar um câncer. As próprias células cancerígenas também podem desencadear taxas mais elevadas de mutação e suprimir os sistemas de manutenção do genoma.

O maquinário de manutenção do DNA, e seus assim chamados "cuidadores" do genoma (*caretakers*), é composto de um conjunto de genes que ajuda a manter a integridade do DNA para diminuir a persistência das mutações. Defeitos nesses genes permitem às mutações prosperar e iniciar o processo tumorigênico. Se os genes responsáveis pelo reparo de DNA, senescência ou apoptose não forem ativados no momento da mutação, as células continuarão a proliferar sem controle e a tumorigênese tem início.

Defeitos na manutenção e nos reparos do genoma são hoje reconhecidos como um primeiro passo crítico *facilitador* do início do processo tumorigênico. A vasta maioria dos tumores pode estar ligada à instabilidade do genoma como o primeiro passo no desenvolvimento do câncer. Como discutido na parte 2, diferentes fatores do estilo de vida estão ligados a esses aspectos propiciadores. Manter a integridade estrutural de nosso DNA e diminuir o processo mutagênico é o primeiro passo para deixar nosso corpo inóspito para o desenvolvimento e o crescimento do câncer.

INFLAMAÇÃO: A RECEITA ESPECIAL DO CÂNCER

Os processos inflamatórios há muito são reconhecidos como um passo necessário da tumorigênese na maioria dos cânceres. Quase todo câncer contém células imunes. A presença de alguns tipos de célula imune é um bom sinal, pois indica que o organismo está tentando combater o tumor. Entretanto, outras células imunes podem ser promotoras tumorais ao causar inflamação. Com a inflamação, elas liberam moléculas que conseguem promover o potencial das marcas registradas, incluindo fatores de crescimento que sustentam a sinalização proliferativa; fatores de sobrevivência que limitam a morte celular; fatores que facilitam e aumentam a angiogênese, invasão e metástase; e sinais que permitem às células cancerígenas viajar pelo corpo. As células inflamatórias também podem liberar substâncias químicas mutagênicas (causadoras de mutações) que ajudam a acelerar o processo de malignização. A inflamação costuma ser notada nos primeiros estágios da tumorigênese e pode ajudar na transição das células malignas iniciais para um câncer plenamente desenvolvido.

UMA FERIDA QUE NÃO SARA

Na discussão acima sobre as marcas registradas e as características propiciadoras do câncer, cada área é apresentada de certo modo isoladamente. Entretanto, há interação entre todas as áreas, e ela ocorre no chamado *microambiente tumoral*. O microambiente tumoral é composto de diferentes tipos de célula e proteínas capazes de promover um ambiente favorável ou hostil ao crescimento cancerígeno.

Dentro do microambiente tumoral, há células-tronco cancerígenas. Essas células, que se acredita serem uma fonte original do tumor, são mais resistentes ao tratamento do que outras células cancerígenas e ajudam a semear o câncer fora do local primário em órgãos distantes, levando a metástases. No microambiente do tumor há também células endoteliais que podem formar vasos sanguíneos. Essas células são críticas na formação do sistema vascular para ajudar a fornecer uma nova vasculatura e um suprimento sanguíneo para o tumor em crescimento.

Hoje está claro que a inflamação é uma faca de dois gumes. Com a cronificação, os fatores que antes serviam para controlar o tumor passam a promovê-lo. Por exemplo, os fibroblastos são células cabais para o processo de cicatrização dos ferimentos e parecem ser abundantes em tumores localizados. Sabe-se hoje que os chamados fibroblastos associados ao câncer desempenham um papel na proliferação celular, na angiogênese, na invasão e na metástase.

A complexa comunicação entre essas células no microambiente tumoral e as células que se infiltram e circulam no corpo permite a uma célula de câncer prosperar e sobreviver ou malograr e morrer. É interessante notar que alguns importantes processos necessários para o crescimento tumoral — inflamação, recrutamento de fibroblastos, aumento da angiogênese — são os mesmos processos necessários para a cura de feridas. Isso levou alguns a sugerir que tumores podem ser vistos como ferimentos que nunca saram. O que é potencialmente saudável por um breve período de tempo — a inflamação para cicatrizar um ferimento — pode se tornar prejudicial quando vira uma condição crônica.

Apêndice B
Comer por grupos alimentares: Um novo padrão

A maioria das pessoas come muita proteína e carboidrato, pouco ou nada de verduras, oleaginosas, sementes, feijão, legumes e frutas. O primeiro passo para mudar sua mentalidade e fazer dos vegetais as estrelas da refeição é mudar a maneira como planeja suas compras. Procure receitas vegetarianas que usem ervas frescas, aliáceas e um pouco de azeite de oliva.

GRUPOS VEGETAIS

ALIÁCEAS

Alho, cebola, alho-poró, cebolinha, chalota, cebolinha-francesa

Para quem aprecia o sabor desses itens, eles podem ser a atração principal. Quem não gosta muito pode misturar os ingredientes no prato e nem vai perceber que estão lá. Para atenuar o sabor pronunciado do alho e da cebola sem remover as substâncias fitoquímicas, pique e mergulhe-os em água por vinte minutos antes de cozinhar.

- Alho-poró é perfeito para sopa.
- Cebolas e vegetais assados são saborosos e ficam adocicados quando prontos.

- Alho pode ser facilmente acrescentado a um prato de legumes, feijão e tofu, peixe e carnes magras.

Tanto estudos epidemiológicos como laboratoriais mostraram que as aliáceas reduzem o risco de vários tipos de câncer.[1-3] Os compostos organossulfurosos naturais das aliáceas podem desempenhar um papel na inibição das mutações e na prevenção do crescimento cancerígeno. Em um estudo chinês, homens que tiveram a maior ingestão de alho e cebolinha (mais de dez gramas diários) mostraram probabilidade 50% menor de ter câncer de próstata do que os que comeram menos alho e cebolinha (menos de 2,2 gramas diários).[4] Outros estudos mostraram uma redução de risco de câncer de esôfago, intestino e estômago, bem como de pâncreas, cólon e mama.[3]

VEGETAIS CRUCÍFEROS

Repolho, couve-de-bruxelas, couve-flor, brócolis, rúcula, couve-chinesa, couve-frisada, couve, folhas de mostarda, rabanete, nabo, agrião

Pesquisas sugerem que comer vegetais crucíferos pode diminuir o risco de câncer e a progressão da doença.[5] Os pesquisadores acreditam que o sulforafano, um composto presente nos vegetais crucíferos, desempenhe um papel na prevenção e na desaceleração do crescimento cancerígeno.[2,6,7]

RAÍZES COM BAIXA CARGA GLICÊMICA

Batata-doce, nabo, pastinaca, cenoura, beterraba

As raízes costumam ser menosprezadas, mas não deveriam. São ricas em vitamina B, que ajuda a proteger o DNA e reduz o risco de câncer.[8-10] O nabo é considerado tanto raiz como crucífero, pois também tem sulforafano. Além do mais, raízes são baratas, duram bem mais do que outros vegetais e podem ser preparadas simplesmente indo ao forno por quarenta minutos a uma hora com um pouco de azeite, alecrim ou tomilho e, é claro, alho (acrescente quando estiver quase pronto).

COGUMELOS

Shiitake, maitake, shimeji, champignon

Cogumelos são remédios milenares em algumas partes da Ásia. Suas propriedades anti-inflamatórias favorecem o sistema imune. Um estudo de controle de caso no sudoeste da China envolvendo mais de mil mulheres concluiu que o consumo de cogumelo diminuía o risco de câncer de mama na pré e na pós-menopausa.[11] Cogumelos hoje são estudados e amplamente reconhecidos por seus compostos anticâncer, e os extratos de cogumelo estão sendo explorados como possível medicação contra a doença.[12] Outros cogumelos sendo investigados por suas propriedades anticâncer incluem *Trametes versicolor* (também conhecido como *Coriolus versicolor*, yunzhi ou rabo de peru); *Ganoderma lucidum* (lingzhi, reishi ou cogumelo rei); *Inonotus obliquus* (chaga); *Cordyceps*; *Agaricus blazei Murrill* (cogumelo-do-sol). Esses produtos não costumam ser encontrados no mercado, sendo obtidos apenas na forma de suplementos. Entretanto, fiquei surpreso certa tarde no verão, há alguns anos, quando remei até o chalé de Molly e a encontrei bebericando chá de chaga. Nunca tinha visto chaga antes. É um cogumelo denso e parece um pedaço de madeira petrificada ou um torrão de terra. Molly pôs alguns pedaços no fogão para ferver por vinte minutos. O gosto era de terra, mas prazeroso. As evidências dos efeitos do chaga são todas de caráter pré-clínico, oriundas de estudos com células ou animais, mas sugerem que ele fortalece o sistema imune, diminui a inflamação, conserta o DNA danificado e aumenta a apoptose.[13] Entretanto, pouco se sabe sobre a quantidade apropriada e segura para o consumo. Até descobrirmos mais a partir das pesquisas ainda em curso, o ideal é consumir cogumelos frescos, não em suplementos. Preferencialmente, opte por shiitake ou maitake (mais difícil de encontrar no supermercado), já que é provável que tenham um efeito imunológico mais forte do que os outros cogumelos mais fáceis de encontrar, como champignon.

FRUTAS VERMELHAS

Mirtilo, amora, morango, framboesa

Segundo o Instituto Americano para Pesquisa em Câncer, frutas vermelhas podem ser as mais benéficas na prevenção do câncer.[14] Elas contêm antioxidantes, que ajudam a prevenir o dano celular que muitas vezes precede o câncer, e bloqueiam os genes associados à inflamação e ao crescimento cancerígeno. O dr. Gary Stoner, da Faculdade de Medicina de Wisconsin, pesquisou o papel das frutas vermelhas na prevenção do câncer por mais de vinte anos.[15] Ele descobriu que o consumo regular de framboesa preta e morango congelados a vácuo cortou as taxas de câncer esofágico em 30% a 60% e reduziu o câncer de cólon em 80%.

Os pesquisadores descobriram também que mulheres que comiam muita framboesa e morango tinham pressão arterial mais baixa e risco reduzido de ataque cardíaco.[16] Embora frutas vermelhas sejam caras, ainda mais quando frescas, ao serem congeladas a vácuo conservam muitos nutrientes e o preço é mais acessível. O método mantém a integridade dos fitonutrientes e suas potentes qualidades antioxidantes.

FRUTAS

Maçã, pera, manga, laranja, toranja, cereja, pêssego, damasco

Frutas secas podem ser bem mais baratas, mas tenha em mente que se você em geral não comeria cinco ameixas frescas, por exemplo, tampouco deve comer cinco ameixas secas. É fácil comer em excesso quando as frutas são secas porque a água foi retirada. Mas lembre que o conteúdo de açúcar é o mesmo de uma fruta fresca, apenas está mais concentrado.

OLEAGINOSAS

Noz, noz-pecã, amendoim, amêndoa, castanha-de-caju

Embora todas as oleaginosas façam parte da dieta anticâncer,[17,18] as nozes foram mais estudadas em termos de prevenção. Elas contêm quantidades elevadas de substâncias fitoquímicas chamadas polifenóis, que são antioxidantes poderosos.[19] Também contêm gordura ômega-3, que pode ajudar a ajustar seu equilíbrio ômega-3/ômega-6. É por isso também que muitas vezes não as encontramos em um mix de frutas secas — o ômega-3 das nozes as deixa mais suscetíveis de estragar.

Oleaginosas e sementes são muito práticas para usar como lanche. Quanto mais fácil de transportar e menos refrigeração exigida, melhor. Procure criar suas próprias combinações de oleaginosas e sementes.

Depois das revelações recentes de que a maioria das amêndoas vendidas nos Estados Unidos é tratada com gás óxido propileno, um carcinógeno conhecido, recomendamos comprar apenas amêndoas orgânicas e produtos à base de amêndoa orgânicos.[20] Essa "medida de segurança" começou há dez anos, depois que epidemias de salmonela foram associadas às amêndoas da Califórnia.[21] Amêndoas orgânicas são em geral tratadas com um processo não carcinógeno que envolve aquecimento a duzentos graus Celsius.

SEMENTES — PARA JOGAR POR CIMA E DECORAR OU USAR EM BATIDAS

Linhaça, cânhamo, girassol, abóbora, chia, gergelim, cominho, romã

Os cientistas não chegaram a uma conclusão sobre a possibilidade de a linhaça ajudar a prevenir ou controlar cânceres ligados a hormônios, como o de mama, próstata e endométrio.[22,23] Os lignanos, fitoestrogênios presentes na linhaça, podem mudar o metabolismo do estrogênio. Em mulheres em pós-menopausa, o efeito de diminuição do estrogênio ativo reduziria o risco de câncer de mama. Estudos com animais mostraram que lignanos podem reduzir o crescimento do câncer de mama, mesmo aqueles com receptor positivo de estrogênio.[24] Esses resultados sugerem que a linhaça pode ser benéfica, mas apenas quando consumida com moderação. Linhaça também é uma grande fonte de ácidos graxos ômega-3. Farinha de linhaça consumida como parte de uma dieta equilibrada (menos de três colheres de sopa por dia) contribui com fibras e micronutrientes saudáveis.

COMBINAÇÕES SABOROSAS

- Amêndoa e damasco seco sem açúcar
- Tâmara e pistache
- Nozes, *goji berry* e um quadrado de chocolate com 70% ou mais de cacau (rico em antioxidantes e polifenóis anti-inflamatórios)
- Coco sem açúcar e nozes
- Noz-pecã e *cranberry* adocicado seco

GRÃOS INTEGRAIS

Amaranto (*tecnicamente uma semente, mas preparado como grão*), *quinoa* (*idem*), *farro*, *trigo do Khorasan* (kamut), *espelta*, *aveia*, *tefe*, *painço*, *trigo-sarraceno*

Em um estudo de 2015, pesquisadores da Escola de Saúde Pública de Harvard descobriram que a ingestão de uma tigela diária de quinoa reduz o risco de morte por câncer em 15%. Os pesquisadores examinaram as dietas de mais de 367 mil pessoas em oito estados americanos e descobriram que os que comiam pelo menos 34 gramas de grãos integrais para cada mil calorias consumidas reduziam seu risco de morte prematura não só por câncer, mas também por doenças coronárias e respiratórias e diabetes.[25,26] Os pesquisadores acreditam que os grãos integrais têm propriedades anti-inflamatórias.[27]

PROTEÍNAS VEGETAIS

Feijão, lentilha, grão-de-bico, ervilha, tofu

Uma única porção de leguminosas fornece uma quantidade significativa da dose diária recomendada de ácido fólico e fibra. Fibras alimentícias podem reduzir o risco de câncer de diversas maneiras, incluindo por meio do controle do peso. As bactérias intestinais também se alimentam de fibra, o que pode ajudar a proteger as células do cólon. Ao mesmo tempo, o ácido fólico mantém o crescimento celular sob controle.[28] As leguminosas também têm substâncias fitoquímicas que estão sendo estudadas por seus efeitos contra o câncer.[29]

PREBIÓTICOS

Raiz de chicória, tupinambo, folhas de dente-de-leão, alho cru, alho-poró cru, cebola crua ou cozida, jícama (nabo-mexicano) crua

A quimioterapia pode perturbar o equilíbrio de bactérias em seu intestino — seu microbioma. Os prebióticos ajudam a restaurar esse equilíbrio restabelecendo bactérias probióticas como bifidobactérias e lactobacilos.[30] Auxiliam também a inibir a formação de células cancerígenas, melhorando seu microbioma.[31,32] Eles também podem reduzir o pH do cólon e ajudar o corpo a produzir um ácido graxo chamado butirato, que foi ligado à apoptose.[33] Como já vimos, uma das marcas registradas do câncer é interromper esse processo de modo que as células que deveriam morrer continuem vivas e em processo de mutação e crescimento.

PROBIÓTICOS

Iogurte, kefir, chucrute ou outra verdura fermentada, chocolate amargo, microalgas, missô, picles, tempeh, kimchi, kombucha

Como os alimentos prebióticos, os probióticos ajudam a repovoar de bactérias boas seu aparelho gastrintestinal e a devolver o equilíbrio a seu microbioma. Em 2013, pesquisadores chineses descobriram que pacientes com adenoma colorretal avançado, um precursor do câncer de cólon, apresentavam consistentemente menos bactérias intestinais saudáveis.[34] Os alimentos probióticos contêm bactérias vivas, que podem repovoar seu intestino com o equilíbrio adequado de bactérias. Em troca, seu microbioma trabalhará melhor para digerir a comida que você ingere e converter nutrientes e vitaminas de maneiras que o corpo absorva e use.[35] Além do mais, sabemos que a diversificação do microbioma intestinal está ligada ao risco reduzido de múltiplas doenças e ajuda a manter o equilíbrio e a força do sistema imune e da regulação hormonal, bem como diminuir a inflamação.[36] Vegetais fermentados ou em conserva podem ser usados como tempero em pequena quantidade, já que o consumo excessivo está ligado a câncer de estômago. Como já ouvi alguém dizer, você deveria considerar seu intestino como uma horta ou jardim, não um esgoto. Muitas vezes, no corre-corre, enfiamos qualquer produto na boca, como se estivéssemos jogando uma coisa no lixo, alimentos que sabemos que fazem mal para nós e que provavelmente deveriam ser riscados do nosso cardápio. Mas, se quisermos pensar no nosso microbioma como uma horta que precisa ser cultivada, é muito importante ter mais consciência do que comemos e de como isso afeta o equilíbrio das bactérias em nosso intestino.

(Pacientes de câncer em dieta neutropênica devem conversar com seu médico antes de consumir alimentos fermentados.)

ERVAS E TEMPEROS ANTI-INFLAMATÓRIOS

Açafrão-da-terra, gengibre, canela, alecrim, sálvia, orégano, pimenta-caiena, manjericão, tomilho, orégano, pimenta-do-reino, cravo

A curcumina, o pigmento amarelo do açafrão-da-terra, tem sido objeto de muitas pesquisas por suas propriedades antioxidantes e anti-inflamatórias.[37] O extrato de açafrão-da-terra revelou ajudar a prevenir ataques cardíacos em pessoas que utilizam ponte de safena e vem sendo estudado como medicamento para tratar o mal de Alzheimer.[38] Em termos de câncer, extensa pesquisa em animais mostra que a curcumina consegue controlar o crescimento cancerígeno. Um estudo de 2011 feito por pesquisadores no Jonsson Comprehensive Cancer Center da UCLA revelou que a substância elimina um caminho de sinalização celular que ajuda a alimentar o crescimento do câncer de cabeça e pescoço. Os pesquisadores também descobriram que, ao bloquear esse sinal, a curcumina reduziu a quantidade de citosinas pró-inflamatórias na saliva dos participantes.[39] Extensa pesquisa com esses condimentos revelou que são agentes anti-inflamatórios potentes.[40,41] Mais uma vez, é ideal consumir os temperos in natura e evitar ingeri-los na forma de suplementos, exceto sob orientação médica.

Apêndice C
Toxinas ambientais na mira

Muitas destas substâncias químicas são de uso comum em produtos cotidianos. Leia os rótulos e aprenda a reconhecer ingredientes nocivos. Mantenha essa lista à mão quando fizer compras, pela internet ou no mercado.

DISRUPTORES ENDÓCRINOS

Atrazina — Esse herbicida amplamente utilizado transforma rãs machos em rãs fêmeas.[1] Está onipresente no suprimento de água e já foi ligado a puberdade atrasada, inflamação da próstata e câncer de mama em estudos com animais.[2] Pesquisas revelaram uma associação entre atrazina e câncer de próstata, porém mais estudos são necessários para fazer uma conexão direta.[3,4]

BPA — Bisfenol A, ou BPA, é uma substância química usada na produção de plástico. Ela é encontrada em garrafas de água mineral, recipientes para comida, brinquedos, copos para bebês, aparelhos médicos e CDS. O BPA também é utilizado como resina epóxi para pintar tampinhas de garrafa, latas para alimentos e encanamentos hidráulicos. O BPA foi inventado como um estrogênio médico, assim, a exposição provavelmente afeta a homeostase hormonal em humanos. Estudos mostram que a exposição a BPA leva a picos na pressão arterial e pode causar obesidade.[5] A exposição ao BPA também já foi ligada a aumento de risco cancerígeno, dano cerebral, problemas hormonais e disfunções da próstata em fetos em desenvolvimento e crianças pequenas.[5] Eliminar por inteiro o BPA pode não ser uma solução, já que há pesquisas mostrando que o BPS, o substituto químico do BPA, causa efeitos semelhantes no sistema endócrino.[6]

Compostos perfluorados — PFCS são usados em teflons, roupas à prova d'água e sofás e carpetes à prova de manchas. Ao cozinharmos com uma panela de teflon, as substâncias químicas podem passar para a comida e se acumular no corpo. As pesquisas continuam a avaliar o impacto dos PFCS na saúde humana, mas estudos com humanos e animais mostraram efeitos no desenvolvimento de fetos e crianças pequenas, fertilidade reduzida, alta no colesterol, efeitos no sistema imune e maior risco de câncer.[18,19]

DDT — O diclorodifeniltricloroetano foi desenvolvido como inseticida sintético na década de 1940 e amplamente usado para combater malária e outras doenças transmitidas por insetos, tanto entre a população civil como militar. Embora a utilização de DDT nos Estados Unidos tenha sido limitada desde a década de 1970, ele continua em uso em países onde o risco de malária é elevado. Suspeita-se que o DDT cause problemas reprodutivos em humanos e já foi identificado que provoca tumores hepáticos em estudos com animais.[7,8]

Dioxina — As dioxinas são subprodutos de processos industriais como o alvejamento com cloro da polpa de papel, a fusão de minérios e a fabricação de determinados herbicidas. Elas são classificadas como poluentes orgânicos persistentes. Depois de entrar no corpo, principalmente por meio da ingestão de carne, laticínios, peixe e frutos do mar, podem causar problemas reprodutivos e de desenvolvimento, danos ao sistema imune, perturbação hormonal e câncer.[9]

Etinilestradiol — Estrogênio sintético usado na maioria das pílulas anticoncepcionais. Pesquisa feita pelo Nurses' Health Study revelou um risco ampliado de câncer de mama em mulheres realizando terapia de reposição hormonal.[10] Outros estudos deixaram de encontrar ligação entre o EE e o câncer de mama ou foram inconclusivos.[11]

Fragrância/perfume — A maioria das milhares de substâncias químicas listadas como fragrâncias não teve a toxicidade testada.[12,13] Fragrâncias são encontradas em tudo, de cosméticos e desodorantes a sabão em pó, amaciantes e produtos de limpeza.[14]

Ftalatos — Os ftalatos são um tipo de substância química que torna o plástico durável e flexível. São encontrados em produtos que vão de pisos vinílicos e automóveis a jaquetas impermeáveis. Os ftalatos também estão em produtos de higiene pessoal como esmalte de unha, xampu, sabonete e spray de cabelo. Pesquisadores da Escola de Saúde Pública da Universidade de Michigan descobriram, em um estudo de 2014, que a exposição a ftalatos em produtos de higiene pessoal pode diminuir os níveis de testosterona, porém mais pesquisas sobre os efeitos na saúde humana são necessárias.[20]

Organofosfatos — Os OFs, criados pela reação entre o ácido fosfórico e o álcool, foram originalmente usados como inseticida, mas adaptados como neurotoxinas pelos militares alemães na Segunda Guerra Mundial. Desde então, são empregados com marcas variadas como ingredientes de sprays para gramado e jardim. Embora sejam necessárias mais pesquisas para comprovar seus impactos, essas substâncias químicas podem ser tóxicas para crianças pequenas.[15] Os cientistas continuam a estudar os efeitos de longo prazo da exposição moderada a organofosfatos na saúde humana.

Parabenos — Essa classe de conservantes comumente usados ajuda a prevenir o surgimento de bactérias em cosméticos, alimentos e produtos farmacêuticos. Eles são adicionados à pasta de dente, ao xampu, aos desodorantes e a outros produtos. Um estudo de 2014 revelou que os parabenos aumentavam o crescimento de certos tipos de células de câncer de mama, mesmo com níveis de exposição baixos.[16]

Perclorato — Esse composto encontrado no combustível para foguetes foi descoberto como contaminante no leite e em hortifrutigranjeiros. Quando penetra no corpo humano, perturba a função tireoide, competindo com o nutriente iodo.[17] A ingestão de perclorato em excesso pode alterar o equilíbrio hormonal em sua tireoide, responsável por regular o metabolismo e crucial para o desenvolvimento do cérebro e demais órgãos em bebês e crianças pequenas.[17]

PBDEs — Os éteres difenílicos polibromados são utilizados como retardantes de chamas em tudo, de materiais de construção e eletrônicos a plásticos, azulejos e espumas. Foram ligados a uma série de problemas de saúde, incluindo perturbação da função tireoide, dificuldade de aprendizado, surgimento atrasado da puberdade e malformações fetais.[21,22] Em pesquisa com animais, a exposição a baixos níveis de PBDE teve um impacto maior em fetos e bebês, comparado a adultos.[23,24]

Triclosan — Um ingrediente presente em muitos produtos ditos antibacterianos, incluindo sabonetes líquidos, desodorantes e pastas de dente. Um estudo com animais em 2014 revelou que o triclosan interfere em uma proteína que ajuda a expelir as substâncias químicas do corpo e com o tempo pode levar a câncer de fígado.[25]

OUTRAS TOXINAS A EVITAR

Arsênico — Listado como carcinógeno humano conhecido tanto pela Agência Internacional de Pesquisa em Câncer como pelo Programa Nacional de Toxicologia dos Estados Unidos, o arsênico é um dos elementos mais tóxicos do mundo. Embora dificilmente alguém possa vê-lo um dia numa lista de ingredientes, ao longo da história ele foi utilizado no tratamento de madeira e em pesticidas e é um subproduto da queima do carvão em usinas de energia, fundições e mineradoras. Níveis elevados de arsênico foram encontrados em poços de perfuração profundos.[26]

Alcatrão de hulha — O alcatrão de hulha é um derivado do coque, um combustível sólido composto de carbono e gás de carvão. É usado para fazer creosoto, que funciona como conservante ou antisséptico. Segundo o CDC, o creosoto do alcatrão de hulha é o conservante de madeira mais utilizado nos Estados Unidos. Produtos com alcatrão de hulha são usados para tratar doenças de pele tais como psoríase e como repelentes de animais, bem como inseticidas, pesticidas, fungicidas e banhos de imersão (um banho químico criado para proteger os animais, por exemplo ovelhas ou cachorros, de parasitas no pelo ou na pele). Conforme já descobrimos, a exposição ocupacional ao alcatrão de hulha aumenta o risco de câncer de pele, pulmão, bexiga, rim e aparelho digestivo.[26]

Chumbo — A exposição a chumbo está ligada a tumores nos rins, no cérebro e nos pulmões.[26] Pode estar presente em tinta velha, que deve ser testada antes de ser lixada e removida. O chumbo pode se acumular no corpo ao longo de meses e anos. Estamos expostos ao chumbo contido em tintas, gasolina e soldas, assim como em bens de consumo, e na comida, no ar, na água e no solo.

DEA/TEA/MEA — Compostos de etanolamina estão presentes numa série de produtos de higiene pessoal, incluindo xampu, sabonete, tintura para cabelo, loção, creme de barbear, cera, delineador, rímel, pó (maquiagem), base e condicionador de cabelo.[27] A Comissão Europeia proibiu a DEA em cosméticos. Os compostos de etanolamina foram ligados a hepatocarcinomas.[28]

Emolientes derivados de silicone — Esses produtos químicos, que incluem dimeticona copoliol, ciclometicona e dimeticona, cobrem a pele e impedem que respire e libere toxinas. Alguns emolientes foram associados a crescimento tumoral e revelou-se que se acumulam no fígado e nos nódulos linfáticos.[39]

Etoxilatados surfactantes e 1,4-dioxano — Esses subprodutos resultam do óxido de etileno — sabido carcinógeno humano — usado para atenuar a ação de outras substâncias químicas desagradáveis.[29]

Formaldeído — Classificado como sabido carcinógeno humano, o formaldeído é usado na produção de solventes, resinas dentárias e adesivos. Ele é encontrado em compensados e em aglomerados de madeira, bem como em isolamentos de espuma. A exposição de longo prazo ao formaldeído aumenta o risco de leucemia e câncer de cérebro.[26]

Hidroquinona — É encontrada em produtos para rejuvenescimento e clareamento da pele e é um carcinógeno potencial.[30] A hidroquinona é um derivado do benzeno.

Lauril sulfato de sódio (ou lauriléter sulfato de sódio) — Essa substância química é usada para criar espuma em xampus, pastas de dente, condicionadores, sabonetes, cosméticos e produtos de limpeza doméstica. Não tem ligação direta com o câncer, mas causa irritação na pele e nos olhos.[40]

Mercúrio — Uma neurotoxina que prejudica o desenvolvimento do cérebro e já foi ligada a autismo, mal de Alzheimer, ELA e esclerose múltipla.[31] Embora o mercúrio não esteja diretamente conectado ao câncer, doses elevadas são uma ameaça a múltiplos órgãos e ao sistema imune.[31,32] O mercúrio é encontrado em alguns tipos de colírios e no rímel.

Óleo mineral — Esse subproduto do petróleo é encontrado em géis para cabelo, hidratantes e óleo para bebê. Esses óleos são excessivamente refinados. A exposição ocupacional a óleos minerais menos refinados está ligada ao câncer de pele.[33] Embora os líquidos mais refinados usados em cosméticos não estejam ligados ao câncer, eles criam uma película na pele que impede a liberação de toxinas.

Oxibenzona — Esse composto orgânico, parte da família da benzofenona, é incluído em muitos tipos de protetor solar, hidratantes, protetores labiais, cremes antienvelhecimento, condicionadores e batons. Está ligado a alergias, danos celulares e distúrbios hormonais.[34]

Parafenilenediamina (PPD) — Essa substância química é muito utilizada em tintura para cabelo. Embora a PPD não tenha sido ligada diretamente ao câncer, múltiplos estudos nos últimos quarenta anos mostraram ligações entre o uso prolongado de tintura para cabelo e câncer de mama.[35]

PCBs — Bifenis policlorados são um grupo de substâncias químicas usadas em tudo, de equipamento elétrico e retardantes de chamas a tintas. Embora o uso de PCBS tenha sido restrito e proibido nas décadas de 1970 e 1980, as substâncias duram no ambiente e permanecem presentes no ar, na água e no solo. Os PCBS foram classificados como um carcinógeno humano provável.[26]

Plietileno glicol (PEG) — Esses compostos químicos usados em condicionadores, produtos de limpeza, emulsificantes e como surfactantes costumam conter impurezas, como óxido de etileno e 1,4-dioxano, ambos sabidos carcinógenos humanos.[36-38]

Talco — Há talcos para bebê, para o corpo, para os pés etc. Inúmeros estudos investigaram a ligação entre o talco usado por mulheres nas partes íntimas e o câncer ovariano, sem resultados conclusivos.[41]

Tolueno — Esse solvente translúcido e incolor ocorre naturalmente no petróleo e é utilizado para a fabricação de esmalte de unha, vernizes, adesivos, borrachas, tintas e diluentes de tintas. Também é adicionado à gasolina para aumentar a octanagem. O tolueno afeta o sistema nervoso, mas não está associado ao câncer.[42]

Apêndice D
Superando as barreiras do hábito

Ser mais consciente das coisas exatas que você quer mudar e de por que acredita que precisa mudá-las é um bom começo para conduzir sua vida por um caminho mais saudável. Uma das minhas frases favoritas é: "A energia vem com a intenção". Só quando desenvolvemos uma intenção clara do que queremos mudar e de por que queremos mudar tais coisas, nossa energia entra em foco e é canalizada para nos ajudar a atingir nossos objetivos.

Se fosse fácil, todo mundo já teria feito. Mas isso não quer dizer que a mudança de estilo de vida esteja fora do seu alcance, apenas que abandonar sua rotina pouco saudável e tomar um novo rumo exige reflexão e preparação. Você precisa analisar o que está fazendo neste momento e descobrir em que pé está antes de poder dar os passos necessários para chegar até onde quer estar no futuro. Para criar uma estratégia bem-sucedida e sustentável de mudança de estilo de vida, primeiro admita e entenda as barreiras que você enfrenta no momento para realizar a mudança.

REFORMULE SEUS PENSAMENTOS

A intenção aqui é passar do negativo para o positivo. As pesquisas mostram que permanecer positivo e otimista é bem mais do que apenas um estado de espírito. Além dos benefícios psicológicos de reduzir a depressão e a ansiedade, o pensamento positivo também tem efeitos mais adiante, impactando nossa saúde e potencialmente nossa capacidade de evitar e superar as doenças. Em 2016, os pesquisadores na Escola de Saúde Pública de Yale descobriram que pessoas acima dos cinquenta anos com uma visão positiva do envelhecimento tinham níveis menores de proteína C-reativa, um marcador de inflamação relacionado a doenças crônicas, incluindo o câncer. O estudo, que examinou mais de 4 mil pessoas, também descobriu que as pessoas com uma perspectiva positiva viviam significativamente mais.

PASSAR DO IMPOSSÍVEL AO POSSÍVEL

Pense nas coisas que você consegue fazer, não nas que não consegue. Lembre-se: mudar o estilo de vida não é uma questão de tudo ou nada. Se você não consegue dar grandes passos, vá devagar. Exemplo: "Não tenho tempo para trinta minutos de atividade física hoje, então não vou me exercitar". Em vez disso, diga: "Vou me exercitar por vinte minutos e passar para trinta na semana que vem". Ou tente desafiar seus pensamentos ou conclusões negativos para testar a validade deles. Você não tem mesmo meia hora para se exercitar? E se combinar sua atividade física com alguma tarefa programada para o dia? Talvez a verdade seja que você não quer se exercitar, não é? Por que não sai para uma caminhada ou passa algum tempo ativo com os filhos ou a família? O que você pode fazer para tornar o exercício mais convidativo? Quando você começa a examinar com mais atenção os pensamentos negativos, na maior parte do tempo eles não resistem à análise. Substitua-os por ideias mais positivas que o ajudem a progredir e mudar seu estilo de vida.

PRATIQUE A REFORMULAÇÃO DOS SEUS PENSAMENTOS

Selecione uma barreira a uma das áreas no Mix de Seis: apoio social, manejo do estresse, qualidade do sono, atividade física, alimentação saudável e tentar evitar as toxinas ambientais.

Barreira: ______________________________

De que maneira mudar o modo como você pensa sobre a barreira, reformulando-a?

____

____

FOCO NOS BENEFÍCIOS

Faça uma lista dos três benefícios para cada área do Mix de Seis.

Aumentando o apoio social

____

____

____

Administrando o estresse

____

____

____

Melhorando o sono

____

____

____

Incrementando a atividade física

____

____

____

Comendo alimentos saudáveis

____

____

____

Evitando as toxinas ambientais

____

____

____

Lembre sempre o motivo para essas mudanças. Isso vai ajudá-lo a manter as escolhas saudáveis hoje e no futuro.

EVENTOS E GATILHOS DE ALTO RISCO

Ao longo do caminho para uma vida mais saudável, você sem dúvida enfrentará retrocessos, lapsos e recaídas. O importante é não sentir culpa, vergonha ou remorso por esses deslizes, já que as emoções negativas acabam justificando uma volta a seus antigos costumes. *Falei! Eu sabia que não ia conseguir!* Ou: *já dei uma colherada, então por que não tomar o resto do pote de sorvete?* Só porque você teve um pequeno retrocesso, não significa que deva abrir mão de seus objetivos nesse dia ou do progresso já feito.

Para ajudá-lo a lidar com os retrocessos e minimizar seus efeitos, evite situações nas quais se sinta tentado a se entregar a comportamentos prejudiciais, como comer demais, deixar de realizar sua prática mente-corpo ou não dormir o suficiente.

Qualquer coisa que perturbe sua rotina normal provavelmente também vai perturbar seu estilo de vida anticâncer. Férias, festas, hóspedes em casa e doenças são armadilhas potenciais. Até mesmo uma mudança em sua programação de trabalho ou uma nova responsabilidade, como ter de levar e buscar um filho na escola, de manhã e à tarde, pode atrapalhar seus hábitos saudáveis, sobretudo no começo.

Quais são os eventos de alto risco em sua vida?

O que você pode fazer para minimizar a perturbação que esses eventos trazem à sua vida? Se as perturbações não puderem ser evitadas, o que você poderia fazer para minimizar seu impacto?

GATILHOS

Embora eventos de alto risco possam fazê-lo voltar aos antigos costumes, os gatilhos são situações, pessoas ou encontros que o levam a se envolver em comportamentos prejudiciais como uma válvula de escape ou forma de reação. Os gatilhos estão por toda parte e, às vezes, somos incapazes de evitá-los. Algo que vemos, um som, cheiros, quase qualquer estímulo pode causar uma reação psicológica e emocional mais profunda, que é inesperada e pode conduzi-lo por um caminho autodestrutivo. Descobrimos pela experiência e por nosso envolvimento com as pacientes do CompLife que reuniões e encontros de família podem ser gatilhos (e eventos de alto risco). Perceba esses momentos e prepare-se para lidar melhor com eles ou aceitar que você vai incorrer em um lapso ou recaída, e que isso não é o fim do mundo. Gatilhos costumam criar sentimentos de frustração, raiva, solidão, ansiedade, medo ou arrependimento. Mas comemorações e conquistas também podem servir de gatilho para comer errado, beber demais e ignorar seus hábitos saudáveis.

Quais são seus gatilhos?

Tente antecipar uma barreira ou gatilho iminente. O que você pode fazer para se preparar para lidar com um gatilho que espera enfrentar nos próximos dias ou semanas?

Se você focar o que consegue fazer e pensar em um plano, terá mais chance de lidar com gatilhos e eventos de alto risco sem sofrer recaídas.

Quando enfrenta uma barreira, um evento de alto risco ou um gatilho, faça o seguinte:

- Mude sua forma de pensar: diga não à negatividade.
- Solução do problema: o que você pode fazer antes ou durante o evento ou gatilho que o impedirá de ceder à tentação de comer e beber

coisas não saudáveis e deixar de realizar a atividade física ou prática mente-corpo?

- Obtenha o envolvimento da sua rede de apoio, incluindo amigos e família.
- Foque os benefícios: quando se sentir tentado a desviar do curso para um plano saudável de viver, concentre-se nos benefícios que vai obter com suas escolhas saudáveis para conseguir fortalecer sua motivação de tomar decisões melhores.
- Estabeleça metas e cumpra o que prometer para si mesmo.

FÉRIAS OU GENTE EM CASA

Viajar e receber hóspedes são duas atividades que oferecem desafios únicos quando se trata de manter um estilo de vida anticâncer. Viajar, seja a trabalho ou de férias, dificulta a manutenção da rotina. Tendemos a não separar um tempo para a prática mente-corpo, tornando os aspectos desafiadores da viagem mais estressantes. Deixamos a atividade física sempre para depois, ficamos acordados até tarde, o sono em uma cama estranha não é tão repousante e fazer todas as refeições em restaurantes não é tão saudável quanto gostaríamos. Também exercemos menor controle sobre nossa exposição ao ambiente. A fim de manter um estilo de vida anticâncer, é necessário planejar de antemão. Hóspedes também podem ser um desafio para nossa rotina. Por mais que amemos nossos amigos e familiares, é inevitável que ter essas pessoas em nossa casa ou apartamento perturbe nossa rotina diária. Os momentos tranquilos que apreciamos são subitamente preenchidos por vozes e outros ruídos. Passamos mais refeições comendo fora ou atendendo as preferências alimentares dos nossos hóspedes e menos tempo praticando atividades físicas. Em resumo, manter hábitos saudáveis, seja em viagens, seja recebendo pessoas, exige planejamento e preparação cuidadosos:

- Encontre atividades que envolvam caminhar, como ir a parques, monumentos etc.
- Exercite-se e realize sua prática mente-corpo cedo pela manhã, para assegurar que se encaixe em sua programação alterada.
- Coma seus vegetais primeiro.
- Permaneça hidratado para evitar confundir fome com sede.
- Tenha lanchinhos saudáveis à mão para oferecer aos hóspedes ou consumir durante as férias.
- Planeje limitar sua "refeição livre" a um dia ou a uma única refeição.
- Convide os hóspedes para uma caminhada depois do jantar ou para meditar com você.
- Tente manter uma rotina de sono que você sabe que é boa para sua saúde.

Qual é um possível evento de alto risco ou gatilho com o qual você gostaria de lidar antes que aconteça?

Evento/gatilho: ____________________
Reformular seu pensamento: ____________________
Resolver um problema: ____________________
Focar em benefícios: ____________________
Recrutar ajuda: ____________________
Estabelecer metas: ____________________

LAPSOS E RECAÍDAS

Um lapso é um momento ou episódio isolado em que você retoma um comportamento que está tentando mudar, seja ficar acordado até tarde da noite e não dormir o suficiente ou exagerar na pizza. Lapsos acontecem. Não se aflija por causa deles. Um único retrocesso não significa que você se perdeu totalmente do caminho. Foi um simples deslize. Concentre-se em como o lapso fez você se sentir, física e emocionalmente. Lembre-se daquele custo negativo para ajudar a não sair do rumo no futuro.

Uma recaída é quando reincidimos num mau hábito, mas não apenas uma vez. Por exemplo, a pessoa que volta a comer doces e *junk food* às nove da noite. Mas as recaídas também podem ser superadas. Como mencionamos, a chave é examinar os motivos por trás da recaída e pensar no que você pode fazer para voltar à rotina saudável. Avalie com cuidado se você conta com o tipo certo e suficiente de apoio quando se trata da recaída e não deixe de dar atenção a quem o apoia à medida que você progride. Tente permanecer positivo. Sentimentos de culpa e vergonha são emoções autodestrutivas. Encoraje a si mesmo com palavras elogiosas e promessas. Trate a si mesmo como trataria as pessoas que ama. Você não as culparia por uma recaída. Daria um tapinha amistoso em suas costas e lhes diria palavras de encorajamento, para continuarem tentando.

DICAS PARA LIDAR COM LAPSOS E RECAÍDAS

- Distorções cognitivas, como pensamentos do tipo "tudo ou nada", muitas vezes fazem os lapsos virarem recaídas, então é importante examinar sua conversa mental quando uma recaída acontece.
- Negatividade e autocrítica só vão piorar a situação.
- Admita seu lapso e planeje uma solução positiva para lidar com situações similares no futuro, de modo que um lapso não vire uma recaída.
- Não crie justificativas para o lapso ("estou de férias, então tudo bem"). Assuma que enfiou o pé na jaca e volte à vida saudável.
- Pratique o autoencorajamento.
- Vida anticâncer não tem a ver com perfeição; todos temos altos e baixos.
- Fique atento ao modo como o lapso ou a recaída faz você se sentir.

- Volte ao hábito saudável identificando a causa psicológica do retrocesso.
- Comece do zero e renove seu compromisso de optar por um estilo de vida mais saudável. Depois de uma recaída, desafie-se a ficar pelo menos trinta dias vivendo saudavelmente sem nenhum deslize. Pode soar desafiador, mas talvez seja o modo ideal de conseguir voltar à rotina.

PARA PLANEJAR, PRATIQUE

Todo mundo passa por momentos em que é mais difícil manter o comportamento salutar. Ter um plano para eventos de alto risco e lapsos/recaídas ajudará você a voltar ao bom caminho.

Considere uma situação em que você acha que pode correr risco de um lapso ou uma recaída no futuro. (Exemplo: quando estiver de férias.)

____

____

Que pensamentos você pode ter durante um lapso ou uma recaída?

____

____

De que outra maneira você poderia olhar para esses pensamentos?

____

____

Quais estratégias você pode utilizar para evitar o lapso ou a recaída?

____

____

Apêndice E
Permanecendo saudável na estrada

Viajar oferece desafios únicos à sua persistência em manter uma mudança completa de estilo de vida. Para começar, sua rotina regular é inevitavelmente interrompida de uma série de maneiras. Você dorme numa cama que não é sua, com diferentes sons, temperaturas e iluminação em volta. Acorda num lugar estranho, com uma programação diferente para o dia e sem as opções e os incentivos usuais de que precisa para manter o foco e realizar sua prática mente-corpo. Em termos de alimentação, na maioria das vezes você come fora, ou o que for servido por quem o hospeda. Você não conta com sua usual rede de apoio para lhe fazer companhia na atividade física nem tem o cachorro pedindo para passear, e está longe da sua academia de sempre ou dos lugares onde costuma correr. Por fim, é mais difícil avaliar os produtos aos quais está exposto em um ambiente estrangeiro. Esteja você de férias, visitando parentes ou viajando a trabalho, os riscos de estar na estrada são muitos e merecem atenção especial.

PLANEJE COM ANTECEDÊNCIA

A coisa mais importante que você pode fazer quando sabe que vai viajar é antecipar suas necessidades e fazer seu melhor para se preparar de uma maneira que minimize a perturbação de seus hábitos saudáveis. Considere quais ocasiões serão mais desafiadoras durante a viagem. Pode ser a viagem em si ou encontrar maneiras de comer direito e se exercitar durante uma conferência em um hotel, férias na praia ou alguns dias na casa de um amigo ou parente.

APOIO SOCIAL

Se você está viajando com alguém ou visitando familiares ou amigos, chame outras pessoas para participar de sua vida saudável. Se alguém se animar a acompanhá-lo, isso pode ajudar a manter a rotina saudável e a forjar um laço mais profundo a partir daí. Quem sabe? Talvez ao ficarem mais conscientes dos próprios hábitos, eles encontrem inspiração para prosseguir com o estilo de vida saudável depois que você for embora. Torne-se um agente da mudança em sua rede de relações.

Uma das maneiras mais eficazes de manter um apoio social forte e continuar com suas prioridades salutares é se oferecer para ajudar quando estiver visitando parentes ou amigos. Esse gesto simples e muito apreciado ajuda seus entes queridos e o mantém ativo, além disso contribui para limitar o excesso de comida e bebida. Ceder seu tempo de forma voluntária e adotar um comportamento voltado para o social, eudemonista, também se mostraram capazes de impactar positivamente a saúde. Oferecer-se para preparar uma refeição lhe permite assumir essa responsabilidade pelos outros e fazer uma comida saudável. Tirar a mesa e lavar a louça após a refeição ou participar de uma tarefa que algum de seus anfitriões precise fazer pode ser gratificante e representa um apoio para aqueles que você ama — além de mantê-lo mais ativo fisicamente durante as férias.

Arrume tempo para se conectar de verdade com as pessoas à sua volta. Isso inclui estranhos num trem ou avião ou seus amigos e familiares mais íntimos. Estar aberto para o mundo que o cerca e se mostrar solidário com os que cruzam seu caminho ajuda a aumentar seu senso de propósito na vida e contribui para você se sentir conectado e satisfeito.

PRÁTICA MENTE-CORPO

Você pode meditar em praticamente qualquer lugar, mas o ideal é encontrar e estabelecer um local de meditação específico caso se hospede num mesmo hotel ou casa por mais de um ou dois dias. O local de meditação fixo serve de incentivo para observar sua prática diária e atua como um lembrete visual se você passar o dia sem fazer uma pausa para se sentar, respirar e ficar em harmonia consigo mesmo.

Outra prática de meditação que funciona bem na estrada é a caminhada meditativa. Ela pode ser feita em qualquer lugar e é ótima para aeroportos, entre um voo e outro. Também interrompe o extenso período que você passa sentado, algo inevitável em voos longos ou atrasados. Enquanto todo mundo fica nas cadeiras aguardando os anúncios dos grupos de embarque, eu me dedico à minha caminhada meditativa.

A ioga também é uma ferramenta que exige pouco ou nenhum preparativo ou acessórios, principalmente se você estiver num cômodo acarpetado. Gosto de cumprir uma rotina breve de alongamentos e posturas nos aeroportos, quando estou esperando um voo ou durante as escalas ou até na cozinha do avião, em um voo muito longo (mesmo sabendo que não se deve ficar ali).

SONO

Dormir durante uma viagem é difícil, em especial se cada noite você está em um lugar diferente. Pesquisadores da Universidade Brown descobriram que, durante a primeira noite de sono em um novo local, uma parte do cérebro permanece ativa. Mesmo que você se sinta seguro, seu cérebro não tem certeza — provavelmente, um traço adaptativo que herdamos de nossos ancestrais paleolíticos. Assim, um hemisfério descansa, enquanto o outro permanece vigilante para qualquer eventualidade. É por isso que a primeira noite em um lugar novo sempre o deixa se sentindo meio grogue e pouco descansado. Mas há algumas medidas que você pode tomar para tornar suas férias ou viagem a trabalho mais repousante.

Ao viajar, leve consigo protetores de ouvido, máscara de dormir e fita adesiva (em vez de levar um rolo inteiro de silver tape ou fita isolante, leve apenas alguns pedaços enrolados numa caneta ou lápis). Você pode usar a fita para cobrir as luzes de LED em TVS, aparelhos de ar-condicionado e despertadores em seu quarto de hotel, já que esses dispositivos emitem uma luz considerável, que pode interferir em seu sono.

ATIVIDADE FÍSICA

Permanecer ativo na estrada exige algum planejamento e força de vontade. Depois que você se dá conta de quanto tempo passa sentado, vai descobrir que muitas coisas podem ser feitas igualmente bem quando se está de pé. Em termos de planejamento, não se esqueça de levar roupas para malhar ou, pelo menos, tênis para caminhar ou correr, como parte de sua rotina de viagem.

Permaneça ativo ao viajar. Como regra geral, use as escadas, em vez de escadas ou esteiras rolantes, a menos, é claro, que esteja atrasado para o voo ou sua conexão seja muito próxima. Quando houver espera, e sem dúvida esperamos um bocado quando estamos em viagem, simplesmente caminhe, em vez de ficar sentado. Nos aviões, tento pegar um lugar no corredor e ficar de pé para caminhar de hora em hora, alongando o corpo e fazendo o sangue circular.

Quando chegar a seu destino, encontre um modo de se sentar menos e se mover mais. Se a sua reunião for com poucas pessoas, sugira uma caminhada até um parque próximo ou uma área arborizada. Os outros talvez olhem meio torto para você no começo, mas garanto que isso vai melhorar suas reuniões e cada um vai ficar mais consciente de si se todos estiverem em movimento. Caso conversar se movimentando não seja possível, fique no fundo da sala durante a reunião.

Caminhe com a família, amigos e colegas, especialmente depois das refeições.

Improvise uma mesa para trabalhar em pé para seu computador. Quando fico em quartos de hotel, em geral ponho a lixeira de material reciclável sobre a mesa e meu notebook em cima. A altura é perfeita para mim. Na casa de alguém, você pode usar livros grossos ou um apoio sobre o balcão da cozinha.

DIETA

Comer na estrada oferece desafios óbvios. Às vezes, você se vê diante de um cardápio pouco adequado ou seu anfitrião lhe serve uma refeição caseira que não combina com sua dieta. Embora a recomendação seja permanecer atento e o ideal seja planejar de antemão, inclusive informando seu anfitrião sobre suas restrições alimentares, lembre que não é o fim do mundo ter um deslize por uma noite. Entre ferir os sentimentos de alguém e sair da dieta, às vezes é melhor aceitar o que lhe oferecem. Isso não significa que você precisa repetir o prato ou se empanturrar, mas às vezes comer em viagem, ainda mais num ambiente de socialização, pode ser complicado.

Ao viajar a trabalho ou iniciar o dia durante as férias, prepare petiscos saudáveis para levar consigo. Tente manter um equilíbrio de proteínas (oleaginosas e sementes), frutas secas, porções individuais de manteiga de amendoim e similares, vegetais frescos (couve-frisada etc.) e carboidratos minimamente processados (por exemplo, pipoca, biscoitos de arroz integral etc.).

Nos restaurantes, seja criativo com os ingredientes que você vê no cardápio e não se sinta constrangido a ter de pedir os pratos definidos; fique à vontade para escolher os acompanhamentos. Quando estou num restaurante muito centrado em carne, tento montar um prato principal vegetariano, pedindo a couve-frisada que acompanha o filé, o feijão que vem com o frango frito e as cenouras salteadas do prato de peixe. Às vezes, o garçom precisa verificar com o chef se é possível, mas em geral a equipe consegue dar um jeito de atender meu pedido. Além disso, costumo dar gorjetas generosas, para compensar o incômodo de minha tendência a fazer pedidos fora do menu.

Nos aeroportos, procuro os ingredientes disponíveis e crio uma refeição baseada em vegetais. Isso pode ser mais fácil em algumas redes do que em outras. Por exemplo, comida mexicana costuma incluir feijão e hortaliças, mas pegue leve no arroz ou pergunte se há a opção de arroz integral. Certa vez, morrendo de fome num aeroporto, a coisa mais próxima de refeição baseada em plantas que havia era uma pizzaria. Eu não queria comer pizza, mas notei que havia muitos sabores com verduras. Também vi que tinha papel-alumínio. Assim, perguntei se poderiam simplesmente colocar uma porção de verduras e legumes sobre um pedaço de papel-alumínio, jogar azeite e deixar assando no forno de pizza por alguns minutos. Fiz uma refeição surpreendentemente deliciosa e nutritiva. Embora a equipe de funcionários tenha ficado um pouco confusa para me cobrar por ingredientes que nunca eram vendidos à parte, todos acharam graça no meu pedido e deram risada ao servir ingredientes vegetarianos de pizza sobre um pedaço de papel-alumínio. Como sempre viajo com oleaginosas, também pude atender a minhas necessidades proteicas. É fácil encontrar frutas secas à venda em aeroportos, mas leia a lista de ingredientes com cuidado, porque os produtos muitas vezes têm adição de açúcar e óleos prejudiciais, como o de soja.

Costumo usar meus dias viajando para fazer jejum. Jejuar é parte de todas as culturas e sociedades, remontando a milhares de anos, e tem muitos benefícios para a saúde. É importante se planejar no caso de um jejum de 24 horas e assegurar que você permaneça bem hidratado.

Leve uma garrafa de aço inoxidável apropriada e beba muita água quando estiver viajando, esteja de jejum ou não.

AMBIENTE

Quando ficamos em lugares desconhecidos, especialmente hotéis, é difícil controlar o contato com determinadas substâncias químicas. Às vezes, entro no quarto e sinto um cheiro tão forte de produtos de limpeza que é quase sufocante. Procuro quartos com janelas que possam ser abertas. Costumo ligar os circuladores de ar, abrir as janelas e sair por algumas horas. Ainda que ao voltar o quarto possa estar gelado (ou quente), a ventilação ajuda a aliviar o cheiro de produtos químicos. Uma coisa que você pode controlar em seu ambiente é o que passa no corpo, no cabelo e nas axilas. Leve seu nécessaire com sabonete, xampu etc. Use sabonetes líquidos livres de toxinas e lave as mãos com frequência. Se pedir frutas para viagem no bufê do café da manhã, lave-as com cuidado, pois quase nunca são orgânicas. Além disso, leia os ingredientes de tudo, mesmo em viagem. Você pode ter tirado uma folga do trabalho ou pelo menos da rotina doméstica, mas seu corpo continua absorvendo e processando tudo que usa nele ou ingere. Dê uma folga para ele também.

Notas

INTRODUÇÃO [pp. 9-14]

1. M. A. Martínez-González, A. Sánchez-Tainta, D. Corella et al., "A provegetarian food pattern and reduction in total mortality in the Prevención con Dieta Mediterránea (PREDIMED) study". *American Journal of Clinical Nutrition*, v. 100, n. 1, 320S-28S, jul. 2014. Erratum, Suplemento, *American Journal of Clinical Nutrition* 100, n. 6, p. 1605, dez. 2014.

2. V. Er, J. A. Lane, R. M. Martin et al., "Adherence to dietary and lifestyle recommendations and prostate cancer risk in the prostate testing for cancer and treatment (ProtecT) trial". *Cancer Epidemiology, Biomarkers and Prevention*, v. 23, n. 10, pp. 206-77, out. 2014.

3. P. F. Innominato, D. Spiegel, A. Ulusakarya et al., "Subjective sleep and overall survival in chemotherapy-naive patients with metastatic colorectal cancer". *Sleep Medicine*, v. 16, n. 3, pp. 391-8, mar. 2015.

4. P. F. Innominato, S. Giacchetti, G. A. Bjarnason et al., "Prediction of overall survival through circadian rest-activity monitoring during chemotherapy for metastatic colorectal cancer". *International Journal of Cancer*, v. 131, n. 11, pp. 2684-92, dez. 2012.

5. P. Cormie, E. M. Zopf, X. Zhang, K. H. Schmitz, "The impact of exercise on cancer mortality, recurrence, and treatment-related adverse effects". *Epidemiologic Reviews*, v. 39, n. 1, pp. 71-92, jan. 2017.

6. B. Bortolato, T. N. Hyphantis, S. Valpione et al., "Depression in cancer: The many biobehavioral pathways driving tumor progression". *Cancer Treatment Reviews*, v. 52, pp. 58-70, jan. 2017.

7. B. L. Andersen, H. C. Yang, W. B. Farrar et al., "Psychologic intervention improves survival for breast cancer patients: A randomized clinical trial". *Cancer*, v. 113, n. 12, pp. 3450-8, dez. 2008.

8. J. C. Pairon, P. Andujar, M. Rinaldo et al., "Asbestos exposure, pleural plaques, and the risk of death from lung cancer". *American Journal of Respiratory and Critical Care Medicine*, v. 190, n. 12, pp. 1413-20, dez. 2014.

9. I. A. Ojajarvi, T. J. Partanen, A. Ahlbom et al., "Occupational exposures and pancreatic cancer: A meta-analysis". *Occupational and Environmental Medicine*, v. 57, n. 5, pp. 316-24, maio 2000.

10. D. Servan-Schreiber, *Anticancer: A New Way of Life*. Nova York: Viking, 2009. [Ed. bras.: *Anticâncer: Prevenir e vencer usando nossas defesas naturais*. São Paulo: Fontanar, 2011.]

11. B. Arun, T. Austin, G. V. Babiera et al., "A comprehensive lifestyle randomized clinical trial: Design and initial patient experience". *Integrative Cancer Therapies*, v. 16, n. 1, pp. 3-20, mar. 2017.

12. M. L. McCullough, A. V. Patel, L. H. Kushi et al., "Following cancer prevention guidelines reduces risk of cancer, cardiovascular disease, and all-cause mortality". *Cancer Epidemiology, Biomarkers and Prevention*, v. 20, n. 6, pp. 1089-97, jun. 2011.

13. L. J. Rasmussen-Torvik, C. M. Shay, J. G. Abramson et al., "Ideal cardiovascular health is inversely associated with incident cancer: The atherosclerosis risk in communities study". *Circulation*, v. 127, n. 12, pp. 1270-5, mar. 2013.

PARTE UM: A ERA ANTICÂNCER

1. A REVOLUÇÃO ANTICÂNCER [pp. 17-33]

1. American Institute for Cancer Research, "Nearly 50% of the most common cancers can be prevented". Aicr.org, Washington, 1º fev. 2017. Disponível em: <https://www.aicr.org/news/take-control-of-your-cancer-risk-nearly-fifty-percent-of-common-cancers-are-preventable/>. Acesso em: 22 mar. 2021.

2. T. Lohse, D. Faeh, M. Bopp, S. Rohrmann, "Adherence to the cancer prevention recommendations of the World Cancer Research Fund/American Institute for Cancer Research and Mortality: A census-linked cohort". *American Journal of Clinical Nutrition*, v. 104, n. 3, pp. 678-85, set. 2016.

3. G. C. Kabat, C. E. Matthews, V. Kamensky, A. R. Hollenbeck, T. E. Rhan, "Adherence to cancer prevention guidelines and cancer incidence, cancer mortality, and total mortality: A prospective cohort study". *American Journal of Clinical Nutrition*, v. 101, n. 3, pp. 558-69, mar. 2015.

4. R. L. Siegel, K. D. Miller, A. Jemal, "Cancer statistics, 2017". *CA: A Cancer Journal for Clinicians*, v. 67, n. 1, pp. 7-30, jan. 2017.

5. D. Hanahan, R. A. Weinberg, "Hallmarks of cancer: The next generation". *Cell*, v. 144, n. 5, pp. 646-74, mar. 2011.

6. G. A. Thomas, B. Cartmel, M. Harrigan et al., "The effect of exercise on body composition and bone mineral density in breast cancer survivors taking aromatase inhibitors". *Obesity*, v. 25, n. 2, pp. 346-51, fev. 2017.

7. M. Inoue-Choi, K. Robien, D. Lazovich, "Adherence to the WCRF/AICR guidelines for cancer prevention is associated with lower mortality among older female cancer survivors". *Cancer Epidemiology Biomarkers & Prevention*, v. 22, n. 5, pp. 792-802, maio 2013.

8. P. Cormie, E. M. Zopf, X. Zhang, K. H. Schmitz, "The impact of exercise on cancer mortality, recurrence, and treatment-related adverse effects", *Epidemiologic Reviews*, v. 39, n. 1, pp. 71-92, jan. 2017.

9. S. Wu, S. Powers, W. Zhu, Y. A. Hannun, "Substantial contribution of extrinsic risk factors to cancer development". *Nature*, v. 529, n. 7584, pp. 43-7, jan. 2016.

10. World Health Organization, "Cancer". 3 mar. 2021. Disponível em: <https://www.who.int/news-room/fact-sheets/detail/cancer>. Acesso em: 22 mar. 2021.

11. American Cancer Society, *Cancer Facts & Figures 2017*. Atlanta: American Cancer Society, 2017.

12. M. C. White, D. M. Holman, J. E. Boehm et al., "Age and cancer risk: A potentially modifiable relationship". *American Journal of Preventive Medicine*, v. 46, n. 3, suplemento 1, pp. S7-15, mar. 2014.

13. R. L. Siegel, S. A. Fedewa, W. F. Anderson et al., "Colorectal cancer incidence patterns in the United States, 1974-2013". *Journal of the National Cancer Institute*, v. 109, n. 8, ago. 2017.

14. M. R. Cooperberg, J. M. Broering, P. R. Carroll, "Time trends and local variation in primary treatment of localized prostate cancer". *Journal of Clinical Oncology*, v. 28, n. 7, pp. 1117-23, mar. 2010.

15. L. J. Esserman, Y. Shieh, E. J. Rutgers et al., "Impact of mammographic screening on the detection of good and poor prognosis breast cancers". *Breast Cancer Research and Treatment*, v. 130, n. 3, pp. 725-34, dez. 2011.

16. D. Katz, "True health initiative, 2017". Disponível em: <www.truehealthinitiative.org>. Acesso em: 22 mar. 2021.

17. J. M. McGinnis, W. H. Foege, "Actual causes of death in the United States". *Journal of the American Medical Association*, v. 270, n. 18, pp. 2207-12, nov. 1993.

18. A. H. Mokdad, J. S. Marks, D. F. Stroup, J. L. Gerberding, "Actual causes of death in the United States, 2000". *Journal of the American Medical Association*, v. 291, n. 10, pp. 1238-45, mar. 2004.

19. M. Song, E. Giovannucci, "Preventable incidence and mortality of carcinoma associated with lifestyle factors among white adults in the United States". *Journal of the American Medical Association Oncology*, v. 2, n. 9, pp. 1154-61, set. 2016.

20. G. A. Colditz, S. Sutcliffe, "The preventability of cancer: Stacking the deck". *Journal of the American Medical Association Oncology*, v. 2, n. 9, pp. 1131-3, set. 2016.

21. M. Greger, G. Stone, *How Not to Die: Discover the Foods Scientifically Proven to Prevent and Reverse Disease*. Nova York: Flatiron Books, 2015.

22. Surgeon General's Advisory Committee on Smoking and Health, United States, Public Health Service, Office of the Surgeon General. "Smoking and health: Report of the advisory committee of the surgeon general of the public health service". *Public Health Service, Office of the Surgeon General*, 1964. Disponível em: <www.profiles.nlm.nih.gov/NN/B/B/M/Q>. Acesso em: 22 mar. 2021.

23. F. Islami, L. A. Torre, A. Jemal, "Global trends of lung cancer mortality and smoking prevalence". *Translational Lung Cancer Research*, v. 4, n. 4, pp. 327-38, ago. 2015.

24. Australian Bureau of Statistics, "National health survey: First results, 2014--15: Smoking". Disponível em: <https://www.ausstats.abs.gov.au/ausstats/subscriber.nsf/0/CDA852A349B4CEE6CA257F150009FC53/$File/national%20health%20survey%20first%20results,%202014-15.pdf>. Acesso em: 22 mar. 2021.

25. T. Goldman, "Health policy brief: tobacco taxes". *Health Affairs*, 19 set. 2016. Disponível em: <www.healthaffairs.org/healthpolicybriefs/brief.php?brief_id=163>. Acesso em: 22 mar. 2021.

26. K. Lunze, L. Migliorini, "Tobacco control in the Russian Federation: a policy analysis". *BMC Public Health*, v. 13, p. 64, jan. 2013.

27. M. B. Drummond, D. Upson, "Electronic cigarettes: Potential harms and benefits". *Annals of the American Thoracic Society*, v. 11, n. 2, pp. 236-42, fev. 2014.

28. D. Hammond, J. L. Reid, A. G. Cole, S. T. Leatherdale, "Electronic cigarette use and smoking initiation among youth: Longitudinal cohort study". *Canadian Medical Association Journal*, v. 189, n. 43, pp. E1328-36, fev. 2014.

29. P. Anand, A. B. Kunnumakara, C. Sundaram et al., "Cancer is a preventable disease that requires major lifestyle changes". *Pharmaceutical Research*, v. 25, n. 9, pp. 2097-116, set. 2008.

30. D. Chan, "Where do the millions of cancer research dollars go every year?", *Slate*, Nova York, 7 fev. 2013. Disponível em: <https://slate.com/human-interest/2013/02/where-do-the-millions-of-cancer-research-dollars-go-every-year.html>. Acesso em: 22 mar. 2021.

31. V. Bouvard, D. Loomis, K. Z. Guyton et al., "Carcinogenicity of consumption of red and processed meat". *The Lancet Oncology*, v. 16, n. 16, pp. 1599-1600, out. 2015.

32. Y. Jiang, Y. Pan, P. R. Rhea et al., "A sucrose-enriched diet promotes tumorigenesis in mammary gland in part through the 12-lipoxygenase pathway". *Cancer Research*, v. 76, n. 1, pp. 24-9, jan. 2016.

33. Q. Yang, Z. Zhang, E. W. Gregg et al., "Added sugar intake and cardiovascular diseases mortality among U.S. adults". *Journal of the American Medical Association Internal Medicine*, v. 174, n. 4, pp. 516-24, abr. 2014.

34. W. E. Barrington, E. White, "Mortality outcomes associated with intake of fast-food items and sugar-sweetened drinks among older adults in the Vitamins and Lifestyle (VITAL) study". *Public Health Nutrition*, v. 19, n. 18, pp. 3319-26, dez. 2016.

35. R. Shavelle, K. Vavra-Musser, J. Lee, J. Brooks, "Life expectancy in pleural and peritoneal mesothelioma". *Lung Cancer International*, v. 2017, jan. 2017.

36. S. J. Gould, "The median isn't the message". *Ceylon Med J.*, v. 49, n. 4, pp. 139--40, dez. 2004. Disponível em: <www.people.umass.edu/biep540w/pdf/Stephen%20Jay%20Gould.pdf>. Acesso em: 22 mar. 2021.

37. K. D. Miller, R. L. Siegel, C. C. Lin et al., "Cancer treatment and survivorship statistics, 2016". *CA: A Cancer Journal for Clinicians*, v. 66, n. 4, pp. 271-89, jul. 2016.

38. P. S. Rosenberg, K. A. Barker, W. F. Anderson, "Estrogen receptor status and the future burden of invasive and in situ breast cancers in the United States". *JNCI Journal of the National Cancer Institute*, v. 107, n. 9, jun. 2015.

2. NOSSO PODER DE CURA [pp. 34-58]

1. D. Ornish, G. Weidner, W. R. Fair et al., "Intensive lifestyle changes may affect the progression of prostate cancer". *Journal of Urology*, v. 174, n. 3, pp. 1065-9; discussão 1069-70, set. 2005.

2. D. Romaguera, E. Gracia-Lavedan, A. Molinuevo et al., "Adherence to nutritionbased cancer prevention guidelines and breast, prostate and colorectal cancer risk in the MCC-Spain case-control study". *International Journal of Cancer*, v. 141, n. 1, pp. 83-93, jul. 2017.

3. N. Jankovic, A. Geelen, R. M. Winkels et al., "Adherence to the WCRF/AICR dietary recommendations for cancer prevention and risk of cancer in elderly from Europe and the United States: A meta-analysis within the CHANCES Project". *Cancer Epidemiology, Biomarkers and Prevention*, v. 26, n. 1, pp. 136-44, jan. 2017.

4. P. P. Bao, G. M. Zhao, X. O. Shu et al., "Modifiable lifestyle factors and triple-negative breast cancer survival: A population-based prospective study". *Epidemiology*, v. 26, n. 6, pp. 909-16, nov. 2015.

5. C. A. Thomson, M. L. McCullough, B. C. Wertheim, et al., "Nutrition and physical activity cancer prevention guidelines, cancer risk, and mortality in the women's health initiative". *Cancer Prevention Research*, v. 7, n. 1, pp. 42-53, jan. 2014.

6. T. Lohse, D. Faeh, M. Bopp, S. Rohrmann, "Adherence to the cancer prevention recommendations of the World Cancer Research Fund/American Institute for Cancer Research and Mortality: A census-linked cohort". *American Journal of Clinical Nutrition*, v. 104, n. 3, pp. 678-85, set. 2016.

7. P. Jallinoja, P. Absetz, R. Kuronen et al., "The dilemma of patient responsibility for lifestyle change: perceptions among primary care physicians and nurses". *Scandinavian Journal of Primary Health Care*, v. 25, n. 4, pp. 244-49, dez. 2007.

8. K. M. Adams, M. Kohlmeier, S. H. Zeisel, "Nutrition education in U.S. medical schools: Latest update of a national survey". *Academic Medicine*, v. 85, n. 9, pp. 1537-42, set. 2010.

9. M. Zajenkowski, K. S. Jankowski, D. Kołata, "Let's dance: feel better! Mood changes following dancing in different situations". *European Journal of Sport Science*, v. 15, n. 7, pp. 640-6, out. 2015.

10. V. N. Salimpoor, M. Benovoy, K. Larcher, A. Dagher, R. J. Zatorre, "Anatomically distinct dopamine release during anticipation and experience of peak emotion to music". *Nature Neuroscience*, v. 14, n. 2, pp. 257-62, fev. 2011.

11. K. Hojan, E. Kwiatkowska-Borowczyk, E. Leporowska et al., "Physical exercise for functional capacity, blood immune function, fatigue, and quality of life in high-risk prostate cancer patients during radiotherapy: A prospective, randomized clinical study". *European Journal of Physical & Rehabilitation Medicine*, v. 52, n. 4, pp. 489--501, ago. 2016.

12. K. S. Courneya, C. M. Friedenreich, C. Franco-Villalobos et al., "Effects of supervised exercise on progression-free survival in lymphoma patients: An exploratory follow-up of the help trial". *Cancer Causes and Control*, v. 26, n. 2, pp. 269-76, fev. 2015.

13. T. Bouillet, X. Bigard, C. Brami et al., "Role of physical activity and sport in oncology: Scientific commission of the National Federation Sport and Cancer Cami". *Critical Reviews in Oncology-Hematology*, v. 94, n. 1, pp. 74-86, abr. 2015.

14. E. M. Zopf, W. Bloch, S. Machtens et al., "Effects of a 15-month supervised exercise program on physical and psychological outcomes in prostate cancer patients following prostatectomy: The prorehab study". *Integrative Cancer Therapies*, v. 14, n. 5, pp. 409-18, set. 2015.

15. G. Zhu, X. Zhang, Y. Wang et al., "Effects of exercise intervention in breast cancer survivors: A meta-analysis of 33 randomized controlled trials". *OncoTargets and Therapy*, v. 9, pp. 2153-68, abr. 2016.

16. C. Catsburg, A. B. Miller, T. E. Rohan, "Adherence to cancer prevention guidelines and risk of breast cancer". *International Journal of Cancer*, v. 135, n. 10, pp. 2444-52, nov. 2014.

17. M. Inoue-Choi, D. Lazovich, A. E. Prizment, K. Robien, "Adherence to the World Cancer Research Fund/American Institute for Cancer Research recommendations for cancer prevention is associated with better health-related quality of life among elderly female cancer survivors". *Journal of Clinical Oncology*, v. 31, n. 14, pp. 1758-66, maio 2013.

18. M. Inoue-Choi, K. Robien, D. Lazovich, "Adherence to the WCRF/AICR guidelines for cancer prevention is associated with lower mortality among older female cancer survivors". *Cancer Epidemiology Biomarkers & Prevention*, v. 22, n. 5, pp. 792-802, maio 2013.

19. American Cancer Society, "ACS guidelines on nutrition and physical activity for cancer prevention". Cancer.org, Atlanta, 5 fev. 2016. Disponível em: <www.cancer.org/healthy/eat-healthy-get-active/acs-guidelines-nutrition-physical-activity-cancer-prevention.html>. Acesso em: 22 mar. 2021.

20. American Institute for Cancer Research, "Recommendations for cancer prevention". Aicr.org, Washington, 2017. Disponível em: <www.aicr.org/reduce-your-cancer-risk/recommendations-for-cancer-prevention>. Acesso em: 22 mar. 2021.

21. N. Makarem, Y. Lin, E. V. Bandera, P. F. Jacques, N. Parekh, "Concordance with World Cancer Research Fund/American Institute for Cancer Research (WCRF/AICR) guidelines for cancer prevention and obesity-related cancer risk in the framingham offspring cohort (1991-2008)". *Cancer Causes and Control*, v. 26, n. 2, pp. 277-86, fev. 2015.

22. A. C. Vergnaud, D. Romaguera, P. H. Peeters et al., "Adherence to the World Cancer Research Fund/American Institute for Cancer Research guidelines and risk of death in Europe: Results from the European Prospective Investigation into nutrition and cancer cohort study". *American Journal of Clinical Nutrition*, v. 97, n. 5, pp. 1107-20, maio 2013.

23. J. J. Prochaska, J. O. Prochaska, "A review of multiple health behavior change interventions for primary prevention". *American Journal of Lifestyle Medicine*, v. 5, n. 3, maio 2011.

24. S. U. Maier, A. B. Makwana, T. A. Hare, "Acute stress impairs self-control in goal-directed choice by altering multiple functional connections within the brain's decision circuits". *Neuron*, v. 87, n. 3, pp. 621-31, ago. 2015.

25. W. E. Barrington, S. A. Beresford, B. A. McGregor, E. White, "Perceived stress and eating behaviors by sex, obesity status, and stress vulnerability: Findings from the vitamins and lifestyle (vital) study". *Journal of the Academy of Nutrition and Dietetics*, v. 114, n. 11, pp. 1791-99, nov. 2014.

26. A. W. Y. Leung, R. S. M. Chan, M. M. M. Sea, J. Woo, "An overview of factors associated with adherence to lifestyle modification programs for weight management in adults". *International Journal of Environmental Research and Public Health*, v. 14, n. 8, p. 922, ago. 2017.

27. T. Asadollahi, S. Khakpour, F. Ahmadi et al., "Effectiveness of mindfulness training and dietary regime on weight loss in obese people". *Journal of Medicine and Life*, v. 8, n. 4, pp. 114-24, dez. 2015.

28. D. J. Hyman, V. N. Pavlik, W. C. Taylor, G. K. Goodrick, L. Moye, "Simultaneous vs sequential counseling for multiple behavior change". *Archives of Internal Medicine*, v. 167, n. 11, pp. 1152-58, jun. 2007.

29. B. Spring, A. King, S. Pagoto, L. Van Horn, J. Fisher, "Fostering multiple healthy lifestyle behaviors for primary prevention of cancer"; *American Psychologist*, v. 70, n. 2, pp. 75-90, mar. 2015.

30. M. A. Lerner, "Difference Between Healing and Curing". *Awaken.org*, 7 fev. 2015. Disponível em: <www.awaken.rg/read/view.php?tid=1066>. Acesso em: 22 mar. 2021.

31. D. J. Hauser, N. Schwarz, "The war on prevention: bellicose cancer metaphors hurt (some) prevention intentions". *Personality Health*, v. 14, n. 8, p. 922, ago. 2017.

32. D. Servan-Schreiber, *Anticancer: A New Way of Life*. Nova York: Viking, 2009. [Ed. bras.: *Anticâncer: Prevenir e vencer usando nossas defesas naturais*. São Paulo: Fontanar, 2011.]

33. S. K. Lutgendorf, K. De Geest, D. Bender et al., "Social influences on clinical outcomes of patients with ovarian cancer". *Journal of Clinical Oncology*, v. 30, n. 23, pp. 2885-90, ago. 2012.

34. Anticancer Lifestyle Foundation, "Anticancer lifestyle program". Anticancerlifestyle.org, Concord, 2017. Disponível em: <www.anticancerlifestyle.org>. Acesso em: 22 mar. 2021.

35. P. J. Goodwin, R. T. Chlebowski, "Obesity and cancer: Insights for clinicians". *Journal of Clinical Oncology*, v. 34, n. 35, pp. 4197-202, dez. 2016.

36. P. Cormie, E. M. Zopf, X. Zhang, K. H. Schmitz, "The impact of exercise on cancer mortality, recurrence, and treatment-related adverse effects". *Epidemiologic Reviews*, v. 39, n. 1, pp. 71-92, jan. 2017.

37. M. L. McCullough, A. V. Patel, L. H. Kushi et al., "Following cancer prevention guidelines reduces risk of cancer, cardiovascular disease, and all-cause mortality". *Cancer Epidemiology, Biomarkers and Prevention*, v. 20, n. 6, pp. 1089-97, jun. 2011.

38. P. F. Innominato, D. Spiegel, A. Ulusakarya et al., "Subjective sleep and overall survival in chemotherapy-naive patients with metastatic colorectal cancer". *Sleep Medicine*, v. 16, n. 3, pp. 391-8, mar. 2015.

39. M. Jan, S. E. Bonn, A. Sjolander et al., "The roles of stress and social support in prostate cancer mortality". *Scandinavian Journal of Urology*, v. 50, n. 1, pp. 47-55, ago. 2016.

3. MAS, AFINAL, O QUE CAUSA O CÂNCER? [pp. 59-68]

1. D. Hanahan, R. A. Weinberg, "Hallmarks of cancer: The next generation". *Cell*, v. 144, n. 5, pp. 646-74, mar. 2011.

2. S. Wu, S. Powers, W. Zhu, Y. A. Hannun, "Substantial contribution of extrinsic risk factors to cancer development". *Nature*, v. 529, n. 7584, pp. 43-7, jan. 2016.

3. C. Tomasetti, B. Vogelstein, "Variation in cancer risk among tissues can be explained by the number of stem cell divisions". *Science*, v. 347, n. 6217, p. 78, jan. 2015.

4. C. Tomasetti, L. Li, B. Vogelstein, "Stem cell divisions, somatic mutations, cancer etiology, and cancer prevention". *Science*, v. 355, n. 6331, p. 1330, mar. 2017.

5. American Institute for Cancer Research, "The AICR 2015 cancer risk awareness survey report". Aicr.org, Washington, 2015. Disponível em: <www.aicr.org/assets/docs/pdf/education/aicr-awareness-report-2015.pdf>. Acesso em: 24 mar. 2021.

6. J. E. Garber, K. Offit, "Hereditary cancer predisposition syndromes". *Journal of Clinical Oncology*, v. 23, n. 2, pp. 276-92, jan. 2005.

7. P. Lichtenstein, N. V. Holm, P. K. Verkasalo et al., "Environmental and heritable factors in the causation of cancer: analyses of cohorts of twins from Sweden, Denmark, and Finland". *New England Journal of Medicine*, v. 343, n. 2, pp. 78-85, jul. 2000.

8. National Cancer Institute, "BRCA1 and BRCA2: Cancer risk and genetic testing". Cancer.gov, Washington, 1º abr. 2015. Disponível em: <www.cancer.gov/about-cancer/causes-prevention/genetics/brca-fact-sheet-q9>. Acesso em: 24 mar. 2021.

9. American Institute for Cancer Research, "Nearly 50% of the most common cancers can be prevented". Aicr.org, Washington, 2017. Disponível em: <www.aicr.org/learn-more-about-cancer/infographics/nearly-50-infographic.html>. Acesso em: 24 mar. 2021.

10. International Agency for Research on Cancer, "IARC monographs of the evaluation of carcenogenic risks to humans". *World Health Organization*, 2017. Disponível em: <www.monographs.iarc.fr>. Acesso em: 24 mar. 2021.

11. Centers for Disease Control and Prevention, "Agency for Toxic Substances and Disease Registry". ATSDR, Washington, 27 nov. 2017. Disponível em: <www.atsdr.cdc.gov>. Acesso em: 24 mar. 2021.

12. American Association for Cancer Research, "AACR cancer progress report. Preventing cancer: Understanding risk factors". *AACR*, Filadélfia, 2020. Disponível em: <www.cancerprogressreport.org/Pages/cpr17-preventing-cancer.aspx>. Acesso em: 24 mar. 2021.

13. P. Anand, A. B. Kunnumakara, C. Sundaram et al., "Cancer is a preventable disease that requires major lifestyle changes". *Pharmaceutical Research*, v. 25, n. 9, pp. 2097-116, set. 2008.

14. National Toxicology Program, "Report on carcinogens, fourteenth edition", U.S. Department of Health and Human Services, Public Health Service, 2016b.

15. N. K. LoConte, A. M. Brewster, J. S. Kaur, J. K. Merrill, A. J. Alberg, "Alcohol and cancer: A statement of the American Society of Clinical Oncology". *Journal of Clinical Oncology*, JCO2017761155, nov. 2017.

16. D. E. Nelson, D. W. Jarman, J. Rehm et al., "Alcohol-attributable cancer deaths and years of potential life lost in the United States". *American Journal of Public Health*, v. 103, n. 4, pp. 641-8, abr. 2013.

17. World Health Organization, "Tobacco Free Initiative (TFI): Fact sheet about health benefits of smoking cessation". *WHO*, 2017. Disponível em: <www.who.int/tobacco/quitting/benefits/en>. Acesso em: 24 mar. 2021.

18. A. Parsons, A. Daley, R. Begh, P. Aveyard, "Influence of smoking cessation after diagnosis of early stage lung cancer on prognosis: Systematic review of observational studies with meta-analysis". *BMJ*, v. 340, jan. 2010.

19. G. Poschl, H. K. Seitz, "Alcohol and cancer". *Alcohol and Alcoholism*, v. 39, n. 3, pp. 155-65, jun. 2004.

20. H. Kuper, A. Tzonou, E. Kaklamani et al., "Tobacco smoking, alcohol consumption and their interaction in the causation of hepatocellular carcinoma". *International Journal of Cancer*, v. 85, n. 4, pp. 498-502, fev. 2000.

21. A. Prabhu, K. O. Obi, J. H. Rubenstein, "The synergistic effects of alcohol and tobacco consumption on the risk of esophageal squamous cell carcinoma: A meta-analysis". *American Journal of Gastroenterology*, v. 109, n. 6, pp. 822-27, jun. 2014.

22. M. Hashibe, P. Brennan, S. C. Chuang et al., "Interaction between tobacco and alcohol use and the risk of head and neck cancer: Pooled analysis in the inhance consortium". *Cancer Epidemiology, Biomarkers & Prevention*, v. 18, n. 2, pp. 541-50, fev. 2009.

23. T. Lohse, D. Faeh, M. Bopp, S. Rohrmann, "Adherence to the cancer prevention recommendations of the World Cancer Research Fund/American Institute for Cancer Research and Mortality: A census-linked cohort", *American Journal of Clinical Nutrition*, v. 104, n. 3, pp. 678-85, set. 2016.

24. A. C. Vergnaud, D. Romaguera, P. H. Peeters et al., "Adherence to the World Cancer Research Fund/American Institute for Cancer Research guidelines and risk of death in Europe: Results from the European Prospective Investigation into nutrition and cancer cohort study". *American Journal of Clinical Nutrition*, v. 97, n. 5, pp. 1107-20, maio 2013.

25. M. Inoue-Choi, K. Robien, D. Lazovich, "Adherence to the WCRF/AICR guidelines for cancer prevention is associated with lower mortality among older female cancer survivors". *Cancer Epidemiology Biomarkers & Prevention*, v. 22, n. 5, pp. 792-802, maio 2013.

26. G. C. Kabat, C. E. Matthews, V. Kamensky, A. R. Hollenbeck, T. E. Rohan, "Adherence to cancer prevention guidelines and cancer incidence, cancer mortality, and total mortality: A prospective cohort study". *American Journal of Clinical Nutrition*, v. 101, n. 3, pp. 558-69, mar. 2015.

27. C. A. Thomson, M. L. McCullough, B. C. Wertheim et al., "Nutrition and physical activity cancer prevention guidelines, cancer risk, and mortality in the Women's Health Initiative". *Cancer Prevention Research*, v. 7, n. 1, pp. 42-53, jan. 2014.

28. C. Catsburg, A. B. Miller, T. E. Rohan, "Adherence to cancer prevention guidelines and risk of breast cancer". *International Journal of Cancer*, v. 135, n. 10, pp. 2444-52, nov. 2014.

29. A. Nerurkar, "What a Happy Cell Looks Like". *The Atlantic*, Washington, 10 fev. 2015. Disponível em: <www.theatlantic.com/health/archive/2015/02/what-a-happy-cell-looks-like/385000>. Acesso em: 24 mar. 2021.

4. A BUSCA DA CÉLULA PELA IMORTALIDADE [pp. 69-84]

1. E. Bianconi, A. Piovesan, F. Facchin et al., "An estimation of the number of cells in the human body". *Annals of Human Biology*, v. 40, n. 6, pp. 463-71, dez. 2013.

2. X. Dai, L. Xiang, T. Li et al., "Cancer hallmarks, biomarkers and breast cancer molecular subtypes". *Journal of Cancer*, v. 10, n. 7, pp. 1281-94, 2016.

3. D. Hanahan, R. A. Weinberg, "Hallmarks of cancer: The next generation", *Cell*, v. 144, n. 5, pp. 646-74, mar. 2011.

4. J. R. Aunan, W. C. Cho, K. Soreide, "The biology of aging and cancer: A brief overview of shared and divergent molecular hallmarks". *Aging and Disease*, v. 8, n. 5, pp. 628-42, out. 2017.

5. B. Vogelstein, N. Papadopoulos, V. E. Velculescu et al., "Cancer genome landscapes". *Science*, v. 339, n. 6127, pp. 1546-58, mar. 2013.

6. American Cancer Society, *Cancer Facts & Figures 2017*. Atlanta: American Cancer Society, 2017c.

7. X. Han, J. Wang, Y. Sun, "Circulating tumor DNA as biomarkers for cancer detection". *Genomics, Proteomics & Bioinformatics*, v. 15, n. 2, pp. 59-72, abr. 2017.

8. J. Irudayara, "Research could lead to test strips for early cervical cancer detection". *Purdue*, West Lafayette, 28 mar. 2017. Disponível em: <www.purdue.edu/newsroom/releases/2017/Q1/research-could-lead-to-test-strips-for-early-cervical-cancer-detection.html>. Acesso em: 24 mar. 2021.

9. Para uma história maravilhosa sobre o câncer e seu tratamento, ver: S. Mukherjee, *The Emperor of All Maladies: A Biography of Cancer*. Nova York: Simon and Schuster, 2011. [Ed. bras.: *O imperador de todos os males*. São Paulo: Companhia das Letras, 2012.]

10. H. S. Ahn, H. J. Kim, H. G. Welch, "Korea's thyroid-cancer 'epidemic' — screening and overdiagnosis". *New England Journal of Medicine*, v. 371, n. 19, pp. 1765-7, nov. 2014.

11. J. H. Hayes, M. J. Barry, "Screening for prostate cancer with the prostate-specific antigen test: A review of current evidence". *Journal of the American Medical Association*, v. 311, n. 11, pp. 1143-9, mar. 2014.

12. M. R. Cooperberg, J. M. Broering, P. R. Carroll, "Time trends and local variation in primary treatment of localized prostate cancer". *Journal of Clinical Oncology*, v. 28, n. 7, pp. 1117-23, mar. 2010.

13. American Cancer Society, "Watchful waiting or active surveillance for prostate cancer". Cancer.org, Washington, 11 mar. 2016. Disponível em: <www.cancer.org/cancer/prostate-cancer/treating/watchful-waiting.html>. Acesso em: 24 mar. 2021.

14. T. J. Wilt, M. K. Brawer, K. M. Jones et al., "Radical prostatectomy versus observation for localized prostate cancer". *New England Journal of Medicine*, v. 367, n. 3, pp. 203-13, jul. 2012.

15. J. Hegarty, P. V. Beirne, E. Walsh et al., "Radical prostatectomy versus watchful waiting for prostate cancer". *Cochrane Database of Systematic Reviews*, n. 11, nov. 2010.

16. D. A. Barocas, J. Alvarez, M. J. Resnick et al., "Association between radiation therapy, surgery, or observation for localized prostate cancer and patient-reported outcomes after 3 years". *Journal of the American Medical Association*, v. 317, n. 11, pp. 1126-40, mar. 2017.

17. J. C. Hu, L. Kwan, C. S. Saigal, M. S. Litwin, "Regret in men treated for localized prostate cancer". *Journal of Urology*, v. 169, n. 6, pp. 2279-83, jun. 2003.

18. E. J. Groen, L. E. Elshof, L. L. Visser et al., "Finding the balance between over- and under-treatment of ductal carcinoma in situ (DCIS)". *The Breast, v.* 31, Suplemento C, pp. 274-83, fev. 2017.

19. J. R. Benson, I. Jatoi, M. Toi, "Treatment of low-risk ductal carcinoma in situ: is nothing better than something?". *The Lancet Oncology*, v. 17, n. 10, pp. e442-51, out. 2016.

20. L. M. Youngwirth, J. C. Boughey, E. S. Hwang, "Surgery versus monitoring and endocrine therapy for low-risk DCIS: the COMET Trial". *Bulletin of the American College of Surgeons*, v. 102, n. 1, pp. 62-3, jan. 2017.

21. A. Francis, J. Thomas, L. Fallowfield et al. "Addressing overtreatment of screen detected DCIS; the loris trial". *European Journal of Cancer*, v. 51, n. 16, pp. 2296--303, nov. 2015.

22. Talk of the Nation, "Science fiction: The origin of the word 'cancer'". National Public Radio, 22 out. 2010. Disponível em: <www.npr.org/templates/story/story.php?storyId=130754101>. Acesso em: 24 mar. 2021.

23. American Cancer Society, "Evolution of cancer treatments: Chemotherapy". Cancer.org, Washington, 12 jun. 2014. Disponível em: <www.cancer.org/cancer/cancer-basics/history-of-cancer/cancer-treatment-chemo.html>. Acesso em: 24 mar. 2021.

24. National Cancer Institute, "National Cancer Act of 1971". Cancer.gov, Washington, 16 fev. 2016. Disponível em: <www.cancer.gov/about-nci/legislative/history/national-cancer-act-1971>. Acesso em: 24 mar. 2021.

25. National Human Genome Research Institute, "All about the Human Genome Project (HGP)". Genome.gov, Washington, 1º out. 2015. Disponível em: <www.genome.gov/10001772/all-about-the-human-genome-project-hgp>. Acesso em: 24 mar. 2021.

26. D. Hanahan, R. A. Weinberg, "The hallmarks of cancer". *Cell*, v. 100, n. 1, pp. 57-70, jan. 2000.

27. S. K. Lutgendorf, K. DeGeest, L. Dahmoush et al., "Social isolation is associated with elevated tumor norepinephrine in ovarian carcinoma patients". *Brain, Behavior, and Immunity*, v. 25, n. 2, pp. 250-5, fev. 2011.

28. J. M. Zeitzer, B. Nouriani, M. B. Rissling et al., "Aberrant nocturnal cortisol and disease progression in women with breast cancer". *Breast Cancer Research and Treatment*, v. 158, n. 1, pp. 43-50, jul. 2016.

29. Z. Zhang, L. L. Atwell, P. E. Farris, E. Ho, J. Shannon, "Associations between cruciferous vegetable intake and selected biomarkers among women scheduled for breast biopsies". *Public Health Nutrition*, v. 19, n. 7, pp. 1288-95, maio 2016.

30. M. E. Schmidt, A. Meynkohn, N. Habermann et al., "Resistance exercise and inflammation in breast cancer patients undergoing adjuvant radiation therapy: Mediation analysis from a randomized, controlled intervention trial". *International Journal of Radiation Oncology, Biology, Physics*, v. 94, n. 2, pp. 329-37, fev. 2016.

31. D. Roy, M. Morgan, C. Yoo et al., "Integrated bioinformatics, environmental epidemiologic and genomic approaches to identify environmental and molecular links between endometriosis and breast cancer". *International Journal of Molecular Sciences*, v. 16, n. 10, pp. 25285-322, out. 2015.

32. S. W. Cole, A. S. Nagaraja, S. K. Lutgendorf, P. A. Green, A. K. Sood, "Sympathetic nervous system regulation of the tumour microenvironment". *Nature Reviews: Cancer*, v. 15, n. 9, pp. 563-72, set. 2015.

33. S. K. Lutgendorf, E. L. Johnsen, B. Cooper et al., "Vascular endothelial growth factor and social support in patients with ovarian carcinoma". *Cancer*, v. 95, pp. 808--15, ago. 2002.

34. J. M. Saxton, E. J. Scott, A. J. Daley et al., "Effects of an exercise and hypocaloric healthy eating intervention on indices of psychological health status, hypothalamicpituitary-adrenal axis regulation and immune function after early-stage breast cancer: A randomised controlled trial". *Breast Cancer Research*, v. 16, n. 2, p. R39, abr. 2014.

35. G. Fisher, T. C. Hyatt, G. R. Hunter et al., "Effect of diet with and without exercise training on markers of inflammation and fat distribution in overweight women". *Obesity*, v. 19, n. 6, pp. 1131-6, dez. 2011.

36. I. Imayama, C. M. Ulrich, C. M. Alfano et al., "Effects of a caloric restriction weight loss diet and exercise on inflammatory biomarkers in overweight/obese postmenopausal women: A randomized controlled trial". *Cancer Research*, v. 72, n. 9, pp. 2314-26, maio 2012.

37. S. B. Jones, G. A. Thomas, S. D. Hesselsweet et al., "Effect of exercise on markers of inflammation in breast cancer survivors: The Yale exercise and survivorship study". *Cancer Prevention Research*, v. 6, n. 2, dez. 2013.

38. F. K. Tabung, T. T. Fung, J. E. Chavarro et al., "Associations between adherence to the world cancer research fund/American institute for cancer research cancer prevention recommendations and biomarkers of inflammation, hormonal, and insulin response". *International Journal of Cancer*, v. 140, n. 4, pp. 764-76, fev. 2017.

39. A. Boynton, M. L. Neuhouser, M. H. Wener et al., "Associations between healthy eating patterns and immune function or inflammation in overweight or obese postmenopausal women". *American Journal of Clinical Nutrition*, v. 86, n. 5, pp. 1445-55, nov. 2007.

40. K. I. Block, C. Gyllenhaal, L. Lowe et al., "Designing a broad-spectrum integrative approach for cancer prevention and treatment". *Seminars in Cancer Biology*, v. 35, Suplemento, pp. S276-304, dez. 2015.

41. A. Ruiz-Casado, A. Martin-Ruiz, L. M. Perez et al., "Exercise and the hallmarks of cancer". *Trends Cancer*, v. 3, n. 6, pp. 423-41, jun. 2017.

42. G. J. Koelwyn, D. F. Quail, X. Zhang, R. M. White, L. W. Jones, "Exercise--dependent regulation of the tumour microenvironment". *Nature Reviews: Cancer*, v. 17, n. 10, pp. 620-32, set. 2017.

43. M. Picon-Ruiz, C. Morata-Tarifa, J. J. Valle-Goffin, E. R. Friedman, J. M. Slingerland, "Obesity and adverse breast cancer risk and outcome: Mechanistic insights and strategies for intervention". *CA: A Cancer Journal for Clinicians*, v. 67, n. 5, pp. 378--97, set. 2017.

44. W. Demark-Wahnefried, T. J. Polascik, S. L. George et al., "Flaxseed supplementation (not dietary fat restriction) reduces prostate cancer proliferation rates in men presurgery". *Cancer Epidemiology Biomarkers & Prevention*, v. 17, n. 12, pp. 3577-87, dez. 2008.

45. R. Valdés-Ramos, A. D. Benítez-Arciniega, "Nutrition and immunity in cancer". *British Journal of Nutrition*, v. 98, Suplemento 1, pp. S127-132, out. 2007.

46. Y. Cao, R. Langer, "A review of Judah Folkman's remarkable achievements in biomedicine". *Proceedings of the National Academy of Sciences of the United States of America*, v. 105, n. 36, pp. 13203-5, set. 2008.

47. G. H. Lyman, H. L. Moses, "Biomarker tests for molecularly targeted therapies: Laying the foundation and fulfilling the dream". *Journal of Clinical Oncology*, v. 34, n. 17, pp. 2061-6, jun. 2016.

48. S. C. Sodergren, E. Copson, A. White et al., "Systematic review of the side effects associated with anti-her2-targeted therapies used in the treatment of breast cancer, on behalf of the eortc quality of life group". *Targeted Oncology*, v. 11, n. 3, pp. 277-92, jun. 2016.

49. P. A. Ganz, R. S. Cecchini, T. B. Julian et al., "Patient-reported outcomes with anastrozole versus tamoxifen for postmenopausal patients with ductal carcinoma in situ treated with lumpectomy plus radiotherapy (NSABP B-35): A randomised, double-blind, phase 3 clinical trial". *The Lancet*, v. 387, n. 10021, pp. 857-65, fev. 2016.

50. J. Rotow, T. G. Bivona, "Understanding and targeting resistance mechanisms in NSCLC". *Nature Reviews: Cancer*, v. 17, n. 11, pp. 637-58, out. 2017.

51. N. Shibata, K. Nagai, Y. Morita et al., "Development of protein degradation inducers of androgen receptor by conjugation of androgen receptor ligands and inhibitor of apoptosis protein ligands". *Journal of Medicinal Chemistry*, jun. 2017.

52. D. Li, Q. Fu, M. Li et al., "Primary tumor site and anti-EGFR monoclonal antibody benefit in metastatic colorectal cancer: A meta-analysis". *Future Oncology*, v. 13, n. 12, pp. 1115-27, maio 2017.

53. M. P. Pinto, G. I. Owen, I. Retamal, M. Garrido, "Angiogenesis inhibitors in early development for gastric cancer". *Expert Opinion Investigational Drugs*, v. 26, n. 9, pp. 1007-17, set. 2017.

54. L. E. Fulbright, M. Ellermann, J. C. Arthur, "The microbiome and the hallmarks of cancer". *PLoS Pathogens*, v. 13, n. 9, p. e1006480, set. 2017.

55. V. Gopalakrishnan, C. N. Spencer, L. Nezi et al., "Gut microbiome modulates response to anti-PD-1 immunotherapy in melanoma patients". *Science*, nov. 2017.

56. A. A. Hibberd, A. Lyra, A. C. Ouwehand et al., "Intestinal microbiota is altered in patients with colon cancer and modified by probiotic intervention". *BMJ Open Gastroenterol*, v. 4, n. 1, p. e000145, jul. 2017.

57. L. E. Wroblewski, R. M. Peek, K. T. Wilson, "Helicobacter pylori and gastric cancer: Factors that modulate disease risk". *Clinical Microbiology Reviews*, v. 23, n. 4, pp. 713-39, out. 2010.

58. G. Zeller, J. Tap, A. Y. Voigt et al., “Potential of fecal microbiota for early--stage detection of colorectal cancer”. *Molecular Systems Biology*, v. 10, n. 11, p. 766, nov. 2014.

59. National Cancer Institute, “Targeted cancer therapies”. Cancer.gov, Washington, 6 nov. 2017. Disponível em: <www.cancer.gov/about-cancer/treatment/types/targeted-therapies/targeted-therapies-fact-sheet-q6>. Acesso em: 24 mar. 2021.

60. C. J. Tokheim, N. Papadopoulos, K. W. Kinzler, B. Vogelstein, R. Karchin, “Evaluating the evaluation of cancer driver genes”. *Proceedings of the National Academy of Sciences of the United States of America*, v. 113, n. 50, pp. 14330-5, dez. 2016.

61. A. L. Wilson, M. Plebanski, A. N. Stephens, “New trends in anti-cancer therapy: combining conventional chemotherapeutics with novel immunomodulators”. *Current Medicinal Chemistry*, ago. 2017.

62. National Cancer Institute, “Human papillomavirus (HPV) vaccines”. Cancer.gov, Washington, 2 nov. 2016. Disponível em: <www.cancer.gov/about-cancer/causes--prevention/risk/infectious-agents/hpv-vaccine-fact-sheet>. Acesso em: 24 mar. 2021.

63. L. E. Markowitz, S. Hariri, C. Lin et al., “Reduction in human papillomavirus (HPV) prevalence among young women following HPVvaccine introduction in the United States, National Health and Nutrition Examination Surveys, 2003-2010”. *Journal of Infectious Diseases*, v. 208, n. 3, pp. 385-93, ago. 2013.

64. American Cancer Society, “American Cancer Society recommendations for human papillomavirus (HPV) vaccine use”. Cancer.org, Washington, 19 jul. 2016. Disponível em: <www.cancer.org/cancer/cancer-causes/infectious-agents/hpv/acs-recommendations-for-hpv-vaccine-use.html>. Acesso em: 24 mar. 2021.

65. American Cancer Society, “American Cancer Society endorses two-dose regimen for HPV vaccination: Guideline updated to reflect recent federal recommendation”. ScienceDaily, Rockville, 7 fev. 2017. Disponível em: <www.sciencedaily.com/releases/2017/02/170207092811.htm>. Acesso em: 24 mar. 2021.

66. S. R. Husain, J. Han, P. Au, K. Shannon, R. K. Puri, “Gene therapy for cancer: Regulatory considerations for approval”. *Cancer Gene Therapy*, v. 22, n. 12, pp. 554-63, dez. 2015.

67. A. Trounson, C. McDonald, “Stem cell therapies in clinical trials: Progress and challenges”. *Cell Stem Cell*, v. 17, n. 1, pp. 11-22, jul. 2015.

5. A EPIGENÉTICA DA PREVENÇÃO [pp. 85-96]

1. S. Wu, S. Powers, W. Zhu, Y. A. Hannun, “Substantial contribution of extrinsic risk factors to cancer development”. *Nature*, v. 529, n. 7584, pp. 43-7, jan. 2016.

2. M. Gerlinger, A. J. Rowan, S. Horswell et al., “Intratumor heterogeneity and branched evolution revealed by multiregion sequencing”. *New England Journal of Medicine*, v. 366, n. 10, pp. 883-92, mar. 2012.

3. D. Ornish, J. Lin, J. M. Chan et al., “Effect of comprehensive lifestyle changes on telomerase activity and telomere length in men with biopsy-proven low-risk prostate

cancer: 5-year follow-up of a descriptive pilot study". *The Lancet Oncology*, v. 14, n. 11, pp. 1112-20, out. 2013.

4. D. Ornish, M. J. Magbanua, G. Weidner et al., "Changes in prostate gene expression in men undergoing an intensive nutrition and lifestyle intervention". *Proceedings of the National Academy of Sciences of the United States of America*, v. 105, n. 24, pp. 8369-74, jun. 2008.

5. W. Demark-Wahnefried, E. A. Platz, J. A. Ligibel et al., "The role of obesity in cancer survival and recurrence". *Cancer Epidemiology, Biomarkers & Prevention*, v. 21, n. 8, pp. 1244-59, jun. 2012.

6. L. Delgado-Cruzata, W. Zhang, J. A. McDonald et al., "Dietary modifications, weight loss, and changes in metabolic markers affect global DNA methylation in Hispanic, African American, and Afro-Caribbean breast cancer survivors". *Journal of Nutrition*, v. 145, n. 4, pp. 783-90, abr. 2015.

7. Z. Li, W. J. Aronson, J. R. Arteaga et al., "Feasibility of a low-fat/high-fiber diet intervention with soy supplementation in prostate cancer patients after prostatectomy". *European Journal of Clinical Nutrition*, v. 62, n. 4, pp. 526-36, abr. 2008.

8. S. K. Lutgendorf, K. DeGeest, L. Dahmoush et al., "Social isolation is associated with elevated tumor norepinephrine in ovarian carcinoma patients". *Brain, Behavior, and Immunity*, v. 25, n. 2, pp. 250-5, fev. 2011.

9. Y. C. Yang, M. K. McClintock, M. Kozloski, T. Li, "Social isolation and adult mortality: The role of chronic inflammation and sex differences". *Journal of Health and Social Behavior*, v. 54, n. 2, pp. 183-203, jun. 2013.

10. E. Motevaseli, A. Dianatpour, S. Ghafouri-Fard, "The role of probiotics in cancer treatment: Emphasis on their in vivo and in vitro anti-metastatic effects", *International Journal of Molecular Cellular Medicine*, v. 6, n. 2, pp. 66-76, primavera 2017.

11. K. L. Chen, P. Jung, E. Kulkoyluoglu-Cotul et al., "Impact of diet and nutrition on cancer hallmarks". *Journal of Cancer Prevention & Current Research*, v. 7, n. 4, p. 00240, fev. 2017.

12. A. Ruiz-Casado, A. Martin-Ruiz, L. M. Perez et al., "Exercise and the hallmarks of cancer". *Trends in Cancer*, v. 3, n. 6, pp. 423-41, jun. 2017.

13. L. Cohen, S. W. Cole, A. K. Sood et al., "Depressive symptoms and cortisol rhythmicity predict survival in patients with renal cell carcinoma: Role of inflammatory signaling". *PloS One*, v. 7, n. 8, p. e42324, ago. 2012.

14. J. Lin, J. A. Blalock, M. Chen et al., "Depressive symptoms and short telomere length are associated with increased mortality in bladder cancer patients". *Cancer Epidemiology, Biomarkers & Prevention*, v. 24, n. 2, pp. 336-43, fev. 2015.

15. L. E. Carlson, T. L. Beattie, J. Giese-Davis et al., "Mindfulness-based cancer recovery and supportive-expressive therapy maintain telomere length relative to controls in distressed breast cancer survivors". *Cancer*, v. 121, n. 3, pp. 476-84, fev. 2015.

16. M. R. Irwin, R. Olmstead, E. C. Breen et al., "Tai chi, cellular inflammation, and transcriptome dynamics in breast cancer survivors with insomnia: A randomized controlled trial". *Journal of the National Cancer Institute Monographs*, v. 2014, n. 50, pp. 295-301, nov. 2014.

17. M. K. Bhasin, J. A. Dusek, B. H. Chang et al., "Relaxation response induces temporal transcriptome changes in energy metabolism, insulin secretion and inflammatory pathways". *PloS One*, v. 8, n. 5, p. e62817, maio 2013.

18. S. W. Cole, "Human social genomics". *Plos Genetics*, v. 10, n. 8, p. e1004601, ago. 2014.

19. S. W. Cole, L. C. Hawkley, J. M. Arevalo et al., "Social regulation of gene expression in human leukocytes". *Genome Biology*, v. 8, n. 9, R189, set. 2007.

20. S. W. Cole, M. E. Levine, J. M. Arevalo et al., "Loneliness, eudaimonia, and the human conserved transcriptional response to adversity". *Psychoneuroendocrinology*, v. 6, pp. 11-7, dez. 2015.

21. S. W. Cole, G. Conti, J. M. Arevalo et al., "Transcriptional modulation of the developing immune system early life social adversity". *Proceedings of the National Academy of Sciences of the United States of America*, v. 109, n. 50, pp. 20578-83, dez. 2012.

22. V. J. Felitti, R. F. Anda, D. Nordenberg et al., "Relationship of childhood abuse and household dysfunction to many of the leading causes of death in adults. The adverse childhood experiences (ACE) study". *American Journal of Preventive Medicine*, v. 14, n. 4, pp. 245-58, maio 1998.

23. M. Kelly-Irving, B. Lepage, D. Dedieu et al., "Childhood adversity as a risk for cancer: Findings from the 1958 British birth cohort study". *BMC Public Health*, v. 13, p. 767, ago. 2013.

24. K. Hughes, M. A. Bellis, K. A. Hardcastle et al., "The effect of multiple adverse childhood experiences on health: A systematic review and meta-analysis". *The Lancet Public Health*, v. 2, n. 8, pp. e356-66, ago. 2017.

25. M. H. Antoni, S. K. Lutgendorf, B. Blomberg et al., "Cognitive-behavioral stress management reverses anxiety-related leukocyte transcriptional dynamics". *Biological Psychiatry*, v. 71, n. 4, pp. 366-72, fev. 2012a.

26. Blueprint Epigenome, "A blueprint of haemtopoietic epigenomes". Nijmegen, Holanda, 2017. Disponível em: <www.blueprint-epigenome.eu>. Acesso em: 24 mar. 2021.

27. Johns Hopkins University School of Medicine, "Center for the Epigenetics of Common Human Disease". Baltimore, 2017. Disponível em: <www.hopkinsmedicine.org/epigenetics/index.html>. Acesso em: 24 mar. 2021.

28. Winship Cancer Institute, "Interview with Dr. Jean-Pierre Issa". CancerQuest Atlanta, 2016. Disponível em: <www.cancerquest.org/media-center/cancer-research-interviews/dr-jean-pierre-issa>. Acesso em: 24 mar. 2021.

29. R. Yehuda, L. M. Bierer, "Transgenerational transmission of cortisol and PTSD risk". *Progress in Brain Research*, v. 167, pp. 121-35, nov. 2008.

30. R. Yehuda, N. P. Daskalakis, L. M. Bierer et al., "Holocaust exposure induced intergenerational effects on FKBP5 methylation". *Biological Psychiatry*, v. 80, n. 5, pp. 372-80, set. 2016.

31. M. P. Groot, R. Kooke, N. Knoben et al., "Effects of multi-generational stress exposure and offspring environment on the expression and persistence of transgenerational effects in arabidopsis thaliana". *PloS One*, v. 11, n. 3, p. e0151566, mar. 2016.

32. A. Klosin, E. Casas, C. Hidalgo-Carcedo, T. Vavouri, B. Lehner, "Transgenerational transmission of environmental information in C. elegans". *Science*, v. 356, n. 6335, pp. 320-3, abr. 2017.

33. B. M. Herrera, S. Keildson, C. M. Lindgren, "Genetics and epigenetics of obesity". *Maturitas*, v. 69, n. 1, pp. 41-9, maio 2011.

34. V. Veenendaal, R. C. Painter, S. R. de Rooij et al., "Transgenerational effects of prenatal exposure to the 1944-5 Dutch famine". *bjog: An International Journal of Obstetrics and Gynaecology*, v. 120, n. 5, pp. 548-53, abr. 2013.

35. E. H. Blackburn, E. S. Epel, "Telomeres and adversity: Too toxic to ignore". *Nature*, v. 490, n. 7419, pp. 169-71, out. 2012.

36. K. Rogers, "Epigenetics: A turning point in our understanding of heredity". *Scientific American*, Nova York, 16 jan. 2012. Disponível em: <www.blogs.scientificamerican.com/guest-blog/epigenetics-a-turning-point-in-our-understanding-of-heredity/#>. Acesso em: 24 mar. 2021.

37. American Cancer Society, "DES exposure: Questions and answers". Cancer.org, Washington, 10 jun. 2015. Disponível em: <www.cancer.org/cancer/cancer-causes/medical-treatments/des-exposure.html>. Acesso em: 24 mar. 2021.

38. L. Titus-Ernstoff, R. Troisi, E. E. Hatch et al., "Offspring of women exposed in utero to diethylstilbestrol (DES): A preliminary report of benign and malignant pathology in the third generation". *Epidemiology*, v. 19, n. 2, pp. 251-7, mar. 2008.

39. M. K. Skinner, M. Manikkam, C. Guerrero-Bosagna, "Epigenetic transgenerational actions of environmental factors in disease etiology". *Trends in Endocrinology and Metabolism*, v. 21, n. 4, pp. 214-22, abr. 2010.

40. F. Perera, J. Herbstman, "Prenatal environmental exposures, epigenetics, and disease". *Reproductive Toxicology*, v. 31, n. 3, pp. 363-73, jan. 2011.

41. J. M. Gray, S. Rasanayagam, C. Engel, J. Rizzo, "State of the evidence 2017: An update on the connection between breast cancer and the environment". *Environmental Health*, v. 16, n. 1, p. 94, set. 2017.

42. Z. M. Zhao, B. Zhao, Y. Bai et al., "Early and multiple origins of metastatic lineages within primary tumors", *Proceedings of the National Academy of Sciences of the United States of America*, v. 113, n. 8, pp. 2140-5, fev. 2016.

43. Z. Kashef, "Yale study examines evolution of cancer". *YaleNews*, New Haven, 8 fev. 2016. Disponível em: <www.news.yale.edu/2016/02/08/yale-study-examines-evolution-cancer>. Acesso em: 24 mar. 2021.

6. SINERGIA E O MIX DE SEIS [pp. 97-111]

1. S. W. Cole, A. S. Nagaraja, S. K. Lutgendorf, P. A. Green, A. K. Sood, "Sympathetic nervous system regulation of the tumour microenvironment". *Nature Reviews: Cancer*, v. 15, n. 9, pp. 563-72, set. 2015.

2. S. K. Lutgendorf, B. L. Andersen, "Biobehavioral approaches to cancer progression and survival: Mechanisms and interventions". *American Psychologist* 70, n. 2, pp. 186-97, mar. 2015.

3. C. P. Fagundes, K. W. Murdock, D. A. Chirinos, P. A. Green, "Biobehavioral pathways to cancer incidence, progression, and quality of life". *Current Directions in Psychological Science*, nov. 2017.

4. R. J. Davidson, B. S. McEwen, "Social influences on neuroplasticity: Stress and interventions to promote well-being". *Nature Neuroscience*, v. 15, n. 5, pp. 689-95, abr. 2012.

5. S. Sephton, D. Spiegel, "Circadian disruption in cancer: A neuroendocrine-immune pathway from stress to disease?". *Brain, Behavior, and Immunity*, v. 17, n. 5, pp. 321-8, out. 2003.

6. M. R. Irwin, "Why sleep is important for health: A psychoneuroimmunology perspective". *Annual Review of Psychology*, v. 66, n. 1, pp. 143-72, jan. 2015.

7. M. R. Irwin, R. Olmstead, J. E. Carroll, "Sleep disturbance, sleep duration, and inflammation: A systematic review and meta-analysis of cohort studies and experimental sleep deprivation". *Biological Psychiatry*, v. 80, n. 1, pp. 40-52, jul. 2016.

8. I. M. Lee, E. J. Shiroma, F. Lobelo et al., "Effect of physical inactivity on major non-communicable diseases worldwide: An analysis of burden of disease and life expectancy". *The Lancet*, v. 380, n. 9838, pp. 219-29.

9. L. Cohen, A. Jefferies, "Comprehensive lifestyle change: Harnessing synergy to improve cancer outcomes". *Journal of the National Cancer Institute Monographs*, n. 52 nov. 2017.

10. D. Romaguera, E. Graciá-Lavedan, A. Molinuevo et al., "Adherence to nutritionbased cancer prevention guidelines and breast, prostate and colorectal cancer risk in the MCC-Spain case-control study". *International Journal of Cancer*, v. 141, n. 1, pp. 83-93, jul. 2017.

11. F. Bravi, J. Polesel, W. Garavello et al., "Adherence to the World Cancer Research Fund/American Institute for Cancer research recommendations and head and neck cancers risk". *Oral Oncology*, v. 6, pp. 59-64, jan. 2017.

12. A. C. Vergnaud, D. Romaguera, P. H. Peeters et al., "Adherence to the World Cancer Research Fund/American Institute for Cancer Research guidelines and risk of death in Europe: Results from the European Prospective Investigation into nutrition and cancer cohort study". *American Journal of Clinical Nutrition*, v. 97, n. 5, pp. 1107-20, maio 2013.

13. B. L. Andersen, W. B. Farrar, D. M. Golden-Kreutz et al., "Psychological, behavioral, and immune changes after a psychological intervention: A clinical trial". *Journal of Clinical Oncology*, v. 22, n. 17, pp. 3570-80, set. 2004.

14. B. L. Andersen, H. C. Yang, W. B. Farrar et al., "Psychologic intervention improves survival for breast cancer patients: A randomized clinical trial". *Cancer*, v. 113, n. 12, pp. 3450-8, dez. 2008.

15. B. L. Andersen, L. M. Thornton, C. L. Shapiro et al., "Biobehavioral, immune, and health benefits following recurrence for psychological intervention participants". *Clinical Cancer Research*, v. 16, n. 12, pp. 3270-8, jun. 2010.

16. B. L. Andersen, W. B. Farrar, D. Golden-Kreutz et al., "Distress reduction from a psychological intervention contributes to improved health for cancer patients". *Brain, Behavior, and Immunity*, v. 21, n. 7, pp. 953-61, out. 2007.

17. B. L. Andersen, R. A. Shelby, D. M. Golden-Kreutz, "RCT of a psychological intervention for patients with cancer: I. Mechanisms of change". *Journal of Consulting and Clinical Psychology*, v. 75, n. 6, pp. 927-38, dez. 2007.

18. D. Ornish, G. Weidner, W. R. Fair et al., "Intensive lifestyle changes may affect the progression of prostate cancer". *Journal of Urology*, v. 174, n. 3, pp. 1065-9; discussão 1069-70, set. 2005.

19. D. Ornish, J. Lin, J. M. Chan et al., "Effect of comprehensive lifestyle changes on telomerase activity and telomere length in men with biopsy-proven low-risk prostate cancer: 5-year follow-up of a descriptive pilot study". *The Lancet Oncology*, v. 14, n. 11, pp. 1112-20, out. 2013.

20. D. Ornish, M. J. Magbanua, G. Weidner et al., "Changes in prostate gene expression in men undergoing an intensive nutrition and lifestyle intervention". *Proceedings of the National Academy of Sciences of the United States of America*, v. 105, n. 24, pp. 8369-74, jun. 2008.

21. D. Lemanne, K. I. Block, B. R. Kressel, V. P. Sukhatme, J. D. White, "A case of complete and durable molecular remission of chronic lymphocytic leukemia following treatment with epigallocatechin-3-gallate, an extract of green tea". *Cureus*, v. 7, n. 12, p. e441, dez. 2015.

22. G. Sabin, D. Lemanne. *n of 1: One Man's Harvard-Documented Remission of Incurable Cancer Using Only Natural methods*. Silver Spring, MD: FON Press, 2016.

PARTE DOIS: O MIX DE SEIS

7. AMOR E APOIO SOCIAL COMO ALICERCES [pp. 115-54]

1. N. D. Anderson, T. Damianakis, E. Kroger et al., "The benefits associated with volunteering among seniors: A critical review and recommendations for future research". *Psychological Bulletin*, v. 140, n. 6, pp. 1505-33, nov. 2014.

2. M. A. Okun, E. W. Yeung, S. Brown, "Volunteering by older adults and risk of mortality: A meta-analysis". *Psychology and Aging*, v. 28, n. 2, pp. 564-77, jun. 2013.

3. C. E. Jenkinson, A. P. Dickens, K. Jones et al., "Is volunteering a public health intervention? A systematic review and meta-analysis of the health and survival of volunteers". *BMC Public Health*, v. 13, n. 1, p. 773, ago. 2013.

4. L. Ayalon, "Volunteering as a predictor of all-cause mortality: What aspects of volunteering really matter?". *International Psychogeriatrics*, v. 20, n. 5 out. 2008, pp. 1000-13.

5. B. E. Kok, K. A. Coffey, M. A. Cohn et al., "How positive emotions build physical health: Perceived positive social connections account for the upward spiral between positive emotions and vagal tone". *Psychological Science*, v. 24, n. 7, pp. 1123--32, jul. 2013.

6. J. Dyavanapalli, O. Dergacheva, X. Wang, D. Mendelowitz, "Parasympathetic vagal control of cardiac function". *Current Hypertension Reports*, v. 18, n. 3, p. 22, mar. 2016.

7. S. W. Porges, J. A. Doussard-Roosevelt, A. K. Maiti, "Vagal tone and the physiological regulation of emotion". *Monographs of the Society for Research in Child Development*, v. 59, n. 2-3, pp. 167-86, fev. 1994.

8. L. S. Smith, P. A. Dmochowski, D. W. Muir, B. S. Kisilevsky, "Estimated cardiac vagal tone predicts fetal responses to mother's and stranger's voices". *Developmental Psychobiology*, v. 49, n. 5, pp. 543-7, jul. 2007.

9. J. F. Thayer, S. S. Yamamoto, J. F. Brosschot, "The relationship of autonomic imbalance, heart rate variability and cardiovascular disease risk factors". *International, Journal of Cardiology, v.* 141, n. 2, pp. 122-31, maio 2010.

10. J. M. Dekker, E. G. Schouten, P. Klootwijk et al., "Heart rate variability from short electrocardiographic recordings predicts mortality from all causes in middle-aged and elderly men: The Zutphen study". *American Journal of Epidemiology*, v. 145, n. 10, pp. 899-908, maio 1997.

11. X. Zhou, Z. Ma, L. Zhang et al., "Heart rate variability in the prediction of survival in patients with cancer: A systematic review and meta-analysis". *Journal of Psychosomatic Research*, v. 89, pp. 20-5, out. 2016.

12. A. Kogan, C. Oveis, E. W. Carr et al., "Vagal activity is quadratically related to prosocial traits, prosocial emotions, and observer perceptions of prosociality". *Journal of Personality and Social Psychology*, v. 107, n. 6, pp. 1051-63, dez. 2014.

13. B. H. Gottlieb, E. D. Wachala, "Cancer support groups: A critical review of empirical studies". *Psycho-Oncology*, v. 16, n. 5, pp. 379-400, maio 2007.

14. L. M. Hoey, S. C. Ieropoli, V. M. White, M. Jefford, "Systematic review of peer-support programs for people with cancer". *Patient Education and Counseling*, v. 70, n. 3, pp. 315-37, mar. 2008.

15. B. Nausheen, Y. Gidron, R. Peveler, R. Moss-Morris, "Social support and cancer progression: A systematic review". *Journal of Psychosomatic Research*, v. 67, n. 5, pp. 403-15, nov. 2009.

16. B. N. Uchino, "Social support and health: A review of physiological processes potentially underlying links to disease outcomes". *Journal of Behavioral Medicine*, v. 29, n. 4, pp. 377-87, ago. 2006.

17. C. L. Decker, "Social support and adolescent cancer survivors: A review of the literature". *Psycho-Oncology*, v. 16, n. 1, pp. 1-11, jan. 2007.

18. S. Hughes, L. M. Jaremka, C. M. Alfano et al., "Social support predicts inflammation, pain, and depressive symptoms: Longitudinal relationships among breast cancer survivors". *Psychoneuroendocrinology*, v. 42, pp. 38-44, abr. 2014.

19. M. Karin, F. R. Greten, "NF-kappaB: Linking inflammation and immunity to cancer development and progression". *Nature Reviews: Immunology*, v. 5, n. 10, pp. 749--59, out. 2005.

20. D. Ribatti, "Inflammation and Cancer". In: *Inflammation and Angiogenesis*. Cham, Suíça: Springer International Publishing, 2007, pp. 17-24.

21. C. H. Kroenke, Y. L. Michael, E. M. Poole et al., "Postdiagnosis social networks and breast cancer mortality in the after breast cancer pooling project". *Cancer*, v. 123, n. 7, pp. 1228-37, abr. 2017.

22. E. L. García, J. R. Banegas, A. G. Pérez-Regadera, R. H. Cabrera, F. Rodríguez--Artalejo, "Social network and health-related quality of life in older adults: A population-based study in Spain". *Quality of Life Research*, v. 14, n. 2, pp. 511-20, mar. 2005.

23. M. González-Saenz de Tejada, A. Bilbao, M. Bare et al., "Association between social support, functional status, and change in health-related quality of life and changes in anxiety and depression in colorectal cancer patients". *Psycho-Oncology*, v. 26, n. 9, pp. 1263-9, set. 2017.

24. C. Stout, J. Marrow, E. N. Brandt Jr., S. Wolf, "Unusually low incidence of death from myocardial infarction. Study of an Italian American community in Pennsylvania". *Journal of the American Medical Association*, v. 188, pp. 845-9, jun. 1964.

25. B. Egolf, J. Lasker, S. Wolf, L. Potvin, "The Roseto effect: A 50-year comparison of mortality rates". *American Journal of Public Health*, v. 82, n. 8, pp. 1089-92, ago. 1992.

26. D. Buettner, *The Blue Zones: 9 Lessons for Living Longer from the People Who've Lived the Longest*. Washington, D.C.: National Geographic, 2012.

27. M. Suzuki, D. C. Willcox, B. Willcox, "Okinawa centenarian study: Investigating healthy aging among the world's longest-lived people". In: *Encyclopedia of Geropsychology*, ed. Nancy A. Pachana. Cingapura: Springer Singapore, 2017, pp. 1-5.

28. K. L. Weihs, S. J. Simmens, J. Mizrahi et al., "Dependable social relationships predict overall survival in stages II and III breast carcinoma patients". *Journal of Psychosomatic Research*, v. 59, n. 5, pp. 299-306, nov. 2005.

29. J. G. Trudel, N. Leduc, S. Dumont, "Perceived communication between physicians and breast cancer patients as a predicting factor of patients' health-related quality of life: A longitudinal analysis". *Psycho-Oncology*, v. 23, n. 5, pp. 531-8, maio 2014.

30. S. Swartzman, J. N. Booth, A. Munro, F. Sani, "Posttraumatic stress disorder after cancer diagnosis in adults: A meta-analysis". *Depression and Anxiety*, v. 34, n. 4, pp. 327-39, abr. 2017.

31. D. J. Goldsmith, G. A. Miller, "Conceptualizing how couples talk about cancer". *Health Communication*, v. 29, n. 1, pp. 51-63, fev. 2014.

32. Y. C. Yang, M. K. McClintock, M. Kozloski, T. Li, "Social isolation and adult mortality: The role of chronic inflammation and sex differences". *Journal of Health and Social Behavior*, v. 54, n. 2, pp. 183-203, jun. 2013.

33. S. L. Gomez, S. Shariff-Marco, M. DeRouen et al., "The impact of neighborhood social and built environment factors across the cancer continuum: Current research, methodological considerations, and future directions". *Cancer*, v. 121, n. 14, pp. 2314-30, jul. 2015.

34. A. A. Aizer, M. H. Chen, E. P. McCarthy et al., "Marital status and survival in patients with cancer". *Journal of Clinical Oncology*, v. 31, n. 31, pp. 3869-76, nov. 2013.

35. J. Holt-Lunstad, T. B. Smith, M. Baker, T. Harris, D. Stephenson, "Loneliness and social isolation as risk factors for mortality: A meta-analytic review". *Perspectives on Psychological Science*, v. 10, n. 2, pp. 227-37, mar. 2015.

36. A. Strachman, S. L. Gable, "What you want (and do not want) affects what you see (and do not see): Avoidance social goals and social events". *Personality & Social Psychology Bulletin*, v. 32, n. 11, pp. 1446-58, nov. 2006.

37. J. D. Creswell, M. R. Irwin, L. J. Burklund et al., "Mindfulness-based stress reduction training reduces loneliness and pro-inflammatory gene expression in older adults: A small randomized controlled trial". *Brain, Behavior, and Immunity*, v. 26, n. 7, pp. 1095-1101, out. 2012.

38. L. F. You, J. R. Yeh, M. C. Su, "Expression profiles of loneliness-associated genes for survival prediction in cancer patients". *Asian Pacific Journal of Cancer Prevention*, v. 15, n. 1, pp. 185-190, fev. 2014.

39. S. W. Cole, "Social regulation of human gene expression: Mechanisms and implications for public health". *American Journal of Public Health*, v. 103, Suplemento 1, pp. S84-92, out. 2013.

40. S. W. Cole, L. C. Hawkley, J. M. Arevalo et al., "Social regulation of gene expression in human leukocytes". *Genome Biology*, v. 8, n. 9, p. R189, set. 2007.

41. D. R. Jutagir, B. B. Blomberg, C. S. Carver et al., "Social well-being is associated with less pro-inflammatory and pro-metastatic leukocyte gene expression in women after surgery for breast cancer". *Breast Cancer Research and Treatment*, v. 165, n. 1, pp. 169-80, ago. 2017.

42. J. M. Knight, J. D. Rizzo, B. R. Logan et al., "Low socioeconomic status, adverse gene expression profiles, and clinical outcomes in hematopoietic stem cell transplant recipients". *Clinical Cancer Research*, v. 22, n. 1, pp. 69-78, jan. 2016.

43. M. G. Cuneo, A. Schrepf, G. M. Slavich et al., "Diurnal cortisol rhythms, fatigue and psychosocial factors in five-year survivors of ovarian cancer". *Psychoneuroendocrinology*, v. 84, pp. 139-42, out. 2017.

44. S. K. Lutgendorf, K. DeGeest, L. Dahmoush et al., "Social isolation is associated with elevated tumor norepinephrine in ovarian carcinoma patients". *Brain, Behavior, and Immunity*, v. 25, n. 2, pp. 250-5, fev. 2011.

45. S. K. Lutgendorf, A. K. Sood, B. Anderson et al., "Social support, psychological distress, and natural killer cell activity in ovarian cancer". *Journal of Clinical Oncology*, v. 23, n. 28, pp. 7105-13, out. 2005.

46. E. S. Costanzo, S. K. Lutgendorf, A. K. Sood et al., "Psychosocial factors and interleukin-6 among women with advanced ovarian cancer". *Cancer*, v. 104, n. 2, pp. 305-13, jul. 2005.

47. S. K. Lutgendorf, K. De Geest, D. Bender et al., "Social influences on clinical outcomes of patients with ovarian cancer". *Journal of Clinical Oncology*, v. 30, n. 23, pp. 2885-90, ago. 2012.

48. K. A. Muscatell, N. I. Eisenberger, J. M. Dutcher, S. W. Cole, J. E. Bower, "Links between inflammation, amygdala reactivity, and social support in breast cancer survivors". *Brain, Behavior, and Immunity*, v. 53, pp. 34-8, mar. 2016.

49. K. S. Madden, M. J. Szpunar, E. B. Brown, "Early impact of social isolation and breast tumor progression in mice". *Brain, Behavior, and Immunity*, v. 30, Suplemento, pp. S135-41, mar. 2013.

50. B. Nausheen, N. J. Carr, R. C. Peveler et al., "Relationship between loneliness and proangiogenic cytokines in newly diagnosed tumors of colon and rectum". *Psychosomatic Medicine*, v. 72, n. 9, pp. 912-6, nov. 2010.

51. S. K. Lutgendorf, E. L. Johnsen, B. Cooper et al., "Vascular endothelial growth factor and social support in patients with ovarian carcinoma". *Cancer*, v. 95, pp. 808--15, ago. 2002.

52. C. P. Fagundes, L. M. Jaremka, R. Glaser et al., "Attachment anxiety is related to Epstein-Barr virus latency". *Brain, Behavior, and Immunity*, v. 41, pp. 232-8, out. 2014.

53. M. Lekander, C. J. Furst, S. Rotstein, H. Blomgren, M. Fredrikson, "Social support and immune status during and after chemotherapy for breast cancer". *Acta Oncologica*, v. 35, n. 1, pp. 31-7, jul. 1996.

54. L. M. Tomfohr, K. M. Edwards, J. W. Madsen, P. J. Mills, "Social support moderates the relationship between sleep and inflammation in a population at high risk for developing cardiovascular disease". *Psychophysiology*, v. 52, n. 12, pp. 1689-97, dez. 2015.

55. Y. C. Yang, T. Li, S. M. Frenk, "Social network ties and inflammation in U.S. adults with cancer". *Biodemography and Social Biology*, v. 60, n. 1, pp. 21-37, maio 2014.

56. P. T. Marucha, T. R. Crespin, R. A. Shelby, B. L. Andersen, "TNF-alpha levels in cancer patients relate to social variables". *Brain, Behavior, and Immunity*, v. 19, n. 6, pp. 521-5, nov. 2005.

57. A. Hinzey, M. M. Gaudier-Diaz, M. B. Lustberg, A. C. DeVries, "Breast cancer and social environment: Getting by with a little help from our friends". *Breast Cancer Research*, v. 18, n. 1, p. 54, maio 2016.

58. S. K. Lutgendorf, K. DeGeest, L. Dahmoush et al., "Social isolation is associated with elevated tumor norepinephrine in ovarian carcinoma patients". *Brain, Behavior, and Immunity*, v. 25, n. 2, pp. 250-5, fev. 2011.

59. S. W. Cole, M. E. Levine, J. M. Arevalo et al., "Loneliness, eudaimonia, and the human conserved transcriptional response to adversity". *Psychoneuroendocrinology*, v. 62, pp. 11-7, dez. 2015.

60. G. M. Slavich, S. W. Cole, "The emerging field of human social genomics". *Clinical Psychological Science*, v. 1, n. 3, pp. 331-48, jul. 2013.

61. J. T. Cacioppo, S. Cacioppo, J. P. Capitanio, S. W. Cole, "The neuroendocrinology of social isolation". *Annual Review of Psychology*, v. 66, pp. 733-67, jan. 2015.

62. S. W. Cole, "Social regulation of human gene expression: Mechanisms and implications for public health". *American Journal of Public Health*, v. 103, Suplemento 1, pp. S84-92, out. 2013.

63. S. K. Lutgendorf, K. DeGeest, C. Y. Sung et al., "Depression, social support, and beta-adrenergic transcription control in human ovarian cancer". *Brain, Behavior, and Immunity*, v. 23, n. 2, pp. 176-83, fev. 2009.

64. S. K. Lutgendorf, P. H. Thaker, J. M. Arevalo et al., "Biobehavioral modulation of the exosome transcriptome in ovarian carcinoma". *Cancer*, nov. 2017.

65. D. R. Jutagir, B. B. Blomberg, C. S. Carver et al., "Social well-being is associated with less pro-inflammatory and pro-metastatic leukocyte gene expression in women after surgery for breast cancer". *Breast Cancer Research and Treatment*, v. 165, n. 1, pp. 169-80, ago. 2017.

66. J. M. Knight, J. D. Rizzo, B. R. Logan et al., “Low socioeconomic status, adverse gene expression profiles, and clinical outcomes in hematopoietic stem cell transplant recipients”. *Clinical Cancer Research*, v. 22, n. 1, pp. 69-78, jan. 2016.

67. S. W. Cole, L. C. Hawkley, J. M. Arevalo et al., “Social regulation of gene expression in human leukocytes”. *Genome Biology*, v. 8, n. 9, p. R189, set. 2007.

68. I. Barrera, D. Spiegel, “Review of psychotherapeutic interventions on depression in cancer patients and their impact on disease progression”. *International Review of Psychiatry*, v. 26, n. 1, pp. 31-43, fev. 2014.

69. D. Spiegel, “Minding the body: Psychotherapy and cancer survival”. *British Journal of Health Psychology*, v. 19, n. 3, pp. 465-85, set. 2014.

70. J. Giese-Davis, Y. Brandelli, C. Kronenwetter et al., “Illustrating the multifaceted dimensions of group therapy and support for cancer patients”. *Healthcare (Basel)*, v. 4, n. 3, ago. 2016.

71. A. J. Cunningham, C. V. Edmonds, G. P. Jenkins et al., “A randomized controlled trial of the effects of group psychological therapy on survival in women with metastatic breast cancer”. *Psycho-Oncology*, v. 7, n. 6, pp. 508-17, dez. 1998.

72. J. Giese-Davis, K. Collie, K. M. Rancourt et al., “Decrease in depression symptoms is associated with longer survival in patients with metastatic breast cancer: A secondary analysis”. *Journal of Clinical Oncology*, v. 29, n. 4, pp. 413-20, fev. 2011.

73. D. Spiegel, G. R. Morrow, C. Classen et al., “Group psychotherapy for recently diagnosed breast cancer patients: A multicenter feasibility study”. *Psycho-Oncology*, v. 8, n. 6, pp. 482-93, dez. 1999.

74. D. Spiegel, J. R. Bloom, H. C. Kraemer, E. Gottheil, “Effect of psychosocial treatment on survival of patients with metastatic breast cancer”. *The Lancet*, pp. 888--91, out. 1989.

75. F. I. Fawzy, A. L. Canada, N. W. Fawzy, “Malignant melanoma: Effects of a brief, structured psychiatric intervention on survival and recurrence at 10-year followup”. *Archives of General Psychiatry*, v. 60, n. 1, pp. 100-3, jan. 2003.

76. A. J. Cunningham, “Group psychological therapy: An integral part of care for cancer patients”. *Integrative Cancer Therapies*, v. 1, n. 1, pp. 67-75, discussão 75, mar. 2002.

77. D. Spiegel, “The Connection: Mind Your Body”. Austrália, 2014. Disponível em: <www.theconnection.tv/dr-david-spiegel-ph-d>. Acesso em: 26 mar. 2021.

78. *Commonweal*, “Commonweal”. Bolinas, Califórnia 2017. Disponível em: <www.commonweal.org>. Acesso em: 26 mar. 2021.

79. Caringbridge, “About us”. Disponível em: <www.caringbridge.org/about-us>. Acesso em: 26 mar. 2021.

80. R. J. Leider, *Power of Purpose: Find Meaning, Live Longer, Better*. Oakland, Califórnia: Berrett-Koehler Publishers, 2015. [Ed. bras.: *O poder do propósito*. São Paulo: Mercúryo, 2000.]

81. B. L. Fredrickson, K. M. Grewen, K. A. Coffey et al., “A functional genomic perspective on human well-being”. *Proceedings of the National Academy of Sciences of the United States of America*, v. 110, n. 33, pp. 13684-9, ago. 2013.

82. S. Cohen, "Social relationships and health". *American Psychologist*, v. 59, n. 8, pp. 676-84, nov. 2004.

83. Harvard Medical School, "Harvard study of adult development". Cambridge, 2015. Disponível em: <www.adultdevelopmentstudy.org>. Acesso em: 26 mar. 2021.

84. R. J. Waldinger, M. S. Schulz, "What's love got to do with it?: Social functioning, perceived health, and daily happiness in married octogenarians". *Psychology and Aging*, v. 25, n. 2, pp. 422-31, jun. 2010.

85. L. Mineo, "Good genes are nice, but joy is better: Harvard study, almost 80 years old, has proved that embracing community helps us live longer, and be happier". *Harvard Gazette*, Cambridge, 11 abr. 2017. Disponível em: <www.news.harvard.edu/gazette/story/2017/04/over-nearly-80-years-harvard-study-has-been-showing-how-to-live-a-healthy-and-happy-life>. Acesso em: 26 mar. 2020.

86. R. J. Waldinger, S. Cohen, M. S. Schulz, J. A. Crowell, "Security of attachment to spouses in late life: Concurrent and prospective links with cognitive and emotional wellbeing". *Clinical Psychological Science*, v. 3, n. 4, pp. 516-29, jun. 2015.

87. D. G. Cruess, M. H. Antoni, B. A. McGregor et al., "Cognitive-behavioral stress management reduces serum cortisol by enhancing benefit finding among women being treated for early stage breast cancer". *Psychosomatic Medicine*, v. 62, n. 3, pp. 304-8, jun. 2000.

88. P. Cabral, H. B. Meyer, D. Ames, "Effectiveness of yoga therapy as a complementary treatment for major psychiatric disorders: A meta-analysis". *Primary Care Companion for CNS Disorders*, v. 13, n. 4, jul. 2011.

89. K. D. Chandwani, G. Perkins, H. R. Nagendra et al., "Randomized, controlled trial of yoga in women with breast cancer undergoing radiotherapy". *Journal of Clinical Oncology*, v. 32, n. 10, pp. 1058-65, abr. 2014.

90. C. G. Ratcliff, K. Milbury, K. D. Chandwani et al., "Examining mediators and moderators of yoga for women with breast cancer undergoing radiotherapy". *Integrative Cancer Therapies*, v. 15, n. 3, pp. 250-62, set. 2016.

91. B. A. McGregor, M. H. Antoni, A. Boyers et al., "Cognitive-behavioral stress management increases benefit finding and immune function among women with early-stage breast cancer". *Journal of Psychosomatic Research*, v. 56, n. 1, pp. 1-8, jan. 2004.

92. V. Frankl, *Man's Search for Meaning: An Introduction to Logotherapy*. Boston: Beacon Press, 2006. [Ed. bras.: *Em busca de sentido: Um psicólogo no campo de concentração*. São Paulo: Vozes, 2017.]

93. R. M. Ryan, E. L. Deci, "On happiness and human potentials: A review of research on hedonic and eudaimonic well-being". *Annual Review of Psychology*, v. 52, pp. 141-66, fev. 2001.

94. L. Z. Davis, G. M. Slavich, P. H. Thaker et al., "Eudaimonic well-being and tumor norepinephrine in patients with epithelial ovarian cancer". *Cancer*, v. 121, n. 19, pp. 3543-50, out. 2015.

95. S. K. Nelson-Coffey, M. M. Fritz, S. Lyubomirsky, S. W. Cole, "Kindness in the blood: A randomized controlled trial of the gene regulatory impact of prosocial behavior". *Psychoneuroendocrinology*, v. 81, pp. 8-13, jul. 2017.

96. S. B. Fleishman, P. Homel, M. R. Chen et al., "Beneficial effects of animal-assisted visits on quality of life during multimodal radiation-chemotherapy regimens". *Journal of Community and Supportive Oncology*, v. 13, n. 1, pp. 22-6, jan. 2015.

97. M. Wheeler, "Be happy: Your genes may thank you for it". *News Room UCLA*, Los Angeles, 29 jul. 2013. Disponível em: <www.newsroom.ucla.edu/releases/don-t-worry-be-happy-247644>. Acesso em: 26 mar. 2021.

98. Church Health, "About Church Health". Memphis, 2017. Disponível em: <www.churchhealth.org/about-church-health>. Acesso em: 26 mar. 2021.

99. Anticancer Lifestyle Foundation, "Anticancer Lifestyle Program". Concord, 2017. Disponível em: <www.anticancerlifestyle.org>. Acesso em: 26 mar. 2021.

GUIA DA VIDA ANTICÂNCER PARA O AMOR E O APOIO SOCIAL [pp. 155-61]

1. Stagen Leadership Academy. Disponível em: <www.stagen.com/academy/overview>. Acesso em: 26 mar. 2021.

2. C. E. Jenkinson, A. P. Dickens, K. Jones et al., "Is volunteering a public health intervention? A systematic review and meta-analysis of the health and survival of volunteers". *BMC Public Health*, v. 13, n. 1, pp. 773, ago. 2013.

8. ESTRESSE E RESILIÊNCIA [pp. 163-98]

1. S. K. Lutgendorf, B. L. Andersen, "Biobehavioral approaches to cancer progression and survival: Mechanisms and interventions". *American Psychologist*, v. 70, n. 2, pp. 186-97, mar. 2015.

2. R. Glaser, J. K. Kiecolt-Glaser, "Stress-induced immune dysfunction: Implications for health". *Nature Reviews Immunology*, v. 5, n. 3, pp. 243-51, mar. 2005.

3. S. W. Cole, A. S. Nagaraja, S. K. Lutgendorf, P. A. Green, A. K. Sood, "Sympathetic nervous system regulation of the tumour microenvironment". *Nature Reviews: Cancer*, v. 15, n. 9, pp. 563-72, set. 2015.

4. J. W. Eng, K. M. Kokolus, C. B. Reed et al., "A nervous tumor microenvironment: The impact of adrenergic stress on cancer cells, immunosuppression, and immunotherapeutic response". *Cancer, Immunology, and Immunotherapy*, v. 63, n. 11, pp. 1115-28, nov. 2014.

5. M. R. Hara, J. J. Kovacs, E. J. Whalen et al., "A stress response pathway regulates DNA damage through beta2-adrenoreceptors and beta-arrestin-1". *Nature*, v. 477, n. 7364, pp. 349-53, ago. 2011.

6. H. Lavretsky, P. Siddarth, N. Nazarian et al., "A pilot study of yogic meditation for family dementia caregivers with depressive symptoms: Effects on mental health, cognition, and telomerase activity". *International Journal of Geriatric Psychiatry*, v. 28, n. 1, pp. 57-65, mar. 2013.

7. K. D. Chandwani, G. Perkins, H. R. Nagendra et al., “Randomized, controlled trial of yoga in women with breast cancer undergoing radiotherapy”. *Journal of Clinical Oncology*, v. 32, n. 10, pp. 1058-65, abr. 2014.

8. M. J. Cordova, M. B. Riba, D. Spiegel, “Post-traumatic stress disorder and cancer”. *The Lancet Psychiatry*, v. 4, n. 4, pp. 330-8, abr. 2017.

9. American Psychiatric Association, *Diagnostic and Statistical Manual of Mental Disorders* (*DSM-5*®). Washington, D.C.: American Psychiatric Publishing, 2013.

10. K. D. Stein, K. L. Syrjala, M. A. Andrykowski, “Physical and psychological long-term and late effects of cancer”. *Cancer*, v. 112, Suplemento, pp. 2577-92, 11 jun. 2008.

11. PDQ Supportive and Palliative Care Editorial Board, “Cancer-Related Posttraumatic Stress (PDQ®): Health Professional Version, in PDQ Cancer Information Summaries”. National Cancer Institute (US), 7 jan. 2015. Disponível em: <www.ncbi.nlm.nih.gov/books/NBK65728>. Acesso em: 26 mar. 2021.

12. A. M. H. Krebber, L. M. Buffart, G. Kleijn et al., “Prevalence of depression in cancer patients: A meta-analysis of diagnostic interviews and self-report instruments”. *Psycho-Oncology*, v. 23, n. 2, pp. 121-30, fev. 2014.

13. J. Walker, C. Holm Hansen, P. Martin et al., “Prevalence of depression in adults with cancer: A systematic review”. *Annals of Oncology*, v. 24, n. 4, pp. 895-900, abr. 2013.

14. R. Caruso, M. G. Nanni, M. Riba et al., “Depressive spectrum disorders in cancer: Prevalence, risk factors and screening for depression: A critical review”. *Acta Oncologica*, v. 56, n. 2, pp. 146-55, fev. 2017.

15. A. J. Mitchell, M. Chan, H. Bhatti et al., “Prevalence of depression, anxiety, and adjustment disorder in oncological, haematological, and palliative-care settings: A meta-analysis of 94 interview-based studies”. *The Lancet Oncology*, v. 12, n. 2, pp. 160-74, fev. 2011.

16. M. McCartney, “The fight is on: Military metaphors for cancer may harm patients”. *British Medical Journal*, v. 349, ago. 2014.

17. N. M. Wiggins, “Stop using military metaphors for disease”. *British Medical Journal*, v. 345, jul. 2012.

18. M. A. Lerner, *Choices in Healing: Integrating the Best of Conventional and Complementary Approaches*. Cambridge: MIT Press, 1994.

19. E. Blackburn, E. Epel, *The Telomere Effect: A Revolutionary Approach to Living Younger, Healthier, Longer*. Londres: Grand Central Publishing, 2017. [Ed. bras.: *O segredo está nos telômeros*. São Paulo: Planeta, 2017.]

20. D. Servan-Schreiber, *Not the Last Goodbye: Reflections on Life, Death, Healing and Cancer*. Londres: Pan Macmillan, 2012. [Ed. bras.: *Podemos dizer adeus mais de uma vez*. São Paulo: Fontanar, 2011.]

21. H. Benson, J. W. Lehmann, M. S. Malhotra et al., “Body temperature changes during the practice of g-Tum-mo yoga”. *Nature*, v. 295, n. 5846, pp. 234-6, jan. 1982.

22. A. Lutz, H. A. Slagter, J. D. Dunne, R. J. Davidson, “Attention regulation and monitoring in meditation”. *Trends in Cognitive Sciences*, v. 12, n. 4, pp. 163-9, mar. 2008.

23. A. Lutz, L. L. Greischar, N. B. Rawlings, M. Ricard, R. J. Davidson, "Long-term meditators self-induce high-amplitude gamma synchrony during mental practice". *Proceedings of the National Academy of Sciences of the United States of America*, v. 101, n. 46, pp. 16369-73, nov. 2004.

24. A. Lutz, J. Brefczynski-Lewis, T. Johnstone, R. J. Davidson, "Regulation of the neural circuitry of emotion by compassion meditation: Effects of meditative expertise". *PloS One*, v. 3, n. 3, pp. e1897, mar. 2008.

25. J. Kabat-Zinn, *Full Catastrophe Living: Using the Wisdom of Your Body and Mind to Face Stress, Pain, and Illness*. Nova York: Delta, 2005. [Ed. bras.: *Viver a catástrofe total*. São Paulo: Palas Athena, 2017.]

26. R. J. Davidson, J. Kabat-Zinn, J. Schumacher et al., "Alterations in brain and immune function produced by mindfulness meditation". *Psychosomatic Medicine*, v. 65, n. 4, pp. 564-70, ago. 2003.

27. B. K. Hölzel, E. A. Hoge, D. N. Greve et al., "Neural mechanisms of symptom improvements in generalized anxiety disorder following mindfulness training". *NeuroImage: Clinical*, v. 2, pp. 448-58, mar. 2013.

28. M. A. Rosenkranz, R. J. Davidson, D. G. Maccoon et al., "A comparison of mindfulness based stress reduction and an active control in modulation of neurogenic inflammation". *Brain, Behavior, and Immunity*, v. 27, n. 1, pp. 174-84, jan. 2013.

29. K. Luu, P. A. Hall, "Hatha yoga and executive function: A systematic review". *Journal of Alternative and Complementary Medicine*, v. 22, n. 2, pp. 125-33, fev. 2015.

30. M. K. Leung, W. K. W. Lau, C. C. H. Chan et al., "Meditation-induced neuroplastic changes in amygdala activity during negative affective processing". *Social Neuroscience*, pp. 1-12, abr. 2017.

31. I. Buric, M. Farias, J. Jong, C. Mee, I. A. Brazil, "What is the molecular signature of mind-body interventions? A systematic review of gene expression changes induced by meditation and related practices". *Frontiers in Immunology*, v. 8, p. 670, jun. 2017.

32. J. D. Creswell, M. R. Irwin, L. J. Burklund et al., "Mindfulness-based stress reduction training reduces loneliness and pro-inflammatory gene expression in older adults: A small randomized controlled trial". *Brain, Behavior, and Immunity*, v. 26, n. 7, pp. 1095-101, out. 2012.

33. L. E. Carlson, T. L. Beattie, J. Giese-Davis et al., "Mindfulness-based cancer recovery and supportive-expressive therapy maintain telomere length relative to controls in distressed breast cancer survivors". *Cancer*, v. 121, n. 3, pp. 476-84, fev. 2015.

34. F. Zeidan, A. L. Adler-Neal, R. E. Wells et al., "Mindfulness-meditation-based pain relief is not mediated by endogenous opioids". *Journal of Neuroscience*, v. 36, n. 11, pp. 3391-7, mar. 2016.

35. D. C. Johnson, N. J. Thom, E. A. Stanley et al., "Modifying resilience mechanisms in at-risk individuals: A controlled study of mindfulness training in marines preparing for deployment". *American Journal of Psychiatry*, v. 171, n. 8, pp. 844-53, ago. 2014.

36. B. Rees, F. Travis, D. Shapiro, R. Chant, "Reduction in posttraumatic stress symptoms in Congolese refugees practicing transcendental meditation". *Journal of Traumatic Stress*, v. 26, n. 2, pp. 295-8, abr. 2013.

37. J. S. Brooks, T. Scarano, "Transcendental meditation in the treatment of post--Vietnam adjustment". *Journal of Counseling & Development*, v. 64, n. 3, pp. 212-5, nov. 1985.

38. B. Arun, T. Austin, G. V. Babiera et al., "A comprehensive lifestyle randomized clinical trial: Design and initial patient experience". *Integrative Cancer Therapies*, v. 16, n. 1, pp. 3-20, mar. 2017.

39. M. Moreno-Smith, S. K. Lutgendorf, A. K. Sood, "Impact of stress on cancer metastasis". *Future Oncology*, v. 6, n. 12, pp. 1863-81, dez. 2010.

40. A. K. Sood, S. K. Lutgendorf, "Stress influences on anoikis". *Cancer Prevention Research*, v. 4, n. 4, pp. 481-5, abr. 2011.

41. G. N. Armaiz-Pena, S. W. Cole, S. K. Lutgendorf, A. K. Sood, "Neuroendocrine influences on cancer progression". *Brain, Behavior, and Immunity*, v. 30, Suplemento, pp. S19-25, mar. 2013.

42. P. H. Thaker, L. Y. Han, A. A. Kamat et al., "Chronic stress promotes tumor growth and angiogenesis in a mouse model of ovarian carcinoma". *Nature Medicine*, v. 12, n. 8, pp. 939-44, ago. 2006.

43. S. J. Creed, C. P. Le, M. Hassan et al., "Beta2-adrenoceptor signaling regulates invadopodia formation to enhance tumor cell invasion". *Breast Cancer Research*, v. 17, n. 1, p. 145, nov. 2015.

44. S. W. Cole, A. K. Sood, "Molecular pathways: Beta-adrenergic signaling in cancer". *Clinical Cancer Research*, v. 18, n. 5, pp. 1201-6, mar. 2012.

45. A. K. Sood, G. N. Armaiz-Pena, J. Halder et al., "Adrenergic modulation of focal adhesion kinase protects human ovarian cancer cells from anoikis". *Journal of Clinical Investigation*, v. 120, n. 5, pp. 1515-23, maio 2010.

46. K. Sanada, M. Alda Diez, M. Salas Valero et al., "Effects of mindfulness-based interventions on biomarkers in healthy and cancer populations: A systematic review". *BMC Complementary and Alternative Medicine*, v. 17, n. 1, p. 125, fev. 2017.

47. K. A. Biegler, A. K. Anderson, L. B. Wenzel, K. Osann, E. L. Nelson, "Longitudinal change in telomere length and the chronic stress response in a randomized pilot biobehavioral clinical study: Implications for cancer prevention". *Cancer Prevention Research*, v. 5, n. 10, pp. 1173-82, out. 2012.

48. S. K. Lutgendorf, P. H. Thaker, J. M. Arevalo et al., "Biobehavioral modulation of the exosome transcriptome in ovarian carcinoma". *Cancer*, nov. 2017.

49. E. S. Epel, E. H. Blackburn, J. Lin et al., "Accelerated telomere shortening in response to life stress". *Proceedings of the National Academy of Sciences of the United States of America*, v. 101, n. 49, pp. 17312-5, dez. 2004.

50. L. M. Pyter, "The influence of cancer on endocrine, immune, and behavioral stress responses". *Physiology and Behavior*, v. 166, pp. 4-13, nov. 2016.

51. M. F. Bevans, E. M. Sternberg, "Caregiving burden, stress, and health effects among family caregivers of adult cancer patients". *Journal of the American Medical Association*, v. 307, n. 4, pp. 398-403, jan. 2012.

52. J.-P. Gouin, R. Glaser, W. B. Malarkey, D. Beversdorf, J. Kiecolt-Glaser, "Chronic stress, daily stressors, and circulating inflammatory markers". *Health Psychology*, v. 31, n. 2, pp. 264-8, set. 2012.

53. J. K. Kiecolt-Glaser, J. R. Dura, C. E. Speicher, O. J. Trask, R. Glaser, "Spousal caregivers of dementia victims: Longitudinal changes in immunity and health". *Psychosomatic Medicine*, v. 53, n. 4, pp. 345-62, ago. 1991.

54. R. Glaser, J. Sheridan, W. B. Malarkey, R. C. MacCallum, J. K. Kiecolt-Glaser, "Chronic stress modulates the immune response to a pneumococcal pneumonia vaccine". *Psychosomatic Medicine*, v. 62, n. 6, pp. 804-7, dez. 2000.

55. R. Schulz, S. R. Beach, "Caregiving as a risk factor for mortality: The caregiver health effects study". *Journal of the American Medical Association*, v. 282, n. 23, pp. 2215-9, dez. 1999.

56. R. Glaser, J. K. Kiecolt-Glaser, R. H. Bonneau et al., "Stress-induced modulation of the immune response to recombinant hepatitis B vaccine". *Psychosomatic Medicine*, v. 54, n. 1, pp. 22-9, fev. 1992.

57. H. M. Derry, C. P. Fagundes, R. Andridge et al., "Lower subjective social status exaggerates interleukin-6 responses to a laboratory stressor". *Psychoneuroendocrinology*, v. 38, n. 11, pp. 2676-85, nov. 2013.

58. Y. J. Ko, Y. M. Kwon, K. H. Kim et al., "High-sensitivity C-reactive protein levels and cancer mortality". *Cancer Epidemiology, Biomarkers & Prevention*, v. 21, n. 11, pp. 2076-86, nov. 2012.

59. L. Guo, S. Liu, S. Zhang et al., "C-reactive protein and risk of breast cancer: A systematic review and meta-analysis". *Scientific Reports*, v. 5, p. 10508, maio 2015.

60. J. Zacho, A. Tybjaerg-Hansen, B. G. Nordestgaard, "C-reactive protein and all-cause mortality: the Copenhagen City Heart Study". *European Heart Journal*, v. 31, n. 13, pp. 1624-32, jul. 2010.

61. L. Cohen, S. W. Cole, A. K. Sood et al., "Depressive symptoms and cortisol rhythmicity predict survival in patients with renal cell carcinoma: role of inflammatory signaling". *PloS One*, v. 7, n. 8, p. e42324, ago. 2012.

62. S. W. Cole, M. E. Levine, J. M. Arevalo et al., "Loneliness, eudaimonia, and the human conserved transcriptional response to adversity". *Psychoneuroendocrinology*, v. 62, pp. 11-7, dez. 2015.

63. S. W. Cole, "Human social genomics". *Plos Genetics*, v. 10, n. 8, p. e1004601, ago. 2014.

64. L. M. Jaremka, C. P. Fagundes, J. Peng et al., "Loneliness promotes inflammation during acute stress". *Psychological Science*, v. 24, n. 7, abr. 2013.

65. M. Moieni, M. R. Irwin, I. Jevtic et al., "Trait sensitivity to social disconnection enhances pro-inflammatory responses to a randomized controlled trial of endo toxin". *Psychoneuroendocrinology*, v. 62, pp. 336-42, dez. 2015.

66. J. E. Bower, G. Greendale, A. D. Crosswell et al., "Yoga reduces inflammatory signaling in fatigued breast cancer survivors: A randomized controlled trial". *Psychoneuroendocrinology*, v. 43, pp. 20-9, jan. 2014.

67. M. R. Irwin, R. Olmstead, E. C. Breen et al., "Tai chi, cellular inflammation, and transcriptome dynamics in breast cancer survivors with insomnia: A randomized controlled trial". *Journal of the National Cancer Institute Monographs*, v. 2014, n. 50, pp. 295-301, nov. 2014.

68. M. H. Antoni, S. K. Lutgendorf, B. Blomberg et al., "Cognitive-behavioral stress management reverses anxiety-related leukocyte transcriptional dynamics". *Biological Psychiatry*, v. 71, n. 4, pp. 366-72, fev. 2012a.

69. K. M. Ziol-Guest, G. J. Duncan, A. Kalil, W. T. Boyce, "Early childhood poverty, immune-mediated disease processes, and adult productivity". *Proceedings of the National Academy of Sciences of the United States of America*, v. 109, Suplemento, pp. 17289--93, 2 out. 2012.

70. K. B. Ehrlich, G. E. Miller, E. Chen, "Childhood adversity and adult physical health". *Developmental Psychopathology*. Nova York: John Wiley, 2010.

71. K. Hughes, M. A. Bellis, K. A. Hardcastle et al., "The effect of multiple adverse childhood experiences on health: A systematic review and meta-analysis". *The Lancet Public Health*, v. 2, n. 8, pp. e356-66, ago. 2017.

72. Centers for Disease Control and Prevention, "Adverse childhood experiences (ACES)". Washington, 1º abr. 2016. Disponível em: <www.cdc.gov/violenceprevention/acestudy/index.html>. Acesso em: 26 mar. 2021.

73. V. J. Felitti, R. F. Anda, D. Nordenberg et al., "Relationship of childhood abuse and household dysfunction to many of the leading causes of death in adults. The adverse childhood experiences (ACE) study". *American Journal of Preventive Medicine*, v. 14, n. 4, pp. 245-58, maio 1998.

74. Centers for Disease Control and Prevention, "About the CDC-Kaiser ACE Study". Washington, 1º abr. 2016. Disponível em: <www.cdc.gov/violenceprevention/acestudy/about.html>. Acesso em: 26 mar. 2021.

75. Centers for Disease Control and Prevention, "About behavioral risk factor surveillance system ACE data". Washington, 1º abr. 2016. Disponível em: <www.cdc.gov/violenceprevention/acestudy/ace_brfss.html>. Acesso em: 26 mar. 2021.

76. E. B. Raposa, J. E. Bower, C. L. Hammen, J. M. Najman, P. A. Brennan, "A developmental pathway from early life stress to inflammation: The role of negative health behaviors". *Psychological Science*, v. 25, n. 6, pp. 1268-74, jun. 2014.

77. J. Bick, O. Naumova, S. Hunter et al., "Childhood adversity and DNA methylation of genes involved in the hypothalamus-pituitary-adrenal axis and immune system: Whole-genome and candidate-gene associations". *Development and Psychopathology*, v. 24, n. 4, pp. 1417-25, nov. 2012.

78. C. Pretty, D. D. O'Leary, J. Cairney, T. J. Wade, "Adverse childhood experiences and the cardiovascular health of children: A cross-sectional study". *BMC Pediatrics*, v. 13, p. 208, dez. 2013.

79. N. J. Burke, J. L. Hellman, B. G. Scott, C. F. Weems, V. G. Carrion, "The impact of adverse childhood experiences on an urban pediatric population". *Child Abuse and Neglect*, v. 35, n. 6, pp. 408-13, jun. 2011.

80. C. P. Fagundes, M. E. Lindgren, C. L. Shapiro, J. K. Kiecolt-Glaser, "Child maltreatment and breast cancer survivors: Social support makes a difference for quality of life, fatigue, and cancer stress". *European Journal of Cancer*, v. 48, n. 5, pp. 728-36, mar. 2012.

81. J. E. Bower, A. D. Crosswell, G. M. Slavich, "Childhood adversity and cumulative life stress: Risk factors for cancer-related fatigue". *Clinical Psychological Science*, v. 2, n. 1, jan. 2014.

82. L. Witek Janusek, D. Tell, K. Albuquerque, H. L. Mathews, "Childhood adversity increases vulnerability for behavioral symptoms and immune dysregulation in women with breast cancer". *Brain, Behavior, and Immunity*, v. 30, Suplemento, pp. S149-62, jun. 2013.

83. T. J. Han, J. C. Felger, A. Lee et al., "Association of childhood trauma with fatigue, depression, stress, and inflammation in breast cancer patients undergoing radiotherapy". *Psycho-Oncology*, v. 25, n. 2, pp. 187-93, fev. 2016.

84. C. C. Conley, B. T. Bishop, B. L. Andersen, "Emotions and emotion regulation in breast cancer survivorship". *Healthcare*, v. 4, n. 3, p. 56, ago. 2016.

85. A. L. Stanton, S. Danoff-Burg, C. L. Cameron et al., "Emotionally expressive coping predicts psychological and physical adjustment to breast cancer". *Journal of Consulting and Clinical Psychology*, v. 68, n. 5, pp. 875-82, out. 2000.

86. M. A. Killingsworth, D. T. Gilbert, "A wandering mind is an unhappy mind". *Science*, v. 330, n. 6006, p. 932, nov. 2010.

87. G. M. Slavich, M. R. Irwin, "From stress to inflammation and major depressive disorder: A social signal transduction theory of depression". *Psychological Bulletin*, v. 140, n. 3, pp. 774-815, jan. 2014.

88. R. A. Sansone, L. A. Sansone, "Gratitude and well-being: The benefits of appreciation". *Psychiatry*, v. 7, n. 11, pp. 18-22, nov. 2010.

89. R. A. Emmons, M. E. McCullough, "Counting blessings versus burdens: An experimental investigation of gratitude and subjective well-being in daily life". *Journal of Personality and Social Psychology*, v. 84, n. 2, pp. 377-89, fev. 2003.

90. M. Jackowska, J. Brown, A. Ronaldson, A. Steptoe, "The impact of a brief gratitude intervention on subjective well-being, biology and sleep". *Journal of Health Psychology*, v. 21, n. 10, pp. 2207-17, out. 2015.

91. L. S. Redwine, B. L. Henry, M. A. Pung et al., "Pilot randomized study of a gratitude journaling intervention on heart rate variability and inflammatory biomarkers in patients with stage B heart failure". *Psychosomatic Medicine*, v. 78, n. 6, pp. 667-76, jul.-ago. 2016.

92. M. E. McCullough, J. A. Tsang, R. A. Emmons, "Gratitude in intermediate affective terrain: Links of grateful moods to individual differences and daily emotional experience". *Journal of Personality and Social Psychology*, v. 86, n. 2, pp. 295-309, fev. 2004.

93. M. E. McCullough, R. A. Emmons, J. A. Tsang, "The grateful disposition: A conceptual and empirical topography". *Journal of Personality and Social Psychology*, v. 82, n. 1, pp. 112-27, jan. 2002.

94. M. H. Antoni, J. M. Lehman, K. M. Kilbourn et al., "Cognitive-behavioral stress management intervention decreases the prevalence of depression and enhances benefit finding among women under treatment for early-stage breast cancer". *Health Psychology*, v. 20, n. 1, pp. 20-32, jan. 2001.

95. J. M. Stagl, S. C. Lechner, C. S. Carver et al., "A randomized controlled trial of cognitive-behavioral stress management in breast cancer: Survival and recurrence at 11-year follow-up". *Breast Cancer Research and Treatment*, v. 154, n. 2, pp. 319-28, nov. 2015.

96. M. H. Antoni, S. K. Lutgendorf, B. Blomberg et al., "Cognitive-behavioral stress management reverses anxiety-related leukocyte transcriptional dynamics". *Biological Psychiatry*, v. 71, n. 4, pp. 366-72, fev. 2012a.

97. J. M. Stagl, L. C. Bouchard, S. C. Lechner et al., "Long-term psychological benefits of cognitive-behavioral stress management for women with breast cancer: 11-year follow-up of a randomized controlled trial". *Cancer*, v. 121, n. 11, pp. 1873-81, jun. 2015.

98. E. J. Rodriquez, S. E. Gregorich, J. Livaudais-Toman, E. J. Perez-Stable, "Coping with chronic stress by unhealthy behaviors". *Journal of Aging and Health*, v. 29, n. 5, pp. 805-25, ago. 2017.

99. American Psychological Association, "Americans engage in unhealthy behaviors to manage stress". Worcester, 23 fev. 2006. Disponível em: <www.apa.org/news/press/releases/2006/01/stress-management.aspx>. Acesso em: 26 mar. 2021.

100. J. K. Kiecolt-Glaser, D. L. Habash, C. P. Fagundes et al., "Daily stressors, past depression, and metabolic responses to high-fat meals: A novel path to obesity". *Biological Psychiatry*, v. 77, n. 7, pp. 653-60, abr. 2015.

101. E. Puterman, J. Lin, J. Krauss, E. H. Blackburn, E. S. Epel, "Determinants of telomere attrition over one year in healthy older women: Stress and health behaviors matter". *Molecular Psychiatry*, v. 20, n. 4, pp. 529-35, jul. 2015.

102. A. A. Prather, E. Puterman, J. Lin et al., "Shorter leukocyte telomere length in midlife women with poor sleep quality". *Journal of Aging Research*, p. 721390, nov. 2011.

103. E. Puterman, J. Lin, E. Blackburn et al., "The power of exercise: Buffering the effect of chronic stress on telomere length". *PloS One*, v. 5, n. 5, p. e10837, maio 2010.

104. Q. Sun, L. Shi, J. Prescott et al., "Healthy lifestyle and leukocyte telomere length in U.S. Women". *PloS One*, v. 7, n. 5, p. e38374, jul. 2012.

GUIA DA VIDA ANTICÂNCER PARA A REDUÇÃO DO ESTRESSE [pp. 199-210]

1. M. R. Irwin, R. Olmstead, E. C. Breen et al., "Cognitive behavioral therapy and tai chi reverse cellular and genomic markers of inflammation in late-life insomnia: A randomized controlled trial". *Biological Psychiatry*, v. 78, n. 10, pp. 721-9, nov. 2015a.

2. M. H. Antoni, L. C. Bouchard, J. M. Jacobs et al., "Stress management, leukocyte transcriptional changes and breast cancer recurrence in a randomized trial: An exploratory analysis". *Psychoneuroendocrinology*, v. 74, pp. 269-77, dez. 2016.

3. Mais sobre a Meditação de Molly: ela adquiriu um tremendo conhecimento com o programa Alistair Cunningham, desenvolvido em Toronto, chamado Healing Journey Program [Programa da Jornada da Cura]. Ela pratica uma combinação de relaxamento, visualização de imagens e meditação que inclui convocar os ancestrais e recrutar a ajuda deles para impedir as células cancerígenas de crescerem e se espalharem pelo corpo. Molly explica rapidamente que as imagens que ela usa — por

exemplo, *leprechauns* (do folclore de sua avó irlandesa) cortando o suprimento de sangue de cada célula cancerígena, cauterizando as células e depois as contendo para que não possam espalhar sua mensagem para o resto do corpo de que necessitam mais sangue — não funcionam para todo mundo.

4. M. Shahriari, M. Dehghan, S. Pahlavanzadeh, A. Hazini, "Effects of progressive muscle relaxation, guided imagery and deep diaphragmatic breathing on quality of life in elderly with breast or prostate cancer". *Journal of Education and Health Promotion*, v. 6, p. 1, maio 2017.

5. Z. Chen, Z. Meng, K. Milbury et al., "Qigong improves quality of life in women undergoing radiotherapy for breast cancer: Results of a randomized controlled trial". *Cancer*, v. 119, n. 9, jan. 2013.

6. R. Jahnke, L. Larkey, C. Rogers, J. Etnier, F. Lin, "A comprehensive review of health benefits of qigong and tai chi". *American Journal of Health Promotion*, v. 24, n. 6, p. e1-25, jul.-ago. 2010.

7. K. D. Chandwani, G. Perkins, H. R. Nagendra et al., "Randomized, controlled trial of yoga in women with breast cancer undergoing radiotherapy". *Journal of Clinical Oncology*, v. 32, n. 10, pp. 1058-65, abr. 2014.

8. J. K. Kiecolt-Glaser, J. M. Bennett, R. Andridge et al., "Yoga's impact on inflammation, mood, and fatigue in breast cancer survivors: A randomized controlled trial". *Journal of Clinical Oncology*, v. 32, n. 10, pp. 1040-49, abr. 2014.

9. K. M. Mustian, M. Janelsins, L. J. Peppone, C. Kamen, "Yoga for the treatment of insomnia among cancer patients: Evidence, mechanisms of action, and clinical recommendations". *Oncology & Hematology Review*, v. 10, n. 2, pp. 164-8, out. 2014.

10. S. C. Danhauer, E. L. Addington, S. J. Sohl, A. Chaoul, L. Cohen, "Review of yoga therapy during cancer treatment". *Supportive Care in Cancer*, v. 25, n. 4, pp. 1357--72, abr. 2017.

11. C. G. Ratcliff, K. Milbury, K. D. Chandwani et al., "Examining mediators and moderators of yoga for women with breast cancer undergoing radiotherapy". *Integrative Cancer Therapies*, v. 15, n. 3, pp. 250-62, set. 2016.

12. M. J. Mackenzie, A. J. Wurz, Y. Yamauchi, L. A. Pires, S. N. Culos-Reed, "Yoga helps put the pieces back together: A qualitative exploration of a community-based yoga program for cancer survivors". *Evidence-Based Complementary and Alternative Medicine*, v. 2016, p. 1832515, dez. 2016.

13. V. Scaravelli, *Awakening the Spine: Yoga for Health, Vitality, and Energy*. 2 ed. Londres: Pinter & Martin, 2012.

14. S. Blaschke, "The role of nature in cancer patients' lives: A systematic review and qualitative meta-synthesis". *BMC Cancer*, v. 17, p. 370, maio 2017.

15. Section on Integrative Medicine, "Mind-body therapies in children and youth". *Pediatrics*, v. 138, n. 3, set. 2016.

16. Y. G. Yoo, D. J. Lee, I. S. Lee et al., "The effects of mind subtraction meditation on depression, social anxiety, aggression, and salivary cortisol levels of elementary school children in South Korea". *Journal of Pediatric Nursing*, v. 31, n. 3, p. e185-97, maio--jun. 2016.

17. X. Zeng, C. P. K. Chiu, R. Wang, T. P. S. Oei, F. Y. K. Leung, "The effect of lovingkindness meditation on positive emotions: A meta-analytic review". *Frontiers in Psychology*, v. 6, p. 1693, nov. 2015.

18. S. G. Hofmann, P. Grossman, D. E. Hinton, "Loving-kindness and compassion meditation: Potential for psychological interventions". *Clinical Psychology Review*, v. 31, n. 7, pp. 1126-32, jul. 2011.

19. B. L. Fredrickson, M. A. Cohn, K. A. Coffey, J. Pek, S. M. Finkel, "Open hearts build lives: Positive emotions, induced through loving-kindness meditation, build consequential personal resources". *Journal of Personality and Social Psychology*, v. 95, n. 5, pp. 1045-62, nov. 2008.

20. D. J. Kearney, C. A. Malte, C. McManus et al., "Loving-kindness meditation for posttraumatic stress disorder: A pilot study". *Journal of Traumatic Stress*, v. 26, n. 4, pp. 42-34, ago. 2013.

21. T. Triplett, R. Santos, S. Rosenbloom, "American driving survey 2014-2015 AAA Foundation for Traffic Safety". *AAA Foundation*, Washington, set. 2016. Disponível em: <www.aaafoundation.rg/sites/default/files/AmericanDrivingSurvey2015.pdf>.

9. A NECESSIDADE DE REPOUSO E RECUPERAÇÃO [pp. 212-41]

1. M. H. Kryger, T. Roth, W. C. Dement, *Principles and Practice of Sleep Medicine*. Filadélfia: Elsevier, 2016.

2. C. Dibner, U. Schibler, U. Albrecht, "The mammalian circadian timing system: Organization and coordination of central and peripheral clocks". *Annual Review of Physiology*, v. 72, pp. 517-49.

3. M. R. Irwin, R. Olmstead, J. E. Carroll, "Sleep disturbance, sleep duration, and inflammation: A systematic review and meta-analysis of cohort studies and experimental sleep deprivation". *Biological Psychiatry*, v. 80, n. 1, pp. 40-52, jul. 2016.

4. Y. Komada, S. Asaoka, T. Abe, Y. Inoue, "Short sleep duration, sleep disorders, and traffic accidents". *IATSS Research*, v. 37, n. 1, pp. 1-7, jul. 2013.

5. F. P. Cappuccio, D. Cooper, L. D'Elia, P. Strazzullo, M. A. Miller, "Sleep duration predicts cardiovascular outcomes: A systematic review and meta-analysis of prospective studies". *European Heart Journal*, v. 32, n. 12, pp. 1484-92, jun. 2011.

6. F. P. Cappuccio, L. D'Elia, P. Strazzullo, M. A. Miller, "Sleep duration and all--cause mortality: A systematic review and meta-analysis of prospective studies". *Sleep*, v. 33, n. 5, pp. 585-92, maio 2010.

7. S. R. Patel, F. B. Hu, "Short sleep duration and weight gain: A systematic review". *Obesity*, v. 16, n. 3, pp. 643-53, mar. 2008.

8. L. A. Zuurbier, A. I. Luik, A. Hofman et al., "Fragmentation and stability of circadian activity rhythms predict mortality: The Rotterdam Study". *American Journal of Epidemiology*, v. 181, n. 1, pp. 54-63, jan. 2015.

9. T. Dekker, "The Guls Horne-Booke, 1609". In: University of Oregon, *Renascence Editions*. Oregon, 2003. Texto transcrito por Risa S. Bear, julho de 2003, da edição Temple Classics de 1904. Disponível em: <http://www.luminarium.org/renascence-editions/dekker2.html>. Acesso em: 26 mar. 2021.

10. S. Chung, G. H. Son, K. Kim, "Circadian rhythm of adrenal glucocorticoid: Its regulation and clinical implications". *Biochimica et Biophysica Acta (BBA) — Molecular Basis of Disease*, v. 1812, n. 5, pp. 581-91, maio 2011.

11. B. Wood, M. S. Rea, B. Plitnick, M. G. Figueiro, "Light level and duration of exposure determine the impact of self-luminous tablets on melatonin suppression". *Applied Ergonomics*, v. 44, n. 2, pp. 237-40, mar. 2013.

12. Y. Yang, J. C. Shin, D. Li, R. An, "Sedentary behavior and sleep problems: A systematic review and meta-analysis". *International Journal of Behavioral Medicine*, v. 24, n. 4, pp. 481-92, ago. 2017.

13. M. A. de Assis, E. Kupek, M. V. Nahas, F. Bellisle, "Food intake and circadian rhythms in shift workers with a high workload". *Appetite*, v. 40, n. 2, pp. 175-83, abr. 2003.

14. D. M. Arble, J. Bass, A. D. Laposky, M. H. Vitaterna, F. W. Turek, "Circadian timing of food intake contributes to weight gain". *Obesity*, v. 17, n. 11, pp. 2100-2, set. 2009.

15. B. J. Taylor, K. A. Matthews, B. P. Hasler et al., "Bedtime variability and metabolic health in midlife women: The SWAN Sleep Study". *Sleep*, v. 39, n. 2, p. 457-65, fev. 2016.

16. K. G. Baron, K. J. Reid, "Circadian misalignment and health". *International Review of Psychiatry*, v. 26, n. 2, pp. 139-54, abr. 2014.

17. H. S. Dashti, F. A. J. L. Scheer, P. F. Jacques, S. Lamon-Fava, J. M. Ordovás, "Short sleep duration and dietary intake: Epidemiologic evidence, mechanisms, and health implications". *Advances in Nutrition*, v. 6, n. 6, pp. 648-59, nov. 2015.

18. M. Hastings, J. S. O'Neill, E. S. Maywood, "Circadian clocks: regulators of endocrine and metabolic rhythms". *Journal of Endocrinology*, v. 195, n. 2, pp. 187-98, nov. 2007.

19. C. E. Kline, "The bidirectional relationship between exercise and sleep: Implications for exercise adherence and sleep improvement". *American Journal of Lifestyle Medicine*, v. 8, n. 6, pp. 375-9, nov.-dez. 2014.

20. M. Wilking, M. Ndiaye, H. Mukhtar, N. Ahmad, "Circadian rhythm connections to oxidative stress: Implications for human health". *Antioxid Redox Signal*, v. 19, n. 2, pp. 192-208, jul. 2013.

21. D. J. Buysse, "Sleep health: Can we define it? Does it matter?". *Sleep*, v. 37, n. 1, pp. 9-17, jan. 2014.

22. Centers for Disease Control and Prevention, "Perceived insufficient rest or sleep among adults — United States, 2008". *Morbidity and Mortality Weekly Report*, Washington, 29 out. 2009. Disponível em: <www.cdc.gov/mmwr/preview/mmwrhtml/mm5842a2.htm>. Acesso em: 26 mar. 2021.

23. M. Z. Hossin, "From habitual sleep hours to morbidity and mortality: Existing evidence, potential mechanisms, and future agenda". *Sleep Health*, v. 2, n. 2, pp. 146-53, jun. 2016.

24. National Sleep Foundation, "Lack of sleep is affecting Americans, finds the national sleep foundation". Washington, dez. 2014. Disponível em: <www.sleepfoundation.rg/media-center/press-release/lack-sleep-affecting-americans-finds-the-national-sleep-foundation>. Acesso em: 26 mar. 2021.

25. D. Leger, B. Poursain, D. Neubauer, M. Uchiyama, "An international survey of sleeping problems in the general population". *Current Medical Research and Opinion*, v. 24, n. 1, pp. 307-17, jan. 2008.

26. R. C. Anafi, R. Pellegrino, K. R. Shockley et al., "Sleep is not just for the brain: Transcriptional responses to sleep in peripheral tissues". *BMC Genomics*, v. 14, pp. 362, maio 2013.

27. H. M. Ollila, S. Utge, E. Kronholm et al., "Tribl constitutes a molecular link between regulation of sleep and lipid metabolism in humans". *Translational Psychiatry*, v. 2, p. e97, mar. 2012.

28. Y. Takahashi, D. M. Kipnis, W. H. Daughaday, "Growth hormone secretion during sleep". *Journal of Clinical Investigation*, v. 47, n. 9, p. 2079-90, set. 1968.

29. M. B. Davidson, "Effect of growth hormone on carbohydrate and lipid metabolism". *Endocrine Reviews*, v. 8, n. 2, pp. 115-31, maio 1987.

30. D. H. Bovbjerg, "Circadian disruption and cancer: Sleep and immune regulation". *Brain, Behavior, and Immunity*, v. 17, Suplemento 1, pp. S48-50, fev. 2003.

31. R. V. Puram, M. S. Kowalczyk, C. G. de Boer et al., "Core circadian clock genes regulate leukemia stem cells in AML". *Cell*, v. 165, n. 2, pp. 303-16, abr. 2016.

32. L. Fu, N. M. Kettner, "The circadian clock in cancer development and therapy". *Progress in Molecular Biology and Translational Science*, v. 119, pp. 221-82, ago. 2013.

33. F. Hakim, Y. Wang, S. X. L. Zhang et al., "Fragmented sleep accelerates tumor growth and progression through recruitment of tumor-associated macrophages and tlr4 signaling". *Cancer Research*, v. 74, n. 5, pp. 1329-37, jan. 2014.

34. J. H. Lee, A. Sancar, "Circadian clock disruption improves the efficacy of chemotherapy through p73-mediated apoptosis". *Proceedings of the National Academy of Sciences of the United States of America*, v. 108, n. 26, pp. 10668-72, jun. 2011.

35. A. Grundy, J. M. Schuetz, A. S. Lai et al., "Shift work, circadian gene variants and risk of breast cancer". *Cancer Epidemiology*, v. 37, n. 5, pp. 606-12, out. 2013.

36. S. Dimitrov, L. Besedovsky, J. Born, T. Lange, "Differential acute effects of sleep on spontaneous and stimulated production of tumor necrosis factor in men". *Brain, Behavior, and Immunity*, v. 47, pp. 201-10, jul. 2015.

37. J. M. Krueger, J. A. Majde, F. Obal, "Sleep in host defense". *Brain, Behavior, and Immunity*, v. 17, Suplemento 1, pp. S41-47, fev. 2003.

38. C. S. Moller-Levet, S. N. Archer, G. Bucca et al., "Effects of insufficient sleep on circadian rhythmicity and expression amplitude of the human blood transcriptome". *Proceedings of the National Academy of Sciences of the United States of America*, v. 110, n. 12, pp. E1132-41, mar. 2013.

39. L. Cohen, S. W. Cole, A. K. Sood et al., "Depressive symptoms and cortisol rhythmicity predict survival in patients with renal cell carcinoma: Role of inflammatory signaling". *PloS One* 7, n. 8, p. e42324, ago. 2012.

40. S. E. Sephton, E. Lush, E. A. Dedert et al., "Diurnal cortisol rhythm as a predictor of lung cancer survival". *Brain, Behavior, and Immunity*, v. 30, Suplemento, pp. S163-70, mar. 2013.

41. S. E. Sephton, R. M. Sapolsky, H. C. Kraemer, D. Spiegel, "Diurnal cortisol rhythm as a predictor of breast cancer survival". *Journal of the National Cancer Institute*, v. 92, n. 12, pp. 994-1000, jun. 2000.

42. P. Philip, C. Chaufton, L. Orriols et al., "Complaints of poor sleep and risk of traffic accidents: A population-based case-control study". *PloS One*, v. 9, n. 12, p. e114102, dez. 2014.

43. R. C. Cox, B. O. Olatunji, "A systematic review of sleep disturbance in anxiety and related disorders". *Journal of Anxiety Disorders*, v. 37, Suplemento c, pp. 104-29, jan. 2016.

44. J. Fernandez-Mendoza, S. Shea, A. N. Vgontzas et al., "Insomnia and incident depression: Role of objective sleep duration and natural history". *Journal of Sleep Research*, v. 24, n. 4, pp. 390-8, ago. 2015.

45. L. Zhai, H. Zhang, D. Zhang, "Sleep duration and depression among adults: A meta-analysis of prospective studies". *Depression and Anxiety*, v. 32, n. 9, pp. 664-70, set. 2015.

46. P. L. Franzen, P. J. Gianaros, A. L. Marsland et al., "Cardiovascular reactivity to acute psychological stress following sleep deprivation". *Psychosomatic Medicine*, v. 73, n. 8, pp. 679-82, nov. 2011.

47. B. J. Taylor, L. A. Irish, L. M. Martire et al., "Avoidant coping and poor sleep efficiency in dementia caregivers". *Psychosomatic Medicine*, v. 77, n. 9, pp. 1050-7, nov.-dez. 2015.

48. F. Bianchini, R. Kaaks, H. Vainio, "Overweight, obesity, and cancer risk". *The Lancet Oncology*, v. 3, n. 9, pp. 565-74, set. 2002.

49. J. M. Siegel, "Rapid eye movement sleep". In: M. H. Kryger, T. Roth, and W. C. Demen (Orgs.). *Principles and Practice of Sleep Medicine*. Filadélfia: Elsevier, 2016, pp. 78-85.

50. C. A. Everson, C. D. Laatsch, N. Hogg, "Antioxidant defense responses to sleep loss and sleep recovery". *American Journal of Physiology: Regulatory, Integrative and Comparative Physiology*, v. 288, n. 2, p. R374, fev. 2005.

51. M. Adamczyk-Sowa, K. Pierzchala, P. Sowa et al., "Melatonin acts as antioxidant and improves sleep in MS patients". *Neurochemical Research*, v. 39, n. 8, pp. 1585-93, ago. 2014.

52. T. C. Erren, R. J. Reiter, "A generalized theory of carcinogenesis due to chronodisruption". *Neuroendocrinology Letters*, v. 29, n. 6, pp. 815-21, dez. 2008.

53. J. Noguti, M. L. Andersen, C. Cirelli, D. A. Ribeiro, "Oxidative stress, cancer, and sleep deprivation: Is there a logical link in this association?". *Sleep and Breathing*, v. 17, n. 3, pp. 905-10, set. 2013.

54. K. Straif, R. Baan, Y. Grosse et al., "Carcinogenicity of shift-work, painting, and fire-fighting". *The Lancet Oncology*, v. 8, n. 12, pp. 1065-6, dez. 2007.

55. H. Zhao, J. Y. Yin, W. S. Yang et al., "Sleep duration and cancer risk: A systematic review and meta-analysis of prospective studies". *Asian Pacific Journal of Cancer Prevention*, v. 14, n. 12, pp. 7509-15, jan. 2013.

56. L. Besedovsky, T. Lange, J. Born, "Sleep and immune function". *Pflügers Archiv: European Journal of Physiology*, v. 463, n. 1, pp. 121-37, nov. 2012.

57. M. Jackowska, M. Hamer, L. A. Carvalho et al., "Short sleep duration is associated with shorter telomere length in healthy men: Findings from the Whitehall II cohort study". *PloS One*, v. 7, n. 10, p. e47292, nov. 2012.

58. D. P. Venancio, D. Suchecki, "Prolonged REM sleep restriction induces metabolic syndrome-related changes: Mediation by pro-inflammatory cytokines". *Brain, Behavior, and Immunity*, v. 47, pp. 109-17, jul. 2015.

59. G. Hurtado-Alvarado, E. Domínguez-Salazar, L. Pavon, J. Velázquez-Moctezuma, B. Gómez-González, "Blood-brain barrier disruption induced by chronic sleep loss: Low-grade inflammation may be the link". *Journal of Immunology Research*, 4576012, set. 2016.

60. C. Clifford, "Olympic hero Michael Phelps says the secret to his success is one most people overlook". CNBC, Englewood Cliffs, 17 fev. 2017. Disponível em: <www.cnbc.com/2017/02/14/olympic-hero-michael-phelps-says-this-is-the-secret-to-his-success.html>. Acesso em: 26 mar. 2021.

61. N. Hinde, "Revealed: The diets of Olympic athletes, including Michael Phelps, Usain, Bolt and Adam Peaty". *HuffingtonPost*, Londres, 8 out. 2016. Disponível em: <www.huffingtonpost.co.uk/entry/diets-of-olympians-michael-phelps-adam-peaty-louis-smith-nicola-adams_uk_57ab0b99e4b0b3afa75cba85>. Acesso em: 26 mar. 2021.

62. Z. McCann, "Sleep tracking brings new info to athletes". *ESPN*, Bristol, 1º jun. 2012. Disponível em: <www.espn.com/blog/playbook/tech/post/_/id/797/sleep-tracking-brings-new-info-to-athletes>. Acesso em: 26 mar. 2021.

63. E. A. Copenhaver, A. B. Diamond, "The value of sleep on athletic performance, injury, and recovery in the young athlete". *Pediatric Annals*, v. 46, n. 3, pp. e106-11, mar. 2017.

64. S. Kolling, T. Wiewelhove, C. Raeder et al., "Sleep monitoring of a six-day microcycle in strength and high-intensity training". *European Journal of Sports Science* 16, n. 5, pp. 507-15, ago. 2016.

65. "Five areas sleep has the greatest impact on athletic performance". *Fatigue Science*, 23 set. 2015. Disponível em: <www.fatiguescience.com/blog/5-ways-sleep-impacts-peak-athletic-performance/>. Acesso em: 26 mar. 2021.

66. J. M. Jones, "In U.S., 40% get less than recommended amount of sleep". *Gallup News*, Washington, 19 dez. 2013. Disponível em: <www.news.gallup.com/poll/166553/less-recommended-amount-sleep.aspx/>. Acesso em: 26 mar. 2021.

67. M. Hirshkowitz, K. Whiton, S. M. Albert et al., "National Sleep Foundation's sleep time duration recommendations: Methodology and results summary". *Sleep Health*, v. 1, n. 1, pp. 40-3, mar. 2015.

68. N. F. Watson, M. S. Badr, G. Belenky et al., "Recommended amount of sleep for a healthy adult: A joint consensus statement of the American Academy of Sleep Medicine and Sleep Research Society". *Journal of Clinical Sleep Medicinev*, v. 11, n. 6, pp. 591-2, jun. 2015.

69. M. A. Carskadon, "Sleep in adolescents: The perfect storm". *Pediatric Clinics of North America*, v. 58, n. 3, pp. 637-47, jun. 2011.

70. S. J. Crowley, C. Acebo, M. A. Carskadon, “Sleep, circadian rhythms, and delayed phase in adolescence”. *Sleep Medicine*, v. 8, n. 6, pp. 602-12, set. 2007.

71. National Sleep Foundation, “Sleep in America poll: Teens and sleep summary of findings”. Washington, 2006. Disponível em: <www.sleepfoundation.rg/sleep-polls-data/sleep-in-america-poll/2006-teens-and-sleep>. Acesso em: 26 mar. 2021.

72. C. E. Basch, C. H. Basch, K. V. Ruggles, S. Rajan, “Prevalence of sleep duration on an average school night among 4 nationally representative successive samples of American high school students, 2007-2013”. *Preventing Chronic Disease*, v. 11, p. E216, dez. 2014.

73. A. Winsler, A. Deutsch, R. D. Vorona, P. A. Payne, M. Szklo-Coxe, “Sleepless in Fairfax: The difference one more hour of sleep can make for teen hopelessness, suicidal ideation, and substance use”. *Journal of Youth and Adolescence*, v. 44, n. 2, pp. 362-78, fev. 2015.

74. M. M. Mitler, M. A. Carskadon, C. A. Czeisler et al., “Catastrophes, sleep, and public policy: Consensus report”. *Sleep*, v. 11, n. 1, 100-9, fev. 1988.

75. National Transportation Safety Board, “Organizational factors in Metro--North railroad accidents”. Washington, 2014. Disponível em: <www.ntsb.gov/safety/safety-studies/documents/SIR1404.pdf>. Acesso em: 26 mar. 2021.

76. Institute of Medicine Committee on Sleep Medicine Research, “The National Academies collection: Reports funded by National Institutes of Health”. In: H. R. Colten, B. M. Altevogt (Orgs.). *Sleep Disorders and Sleep Deprivation: An Unmet Public Health Problem*. Washington, D.C.: National Academies Press, 2006.

77. Y. Chong, C. D. Fryer, Q. Gu, “Prescription sleep aid use among adults: United States, 2005-2010”. *NCHS Data Brief*, v. n. 127, pp. 1-8, ago. 2013.

78. M. Hafner, M. Stepanek, J. Taylor, W. M. Troxel, C. Van Stolk, “Why sleep matters — The economic costs of insufficient sleep: a cross-country comparative analysis”. *RAND Corporation*, Santa Monica, 2016. Disponível em: <www.rand.org/pubs/research_reports/RR1791.html>. Acesso em: 26 mar. 2021.

79. E. Van Cauter, K. Spiegel, E. Tasali, R. Leproult, “Metabolic consequences of sleep and sleep loss”. *Sleep Medicine*, v. 9, Suplemento 1, n. 1, pp. S23-28, set. 2008.

80. F. P. Cappuccio, F. M. Taggart, N. B. Kandala et al., “Meta-analysis of short sleep duration and obesity in children and adults”. *Sleep*, v. 31, n. 5, pp. 619-26, maio 2008.

81. K. Spiegel, E. Tasali, P. Penev, E. Van Cauter, “Brief communication: Sleep curtailment in healthy young men is associated with decreased leptin levels, elevated ghrelin levels, and increased hunger and appetite”. *Annals of Internal Medicine*, v. 141, n. 11, pp. 846-50, dez. 2004.

82. J. A. Mitchell, D. Rodriguez, K. H. Schmitz, J. Audrain-McGovern, “Sleep duration and adolescent obesity”. *Pediatrics*, v. 131, n. 5, pp. e1428-34, maio 2013.

83. C. Sabanayagam, A. Shankar, “Sleep duration and cardiovascular disease: Results from the national health interview survey”. *Sleep*, v. 33, n. 8, pp. 1037-42, ago. 2010.

84. Z. Shan, H. Ma, M. Xie et al., “Sleep duration and risk of type 2 diabetes: A meta-analysis of prospective studies”. *Diabetes Care*, v. 38, n. 3, pp. 529-37, mar. 2015.

85. P. H. Finan, P. J. Quartana, M. T. Smith, "The effects of sleep continuity disruption on positive mood and sleep architecture in healthy adults". *Sleep*, v. 38, n. 11, pp. 1735-42, nov. 2015.

86. R. G. Kent, B. N. Uchino, M. R. Cribbet, K. Bowen, T. W. Smith, "Social relationships and sleep quality". *Annals of Behavioral Medicine*, v. 49, n. 6, pp. 912-7, dez. 2015.

87. J. Minkel, M. Moreta, J. Muto et al., "Sleep deprivation potentiates HPA axis stress reactivity in healthy adults". *Health Psychology*, v. 33, n. 11, pp. 1430-4, nov. 2014.

88. J. F. Dewald-Kaufmann, F. J. Oort, A. M. Meijer, "The effects of sleep extension on sleep and cognitive performance in adolescents with chronic sleep reduction: An experimental study". *Sleep Medicine*, v. 14, n. 6, pp. 510-7, jun. 2013.

89. H. P. Van Dongen, G. Maislin, J. M. Mullington, D. F. Dinges, "The cumulative cost of additional wakefulness: Dose-response effects on neurobehavioral functions and sleep physiology from chronic sleep restriction and total sleep deprivation". *Sleep*, v. 26, n. 2, pp. 117-26, mar. 2003.

90. J. W. Noh, K. B. Kim, J. H. Lee et al., "Association between sleep duration and injury from falling among older adults: A cross-sectional analysis of Korean community health survey data". *Yonsei Medical Journal*, v. 58, n. 6, p. 1222-8, nov. 2017.

91. M. Wittmann, J. Dinich, M. Merrow, T. Roenneberg, "Social jetlag: misalignment of biological and social time". *Chronobiology International*, v. 23, n. 1-2, pp. 497--509, maio 2006.

92. Y. Liu, A. G. Wheaton, D. P. Chapman et al., "Prevalence of healthy sleep duration among adults: United States, 2014". *MMWR: Morbidity and Mortality Weekly Report*, v. 65, n. 6, pp. 137-41, fev. 2016.

93. M. A. Grandner, S. P. Drummond, "Who are the long sleepers? Towards an understanding of the mortality relationship". *Sleep Medicine Reviews*, v. 11, n. 5, pp. 341-60, out. 2007.

94. L. B. Strand, M. K. Tsai, D. Gunnell et al., "Self-reported sleep duration and coronary heart disease mortality: A large cohort study of 400,000 Taiwanese adults". *International Journal of Cardiology*, v. 207, pp. 246-51, mar. 2016.

95. P. J. Magistretti, I. Allaman, "A cellular perspective on brain energy metabolism and functional imaging". *Neuron*, v. 86, n. 4, pp. 883-901, maio 2015.

96. M. E. Raichle, D. A. Gusnard, "Appraising the brain's energy budget". *Proceedings of the National Academy of Sciences of the United States of America*, v. 99, n. 16, pp. 10237-9, ago. 2002.

97. L. Xie, H. Kang, Q. Xu et al., "Sleep drives metabolite clearance from the adult brain". *Science*, v. 342, n. 6156, pp. 373-7, out. 2013.

98. B. A. Mander, S. M. Marks, J. W. Vogel et al., "Beta-amyloid disrupts human NREM slow waves and related hippocampus-dependent memory consolidation". *Nature Neuroscience*, v. 18, n. 7, pp. 1051-7, jul. 2015.

99. K. E. Sprecher, R. L. Koscik, C. M. Carlsson et al., "Poor sleep is associated with CSF biomarkers of amyloid pathology in cognitively normal adults". *Neurology*, v. 89, n. 5, pp. 445-53, ago. 2017.

100. J. M. Tarasoff-Conway, R. O. Carare, R. S. Osorio et al., "Clearance systems in the brain: implications for Alzheimer disease". *Nature Reviews: Neurology*, v. 11, n. 8, pp. 457-70, jul. 2015.

101. J. Backhaus, J. Born, R. Hoeckesfeld et al., "Midlife decline in declarative memory consolidation is correlated with a decline in slow wave sleep". *Learning and Memory*, v. 14, n. 5, pp. 336-41, maio 2007.

102. T. Blackwell, K. Yaffe, S. Ancoli-Israel et al., "Poor sleep is associated with impaired cognitive function in older women: The study of osteoporotic fractures". *Journals of Gerontology: Series a*, v. 61, n. 4, pp. 405-10, abr. 2006.

103. E. Hita-Yanez, M. Atienza, J. L. Cantero, "Polysomnographic and subjective sleep markers of mild cognitive impairment". *Sleep*, v. 36, n. 9, pp. 1327-34, set. 2013.

104. Y. S. Ju, S. J. Ooms, C. Sutphen et al., "Slow wave sleep disruption increases cerebrospinal fluid amyloid-beta levels". *Brain*, v. 140, n. 8, pp. 2104-11, ago. 2017.

105. N. F. Watson, D. Buchwald, J. J. Delrow et al., "Transcriptional signatures of sleep duration discordance in monozygotic twins". *Sleep*, v. 40, n. 1, p. zsw01, jan. 2017.

106. K. L. Knutson, E. Van Cauter, "Associations between sleep loss and increased risk of obesity and diabetes". *Annals of the New York Academy of Sciences*, v. 1129, pp. 287--304, jul. 2008.

107. M. Nagai, S. Hoshide, K. Kario, "Sleep duration as a risk factor for cardiovascular disease: A review of the recent literature". *Current Cardiology Reviews*, v. 6, n. 1, pp. 54-61, fev. 2010.

108. C. L. Thompson, L. Li, "Association of sleep duration and breast cancer oncotype DX recurrence score". *Breast Cancer Research and Treatment*, v. 134, n. 3, pp. 1291 5, ago. 2012.

109. C. L. Thompson, E. K. Larkin, S. Patel et al., "Short duration of sleep increases risk of colorectal adenoma". *Cancer*, v. 117, n. 4, pp. 841-7, fev. 2011.

110. P. F. Innominato, S. Giacchetti, G. A. Bjarnason et al., "Prediction of overall survival through circadian rest-activity monitoring during chemotherapy for metastatic colorectal cancer". *International Journal of Cancer*, v. 131, n. 11, pp. 2684-92, dez. 2012.

111. M. Hall, D. J. Buysse, M. A. Dew et al., "Intrusive thoughts and avoidance behaviors are associated with sleep disturbances in bereavement-related depression". *Depression and Anxiety*, v. 6, n. 3, pp. 106-12, dez. 1998.

112. M. H. Hall, M. D. Casement, W. M. Troxel et al., "Chronic stress is prospectively associated with sleep in midlife women: The Swan sleep study". *Sleep*, v. 38, n. 10, pp. 1645-54, out. 2015.

113. M. Hall, A. Baum, D. J. Buysse et al., "Sleep as a mediator of the stress--immune relationship". *Psychosomatic Medicine*, v. 60, n. 1, pp. 48-51, jan.-fev. 1998.

114. M. Hall, R. Vasko, D. Buysse et al., "Acute stress affects heart rate variability during sleep". *Psychosomatic Medicine*, v. 66, n. 1, pp. 56-62, jan.-fev. 2004.

115. A. A. Prather, D. Janicki-Deverts, N. E. Adler, M. Hall, S. Cohen, "Sleep habits and susceptibility to upper respiratory illness: The moderating role of subjective socioeconomic status". *Annals of Behavioral Medicine*, v. 51, n. 1, pp. 137-46, fev. 2017.

116. E. Fonad, T.-B. R. Wahlin, B. Winblad, A. Emami, H. Sandmark, "Falls and fall risk among nursing home residents". *Journal of Clinical Nursing*, v. 17, n. 1, pp. 126--34, jan. 2008.

117. C. M. Morin, R. R. Bootzin, D. J. Buysse et al., "Psychological and behavioral treatment of insomnia: Update of the recent evidence (1998-2004)". *Sleep*, v. 29, n. 11, pp. 1398-1414, nov. 2006.

118. C. M. Morin, C. Colecchi, J. Stone, R. Sood, D. Brink, "Behavioral and pharmacological therapies for late-life insomnia: A randomized controlled trial". *Journal of the American Medical Association*, v. 281, n. 11, pp. 991-9, mar. 1999.

119. C. M. Morin, A. Vallières, B. Guay et al., "Cognitive behavioral therapy, singly and combined with medication, for persistent insomnia: A randomized controlled trial". *Journal of the American Medical Association*, v. 301, n. 19, pp. 2005-15, maio 2009.

120. C. H. Bastien, C. M. Morin, M. C. Ouellet, F. C. Blais, S. Bouchard, "Cognitivebehavioral therapy for insomnia: Comparison of individual therapy, group therapy, and telephone consultations". *Journal of Consulting and Clinical Psychology*, v. 72, n. 4, pp. 653-9, ago. 2004.

121. L. M. Ritterband, F. P. Thorndike, L. A. Gonder-Frederick et al., "Efficacy of an internet-based behavioral intervention for adults with insomnia". *Archives of General Psychiatry*, v. 66, n. 7, pp. 692-8, jul. 2009.

122. J. A. Johnson, J. A. Rash, T. S. Campbell et al., "A systematic review and meta-analysis of randomized controlled trials of cognitive behavior therapy for insomnia (CBT-I) in cancer survivors". *Sleep Medicine Reviews*, v. 27, Suplemento C, pp. 20-8, jun. 2016.

123. L. M. Ritterband, E. T. Bailey, F. P. Thorndike et al., "Initial evaluation of an internet intervention to improve the sleep of cancer survivors with insomnia". *PsychoOncology*, v. 21, n. 7, pp. 695-705, abr. 2012.

124. J. Savard, H. Ivers, M. H. Savard, C. M. Morin, "Long-term effects of two formats of cognitive behavioral therapy for insomnia comorbid with breast cancer". *Sleep*, v. 39, n. 4, pp. 813-23, abr. 2016.

125. M. R. Irwin, R. Olmstead, C. Carrillo et al., "Tai chi chih compared with cognitive behavioral therapy for the treatment of insomnia in survivors of breast cancer: A randomized, partially blinded, noninferiority trial". *Journal of Clinical Oncology*, v. 35, n. 23, pp. 2656-65, ago. 2017.

126. M. R. Irwin, R. Olmstead, E. C. Breen et al., "Cognitive behavioral therapy and tai chi reverse cellular and genomic markers of inflammation in late life insomnia: A randomized controlled trial". *Biological Psychiatry*, v. 78, n. 10, pp. 721-9, fev. 2015b.

127. D. S. Black, G. A. O'Reilly, R. Olmstead, E. C. Breen, M. R. Irwin, "Mindfulness meditation and improvement in sleep quality and daytime impairment among older adults with sleep disturbances: A randomized clinical trial". *Journal of the American Medical Association Internal Medicine*, v. 175, n. 4, pp. 494-501, abr. 2015.

128. K. M. Mustian, L. K. Sprod, M. Janelsins et al., "Multicenter, randomized controlled trial of yoga for sleep quality among cancer survivors". *Journal of Clinical Oncology*, v. 31, n. 26, pp. 3233-41, set. 2013.

129. K. D. Chandwani, G. Perkins, H. R. Nagendra et al., "Randomized, controlled trial of yoga in women with breast cancer undergoing radiotherapy". *Journal of Clinical Oncology*, v. 32, n. 10, pp. 1058-65, abr. 2014.

130. A. Chaoul, K. Milbury, A. Spelman et al., "Randomized trial of Tibetan yoga in patients with breast cancer undergoing chemotherapy". *Cancer*, set. 2017.

131. National Comprehensive Cancer Network, "Cancer-related fatigue (version 1.2014)". Plymouth Meeting, 6 jan. 2014.

132. American Cancer Society, "Chemotherapy side effects". Cancer.org, Washington, 15 fev. 2016. Disponível em: <www.cancer.org/treatment/treatments-and-side-effects/treatment-types/chemotherapy/chemotherapy-side-effects.html>. Acesso em: 26 mar. 2021.

133. American Cancer Society, "Side effects of targeted cancer therapy drugs". Cancer.org, Washington, 6 jun. 2016. Disponível em: <www.cancer.org/treatment/treatments-and-side-effects/treatment-types/targeted-therapy/side-effects.html>. Acesso em: 26 mar. 2021.

134. American Cancer Society, "Risks of cancer surgery". Cancer.org, Washington, 19 abr. 2016. Disponível em: <www.cancer.org/treatment/treatments-and-side-effects/treatment-types/surgery/risks-of-cancer-surgery.html>. Acesso em: 26 mar. 2021.

135. J. E. Bower, "Cancer-related fatigue: Mechanisms, risk factors, and treatments". *Nature Reviews: Clinical Oncology*, v. 11, n. 10, pp. 597-609, ago. 2014.

136. S. Ancoli-Israel, M. Rissling, A. Neikrug et al., "Light treatment prevents fatigue in women undergoing chemotherapy for breast cancer". *Supportive Care in Cancer*, v. 20, n. 6, pp. 1211-9, jun. 2012.

137. J. A. Johnson, S. N. Garland, L. E. Carlson et al., "Bright light therapy improves cancer-related fatigue in cancer survivors: A randomized controlled trial". *Journal of Cancer Survivorship*, nov. 2017.

138. J. F. Meneses-Echávez, E. González-Jiménez, R. Ramírez-Vélez, "Supervised exercise reduces cancer-related fatigue: A systematic review". *Journal of Physiotherapy*, v. 61, n. 1, pp. 3-9, jan. 2015.

139. S. A. Johns, L. F. Brown, K. Beck-Coon et al., "Randomized controlled pilot study of mindfulness-based stress reduction for persistently fatigued cancer survivors". *Psycho-Oncology*, v. 24, n. 8, pp. 885-93, ago. 2015.

140. L. K. Sprod, I. D. Fernandez, M. C. Janelsins et al., "Effects of yoga on cancer-related fatigue and global side-effect burden in older cancer survivors". *Journal of Geriatric Oncology*, v. 6, n. 1, pp. 8-14, jan. 2015.

141. L. L. Zhang, S. Z. Wang, H. L. Chen, A. Z. Yuan, "Tai chi exercise for cancer-related fatigue in patients with lung cancer undergoing chemotherapy: A randomized controlled trial". *Journal of Pain and Symptom Management*, v. 51, n. 3, pp. 504-11, mar. 2016.

142. K. Ackermann, V. L. Revell, O. Lao et al., "Diurnal rhythms in blood cell populations and the effect of acute sleep deprivation in healthy young men". *Sleep*, v. 35, n. 7, pp. 933-40, jul. 2012.

GUIA DA VIDA ANTICÂNCER PARA DORMIR MELHOR [pp. 242-50]

1. R. A. Hendler, V. A. Ramchandani, J. Gilman, D. W. Hommer, "Stimulant and sedative effects of alcohol". *Current Topics in Behavioral Neurosciences*, v. 13, pp. 489-509, maio 2013..

2. L. Adler, "Does your body temperature change while you sleep? Learn how your temperature guides you to and from dreamland each night". *Sleep.org*, 20 nov. 2020. Disponível em: <www.sleep.org/articles/does-your-body-temperature-change-while-you-sleep>. Acesso em: 26 mar. 2021.

10. A CAMINHO DO BEM-ESTAR [pp. 254-83]

1. J. Lakerveld, A. Loyen, N. Schotman et al., "Sitting too much: A hierarchy of sociodemographic correlates". *Preventive Medicine*, v. 101, pp. 77-83, ago. 2017.

2. I. M. Lee, E. J. Shiroma, F. Lobelo et al., "Effect of physical inactivity on major non-communicable diseases worldwide: An analysis of burden of disease and life expectancy". *The Lancet*, v. 380, n. 9838, pp. 219-29, jul. 2012.

3. D. Kilari, E. Soto-Perez-de-Celis, S. G. Mohile et al., "Designing exercise clinical trials for older adults with cancer: Recommendations from 2015 Cancer and Aging Research Group NCI U13 Meeting". *Journal of Geriatric Oncology*, v. 7, n. 4, pp. 293--304, jul. 2016.

4. R. J. Maddock, G. A. Casazza, D. H. Fernandez, M. I. Maddock, "Acute modulation of cortical glutamate and gaba content by physical activity". *Journal of Neuroscience*, v. 36, n. 8, pp. 2449-57, fev. 2016.

5. K. L. Szuhany, M. Bugatti, M. W. Otto, "A meta-analytic review of the effects of exercise on brain-derived neurotrophic factor". *Journal of Psychiatric Research*, v. 60, pp. 56-64, out. 2015.

6. F. S. Routledge, T. S. Campbell, J. A. McFetridge-Durdle, S. L. Bacon, "Improvements in heart rate variability with exercise therapy". *Canadian Journal of Cardiology*, v. 26, n. 6, pp. 303-12, jun.-jul. 2010.

7. S. Gujral, H. Aizenstein, C. F. Reynolds, M. A. Butters, K. I. Erickson, "Exercise effects on depression: Possible neural mechanisms". *General Hospital Psychiatry*, v. 49, pp. 2-10, nov. 2017.

8. R. J. Maddock, G. A. Casazza, M. H. Buonocore, C. Tanase, "Vigorous exercise increases brain lactate and glx (glutamate+glutamine): A dynamic 1h-mrs study". *Neuroimage*, v. 57, n. 4, pp. 1324-30, ago. 2011.

9. UC Davis Health Newsletter, "This is your brain on exercise". 23 fev. 2016. Disponível em: <www.ucdmc.ucdavis.edu/publish/news/newsroom/10798>. Acesso em: 2 abr. 2021.

10. A. Loudin, "Can exercise cure depression and anxiety?". *Washington Post*, Washington, maio 2016. Disponível em: <www.washingtonpost.com/national/health-

science/can-exercise-cure-depression-and-anxiety/2016/05/09/2a938914-ed2f-11e5-bc08-3e03a5b41910_story.html?utm_term=.4a0b43ae9271>. Acesso em: 2 abr. 2021.

11. T. Carter, I. Morres, J. Repper, P. Callaghan, "Exercise for adolescents with depression: Valued aspects and perceived change". *Journal of Psychiatric and Mental Health Nursing*, v. 23, n. 1, pp. 37-44, fev. 2016.

12. P. D. Loprinzi, B. J. Cardinal, "Association between objectively-measured physical activity and sleep, NHANES 2005-2006". *Mental Health and Physical Activity*, v. 4, n. 2, pp. 65-9, dez. 2011.

13. Y. Yamanaka, K.-I. Honma, S. Hashimoto et al., "Effects of physical exercise on human circadian rhythms". *Sleep and Biological Rhythms*, v. 4, n. 3, pp. 199-206, set. 2006.

14. Oregon State University News and Research Communications, "Study: Physical activity impacts overall quality of sleep". Corvalis, 22 nov. 2011, Disponível em: <www.oregonstate.edu/ua/ncs/archives/2011/nov/study-physical-activity-impacts-overall-quality-sleep>. Acesso em: 2 abr. 2021.

15. U. Ladabaum, A. Mannalithara, P. A. Myer, G. Singh, "Obesity, abdominal obesity, physical activity, and caloric intake in U.S. adults: 1988 to 2010". *American Journal of Medicine*, v. 127, n. 8, pp. 717-27, ago. 2014.

16. B. Hanlon, M. J. Larson, B. W. Bailey, J. D. LeCheminant, "Neural response to pictures of food after exercise in normal-weight and obese women". *Medicine and Science in Sports and Exercise*, v. 44, n. 10, pp. 1864-70, out. 2012.

17. J. Thompson Coon, K. Boddy, K. Stein et al., "Does participating in physical activity in outdoor natural environments have a greater effect on physical and mental wellbeing than physical activity indoors? A systematic review". *Environmental Science & Technology*, v. 45, n. 5, pp. 1761-72, mar. 2011.

18. V. F. Gladwell, D. K. Brown, C. Wood, G. R. Sandercock, J. L. Barton, "The great outdoors: How a green exercise environment can benefit all". *Extreme Physiology & Medicine*, v. 2, p. 3, jan. 2013.

19. P. C. Hallal, L. B. Andersen, F. C. Bull et al., "Global physical activity levels: Surveillance progress, pitfalls, and prospects". *The Lancet*, v. 380, n. 9838, pp. 247-57, jul. 2012.

20. B. J. Park, Y. Tsunetsugu, T. Kasetani, T. Kagawa, Y. Miyazaki, "The physiological effects of shinrin-yoku (taking in the forest atmosphere or forest bathing): Evidence from field experiments in 24 forests across Japan". *Environmental Health and Preventive Medicine*, v. 15, n. 1, pp. 18-26, jan. 2010.

21. B. C. Focht, "Brief walks in outdoor and laboratory environments: Effects on affective responses, enjoyment, and intentions to walk for exercise". *Research Quarterly for Exercise and Sport*, v. 80, n. 3, pp. 611-20, set. 2009.

22. S. A. Tabish, "Is diabetes becoming the biggest epidemic of the twenty-first century?". *International Journal of Health Sciences*, v. 1, n. 2, pp. V-VIII, jul. 2007.

23. Centers for Disease Control and Prevention, "New CDC report: More than 100 million Americans have diabetes or prediabetes". Washington, 18 jul. 2017. Disponível em: <www.cdc.gov/media/releases/2017/p0718-diabetes-report.html>. Acesso em: 2 abr. 2021.

24. National Heart Lung and Blood Institute, "Coronary heart disease risk factors". Bethesda, 2016. Disponível em: <www.nhlbi.nih.gov/health/health-topics/topics/hd/atrisk>. Acesso em: 2 abr. 2021.

25. H. J. Baer, R. J. Glynn, F. B. Hu et al., "Risk factors for mortality in the Nurses' Health Study: A competing risks analysis". *American Journal of Epidemiology*, v. 173, n. 3, pp. 319-29, fev. 2011.

26. L. Soares-Miranda, D. S. Siscovick, B. M. Psaty, W. T. Longstreth, Jr., D. Mozaffarian, "Physical activity and risk of coronary heart disease and stroke in older adults: The cardiovascular health study". *Circulation*, v. 133, n. 2, pp. 147-55, jan. 2016.

27. P. A. Sheridan, H. A. Paich, J. Handy et al., "Obesity is associated with impaired immune response to influenza vaccination in humans". *International Journal of Obesity* (2005), v. 36, n. 8, pp. 1072-7, ago. 2012.

28. F. S. Luppino, L. M. de Wit, P. F. Bouvy et al., "Overweight, obesity, and depression: A systematic review and meta-analysis of longitudinal studies". *Archives of General Psychiatry*, v. 67, n. 3, pp. 220-9, mar. 2010.

29. S. A. Shapses, L. C. Pop, Y. Wang, "Obesity is a concern for bone health with aging". *Nutrition Research*, v. 39, pp. 1-13, mar. 2017.

30. M. J. Ormsbee, C. M. Prado, J. Z. Ilich et al., "Osteosarcopenic obesity: The role of bone, muscle, and fat on health". *Journal of Cachexia, Sarcopenia, and Muscle*, v. 5, n. 3, pp. 183-92, set. 2014.

31. D. J. Tomlinson, R. M. Erskine, C. I. Morse, K. Winwood, G. Onambele-Pearson, "The impact of obesity on skeletal muscle strength and structure through adolescence to old age". *Biogerontology*, v. 17, n. 3, pp. 467-83, jun. 2016.

32. S. F. M. Chastin, E. Ferriolli, N. A. Stephens, K. C. H. Fearon, C. Greig, "Relationship between sedentary behaviour, physical activity, muscle quality and body composition in healthy older adults". *Age and Ageing*, v. 41, n. 1, pp. 111-4, jan. 2012.

33. J. C. Nguyen, A. S. Killcross, T. A. Jenkins, "Obesity and cognitive decline: Role of inflammation and vascular changes". *Frontiers in Neuroscience*, v. 8, p. 375, dez. 2014.

34. T. Tchkonia, D. E. Morbeck, T. von Zglinicki et al., "Fat tissue, aging, and cellular senescence". *Aging Cell*, v. 9, n. 5, pp. 667-84, maio 2010.

35. E. I. Fishman, J. A. Steeves, V. Zipunnikov et al., "Association between objectively measured physical activity and mortality in NHANES". *Medicine & Science in Sports & Exercise*, v. 48, n. 7, pp. 1303-11, jul. 2016.

36. C. M. Friedenreich, Q. Wang, H. K. Neilson et al., "Physical activity and survival after prostate cancer". *European Urology*, v. 70, n. 4, pp. 576-85, out. 2016.

37. M. D. Holmes, W. Y. Chen, D. Feskanich, C. H. Kroenke, G. A. Colditz, "Physical activity and survival after breast cancer diagnosis". *Journal of the American Medical Association*, v. 293, n. 20, pp. 2479-86, maio 2005.

38. J. Goh, E. A. Kirk, S. X. Lee, W. C. Ladiges, "Exercise, physical activity and breast cancer: The role of tumor-associated macrophages". *Exercise Immunology Review*, v. 18, pp. 158-76, ago. 2012.

39. C. E. Champ, L. Francis, R. J. Klement, R. Dickerman, R. P. Smith, "Fortifying the treatment of prostate cancer with physical activity". *Prostate Cancer*, v. 2016, p. 11, jan. 2016.

40. L. M. Buffart, J. Kalter, M. G. Sweegers et al., "Effects and moderators of exercise on quality of life and physical function in patients with cancer: An individual patient data meta-analysis of 34 RCTS". *Cancer Treatment Reviews*, v. 52, Suplemento C, pp. 91-104, jan. 2017.

41. K. S. Courneya, D. C. McKenzie, J. R. Mackey et al., "Effects of exercise dose and type during breast cancer chemotherapy: Multicenter randomized trial". *Journal of the National Cancer Institute*, v. 105, n. 23, pp. 1821-32, dez. 2013.

42. A. S. Betof, C. D. Lascola, D. Weitzel et al., "Modulation of murine breast tumor vascularity, hypoxia and chemotherapeutic response by exercise". *Journal of the National Cancer Institute*, v. 107, n. 5, maio 2015.

43. S. C. Moore, I. M. Lee, E. Weiderpass et al., "Association of leisure-time physical activity with risk of 26 types of cancer in 1.44 million adults". *Journal of the American Medical Association Internal Medicine*, v. 176, n. 6, pp. 816-25, jun. 2016.

44. National Cancer Institute, "Physical activity and cancer". Cancer.gov, Washington, 27 jan. 2017. Disponível em: <www.cancer.gov/about-cancer/causes-prevention/risk/obesity/physical-activity-fact-sheet>. Acesso em: 2 abr. 2021.

45. K. Y. Wolin, Y. Yan, G. A. Colditz, I. M. Lee, "Physical activity and colon cancer prevention: A meta-analysis". *British Journal of Cancer*, v. 100, n. 4, pp. 611-6, fev. 2009.

46. American Institute for Cancer Research, "Getting up from your desk can put the 'breaks' on cancer". Aicr.org, Washington, 3 nov. 2011. Disponível em: <www.aicr.org/press/press-releases/getting-up-from-your-desk.html>. Acesso em: 2 abr. 2021.

47. Y. Wu, D. Zhang, S. Kang, "Physical activity and risk of breast cancer: A meta-analysis of prospective studies". *Breast Cancer Research and Treatment*, v. 137, n. 3, pp. 869-82, fev. 2013.

48. A. H. Eliassen, S. E. Hankinson, B. Rosner, M. D. Holmes, W. C. Willett, "Physical activity and risk of breast cancer among postmenopausal women". *Archives of Internal Medicine*, v. 170, n. 19, pp. 1758-64, out. 2010.

49. J. S. Hildebrand, S. M. Gapstur, P. T. Campbell, M. M. Gaudet, A. V. Patel, "Recreational physical activity and leisure-time sitting in relation to postmenopausal breast cancer risk". *Cancer Epidemiology, Biomarkers & Prevention*, v. 22, n. 10, pp. 1906--12, out. 2013.

50. A. Fournier, G. Dos Santos, G. Guillas et al., "Recent recreational physical activity and breast cancer risk in postmenopausal women in the E3N cohort". *Cancer Epidemiology, Biomarkers & Prevention*, v. 23, n. 9, pp. 1893-902, set. 2014.

51. D. Schmid, G. Behrens, M. Keimling et al., "A systematic review and meta-analysis of physical activity and endometrial cancer risk". *European Journal of Epidemiology*, v. 30, n. 5, pp. 397-412, maio 2015.

52. M. Du, P. Kraft, A. H. Eliassen et al., "Physical activity and risk of endometrial adenocarcinoma in the Nurses' Health Study". *International Journal of Cancer*, v. 134, n. 11, pp. 2707-16, jun. 2014.

53. C. Friedenreich, A. Cust, P. H. Lahmann et al., "Physical activity and risk of endometrial cancer: The European prospective investigation into cancer and nutrition". *International Journal of Cancer*, v. 121, n. 2, pp. 347-55, jul. 2007.

54. K. S. Courneya, C. M. Friedenreich, R. D. Reid et al., "Predictors of follow-up exercise behavior 6 months after a randomized trial of exercise training during breast cancer chemotherapy". *Breast Cancer Research and Treatment*, v. 114, n. 1, pp. 179--87, mar. 2009.

55. K. S. Courneya, D. C. McKenzie, J. R. Mackey et al., "Moderators of the effects of exercise training in breast cancer patients receiving chemotherapy: A randomized controlled trial". *Cancer*, v. 112, n. 8, pp. 1845-53, abr. 2008.

56. R. Ballard-Barbash, C. M. Friedenreich, K. S. Courneya et al., "Physical activity, biomarkers, and disease outcomes in cancer survivors: A systematic review". *Journal of the National Cancer Institute*, v. 104, n. 11, pp. 815-40, jun. 2012.

57. K. M. Mustian, C. M. Alfano, C. Heckler et al., "Comparison of pharmaceutical, psychological, and exercise treatments for cancer-related fatigue: A meta-analysis". *Journal of the American Medical Association Oncology*, v. 3, n. 7, pp. 961-8, jul. 2017.

58. M. G. Sweegers, T. M. Altenburg, M. J. Chinapaw et al., "Which exercise prescriptions improve quality of life and physical function in patients with cancer during and following treatment? A systematic review and meta-analysis of randomised controlled trials". *British Journal of Sports Medicine*, set. 2017.

59. C. M. Friedenreich, H. K. Neilson, M. S. Farris, K. S. Courneya, "Physical activity and cancer outcomes: A precision medicine approach". *Clinical Cancer Research*, v. 22, n. 19, pp. 4766-5, out. 2016.

60. W. Demark-Wahnefried, E. A. Platz, J. A. Ligibel et al., "The role of obesity in cancer survival and recurrence". *Cancer Epidemiology, Biomarkers & Prevention*, v. 21, n. 8, pp. 1244-59, jun. 2012.

61. H. Arem, S. C. Moore, Y. Park et al., "Physical activity and cancer-specific mortality in the NIH-AARP Diet and Health Study cohort". *International Journal of Cancer*, v. 135, n. 2, pp. 423-31, jul. 2014.

62. S. E. Bonn, A. Sjolander, Y. T. Lagerros et al., "Physical activity and survival among men diagnosed with prostate cancer". *Cancer Epidemiology, Biomarkers & Prevention*, v. 24, n. 1, pp. 57-64, jan. 2015.

63. H. Arem, R. M. Pfeiffer, E. A. Engels et al., "Preand postdiagnosis physical activity, television viewing, and mortality among patients with colorectal cancer in the National Institutes of Health-AARP Diet and Health Study". *Journal of Clinical Oncology*, v. 33, n. 2, pp. 180-8, jan. 2015.

64. M. Fitzmaurice, "Exercising key to cancer battle, world expert tells Ulster University". *Belfast Live*, Belfast, 7 dez. 2015. Disponível em: <www.belfastlive.co.uk/news/health/exercising-key-cancer-battle-world-10564610>. Acesso em: 2 abr. 2021.

65. H. K. Sanoff, A. M. Deal, J. Krishnamurthy et al., "Effect of cytotoxic chemotherapy on markers of molecular age in patients with breast cancer". *Journal of the National Cancer Institute*, v. 106, n. 4, p. dju057, abr. 2014.

66. L. W. Jones, L. A. Habel, E. Weltzien et al., "Exercise and risk of cardiovascular events in women with nonmetastatic breast cancer". *Journal of Clinical Oncology*, v. 34, n. 23, pp. 2743-9, ago. 2016.

67. L. W. Jones, D. R. Fels, M. West et al., "Modulation of circulating angiogenic factors and tumor biology by aerobic training in breast cancer patients receiving neoadjuvant chemotherapy". *Cancer Prevention Research*, v. 6, n. 9, pp. 925-37, set. 2013.

68. W. E. Hornsby, P. S. Douglas, M. J. West et al., "Safety and efficacy of aerobic training in operable breast cancer patients receiving neoadjuvant chemotherapy: A phase II randomized trial". *Acta Oncologica*, v. 53, n. 1, pp. 65-74, jan. 2014.

69. J. F. Meneses-Echávez, E. G. Jiménez, J. S. Río-Valle et al., "The insulin-like growth factor system is modulated by exercise in breast cancer survivors: A systematic review and meta-analysis". *BMC Cancer*, v. 16, n. 1, p. 682, ago. 2016.

70. J. F. Meneses-Echávez, J. E. Correa-Bautista, E. González-Jiménez et al., "The effect of exercise training on mediators of inflammation in breast cancer survivors: A systematic review with meta-analysis". *Cancer Epidemiology, Biomarkers & Prevention*, v. 25, n. 7, pp. 1009-17, jul. 2016.

71. R. Ballard-Barbash, C. M. Friedenreich, K. S. Courneya et al., "Physical activity, biomarkers, and disease outcomes in cancer survivors: a systematic review". *Journal of the National Cancer Institute*, v. 104, n. 11, pp. 815-40, jun. 2012.

72. A. Ruiz-Casado, A. Martín-Ruiz, L. M. Pérez et al., "Exercise and the hallmarks of cancer". *Trends Cancer*, v. 3, n. 6, pp. 423-41, jun. 2017.

73. G. J. Koelwyn, D. F. Quail, X. Zhang, R. M. White, L. W. Jones, "Exercise--dependent regulation of the tumour microenvironment". *Nature Reviews: Cancer*, v. 17, n. 10, pp. 620-32, set. 2017.

74. G. J. Koelwyn, E. Wennerberg, S. Demaria, L. W. Jones, "Exercise in regulation of inflammation-immune axis function in cancer initiation and progression". *Oncology*, v. 29, n. 12, pp. 908-20, 922, dez. 2015.

75. O. K. Glass, B. A. Inman, G. Broadwater et al., "Effect of aerobic training on the host systemic milieu in patients with solid tumours: An exploratory correlative study". *British Journal of Cancer*, v. 112, n. 5, pp. 825-31, mar. 2015.

76. M. J. M. Magbanua, E. L. Richman, E. V. Sosa et al., "Physical activity and prostate gene expression in men with low risk prostate cancer". *Cancer Causes & Control*, v. 25, n. 4, pp. 515-23, fev. 2014.

77. M. E. Lindholm, F. Marabita, D. Gomez-Cabrero et al., "An integrative analysis reveals coordinated reprogramming of the epigenome and the transcriptome in human skeletal muscle after training". *Epigenetics*, v. 9, n. 12, pp. 1557-69, dez. 2014.

78. K. A. Ashcraft, R. M. Peace, A. S. Betof, M. W. Dewhirst, L. W. Jones, "Efficacy and mechanisms of aerobic exercise on cancer initiation, progression, and metastasis: A critical systematic review of in vivo preclinical data". *Cancer Research*, v. 76, n. 14, pp. 4032-50, jul. 2016.

79. V. K. Verma, V. Singh, M. P. Singh, S. M. Singh, "Effect of physical exercise on tumor growth regulating factors of tumor microenvironment: Implications in exercisedependent tumor growth retardation". *Immunopharmacology and Immunotoxicology*, v. 31, n. 2, pp. 274-82, jun. 2009.

80. L. W. Jones, B. L. Viglianti, J. A. Tashjian et al., "Effect of aerobic exercise on tumor physiology in an animal model of human breast cancer". *Journal of Applied Physiology*, v. 108, n. 2, pp. 343-8, fev. 2010.

81. G. J. Koelwyn, D. F. Quail, X. Zhang, R. M. White, L. W. Jones, "Exercise-dependent regulation of the tumour microenvironment". *Nature Reviews: Cancer*, v. 17, n. 10, pp. 620-32, set. 2017.

82. University of Rochester Medical Center, "Exercise and cancer research: Setting new standards, giving patients control". Rochester, 19 jun. 2017. Disponível em: <www.urmc.rochester.edu/news/story/dialogueblog/june-2017/exerciseand-cancerresearch-settingnew-standard.aspx>. Acesso em: 2 abr. 2021.

83. K. M. Mustian, L. K. Sprod, M. Janelsins, L. J. Peppone, S. Mohile, "Exercise recommendations for cancer-related fatigue, cognitive impairment, sleep problems, depression, pain, anxiety, and physical dysfunction: A review". *Oncolology Hematology Review*, v. 8, n. 2, pp. 81-8, jan. 2012.

84. K. M. Mustian, J. A. Katula, H. Zhao, "A pilot study to assess the influence of tai chi chuan on functional capacity among breast cancer survivors". *Journal of Supportive Oncology*, v. 4, n. 3, pp. 139-45, mar. 2006.

85. K. M. Mustian, O. G. Palesh, S. A. Flecksteiner, "Tai chi chuan for breast cancer survivors". *Medicine and Sport Science*, v. 52, pp. 209-17, maio 2008.

86. L. K. Sprod, I. D. Fernandez, M. C. Janelsins et al., "Effects of yoga on cancer-related fatigue and global side-effect burden in older cancer survivors". *Journal of Geriatric Oncology*, v. 6, n. 1, pp. 8-14, jan. 2015.

87. K. M. Mustian, L. K. Sprod, M. Janelsins et al., "Multicenter, randomized controlled trial of yoga for sleep quality among cancer survivors". *Journal of Clinical Oncology*, v. 31, n. 26, pp. 3233-41, set. 2013.

88. B. Oh, P. N. Butow, B. A. Mullan et al., "Effect of medical qigong on cognitive function, quality of life, and a biomarker of inflammation in cancer patients: A randomized controlled trial". *Supportive Care in Cancer*, v. 20, n. 6, pp. 1235-42, jun. 2012.

89. B. Oh, P. Butow, B. Mullan et al., "A critical review of the effects of medical qigong on quality of life, immune function, and survival in cancer patients". *Integrative Cancer Therapies*, v. 11, n. 2, pp. 101-10, jun. 2012.

90. K. M. Mustian, L. Peppone, T. V. Darling et al., "A 4-week home-based aerobic and resistance exercise program during radiation therapy: A pilot randomized clinical trial". *Journal of Supportive Oncology*, v. 7, n. 5, pp. 158-67, set.-out. 2009.

91. National Comprehensive Cancer Network (NCCN), "Exercising during cancer treatment". Plymouth Meeting, 2017. Disponível em: <www.nccn.rg/patients/resources/life_with_cancer/exercise.aspx>. Acesso em: 2 abr. 2021.

92. L. W. Jones, "Precision oncology framework for investigation of exercise as treatment for cancer". *Journal of Clinical Oncology*, v. 33, n. 35, pp. 4134-7, dez. 2015.

93. D. Cohan, "Foundation for embodied medicine". Berkeley, 2017. Disponível em: <www.embodiedmedicine.org>. Acesso em: 2 abr. 2021.

94. O. H. Zahrt, A. J. Crum, "Perceived physical activity and mortality: Evidence from three nationally representative U.S. Samples". *Health Psychology*, v. 36, n. 11, pp. 1017-25, nov. 2017.

95. D. Buettner, *The Blue Zones: 9 Lessons for Living Longer from the People Who've Lived the Longest*. Washington, D.C.: National Geographic, 2012.

96. American Cancer Society, "ACS guidelines on nutrition and physical activity for cancer prevention". Cancer.org, Washington, 5 fev. 2016. Disponível em: <www.cancer.org/healthy/eat-healthy-get-active/acs-guidelines-nutrition-physical-activity-cancer-prevention.html>. Acesso em: 2 abr. 2021.

97. Para um ótimo livro sobre o assunto, ver G. Reynolds, *The First 20 Minutes: Surprising Science Reveals How We Can Exercise Better, Train Smarter, Live Longer*. Nova York: Penguin, 2013.

98. J. B. Gillen, B. J. Martin, M. J. MacInnis et al., "Twelve weeks of sprint interval training improves indices of cardiometabolic health similar to traditional endurance training despite a five-fold lower exercise volume and time commitment". *PloS One*, v. 11, n. 4, p. e0154075, abr. 2016.

99. D. M. Bhammar, S. S. Angadi, G. A. Gaesser, "Effects of fractionized and continuous exercise on 24-h ambulatory blood pressure". *Medicine and Science in Sports and Exercise*, v. 44, n. 12, pp. 2270-76, dez. 2012.

100. B. M. F. M. Duvivier, N. C. Schaper, M. A. Bremers et al., "Minimal intensity physical activity (standing and walking) of longer duration improves insulin action and plasma lipids more than shorter periods of moderate to vigorous exercise (cycling) in sedentary subjects when energy expenditure is comparable". *PloS One*, v. 8, n. 2, p. e55542, fev. 2013.

101. E. I. Fishman, J. A. Steeves, V. Zipunnikov et al., "Association between objectively measured physical activity and mortality in NHANES". *Medicine and Science in Sports and Exercise*, v. 48, n. 7, pp. 1303-11, jul. 2016.

102. L. Liu, Y. Shi, T. Li et al., "Leisure time physical activity and cancer risk: Evaluation of the WHO's recommendation based on 126 high-quality epidemiological studies". *British Journal of Sports Medicine*, v. 50, n. 6, pp. 372, mar. 2016.

103. C. M. Phillips, C. B. Dillon, I. J. Perry, "Does replacing sedentary behaviour with light or moderate to vigorous physical activity modulate inflammatory status in adults?". *International Journal of Behavioral Nutrition and Physical Activity*, v. 14, p. 138, out. 2017.

104. H. Arem, S. C. Moore, A. Patel et al., "Leisure time physical activity and mortality: A detailed pooled analysis of the dose-response relationship". *Journal of the American Medical Association Internal Medicine*, v. 175, n. 6, pp. 959-67, jun. 2015.

105. G. Canales, "Blue Cure". Houston, 11 jul. 2013. Disponível em: <www.bluecure.org/gabe-canales>. Acesso em: 2 abr. 2021.

11. O ALIMENTO COMO REMÉDIO [pp. 285-318]

1. U.S. Department of Health and Human Services and U.S. Department of Agriculture, "2015-2020 dietary guidelines for Americans, 8th ed.". Washington, dez. 2015. Disponível em: <www.health.gov/dietaryguidelines/2015/guidelines>. Acesso em: 2 abr. 2021.

2. M. H. Carlsen, B. L. Halvorsen, K. Holte et al., "The total antioxidant content of more than 3100 foods, beverages, spices, herbs and supplements used worldwide". *Nutrition Journal*, v. 9, p. 3, jan. 2010.

3. M. Greger, "Antioxidant content of 3,139 foods". Disponível em: <www.nutritionfacts.org/video/antioxidant-content-of-3139-foods>. Acesso em: 2 abr. 2021.

4. G. Diesing, "How a rooftop garden, local farming helped one hospital boost patient satisfaction". 6 jun. 2016. Disponível em: <www.hhnmag.com/articles/7218-how-a-rooftop-garden-local-farming-helped-one-hospital-boost-patient-satisfaction>. Acesso em: 2 abr. 2021.

5. D. M. Klurfeld, D. Kritchevsky, "The Western diet: An examination of its relationship with chronic disease". *Journal of the American College of Nutrition*, v. 5, n. 5, pp. 477-85, jan. 1986.

6. A. Jemal, M. M. Center, C. DeSantis, E. M. Ward, "Global patterns of cancer incidence and mortality rates and trends". *Cancer Epidemiology, Biomarkers & Prevention*, v. 19, n. 8, pp. 1893-907, ago. 2010.

7. L. Sharp, D. Donnelly, A. Hegarty et al., "Risk of several cancers is higher in urban areas after adjusting for socioeconomic status. Results from a two-country population-based study of 18 common cancers". *Journal of Urban Health: Bulletin of the New York Academy of Medicine*, v. 91, n. 3, pp. 510-25, jan. 2014.

8. L. A. Torre, R. L. Siegel, E. M. Ward, A. Jemal, "Global cancer incidence and mortality rates and trends: an update". *Cancer Epidemiology, Biomarkers & Prevention*, v. 25, n. 1, pp. 16-27, jan. 2016.

9. S. J. D. O'Keefe, J. V. Li, L. Lahti et al., "Fat, fiber and cancer risk in African Americans and rural Africans". *Nature Communications*, v. 6, p. 6342, abr. 2015.

10. Y. Fan, X. Jin, C. Man, Z. Gao, X. Wang, "Meta-analysis of the association between the inflammatory potential of diet and colorectal cancer risk". *Oncotarget*, v. 8, n. 35, pp. 59592-600, ago. 2017.

11. Human Microbiome Project Consortium, "A framework for human microbiome research". *Nature*, v. 486, n. 7402, pp. 215-21, jun. 2012a.

12. P. J. Turnbaugh, R. E. Ley, M. Hamady et al., "The human microbiome project: Exploring the microbial part of ourselves in a changing world". *Nature*, v. 449, n. 7164, p. 804, out. 2007.

13. National Human Genome Research Institute, "The Human Genome Project". *Genome.gov*, Bethesda, 1º out. 2015. Disponível em: <www.genome.gov/10001772/all-about-the-human-genome-project-hgp>. Acesso em: 2 abr. 2021.

14. A. B. Hall, A. C. Tolonen, R. J. Xavier, "Human genetic variation and the gut microbiome in disease". *Nature Reviews: Genetics*, v. 18, n. 11, pp. 690-9, nov. 2017.

15. A. B. Shreiner, J. Y. Kao, V. B. Young, "The gut microbiome in health and in disease". *Current Opinion in Gastroenterology*, v. 31, n. 1, pp. 69-75, jan. 2015.

16. Institute of Medicine (US) Food Forum, "Influence of the Microbiome on the Metabolism of Diet and Dietary Components". In: *The Human Microbiome, Diet, and Health: Workshop Summary*. Washington, D.C.: National Academies Press, 2013.

17. W. S. Garrett, "Cancer and the microbiota". *Science*, v. 348, n. 6230, pp. 80-6, abr. 2015.

18. J. A. Segre, "MICROBIOME. Microbial growth dynamics and human disease". *Science*, v. 349, n. 6252, pp. 1058-9, set. 2015.

19. L. Zitvogel, M. Ayyoub, B. Routy, G. Kroemer, "Microbiome and anticancer immunosurveillance". *Cell*, v. 165, n. 2, pp. 276-87, abr. 2016.

20. R. F. Schwabe, C. Jobin, "The microbiome and cancer". *Nature Reviews: Cancer*, v. 13, n. 11, pp. 800-12, out. 2013.

21. Mais detalhes sobre o microbioma: em alguns casos, as espécies bacterianas específicas são mais bem compreendidas e caracterizadas. Por exemplo, em pacientes com câncer de cólon, a diversidade bacteriana foi semelhante ou ligeiramente reduzida em comparação com controles pareados, e a composição do microbioma foi normalmente determinada pela alta prevalência e pelos níveis de fusobacterium e porfiromonas, bem como baixos níveis de ruminococcus em fezes de pacientes com câncer de cólon. No entanto, como esses e outros estudos são observacionais, a ligação do microbioma a um fator causador permanece incerto em estudos em humanos.

22. R. Francescone, V. Hou, S. I. Grivennikov, "Microbiome, inflammation and cancer". *Cancer Journal*, v. 20, n. 3, pp. 181-9, maio-jun. 2014.

23. S. V. Rajagopala, S. Vashee, L. M. Oldfield et al., "The human microbiome and cancer". *Cancer Prevention Research*, v. 10, n. 4, pp. 226-34, abr. 2017.

24. N. Shi, N. Li, X. Duan, H. Niu, "Interaction between the gut microbiome and mucosal immune system". *Military Medical Research*, v. 4, p. 14, maio 2017.

25. Y. Belkaid, Timothy W. Hand, "Role of the microbiota in immunity and inflammation". *Cell*, v. 157, n. 1, pp. 121-41, mar. 2014.

26. H. J. Wu, E. Wu, "The role of gut microbiota in immune homeostasis and autoimmunity". *Gut Microbes*, v. 3, n. 1, pp. 4-14, jan.-fev. 2012.

27. V. Gopalakrishnan, C. N. Spencer, L. Nezi et al., "Gut microbiome modulates response to anti-PD-1 immunotherapy in melanoma patients". *Science*, nov. 2017.

28. M. Glick-Bauer, M.-C. Yeh, "The health advantage of a vegan diet: Exploring the gut microbiota connection". *Nutrients*, v. 6, n. 11, pp. 4822-38, out. 2014.

29. J. L. Sonnenburg, F. Backhed, "Diet-microbiota interactions as moderators of human metabolism". *Nature*, v. 535, n. 7610, pp. 56-64, jul. 2016.

30. V. K. Ridaura, J. J. Faith, F. E. Rey et al., "Gut microbiota from twins discordant for obesity modulate metabolism in mice". *Science*, v. 341, n. 6150, p. 1241214, set. 2013.

31. D. Servan-Schreiber, *Anticancer: A New Way of Life*. Nova York: Viking, 2009. [Ed. bras.: *Anticâncer: Prevenir e vencer usando nossas defesas naturais*. São Paulo: Fontanar, 2011.]

32. Y. Barak, D. Fridman, "Impact of mediterranean diet on cancer: focused literature review". *Cancer Genomics & Proteomics*, v. 14, n. 6, pp. 403-8, nov.-dez. 2017.

33. L. Schwingshackl, C. Schwedhelm, C. Galbete, G. Hoffmann, "Adherence to mediterranean diet and risk of cancer: An updated systematic review and meta-analysis". *Nutrients*, v. 9, n. 10, set. 2017.

34. L. Schwingshackl, G. Hoffmann, "Does a Mediterranean-type diet reduce cancer risk?". *Current Nutrition Reports*, v. 5, pp. 9-17, set. 2016.

35. H. E. Bloomfield, E. Koeller, N. Greer et al., "Effects on health outcomes of a Mediterranean diet with no restriction on fat intake: A systematic review and meta-analysis". *Annals of Internal Medicine*, v. 165, n. 7, pp. 491-500, out. 2016.

36. M. Dinu, G. Pagliai, A. Casini, F. Sofi, "Mediterranean diet and multiple health outcomes: An umbrella review of meta-analyses of observational studies and randomised trials". *European Journal of Clinical Nutrition*, maio 2017.

37. Y. S. Aridi, J. L. Walker, O. R. L. Wright, "The association between the Mediterranean dietary pattern and cognitive health: A systematic review". *Nutrients*, v. 9, n. 7, jun. 2017.

38. M. Filomeno, C. Bosetti, E. Bidoli et al., "Mediterranean diet and risk of endometrial cancer: A pooled analysis of three Italian case-control studies". *British Journal of Cancer*, v. 112, n. 11, pp. 1816-21, maio 2015.

39. P. A. van den Brandt, M. Schulpen, "Mediterranean diet adherence and risk of postmenopausal breast cancer: Results of a cohort study and meta-analysis". *International Journal of Cancer*, v. 140, n. 10, pp. 2220-31, maio 2017.

40. National Cancer Institute, "Vitamin D and cancer prevention". Cancer.gov, Washington, 21 out. 2013. Disponível em: <www.cancer.gov/about-cancer/causes-prevention/risk/diet/vitamin-d-fact-sheet>. Acesso em: 2 abr. 2021.

41. D. Aune, E. Giovannucci, P. Boffetta et al., "Fruit and vegetable intake and the risk of cardiovascular disease, total cancer and all-cause mortality — a systematic review and dose-response meta-analysis of prospective studies". *International Journal of Epidemiology*, v. 46, n. 3, pp. 1029-56, jun. 2017.

42. H. R. Harris, W. C. Willett, R. L. Vaidya, K. B. Michels, "An adolescent and early adulthood dietary pattern associated with inflammation and the incidence of breast cancer". *Cancer Research*, v. 77, n. 5, pp. 1179-87, mar. 2017.

43. R. Estruch, E. Ros, J. Salas-Salvadó et al., "Primary prevention of cardiovascular disease with a Mediterranean diet". *New England Journal of Medicine*, v. 368, n. 14, pp. 1279-90, abr. 2013.

44. E. Toledo, F. B. Hu, R. Estruch et al., "Effect of the Mediterranean diet on blood pressure in the PREDIMED trial: Results from a randomized controlled trial". *BMC Medicine*, v. 11, p. 207, set. 2013.

45. R. Estruch, "Anti-inflammatory effects of the Mediterranean diet: The experience of the PREDIMED study". *Proceedings of the Nutrition Society*, v. 69, n. 3, pp. 333-40, ago. 2010.

46. J. Salas-Salvadó, M. Bulló, N. Babio et al., "Reduction in the incidence of type 2 diabetes with the Mediterranean diet: Results of the PREDIMED-Reus nutrition intervention randomized trial". *Diabetes Care*, v. 34, n. 1, pp. 14-9, jan. 2011.

47. N. Babio, E. Toledo, R. Estruch et al., "Mediterranean diets and metabolic syndrome status in the PREDIMED randomized trial". *CMAJ: Canadian Medical Association Journal*, v. 186, n. 17, pp. E649-57, nov. 2014.

48. E. Toledo, J. Salas-Salvadó, C. Donat-Vargas et al., "Mediterranean diet and invasive breast cancer risk among women at high cardiovascular risk in the PREDIMED trial: A randomized clinical trial". *Journal of the American Medical Association Internal Medicine*, v. 175, n. 11, pp. 1752-60, nov. 2015.

49. Mais detalhes sobre a dieta mediterrânea: um estudo controlado por placebo, publicado em agosto de 2017, com 10 061 pacientes com antecedente de infarto do miocárdio e níveis elevados de proteína C-reativa, revelou que uma droga que bloqueia a inflamação, neste caso a interleucina-1β — uma parte do nosso sistema imune inato — resultou em menos eventos cardiovasculares impulsionados por reduções na

PCR, e não por alterações nos níveis de lipídios. Análises secundárias dentro do planejamento também revelaram que a mortalidade por câncer era menor nos pacientes que receberam o medicamento anti-inflamatório, inclusive a redução da incidência de câncer de pulmão e de mortes relacionadas ao câncer de pulmão. Os provocativos achados do estudo sugerem que a inflamação pode ser uma rota comum relacionada tanto a doenças cardiovasculares como ao câncer. No entanto, infecções fatais ou sepses foram significativamente mais comuns nos grupos medicados do que no grupo do placebo, um efeito colateral que não ocorre com a dieta mediterrânea.

50. M. Yang, S. A. Kenfield, E. L. Van Blarigan et al., "Dietary patterns after prostate cancer diagnosis in relation to disease-specific and total mortality". *Cancer Prevention Research*, v. 8, n. 6, pp. 545-51, jun. 2015.

51. M. S. Donaldson, "Nutrition and cancer: A review of the evidence for an anticancer diet". *Nutrition Journal*, v. 3, n. 1, p. 19, out. 2004.

52. D. Aune, N. Keum, E. Giovannucci et al., "Whole grain consumption and risk of cardiovascular disease, cancer, and all cause and cause specific mortality: Systematic review and dose-response meta-analysis of prospective studies". *British Medical Journal*, v. 353, p. i2716, jun. 2016.

53. G. Zong, A. Gao, F. B. Hu, Q. Sun, "Whole grain intake and mortality from all causes, cardiovascular disease, and cancer: A meta-analysis of prospective cohort studies". *Circulation*, v. 133, n. 24, p. 2370-80, jun. 2016.

54. Mais detalhes sobre fibras: uma meta-análise publicada em 2016, que analisou catorze estudos de longo prazo, descobriu que as pessoas que comiam mais grãos integrais tinham uma probabilidade 10% menor de morrer de câncer. Para cada porção adicional de grãos integrais, o risco de câncer diminuiu em 5% (G. Zong, A. Gao, F. B. Hu, Q. Sun, "Whole grain intake and mortality from all causes, cardiovascular disease, and cancer: A meta-analysis of prospective cohort studies". *Circulation*, v. 133, n. 24, pp. 2370-80, jun. 2016).

A preocupação internacional com a sensibilidade e a intolerância ao glúten cresceu nos últimos dez anos. Cerca de um em cada três consumidores americanos afirma que espera reduzir o consumo de glúten em sua dieta. O mercado respondeu a essa necessidade com vendas de alimentos sem glúten que chegaram a 15 bilhões de dólares em 2016. Mesmo produtos que nunca tiveram glúten, como batata frita e pipoca, agora anunciam seus produtos como "sem glúten". Mas qual a evidência científica de que o glúten é o culpado por trás de preocupações com a saúde digestiva?

Meu colega florentino Francesco Sofi, que trabalha no Hospital Universitário Careggie, em Florença, na Itália, não queria abrir mão de sua massa à base de trigo, então começou a pesquisar os efeitos do trigo antigo em comparação com o moderno. Em um estudo, descobriu que o trigo *khorasan* cultivado organicamente resultou não apenas em melhora dos sintomas em pessoas que sofrem de doença do intestino irritável, mas também em uma diminuição acentuada do perfil inflamatório (F. Sofi, A. Whittaker, A. M. Gori et al., "Effect of Triticum turgidum subsp. turanicum wheat on irritable bowel syndrome: a double-blinded randomised dietary intervention trial". *British Journal of Nutrition*, v. 111, n. 11, pp. 1992-9, 14 jun. 2014). Os participantes do estudo que comeram os grãos antigos, que contêm mais proteínas, lipídios, vitaminas, minerais e aminoácidos do que as variedades modernas, tiveram reduções nos níveis circulantes de citocinas pró-inflamatórias (incluindo IL-6, IL-17, interferon-gama), proteína quimiotática de monócitos-1 e fator de crescimento endotelial vascular, ou VEGF. A inflamação e o VEGF estão ligados às marcas registradas do câncer. Na verdade, a própria inflamação tem sido rotulada como marca registrada do câncer por alguns, porque é cada vez mais claro que a inflamação crônica aumenta o risco de câncer.

Francesco e seus colegas realizaram diversos estudos comparando os efeitos do trigo antigo versus sua variedade moderna, usando ensaios clínicos randomizados, controlados, cegos e cruzados. Eles encontraram benefícios do trigo e do trigo-sarraceno antigos para os marcadores de risco cardiovascular, diabético e inflamatório em populações de pacientes e indivíduos saudáveis. (A. Whittaker, F. Sofi, M. L. Luisi et al., "An organic khorasan wheat-based replacement diet improves risk profile of patients with acute coronary syndrome: A randomized crossover trial". *Nutrients*, v. 7, n. 5, pp. 3401-15, 11 maio 2015; A. Whittaker, M. Dinu, F. Cesari et al., "A khorasan wheat-based replacement diet improves risk profile of patients with type 2 diabetes mellitus [T2DM]: A randomized crossover trial". *European Journal of Nutrition*, v. 56, n. 3, pp. 1191-200, abr. 2017; A. Sereni, F. Cesari, A. M. Gori et al., "Cardiovascular benefits from ancient grain bread consumption: Findings from a double-blinded randomized crossover intervention trial". *International Journal of Food, Science, and Nutrition*, v. 68, n. 1, pp. 97-103, fev. 2017). Mesmo quando foi feita a comparação usando o grão integral, que tem menos glúten e maior proporção de farelo e germes, os grãos de trigo semi-integral antigos revelaram um perfil biológico substancialmente melhor que os modernos. Os grãos antigos são naturalmente mais nutritivos e não precisam do enriquecimento que julgamos necessário para as variedades modernas de trigo. Assim, para quem não passa sem glúten, mas quer reduzir o teor de glúten da farinha que ingere, a grande pedida podem ser os grãos antigos. Quem prefere ficar livre de glúten deve saber que os grãos sem glúten nem sempre são enriquecidos com vitaminas e ferro e, muitas vezes, não têm as fibras e os fitoquímicos dos grãos integrais. Por isso, é importante garantir que você obtenha esses nutrientes importantes com outras partes de sua dieta.

55. A. M. Mileo, S. Miccadei, "Polyphenols as modulator of oxidative stress in cancer disease: New therapeutic strategies". *Oxidative Medicine and Cellular Longevity*, v. 2016, p. 17, dez. 2016.

56. M. H. Carlsen, B. L. Halvorsen, K. Holte et al., "The total antioxidant content of more than 3100 foods, beverages, spices, herbs and supplements used worldwide". *Nutrition Journal*, p. 3, jan. 2010.

57. D. Boivin, S. Lamy, S. Lord-Dufour et al., "Antiproliferative and antioxidant activities of common vegetables: A comparative study". *Food Chemistry*, v. 112, n. 2, pp. 374-80, jan. 2009.

58. J. V. Higdon, B. Delage, D. E. Williams, R. H. Dashwood, "Cruciferous vegetables and human cancer risk: Epidemiologic evidence and mechanistic basis". *Pharmacological Research*, v. 55, n. 3, pp. 224-36, jan. 2007.

59. H. Wang, T. O. Khor, L. Shu et al., "Plants against cancer: A review on natural phytochemicals in preventing and treating cancers and their druggability". *Anti-Cancer Agents in Medicinal Chemistry*, v. 12, n. 10, pp. 1281-305, 2012.

60. T. M. Hardy, T. O. Tollefsbol, "Epigenetic diet: Impact on the epigenome and cancer". *Epigenomics*, v. 3, n. 4, pp. 503-18, ago. 2011.

61. G. Tse, G. D. Eslick, "Cruciferous vegetables and risk of colorectal neoplasms: A systematic review and meta-analysis". *Nutrition and Cancer*, v. 66, n. 1, pp. 128-39m dez. 2014.

62. M. J. Clark, K. Robien, J. L. Slavin, "Effect of prebiotics on biomarkers of colorectal cancer in humans: A systematic review". *Nutrition Reviews*, v. 70, n. 8, pp. 436-43, ago. 2012.

63. A. S. Tsao, D. Liu, J. Martin et al., "Phase II randomized, placebo-controlled trial of green tea extract in patients with high-risk oral premalignant lesions". *Cancer Prevention Research*, v. 2, n. 11, pp. 931-41, nov. 2009.

64. J. V. Heymach, T. J. Shackleford, H. T. Tran et al., "Effect of low-fat diets on plasma levels of NF-kappaB-regulated inflammatory cytokines and angiogenic factors in men with prostate cancer". *Cancer Prevention Research*, v. 4, n. 10, pp. 1590-8, out. 2011.

65. J. Shi, L. Xiong, J. Li et al., "A linear dose-response relationship between fasting plasma glucose and colorectal cancer risk: Systematic review and meta-analysis". *Scientific Reports*, v. 5, p. 17591, dez. 2015.

66. T. J. Hartman, P. S. Albert, Z. Zhang et al., "Consumption of a legume--enriched, low-glycemic index diet is associated with biomarkers of insulin resistance and inflammation among men at risk for colorectal cancer". *Journal of Nutrition*, v. 140, n. 1, pp. 60-7, jan. 2010.

67. S. Aiko, I. Kumano, N. Yamanaka et al., "Effects of an immuno-enhanced diet containing antioxidants in esophageal cancer surgery following neoadjuvant therapy". *Diseases of the Esophagus*, v. 25, n. 2, pp. 137-45, fev. 2012.

68. S. S. Percival, J. P. Vanden Heuvel, C. J. Nieves et al., "Bioavailability of herbs and spices in humans as determined by ex vivo inflammatory suppression and DNA strand breaks". *Journal of the American College of Nutrition*, v. 31, n. 4, pp. 28-94, ago. 2012.

69. Z. Zhang, L. L. Atwell, P. E. Farris, E. Ho, J. Shannon, "Associations between cruciferous vegetable intake and selected biomarkers among women scheduled for breast biopsies". *Public Health Nutrition*, v. 19, n. 7, pp. 1288-95, maio 2016.

70. Y. Hu, G. H. McIntosh, R. K. Le Leu et al., "Supplementation with Brazil nuts and green tea extract regulates targeted biomarkers related to colorectal cancer risk in humans". *British Journal of Nutrition*, v. 116, n. 11, pp. 1901-11, dez. 2016.

71. C. S. Charron, H. D. Dawson, G. P. Albaugh et al., "A single meal containing raw, crushed garlic influences expression of immunity and cancer-related genes in whole blood of humans". *Journal of Nutrition*, v. 145, n. 11, pp. 2448-55, nov. 2015.

72. M. Principi, A. Di Leo, M. Pricci et al., "Phytoestrogens/insoluble fibers and colonic estrogen receptor β: randomized, double-blind, placebo-controlled study". *World Journal of Gastroenterology*, v. 19, n. 27, pp. 4325-33, jul. 2013.

73. D. Trudel, D. P. Labbe, I. Bairati et al., "Green tea for ovarian cancer prevention and treatment: A systematic review of the in vitro, in vivo and epidemiological studies". *Gynecologic Oncology*, v. 126, n. 3, pp. 491-8, set. 2012.

74. P. Chen, W. Zhang, X. Wang et al., "Lycopene and risk of prostate cancer: A systematic review and meta-analysis". *Medicine*, v. 94, n. 33, p. e1260, ago. 2015.

75. E. C. Borresen, D. G. Brown, G. Harbison et al., "A randomized controlled trial to increase navy bean or rice bran consumption in colorectal cancer survivors". *Nutrition and Cancer*, v. 68, n. 8, pp. 1269-80, nov.-dez. 2016.

76. S. G. J. van Breda, E. van Agen, S. van Sanden et al., "Vegetables affect the expression of genes involved in anticarcinogenic processes in the colonic mucosa of c57bl/6 female mice". *The Journal of Nutrition*, v. 135, n. 8, pp. 1879-88, ago. 2005.

77. J. A. Meyerhardt, D. Niedzwiecki, D. Hollis et al., "Association of dietary patterns with cancer recurrence and survival in patients with stage III colon cancer". *Journal of the American Medical Association*, v. 298, n. 7, pp. 754-64, ago. 2007.

78. D. Buettner, *The Blue Zones: 9 Lessons for Living Longer from the People Who've Lived the Longest*. Washington, D.C.: National Geographic, 2012.

79. Centers for Disease Control and Prevention, "Cancer and obesity". Washington, 3 out. 2017. Disponível em: <www.cdc.gov/vitalsigns/obesity-cancer/index.html>. Acesso em: 2 abr. 2021.

80. G. M. Massetti, W. H. Dietz, L. C. Richardson, "Excessive weight gain, obesity, and cancer: Opportunities for clinical intervention". *Journal of the American Medical Association*, v. 318, n. 20, pp. 1975-7, nov. 2017.

81. American Institute for Cancer Research, "Obesity and cancer risk". Aicr.org, Washington, 2017. Disponível em: <www.aicr.org/reduce-your-cancer-risk/weight/reduce_weight_cancer_link.html>.

82. National Cancer Institute, "Obesity and cancer". Cancer.gov, Washington, 17 jan. 2017. Disponível em: <www.cancer.gov/about-cancer/causes-prevention/risk/obesity/obesity-fact-sheet>. Acesso em: 2 abr. 2021.

83. K. Rtveladze, T. Marsh, L. Webber et al., "Health and economic burden of obesity in Brazil". *PloS One*, v. 8, n. 7, p. e68785, jul. 2013.

84. F. Bray, I. Soerjomataram, "The changing global burden of cancer: Transitions in human development and implications for cancer prevention and control". In: H. Gelband, P. Jha, R. Sankaranrayanan et al. (Orgs.). *Cancer: Disease Control Priorities*, 3. ed. Washington, D.C.: The International Bank for Reconstruction and Development/ The World Bank, 2015.

85. National Cancer Institute, "Study forecasts new breast cancer cases by 2030". Cancer.gov, Washington, 23 abr. 2015. Disponível em: <www.cancer.gov/news-events/cancer-currents-blog/2015/breast-forecast>. Acesso em: 2 abr. 2021.

86. American Institute for Cancer Research, "2017 AICR Cancer Risk Awareness Survey Report". Aicr.org, Washington, 2017. Disponível em: <www.vcloud.aicr.org/index.php/s/C6Q18hBpSQrukkC/download>. Acesso em: 2 abr. 2021.

87. C. E. Kearns, L. A. Schmidt, S. A. Glantz, "Sugar industry and coronary heart disease research: A historical analysis of internal industry documents". *Journal of the American Medical Association Internal Medicine*, v. 176, n. 11, pp. 1680-5, 2016.

88. C. E. Kearns, D. Apollonio, S. A. Glantz, "Sugar industry sponsorship of germ-free rodent studies linking sucrose to hyperlipidemia and cancer: A historical analysis of internal documents". *PLoS Biology*, v. 15, n. 11, p. e2003460, nov. 2017.

89. Q. Yang, Z. Zhang, E. W. Gregg et al., "Added sugar intake and cardiovascular diseases mortality among U.S. adults". *Journal of the American Medical Association Internal Medicine*, v. 174, n. 4, pp. 516-24, abr. 2014.

90. C. Iadecola, "Sugar and Alzheimer's disease: A bittersweet truth". *Nature Neuroscience*, v. 18, n. 4, pp. 477-8, abr. 2015.

91. J. M. Rippe, T. J. Angelopoulos, "Relationship between added sugars consumption and chronic disease risk factors: Current understanding". *Nutrients*, v. 8, n. 11, p. 697, nov. 2016.

92. R. H. Lustig, L. A. Schmidt, C. D. Brindis, "Public health: The toxic truth about sugar". *Nature*, v. 482, n. 7383, pp. 27-9, fev. 2012.

93. American Heart Association, "Added sugars add to your risk of dying from heart disease". Heart.org, Chicago, 16 set. 2016. Disponível em: <www.heart.org/HEARTORG/HealthyLiving/HealthyEating/Nutrition/Added-Sugars-Add-to-YourRisk-of-Dying-fromHeart-Disease_UCM_460319_Article.jsp>. Acesso em: 2 abr. 2021.

94. P. Gnagnarella, S. Gandini, C. La Vecchia, P. Maisonneuve, "Glycemic index, glycemic load, and cancer risk: A meta-analysis". *American Journal of Clinical Nutrition*, v. 87, n. 6, pp. 1793-1801, jun. 2008.

95. I. Romieu, P. Ferrari, S. Rinaldi et al., "Dietary glycemic index and glycemic load and breast cancer risk in the European Prospective Investigation into Cancer and Nutrition (EPIC)". *American Journal of Clinical Nutrition*, v. 96, n. 2, pp. 345-55, ago. 2012.

96. Y. Choi, E. Giovannucci, J. E. Lee, "Glycaemic index and glycaemic load in relation to risk of diabetes-related cancers: A meta-analysis". *British Journal of Nutrition*, v. 108, n. 11, pp. 1934-47, dez. 2012.

97. M. A. Fuchs, K. Sato, D. Niedzwiecki et al., "Sugar-sweetened beverage intake and cancer recurrence and survival in CALGB 89803 (Alliance)". *PloS One*, v. 9, n. 6, p. e99816, jun. 2014.

98. J. M. Genkinger, R. Li, D. Spiegelman et al., "Coffee, tea, and sugar-sweetened carbonated soft drink intake and pancreatic cancer risk: A pooled analysis of 14 cohort studies". *Cancer Epidemiology, Biomarkers & Prevention*, v. 21, n. 2, pp. 305-18, fev. 2012.

99. N. Potischman, R. J. Coates, C. A. Swanson et al., "Increased risk of early-stage breast cancer related to consumption of sweet foods among women less than age 45 in the United States". *Cancer Causes and Control*, v. 13, n. 10, pp. 937-46, dez. 2002.

100. M. Lajous, M. C. Boutron-Ruault, A. Fabre, F. Clavel-Chapelon, I. Romieu, "Carbohydrate intake, glycemic index, glycemic load, and risk of postmenopausal breast cancer in a prospective study of French women". *American Journal of Clinical Nutrition*, v. 87, n. 5, pp. 1384-91, maio 2008.

101. G. C. Kabat, M. Y. Kim, H. D. Strickler et al., "A longitudinal study of serum insulin and glucose levels in relation to colorectal cancer risk among postmenopausal women". *British Journal of Cancer*, v. 106, n. 1, pp. 227-32, jan. 2012.

102. I. Drake, E. Sonestedt, B. Gullberg et al., "Dietary intakes of carbohydrates in relation to prostate cancer risk: A prospective study in the Malmö diet and cancer cohort". *American Journal of Clinical Nutrition*, v. 96, n. 6, pp. 1409-18, dez. 2012.

103. P. Hossain, B. Kawar, M. El Nahas, "Obesity and diabetes in the developing world: A growing challenge". *New England Journal of Medicine*, v. 356, n. 3, pp. 213-5, jan. 2007.

104. World Health Organization, "Global report on diabetes", 2016. Disponível em: <www.apps.who.int/iris/bitstream/10665/204871/1/9789241565257_eng.pdf?ua=1&utm_source=blog&utm_campaign=rc_blogpost>. Acesso em: 2 abr. 2021.

105. J. Wojciechowska, W. Krajewski, M. Bolanowski, T. Krecicki, T. Zatonski, "Diabetes and cancer: A review of current knowledge". *Experimental and Clinical Endocrinology and Diabetes*, v. 124, n. 5, pp. 263-75, maio 2016.

106. Mais detalhes sobre o açúcar: a pesquisa aponta para altos níveis de açúcar como sendo a razão para a ligação entre diabetes e aumento do risco de câncer. Em 2013, cientistas da universidade Rey Juan Carlos, em Madri, descobriram que altos níveis de açúcar aumentam a atividade de uma proteína que tem sido relacionada a duas marcas registradas do câncer — imortalidade celular e proliferação celular. Ao reagir a um aumento nos açúcares, as células do intestino secretam um hormônio que faz com que o pâncreas libere insulina, o que ajuda o corpo a transformar o açúcar em energia ou armazená-lo para uso futuro. García-Jiménez e seus colegas estudaram esse processo em nível molecular. Eles descobriram um efeito colateral inesperado: um aumento na catenina-ß (A. Chocarro-Calvo, J. M. García-Martínez, S. Ardila-González, A. De la Vieja, C. García-Jiménez, "Glucose-induced beta-catenin acetylation enhances Wnt signaling in cancer", *Molecular Cell*, v. 49, n. 3, pp. 474-86, 7 fev. 2013). A proteína catenina-ß é conhecida por ser um fator importante no desenvolvimento de diferentes tipos de câncer. Ela pode tornar as células normais imortais, um importante passo inicial na progressão da doença. O acúmulo de catenina-ß também leva à proliferação celular. Isso representa uma clara evidência de um mecanismo molecular pelo qual altos níveis de açúcar no sangue podem predispor o corpo ao câncer, estimulando a criação e o crescimento do tumor.

107. U.S. Department of Health and Human Services, "14th report on carcinogens". Washington, 2016. Disponível em: <www.ntp.niehs.nih.gov/pubhealth/roc/index-1.html#toc1>. Acesso em: 2 abr. 2021.

108. American Cancer Society, "Alcohol use and cancer". Cancer.org, Washington, 5 abr. 2017. Disponível em: <www.cancer.org/cancer/cancer-causes/diet-physical-activity/alcohol-use-and-cancer.html>. Acesso em: 2 abr. 2021.

109. G. Testino, "The burden of cancer attributable to alcohol consumption". *Maedica*, v. 6, n. 4, pp. 313-20, out. 2011.

110. National Cancer Institute, "Alcohol and cancer risk". Cancer.gov, Washington, 24 jun. 2013. Disponível em: <www.cancer.gov/about-cancer/causes-prevention/risk/alcohol/alcohol-fact-sheet>. Acesso em: 2 abr. 2021.

111. H. K. Seitz, P. Becker, "Alcohol metabolism and cancer risk". NIH, Washington. Disponível em: <www.pubs.niaaa.nih.gov/publications/arh301/38-47.htm>. Acesso em: 2 abr. 2021.

112. P. Boffetta, M. Hashibe, C. La Vecchia, W. Zatonski, J. Rehm, "The burden of cancer attributable to alcohol drinking". *International Journal of Cancer*, v. 119, n. 4, pp. 884-7, ago. 2006.

113. D. E. Nelson, D. W. Jarman, J. Rehm et al., "Alcohol-attributable cancer deaths and years of potential life lost in the United States". *American Journal of Public Health*, v. 103, n. 4, pp. 641-8, abr. 2013.

114. N. K. LoConte, A. M. Brewster, J. S. Kaur, J. K. Merrill, A. J. Alberg, "Alcohol and cancer: A statement of the American Society of Clinical Oncology". *Journal of Clinical Oncology*, p. JCO2017761155, nov. 2017.

115. Harvard Health Publishing, "Glycemic index and glycemic load for 100+ foods". Cambridge, 27 ago. 2015. Disponível em: <www.health.harvard.edu/diseases-and-conditions/glycemic-index-and-glycemic-load-for-100-foods>. Acesso em: 2 abr. 2021.

116. A. Chocarro-Calvo, J. M. García-Martínez, S. Ardila-González, A. De la Vieja, C. García-Jiménez, "Glucose-induced beta-catenin acetylation enhances Wnt signaling in cancer". *Molecular Cell*, v. 49, n. 3, pp. 474-86, fev. 2013.

117. C. García-Jiménez, J. M. García-Martínez, A. Chocarro-Calvo, A. De la Vieja, "A new link between diabetes and cancer: Enhanced Wnt/beta-catenin signaling by high glucose". *Journal of Molecular Endocrinology*, v. 52, n. 1, pp. R51-66, fev. 2014.

118. S. C. Melkonian, C. R. Daniel, Y. Ye et al., "Glycemic index, glycemic load, and lung cancer risk in non-Hispanic whites". *Cancer Epidemiology Biomarkers & Prevention*, v. 25, n. 3, pp. 532-9, mar. 2016.

119. Q. Yang, "Gain weight by 'going diet?' Artificial sweeteners and the neurobiology of sugar cravings: Neuroscience 2010". *Yale Journal of Biology and Medicine*, v. 83, n. 2, pp. 101-8, jun. 2010.

120. S. D. Anton, C. K. Martin, H. Han et al., "Effects of stevia, aspartame, and sucrose on food intake, satiety, and postprandial glucose and insulin levels". *Appetite*, v. 55, n. 1, pp. 37-43, mar. 2010.

121. S. E. Swithers, "Artificial sweeteners produce the counterintuitive effect of inducing metabolic derangements". *Trends in Endocrinology and Metabolism*, v. 24, n. 9, pp. 431-41, jul. 2013.

122. L. S. Augustin, C. Galeone, L. Dal Maso et al., "Glycemic index, glycemic load and risk of prostate cancer". *International Journal of Cancer*, v. 112, n. 3, pp. 446-50, nov. 2004.

123. C. M. Nagle, F. Kolahdooz, T. I. Ibiebele et al., "Carbohydrate intake, glycemic load, glycemic index, and risk of ovarian cancer". *Annals of Oncology*, v. 22, n. 6, pp. 1332-8, jun. 2011.

124. V. Bouvard, D. Loomis, K. Z. Guyton et al., "Carcinogenicity of consumption of red and processed meat". *The Lancet Oncology*, v. 16, n. 16, pp. 1599-1600, out. 2015.

125. M. A. Fini, A. Elias, R. J. Johnson, R. M. Wright, "Contribution of uric acid to cancer risk, recurrence, and mortality". *Clinical and Translational Medicine*, v. 1, pp. 1-16, ago. 2012.

126. American Cancer Society, "World Health Organization says processed meat causes cancer". Cancer.org, Washington, 26 out. 2015. Disponível em: <www.can-

cer.org/latest-news/world-health-organization-says-processed-meat-causes-cancer.html>. Acesso em: 2 abr. 2021.

127. N. F. Aykan, "Red meat and colorectal cancer". *Oncology Reviews*, v. 9, n. 1, p. 288, dez. 2015.

128. J. M. Genkinger, A. Koushik, "Meat consumption and cancer risk". *PLoS Medicine*, v. 4, n. 12, p. e345, dez. 2007.

129. National Cancer Institute, "Chemicals in meat cooked at high temperatures and cancer risk". Cancer.org, Washington, 19 out. 2015. Disponível em: <www.cancer.gov/about-cancer/causes-prevention/risk/diet/cooked-meats-fact-sheet>. Acesso em: 2 abr. 2021.

130. R. L. Santarelli, F. Pierre, D. E. Corpet, "Processed meat and colorectal cancer: A review of epidemiologic and experimental evidence". *Nutrition and Cancer*, v. 60, n. 2, pp. 131-44, abr. 2008.

131. American Cancer Society, "Acrylamide and cancer risk". Cancer.org, Washington, 10 mar. 2016. Disponível em: <www.cancer.org/cancer/cancer-causes/acrylamide.html>. Acesso em: 2 abr. 2021.

132. Mais detalhes sobre a carne vermelha: as substâncias causadoras de câncer liberadas quando a carne vermelha é cozida incluem aminas heterocíclicas (HCA) e hidrocarbonetos aromáticos policíclicos (HAP). Esses compostos são formados quando a carne é cozida a temperaturas elevadas ou acaba tostada. Infelizmente, eles se formam também quando a carne é cozida a uma temperatura normal, como refogada, frita, assada ou grelhada. No entanto, quanto mais a carne for cozida, maiores serão os níveis de HCA e HAP. Estes compostos também estão presentes em níveis elevados no frango assado. Tanto o HCA quanto o HAP foram classificados como mutagênicos — substâncias que podem iniciar o processo de câncer (carcinogênicos) — e são conhecidos por causar danos ao DNA (uma marca registrada do câncer). Roedores alimentados com uma dieta que incluía HCAs desenvolveram tumores em vários órgãos, incluindo de mama, cólon, pulmão, fígado e próstata. Roedores alimentados com HAPs desenvolveram leucemia e tumores nos pulmões e no aparelho gastrointestinal. A carne vermelha também é uma fonte rica em gordura saturada, embora o nível seja mais alto em alguns cortes do que em outros, e isso pode ter um efeito sobre o risco de câncer e influenciar a função hormonal, que é relevante para cânceres como de mama, endométrio, próstata e ovário.

A carne vermelha também contém uma substância química chamada heme — parte do pigmento vermelho no sangue, a hemoglobina —, uma fonte de ferro que é quebrada em nosso intestino para formar uma família de substâncias químicas chamadas compostos n-nitrosos. Os compostos n-nitrosos danificam as células que revestem o cólon, forçando outras células a se replicar com mais frequência para curar o dano. Com o excesso de replicação celular, surge uma maior probabilidade de mutações celulares. Se as mutações celulares forem deixadas sem controle, através de mudanças nas diferentes características do câncer, ele se formará e se desenvolverá. Além disso, carnes vermelhas processadas contêm substâncias químicas que geram compostos n-nitrosos, como conservantes de nitrito. Quando combinados com o HCA e o HAP, esses compostos criam uma tempestade perfeita para os cânceres se formarem — quando o HCA e o HAP, mutagênicos e carcinogênicos, se combinam com compostos n-nitrosos, causam dano celular e replicação celular excessiva no cólon (marcas registradas cruciais do câncer).

133. C. A. Daley, A. Abbott, P. S. Doyle, G. A. Nader, S. Larson, "A review of fatty acid profiles and antioxidant content in grass-fed and grain-fed beef". *Nutrition Journal*, v. 9, p. 10, mar. 2010.

134.E . Patterson, R. Wall, G. F. Fitzgerald, R. P. Ross, C. Stanton, "Health implications of high dietary omega-6 polyunsaturated fatty acids". *Journal of Nutrition and Metabolism*, v. 2012, p. 539426, nov. 2012.

135. A. N. Samraj, O. M. T. Pearce, H. Läubli et al., "A red-meat-derived glycan promotes inflammation and cancer progression". *Proceedings of the National Academy of Sciences of the United States of America*, v. 112, n. 2, pp. 542-7, dez. 2015.

136. Mais detalhes sobre a carne: pesquisadores da Universidade da Califórnia em San Diego (UCSD) podem ter descoberto outro grande culpado ligando a carne vermelha ao câncer (também via inflamação) (A. N. Samraj, O. M. Pearce, H. Laubli et al., "A red-meat-derived glycan promotes inflammation and cancer progression". *Proceeding of the National Academy of Sciences of the United States of America*, v. 112, n. 2, pp. 542-7, 13 jan. 2015). As carnes de porco, bovina e de cordeiro contêm um tipo de açúcar que nosso corpo percebe como um invasor estranho, desencadeando uma resposta imune e resultando em inflamação. Em um estudo de 2014, os pesquisadores da Califórnia alteraram geneticamente camundongos para, como os seres humanos, não produzirem de forma natural esse açúcar. A ideia era que os ratos percebessem a introdução do açúcar como uma substância estranha e tivessem uma reação inflamatória. Quando os camundongos geneticamente modificados foram alimentados com o açúcar estranho na carne vermelha, desenvolveram tumores. Isso pode explicar por que consumir carne vermelha não causa doenças em outros carnívoros que têm o açúcar de carne vermelha em seu sistema. Para os humanos, talvez ela não seja percebida como um nutriente, mas como um composto invasivo.

137. M. S. Moss, *Salt Sugar Fat: How the Food Giants Hooked Us*. Nova York: Random House, 2014. [Ed. bras.: *Sal, açúcar, gordura: Como a indústria alimentícia nos fisgou*. Rio de Janeiro: Intrínseca, 2015.]

138. N. M. Avena, P. Rada, B. G. Hoebel, "Evidence for sugar addiction: Behavioral and neurochemical effects of intermittent, excessive sugar intake". *Neuroscience and Biobehavioral Reviews*, v. 32, n. 1, pp. 20-39, maio 2008.

139. D. M. Blumenthal, M. S. Gold, "Neurobiology of food addiction". *Current Opinion in Clinical Nutrition and Metabolic Care*, v. 13, n. 4, pp. 359-65, jul. 2010.

140. E. M. Schulte, N. M. Avena, A. N. Gearhardt, "Which foods may be addictive? The roles of processing, fat content, and glycemic load". *PloS One*, v. 10, n. 2, p. e0117959, fev. 2015.

141. Mais detalhes sobre os hormônios da fome: evidências sugerem que não apenas os circuitos de recompensa do cérebro são modificados pela exposição a esses alimentos não saudáveis, ricos em sal, açúcar e gordura, mas eles também podem mo-

dular os principais hormônios que regulam nossos sentimentos de fome e saciedade — em outras palavras, que fazem com que nos sintamos cheios. Os dois principais hormônios nesse processo de estimulação do apetite são a leptina e a grelina. A leptina é produzida pelas células adiposas e diminui nosso apetite. A grelina é liberada do estômago e aumenta o apetite, enviando sinais para o cérebro. Também desempenha um papel no peso corporal. Os níveis de leptina são menores quando você está magro e mais elevados quando você está acima do peso. No entanto, assim como os diabéticos têm resistência à insulina, muitas pessoas obesas acumularam resistência aos efeitos supressores do apetite da leptina. Consequentemente, a regulação normal do apetite com a leptina não é percebida e o armazenamento excessivo de gordura aumenta. Pessoas com resistência à leptina não obtêm o feedback adequado desses hormônios reguladores importantes para dizer ao corpo quando comer e quando parar de comer. Refeições com alto teor de gordura demonstraram desregular o equilíbrio desses hormônios. Mas os pesquisadores mostraram que tanto uma dieta rica em carboidratos "bons" (como grãos integrais) quanto uma dieta rica em proteínas suprimem a grelina de forma mais eficaz do que uma dieta rica em gordura. Privação de sono, estresse e depressão também estão relacionados à desregulação dos níveis de grelina e leptina. Isso fornece mais evidências para evitar as armadilhas da dieta e garantir o máximo proveito do Mix de Seis para as mudanças ideais e sustentáveis que deseja.

142. G. Holmboe-Ottesen, M. Wandel, "Changes in dietary habits after migration and consequences for health: A focus on South Asians in Europe". *Food & Nutrition Research*, v. 56, nov. 2012.

143. B. K. Defo, "Demographic, epidemiological, and health transitions: Are they relevant to population health patterns in Africa?". *Global Health Action*, v. 7, n. 1, maio 2014.

144. T. J. Key, A. Schatzkin, W. C. Willett et al., "Diet, nutrition and the prevention of cancer". *Public Health Nutrition*, v. 7, n. 1A, pp. 187-200, fev. 2004.

145. J. Upadhyay, O. Farr, N. Perakakis, W. Ghaly, C. Mantzoros, "Obesity as a disease". *Medical Clinics of North America*, v. 102, n. 1, pp. 13-33, jan. 2018.

146. D. P. Rose, P. J. Gracheck, L. Vona-Davis, "The interactions of obesity, inflammation and insulin resistance in breast cancer". *Cancers*, v. 7, n. 4, pp. 2147-68, out. 2015.

147. K. Bowers, G. Liu, P. Wang et al., "Birth weight, postnatal weight change, and risk for high blood pressure among Chinese children". *Pediatrics*, v. 127, n. 5, pp. e1272-9, maio 2011.

148. K. Strohacker, K. C. Carpenter, B. K. McFarlin, "Consequences of weight cycling: An increase in disease risk?". *International Journal of Exercise Science*, v. 2, n. 3, pp. 191-201, jul. 2009.

149. J. W. Rich-Edwards, K. Kleinman, K. B. Michels et al., "Longitudinal study of birth weight and adult body mass index in predicting risk of coronary heart disease and stroke in women". *British Medical Journal*, v. 330, n. 7500, p. 1115, maio 2005.

150. V. J. Carey, E. E. Walters, G. A. Colditz et al., "Body fat distribution and risk of noninsulin-dependent diabetes mellitus in women: The Nurses' Health Study". *American Journal of Epidemiology*, v. 145, n. 7, pp. 614-9, abr. 1997.

151. Centers for Disease Control and Prevention, "National Diabetes Statistics Report". Washington, 2017. Disponível em: <www.cdc.gov/diabetes/pdfs/data/statistics/national-diabetes-statistics-report.pdf>. Acesso em: 2 abr. 2021.

152. Centers for Disease Control and Prevention, "The health effects of overweight and obesity". Washington, 5 jun. 2015. Disponível em: <www.cdc.gov/healthyweight/effects/index.html>. Acesso em: 2 abr. 2021.

153. World Health Organization [Organização Mundial da Saúde], "Obesity and overweight fact sheet", Out. 2017. Disponível em: <www.who.int/mediacentre/factsheets/fs311/en>. Acesso em: 2 abr. 2021.

154. K. Neovius, M. Neovius, F. Rasmussen, "The combined effects of overweight and smoking in late adolescence on subsequent disability pension: A nationwide cohort study". *International Journal of Obesity* (2005), v. 34, n. 1, pp. 75-82.

155. J. A. Ligibel, C. M. Alfano, K. S. Courneya et al., "American Society of Clinical Oncology position statement on obesity and cancer". *Journal of Clinical Oncology*, v. 32, n. 31, pp. 3568-74, nov. 2014.

156. E. J. Gallagher, D. LeRoith, "Epidemiology and molecular mechanisms tying obesity, diabetes, and the metabolic syndrome with cancer". *Diabetes Care*, v. 36, n. Suplemento 2, pp. S233-9, jul. 2013.

157. E. J. Gallagher, D. LeRoith, "Obesity and diabetes: The increased risk of cancer and cancer-related mortality". *Physiological Reviews*, v. 95, n. 3, pp. 72-48, jun. 2015.

158. R. Divella, R. De Luca, I. Abbate, E. Naglieri, A. Daniele, "Obesity and cancer: The role of adipose tissue and adipo-cytokines-induced chronic inflammation". *Journal of Cancer*, v. 7, n. 15, pp. 2346-59, nov. 2016.

159. B. D. Hopkins, M. D. Goncalves, L. C. Cantley, "Obesity and cancer mechanisms: Cancer metabolism". *Journal of Clinical Oncology*, v. 34, n. 35, pp. 4277-83, nov. 2016.

160. T. Deng, C. J. Lyon, S. Bergin, M. A. Caligiuri, W. A. Hsueh, "Obesity, inflammation, and cancer". *Annual Review of Pathology*, v. 11, pp. 421-49, maio 2016.

161. Q. Dai, Y.-T. Gao, X.-O. Shu et al., "Oxidative stress, obesity, and breast cancer risk: Results from the Shanghai women's health study". *Journal of Clinical Oncology*, v. 27, n. 15, pp. 2482-8, maio 2009.

162. L. Marseglia, S. Manti, G. D'Angelo et al., "Oxidative stress in obesity: A critical component in human diseases". *International Journal of Molecular Sciences*, v. 16, n. 1, pp. 378-400, dez. 2014.

163. J. Luo, R. T. Chlebowski, M. Hendryx et al., "Intentional weight loss and endometrial cancer risk". *Journal of Clinical Oncology*, v. 35, n. 11, pp. 1189-93, abr. 2017.

164. J. P. Pierce, L. Natarajan, B. J. Caan et al., "Influence of a diet very high in vegetables, fruit, and fiber and low in fat on prognosis following treatment for breast cancer: The Women's Healthy Eating and Living (WHEL) randomized trial". *Journal of the American Medical Association*, v. 298, n. 3, pp. 289-98, jul. 2007.

165. J. P. Pierce, "Diet and breast cancer prognosis: Making sense of the WHEL and WINS trials", *Current Opinion in Obstetrics and Gynecology*, v. 21, n. 1, pp. 86-91, fev. 2009.

166. Mais detalhes sobre o estudo WHEL: outro importante ensaio clínico randomizado, o Estudo de Alimentação e Vida Saudável de Mulheres, obteve resultados mistos ao submeter sobreviventes de câncer de mama a dietas ricas em vegetais e frutas. Benefícios foram encontrados apenas entre as mulheres que sofriam com o calor do climatério no começo do estudo. No entanto, um fator de limitação foi que as mulheres do grupo de controle já ingeriam as cinco porções recomendadas de frutas e vegetais por dia. Então, todas no estudo faziam uma dieta saudável desde o início. Além disso, o chefe do estudo, John Pierce, afirmou que ele e os outros pesquisadores estavam focando o alvo errado no estudo WHEL. Na época, acharam que o mecanismo ativo a ser levado em conta era o aumento dos carotenoides, como o betacaroteno, e que isso exerceria algum efeito por sua capacidade antioxidante. Vendo em retrospecto, ele disse que deveriam ter prescrito uma dieta anti-inflamatória. Somando-se a essa limitação, para consumir as frutas e verduras necessárias no estudo WHEL, as mulheres recebiam máquinas de fazer sucos. Isso talvez inadvertidamente aumentasse o consumo geral de açúcar, em detrimento da importante fibra contida nesses alimentos. Embora os níveis de carotenoides tenham aumentado entre as participantes da intervenção em comparação ao grupo controle e os altos níveis de carotenoides tenham sido associados à redução da recidiva, os marcadores anti-inflamatórios permaneceram inalterados. No entanto, a inflamação também foi um preditor de sobrevivência. Aumentar os níveis de carotenoides e reduzir a inflamação pode, no geral, ser a melhor abordagem.

167. C. A. Thomson, C. L. Rock, P. A. Thompson et al., "Vegetable intake is associated with reduced breast cancer recurrence in tamoxifen users: A secondary analysis from the Women's Healthy Eating and Living Study". *Breast Cancer Research and Treatment*, v. 125, n. 2, pp. 519-27, jan. 2011.

168. J. P. Pierce, M. L. Stefanick, S. W. Flatt et al., "Greater survival after breast cancer in physically active women with high vegetable-fruit intake regardless of obesity". *Journal of Clinical Oncology*, v. 25, n. 17, pp. 2345-51, jun. 2007.

169. C. A. Thomson, T. E. Crane, A. Miller et al., "A randomized trial of diet and physical activity in women treated for stage II-IV ovarian cancer: Rationale and design of the Lifestyle Intervention for Ovarian Cancer Enhanced Survival (LIVES): An NRG Oncology/Gynecologic Oncology Group (GOG-225) Study". *Contemporary Clinical Trials*, v. 49, pp. 181-9, jul. 2016.

170. Mais detalhes sobre dieta e câncer: Thomson foi coautora recentemente de um estudo que analisou a ligação entre "alimentos densos em energia" e câncer. Alimentos de alta densidade energética (DDE, na sigla em inglês) são aqueles que demandam muitos recursos metabólicos para processar, mas são pouco nutritivos. Ela e sua equipe descobriram que há um aumento de 10% em cânceres tipicamente associados à obesidade — em mulheres na pós-menopausa com peso normal. Alimentos de baixo DDE, por outro lado, fornecem alto teor de nutrientes demandando poucas calorias. Thompson, ela própria uma ex-paciente de câncer, relata que esses resultados são "inéditos e contrários à nossa hipótese e sugerem que só o controle do peso não basta para proteger contra o câncer relacionado à obesidade em mulheres adeptas de uma

dieta de 'densidade energética elevada'". Isso talvez explique por que tem havido uma alta de certos tipos de câncer (como mama, próstata e colorretal) entre pessoas mais jovens que podem não estar seguindo uma dieta anticancerígena.

171. C. A. Thomson, T. E. Crane, D. O. Garcia et al., "Association between dietary energy density and obesity-associated cancer: Results from the Women's Health Initiative". *Journal of the Academy of Nutrition and Dietetics*, ago. 2017.

172. G. D. Potter, D. J. Skene, J. Arendt et al., "Circadian rhythm and sleep disruption: Causes, metabolic consequences, and countermeasures". *Endocrine Reviews*, v. 37, n. 6, pp. 584-608, dez. 2016.

173. S. Taheri, L. Lin, D. Austin, T. Young, E. Mignot, "Short sleep duration is associated with reduced leptin, elevated ghrelin, and increased body mass index". *PLoS Medicine*, v. 1, n. 3, p. e62, dez. 2004.

174. R. Leproult, E. Van Cauter, "Role of sleep and sleep loss in hormonal release and metabolism". *Endocrine Development*, v. 17, pp. 11-21, nov. 2010.

175. F.-P. J. Martin, S. Rezzi, E. Peré-Trepat et al., "Metabolic effects of dark chocolate consumption on energy, gut microbiota, and stress-related metabolism in free living subjects". *Journal of Proteome Research*, v. 8, n. 12, pp. 5568-79, dez. 2009.

176. J. K. Srivastava, E. Shankar, S. Gupta, "Chamomile: A herbal medicine of the past with bright future". *Molecular Medicine Reports*, v. 3, n. 6, pp. 895-901, nov. 2010.

177. R. S. Thompson, R. Roller, A. Mika et al., "Dietary prebiotics and bioactive milk fractions improve NREM sleep, enhance REM sleep rebound and attenuate the stress-induced decrease in diurnal temperature and gut microbial alpha diversity". *Frontiers in Behavioral Neuroscience*, v. 10, jan. 2017.

178. L. Sominsky, S. J. Spencer, "Eating behavior and stress: A pathway to obesity". *Frontiers in Psychology*, v. 5, p. 434, maio 2014.

179. K. Aschbacher, S. Kornfeld, M. Picard et al., "Chronic stress increases vulnerability to diet-related abdominal fat, oxidative stress, and metabolic risk". *Psychoneuroendocrinology*, v. 46, pp. 14-22, ago. 2014.

180. J. A. Foster, L. Rinaman, J. F. Cryan, "Stress & the gut-brain axis: Regulation by the microbiome". *Neurobiology of Stress*, mar. 2017.

181. M. Zhang, J. Huang, X. Xie, C. D. Holman, "Dietary intakes of mushrooms and green tea combine to reduce the risk of breast cancer in Chinese women". *International Journal of Cancer*, v. 124, n. 6, pp. 1404-8, mar. 2009.

182. P. Ghadirian, S. Narod, E. Fafard et al., "Breast cancer risk in relation to the joint effect of BRCA mutations and diet diversity". *Breast Cancer Research and Treatment*, v. 117, n. 2, pp. 417-22, set. 2009.

183. P. Maas, M. Barrdahl, A. D. Joshi et al., "Breast cancer risk from modifiable and nonmodifiable risk factors among white women in the United States". *Journal of the American Medical Association Oncology*, v. 2, n. 10, pp. 1295-1302, out. 2016.

184. Mais detalhes sobre interação gene-dieta: em um estudo de 2009 entre mulheres franco-canadenses com mutações BRCA, os pesquisadores descobriram risco significativamente reduzido de câncer de mama nas que consumiram a maior variedade de vegetais. (P. Ghadirian, S. Narod, E. Fafard et al., "Breast cancer risk in

relation to the joint effect of BRCA mutations and diet diversity". *Breast Cancer Research and Treatment*, v. 117, n. 2, pp. 417-22, set. 2009). Um estudo de 2013 feito entre coreanas com a mutação BRCA confirmou a associação entre variação de dieta vegetal e diminuição do risco e descobriu também que o consumo de soja reduz o risco de câncer de mama, independentemente de se ter ou não a mutação genética (K. P. Ko, S. W. Kim, S. H. Ma et al., "Dietary intake and breast cancer among carriers and non-carriers of BRCA mutations in the Korean Hereditary Breast Cancer Study". *American Journal of Clinical Nutrition*, v. 98, n. 6, pp. 1493-1501, dez. 2013). Entretanto, um estudo de coorte entre homens com risco elevado de câncer de próstata devido a mutação genética (probabilidade cinco vezes maior do que a população em geral) conseguiu neutralizar o risco genético pelo consumo regular de peixe (M. Hedelin, E. T. Chang, F. Wiklund et al., "Association of frequent consumption of fatty fish with prostate cancer risk is modified by COX-2 polymorphism". *International Journal of Cancer*, v. 120, n. 2, pp. 398-405, 15 jan. 2007). Mais recentemente, um artigo na revista da Associação Médica Americana examinou a contribuição de fatores de risco não modificáveis e modificáveis para o câncer de mama. Os fatores não modificáveis incluíam mutações relacionadas ao gene, classificadas segundo uma pontuação de risco poligênico (PRS) e outros fatores de risco não modificáveis, incluindo histórico familiar, idade do primeiro parto, paridade, idade da menarca, altura, condição e idade da menopausa. Os fatores de risco modificáveis incluíram índice de massa corporal, uso de terapia hormonal, níveis de consumo de álcool e tabaco. Para as mulheres com o maior decil de risco devido a fatores não modificáveis, as que tinham IMC baixo, não bebiam nem fumavam e não faziam terapia hormonal tinham risco de câncer de mama comparável ao de mulheres medianas na população em geral (Maas, M. Barrdahl, A. D. Joshi et al., "Breast cancer risk from modifiable and nonmodifiable risk factors among white women in the United States". *Journal of the American Medical Association Oncology*, v. 2, n. 10, pp. 1295-302, out. 2016). Isso sugere que os fatores de risco não modificáveis, como mutações genéticas específicas do câncer e outros fatores demográficos, podem ser regulados por fatores relacionados ao estilo de vida.

GUIA DA VIDA ANTICÂNCER PARA A NUTRIÇÃO [pp. 319-34]

1. The Full Yield Inc., "The Full Yield", 2017. Disponível em: <www.thefullyield.com>. Acesso em: 2 abr. 2021.

2. Food and Agriculture Organization of the United Nations, "Food-based dietary guidelines — Japan", 2010. Disponível em: <www.fao.org/nutrition/education/food-based-dietary-guidelines/regions/countries/japan/en>. Acesso em: 2 abr. 2021.

3. G. Zong, A. Gao, F. B. Hu, Q. Sun, "Whole grain intake and mortality from all causes, cardiovascular disease, and cancer: A meta-analysis of prospective cohort studies". *Circulation*, v. 133, n. 24, pp. 2370-80, jun. 2016.

4. P. Knekt, J. Kumpulainen, R. Jarvinen et al., "Flavonoid intake and risk of chronic diseases". *American Journal of Clinical Nutrition*, v. 76, n. 3, pp. 560-8, set. 2002.

5. E. Moghaddam, J. A. Vogt, T. M. Wolever, "The effects of fat and protein on glycemic responses in nondiabetic humans vary with waist circumference, fasting plasma insulin, and dietary fiber intake". *Journal of Nutrition*, v. 136, n. 10, pp. 2506-11, out. 2006.

6. A. K. Kant, B. I. Graubard, "Eating out in America, 1987-2000: Trends and nutritional correlates". *Preventive Medicine*, v. 38, n. 2, pp. 243-9, fev. 2004.

7. S. Vikraman, C. D. Fryar, C. L. Ogden, "Caloric intake from fast-food among children and adolescents in the United States, 2011-2012. NCHS Data Brief N. 213". Washington, 6 nov. 2015. Disponível em: <www.cdc.gov/nchs/products/databriefs/db213.htm>. Acesso em: 2 abr. 2021.

8. C. Geisler, C. M. Prado, M. J. Müller, "Inadequacy of body weight-based recommendations for individual protein intake: Lessons from body composition analysis". *Nutrients*, v. 9, n. 1, p. 23, dez. 2017.

9. P. Trumbo, S. Schlicker, A. A. Yates, M. Poos, "Dietary reference intakes for energy, carbohydrate, fiber, fat, fatty acids, cholesterol, protein and amino acids". *Journal of the American Dietetic Association*, v. 102, n. 11, pp. 1621-30, nov. 2002.

10. S. Ahmed, N. H. Othman, "The anti-cancer effects of Tualang honey in modulating breast carcinogenesis: An experimental animal study". *BMC Complementary and Alternative Medicine*, v. 17, n. 1, p. 208, abr. 2017.

11. T. Yamamoto, K. Uemura, K. Moriyama, K. Mitamura, A. Taga, "Inhibitory effect of maple syrup on the cell growth and invasion of human colorectal cancer cells". *Oncology Reports*, v. 33, n. 4, pp. 1579-84, abr. 2015.

12. R. J. Johnson, M. S. Segal, Y. Sautin et al., "Potential role of sugar (fructose) in the epidemic of hypertension, obesity and the metabolic syndrome, diabetes, kidney disease, and cardiovascular disease". *American Journal of Clinical Nutrition*, v. 86, n. 4, pp. 899-906, out. 2007.

13. A. Bordoni, F. Danesi, D. Dardevet et al., "Dairy products and inflammation: A review of the clinical evidence". *Critical Reviews in Food Science and Nutrition*, v. 57, n. 12, pp. 2497-525, ago. 2017.

14. Y. Song, J. E. Chavarro, Y. Cao et al., "Whole milk intake is associated with prostatecancer-specific mortality among U.S. male physicians". *Journal of Nutrition*, v. 143, n. 2, pp. 189-96, fev. 2013.

15. K. L. Watson, L. Stalker, R. A. Jones, R. A. Moorehead, "High levels of dietary soy decrease mammary tumor latency and increase incidence in MTB-IGFIR transgenic mice". *BMC Cancer*, v. 15, p. 37, fev. 2015.

16. S. J. Nechuta, B. J. Caan, W. Y. Chen et al., "Soy food intake after diagnosis of breast cancer and survival: An in-depth analysis of combined evidence from cohort studies of U.S. and Chinese women". *American Journal of Clinical Nutrition*, v. 96, n. 1, pp. 123-32, jul. 2012.

17. A. Seow, W. T. Poh, M. Teh et al., "Diet, reproductive factors and lung cancer risk among Chinese women in Singapore: Evidence for a protective effect of soy in nonsmokers". *International Journal of Cancer*, v. 97, n. 3, pp. 365-71, jan. 2002.

18. K. Dechering, C. Boersma, S. Mosselman, "Estrogen receptors alpha and beta: Two receptors of a kind?". *Current Medicinal Chemistry*, v. 7, n. 5, pp. 561-76, maio 2000.

19. S. Ali, R. C. Coombes, "Estrogen receptor alpha in human breast cancer: Occurrence and significance". *Journal of Mammary Gland Biology and Neoplasia*, v. 5, n. 3, pp. 271-81, jul. 2000.

20. D. M. Harris, E. Besselink, S. M. Henning, V. L. Go, D. Heber, "Phytoestrogens induce differential estrogen receptor alphaor beta-mediated responses in transfected breast cancer cells". *Experimental Biology and Medicine*, v. 230, n. 8, pp. 558-68, set. 2005.

21. S. Ziaei, R. Halaby, "Dietary isoflavones and breast cancer risk". *Medicines*, v. 4, n. 2, p. 18, abr. 2017.

22. F. F. Zhang, D. E. Haslam, M. B. Terry et al., "Dietary isoflavone intake and all-cause mortality in breast cancer survivors: The breast cancer family registry". *Cancer*, v. 123, n. 11, pp. 2070-9, jun. 2017.

23. S. Simon, "How your diet may affect your risk of breast cancer", American Cancer Society, 25 out. 2017. Disponível em: <www.cancer.org/latest-news/how-your-diet-may-affect-your-risk-of-breast-cancer.html>. Acesso em: 2 abr. 2021.

24. U.S. Department of Health and Human Services, "14th report on carcinogens", 2016. Disponível em: <www.ntp.niehs.nih.gov/pubhealth/roc/index-1.html#toc1>. Acesso em: 2 abr. 2021.

25. D. E. Nelson, D. W. Jarman, J. Rehm et al., "Alcohol-attributable cancer deaths and years of potential life lost in the United States". *American Journal of Public Health*, v. 103, n. 4, pp. 641-8, abr. 2013.

26. N. K. LoConte, A. M. Brewster, J. S. Kaur, J. K. Merrill, A. J. Alberg, "Alcohol and cancer: A statement of the American Society of Clinical Oncology". *Journal of Clinical Oncology, p.* JCO2017761155, nov. 2017.

27. A. Fullana, A. A. Carbonell-Barrachina, S. Sidhu, "Comparison of volatile aldehydes present in the cooking fumes of extra virgin olive, olive, and canola oils". *Journal of Agricultural and Food Chemistry*, v. 52, n. 16, pp. 5207-14, ago. 2004.

28. B. M. Popkin, K. E. D'Anci, I. H. Rosenberg, "Water, hydration, and health". *Nutrition Reviews*, v. 68, n. 8, pp. 439-58, ago. 2010.

29. E. T. Perrier, E. C. Johnson, A. L. McKenzie, L. A. Ellis, L. E. Armstrong, "Urine colour change as an indicator of change in daily water intake: A quantitative analysis". *European Journal of Nutrition*, v. 55, n. 5, pp. 1943-9, ago. 2016.

30. National Cancer Institute, "Tea and cancer prevention". Cancer.gov, Washington, 17 nov. 2010. Disponível em: <www.cancer.gov/about-cancer/causes-prevention/risk/diet/tea-fact-sheet>. Acesso em: 2 abr. 2021.

31. About Herbs, "Green tea". *MSKCC*, 16 ago. 2017. Disponível em: <www.mskcc.org/cancer-care/integrative-medicine/herbs/green-tea>. Acesso em: 2 abr. 2021.

32. Men's Health, "Which bottled green tea packs the most nutritional punch?". *Men's Health*, 5 out. 2010. Disponível em: <www.menshealth.com/nutrition/best-green-tea>. Acesso em: 2 abr. 2021.

33. S. Caini, S. Cattaruzza, B. Bendinelli et al., "Coffee, tea and caffeine intake and the risk of non-melanoma skin cancer: A review of the literature and meta-analysis". *European Journal of Nutrition*, v. 56, n. 1, pp. 1-12, fev. 2017.

34. D. Loomis, K. Z. Guyton, Y. Grosse et al., "Carcinogenicity of drinking coffee, mate, and very hot beverages". *The Lancet Oncology*, v. 17, n. 7, pp. 877-8, jul. 2016.

12. O AMBIENTE E A BUSCA PELA SAÚDE [pp. 337-56]

1. J. M. Shultz, S. Galea, "Mitigating the mental and physical health consequences of Hurricane Harvey". *Journal of the American Medical Association*, v. 318, n. 15, pp. 1437-8, out. 2017.

2. United States Environmental Protection Agency, "Universe of chemicals and general validation principles", 2012. Disponível em: <www.epa.gov/sites/production/files/2015-07/documents/edsp_chemical_universe_and_general_validations_white_paper_11_12.pdf>. Acesso em: 2 abr. 2021.

3. International Agency for Research on Cancer, "IARC monographs of the evaluation of carcenogenic risks to humans". World Health Organization, 2017. Disponível em: <www.monographs.iarc.fr>. Acesso em: 2 abr. 2021.

4. L. B. McKenzie, N. Ahir, U. Stolz, N. G. Nelson, "Household cleaning productrelated injuries treated in U.S. emergency departments in 1990-2006". *Pediatrics*, v. 126, n. 3, pp. 509-16, set. 2010.

5. Q. Di, Y. Wang, A. Zanobetti et al., "Air pollution and mortality in the Medicare population". *New England Journal of Medicine*, v. 376, n. 26, pp. 2513-22, jun. 2017.

6. Y. Horii, K. Kannan, "Survey of organosilicone compounds, including cyclic and linear siloxanes, in personal care and household products". *Archives of Environmental Contamination and Toxicology*, v. 55, n. 4, pp. 701-10, nov. 2008.

7. F. A. Caliman, M. Gavrilescu, "Pharmaceuticals, personal care products and endocrine disrupting agents in the environment: A review". *CLEAN-Soil, Air, Water*, v. 37, n. 4-5, pp. 277-303, abr. 2009.

8. S. I. Korfali, R. Sabra, M. Jurdi, R. I. Taleb, "Assessment of toxic metals and phthalates in children's toys and clays". *Archives of Environmental Contamination and Toxicology*, v. 65, n. 3, pp. 368-81, out. 2013.

9. American Cancer Society, "Teflon and perfluorooctanoic acid (PFOA)". Cancer.org, Washington, 5 jan. 2016. Disponível em: <www.cancer.org/cancer/cancer-causes/teflon-and-perfluorooctanoic-acid-pfoa.html>. Acesso em: 2 abr. 2021.

10. A. M. Hormann, F. S. Vom Saal, S. C. Nagel et al., "Holding thermal receipt paper and eating food after using hand sanitizer results in high serum bioactive and urine total levels of bisphenol A (BPA)". *PloS One*, v. 9, n. 10, p. e110509, out. 2014.

11. S. Babu, S. N. Uppu, B. Martin, O. A. Agu, R. M. Uppu, "Unusually high levels of bisphenol A (BPA) in thermal paper cash register receipts (CRS): Development and application of a robust LC-UV method to quantify BPA in CRS". *Mechanisms and Methods*, v. 25, n. 5, pp. 410-6, maio 2015.

12. A. R. David, M. R. Zimmerman, "Cancer: An old disease, a new disease or something in between?". *Nature Reviews: Cancer*, v. 10, n. 10, pp. 728-33, out. 2010.

13. Centers for Disease Control and Prevention, "Cancer Clusters". Washington, 18 dez. 2013. Disponível em: <www.cdc.gov/nceh/clusters>. Acesso em: 2 abr. 2021.

14. J. R. Brown, J. L. Thornton, "Percivall Pott (1714-1788) and chimney sweepers' cancer of the scrotum". *British Journal of Industrial Medicine*, v. 14, n. 1, pp. 68-70, jan. 1957.

15. W. Graebner, "Radium girls, corporate boys". [Review of: C. Clark, *Radium Girls: Women and Industrial Health Reform, 1910-1935*, Chapel Hill: University of North Carolina Press, 1997]. *Reviews in American History*, v. 26, n. 3, pp. 587-92, set. 1998.

16. L. Kovács, D. Csupor, G. Lente, T. Gunda, "Catastrophes, poisons, chemicals". In: Lajos Kovács, Dezső Csupor, Gábor Lente, and Tamás Gunda(Orgs.). *100 Chemical Myths*. Nova York: Springer, 2014.

17. Integrated Risk Information System, "IRIS Bimonthly Public Science Meeting". EPA, out. 2014. Disponível em: <www.epa.gov/iris/iris-bimonthly-public-meeting-oct-2014>. Acesso em: 2 abr. 2021.

18. Centers for Disease Control and Prevention, "World Trade Center Health Program: Program at a Glance". Centers for Disease Control and Prevention, 2016d.

19. Ibid., 2017e.

20. P. J. Lioy, C. P. Weisel, J. R. Millette et al., "Characterization of the dust/smoke aerosol that settled east of the World Trade Center (WTC) in lower Manhattan after the collapse of the WTC 11 September 2001". *Environmental Health Perspectives*, v. 110, n. 7, pp. 703-14, jul. 2002.

21. A. H. Mokdad, L. Dwyer-Lindgren, C. Fitzmaurice et al., "Trends and patterns of disparities in cancer mortality among U.S. counties, 1980-2014". *Journal of the American Medical Association*, v. 317, n. 4, pp. 388-406, jan. 2017.

22. M. Singer, "Down cancer alley: The lived experience of health and environmental suffering in Louisiana's chemical corridor". *Medical Anthropology Quarterly*, v. 25, n. 2, pp. 141-63, jun. 2011.

23. L. Suarez, J. Martin, "Primary liver cancer mortality and incidence in Texas Mexican Americans, 1969-80". *American Journal of Public Health*, v. 77, n. 5, pp. 631-3, maio 1987.

24. A. Kirpich, E. Leary, "Superfund locations and potential associations with cancer incidence in Florida". *Statistics and Public Policy*, v. 4, n. 1, pp. 1-9, dez. 2017.

25. Environmental Working Group, "About Us". EWG, 2017. Disponível em: <www.ewg.org/about-us-#.Wnir2LynGUK>. Acesso em: 2 abr. 2021.

26. A. Formuzis, "Chemical reform law falls short in protecting public health, environment". EWG, 24 maio 2016. Disponível em: <www.ewg.org/release/chemical-reform-law-falls-short-protecting-public-health-environment-.Wg3u0KIiVpu>. Acesso em: 2 abr. 2021.

27. J. LaDou, B. Castleman, A. Frank et al., "The case for a global ban on asbestos". *Environmental Health Perspectives*, v. 118, n. 7, pp. 897-901, jul. 2010.

28. J. A. Swenberg, B. C. Moeller, K. Lu et al., "Formaldehyde carcinogenicity research: 30 years and counting for mode of action, epidemiology, and cancer risk assessment". *Toxicologic Pathology*, v. 41, n. 2, pp. 181-9, fev. 2013.

29. F. Suja, B. K. Pramanik, S. M. Zain, “Contamination, bioaccumulation and toxic effects of perfluorinated chemicals (PFCs) in the water environment: A review paper”. *Water Science and Technology*, v. 60, n. 6, pp. 1533-44, set. 2009.

30. A. Blum, B. N. Ames, “Flame-retardant additives as possible cancer hazards”. *Science*, v. 195, n. 4273, pp. 17-23, jan. 1977.

31. K. Mulder, M. Knot, “PVC plastic: A history of systems development and entrenchment”. *Technology in Society*, v. 23, n. 2, pp. 265-86, abr. 2001.

32. Office of Environmental Health Hazard Assessment, “Bisphenol-A listed as known to the state of California to cause reproductive toxicity”. 11 maio 2015. Disponível em: <www.oehha.ca.gov/proposition-65/crnr/bisphenol-listed-known-state-california-cause-reproductive-toxicity>. Acesso em: 2 abr. 2021.

33. A. Miodovnik, S. M. Engel, C. Zhu et al., “Endocrine disruptors and childhood social impairment”. *Neurotoxicology*, v. 32, n. 2, pp. 261-7, mar. 2011.

34. C. Casals-Casas, B. Desvergne, “Endocrine disruptors: From endocrine to metabolic disruption”. *Annual Review of Physiology*, v. 73, pp. 135-62, nov. 2011.

35. M. I. Cuomo, *A World Without Cancer: The Making of a New Cure and the Real Promise of Prevention*. Nova York: Rodale, 2012.

36. E. Swedenborg, J. Ruegg, S. Makela, I. Pongratz, “Endocrine disruptive chemicals: Mechanisms of action and involvement in metabolic disorders”. *Journal of Molecular Endocrinology*, v. 43, n. 1, pp. 1-10, jul. 2009.

37. J. M. Gray, S. Rasanayagam, C. Engel, J. Rizzo, “State of the evidence 2017: An update on the connection between breast cancer and the environment”. *Environmental Health*, v. 16, n. 1, p. 94, set. 2017.

38. P. D. Darbre, P. W. Harvey, “Parabens can enable hallmarks and characteristics of cancer in human breast epithelial cells: A review of the literature with reference to new exposure data and regulatory status”. *Journal of Applied Toxicology*, v. 34, n. 9, pp. 925-38, set. 2014.

39. D. E. Buttke, K. Sircar, C. Martin, “Exposures to endocrine-disrupting chemicals and age of menarche in adolescent girls in NHANES (2003-2008)”, *Environmental Health Perspectives*, v. 120, n. 11, pp. 1613-8, nov. 2012.

40. Environmental Protection Agency, “Endocrine disruption”. Epa.gov, 22 nov. 2017. Disponível em: <www.epa.gov/endocrine-disruption>. Acesso em: 2 abr. 2021.

41. R. H. Hill Jr., D. L. Ashley, S. L. Head, L. L. Needham, J. L. Pirkle, “p-Dichlorobenzene exposure among 1,000 adults in the United States”. *Archives of Environmental Health*, v. 50, n. 4, pp. 277-80, jul.-ago. 1995.

42. M. S. Wolff, S. L. Teitelbaum, K. McGovern et al., “Environmental phenols and pubertal development in girls”. *Environment International*, v. 84, pp. 174-80, nov. 2015.

43. M. S. Wolff, S. L. Teitelbaum, G. Windham et al., “Pilot study of urinary biomarkers of phytoestrogens, phthalates, and phenols in girls”. *Environmental Health Perspectives*, v. 115, n. 1, pp. 116-21, jan. 2007.

44. M. E. Herman-Giddens, J. Steffes, D. Harris et al., “Secondary sexual characteristics in boys: Data from the pediatric research in office settings network”. *Pediatrics*, v. 130, n. 5, pp. e1058-68, nov. 2012.

45. M. E. Herman-Giddens, L. Wang, G. Koch, "Secondary sexual characteristics in boys: Estimates from the National Health and Nutrition Examination Survey III, 1988-1994". *Archives of Pediatrics and Adolescent Medicine*, v. 155, n. 9, pp. 1022-8, set. 2001.

46. Collaborative Group on Hormonal Factors in Breast Cancer, "Menarche, menopause, and breast cancer risk: Individual participant meta-analysis, including 118,964 women with breast cancer from 117 epidemiological studies". *The Lancet Oncology*, v. 13, n. 11, pp. 1141-51, nov. 2012.

47. F. R. Day, D. J. Thompson, H. Helgason et al., "Genomic analyses identify hundreds of variants associated with age at menarche and support a role for puberty timing in cancer risk". *Nature Genetics*, v. 49, n. 6, pp. 834-41, jun. 2017.

48. C. Bonilla, S. J. Lewis, R. M. Martin et al., "Pubertal development and prostate cancer risk: Mendelian randomization study in a population-based cohort". *BMC Medicine*, v. 14, p. 66, abr. 2016.

49. E. Diamanti-Kandarakis, J. P. Bourguignon, L. C. Giudice et al., "Endocrine disrupting chemicals: An Endocrine Society scientific statement". *Endocrine Reviews*, v. 30, n. 4, pp. 293-342, jun. 2009.

50. G. S. Prins, W. Y. Hu, G. B. Shi et al., "Bisphenol A promotes human prostate stem progenitor cell self-renewal and increases in vivo carcinogenesis in human prostate epithelium", *Endocrinology*, v. 155, n. 3, pp. 805-17, mar. 2014.

51. Environmental Working Group. "Exposures add up survey results", 2017. Disponível em: <www.ewg.org/skindeep/2004/06/15/exposures-add-up-survey-results/.Wg32G1UrJQJ>. Acesso em: 2 abr. 2021.

52. Environmental Working Group, "Teen girls' body burden of hormone-altering cosmetics chemicals". EWG, 24 set. 2008. Disponível em: <www.ewg.org/research/teen-girls-body-burden-hormone-altering-cosmetics-chemicals.Wg33jlUrJQJ>. Acesso em: 2 abr. 2021.

53. P. J. Lioy, R. Hauser, C. Gennings et al., "Assessment of phthalates/phthalate alternatives in children's toys and childcare articles: Review of the report including conclusions and recommendation of the Chronic Hazard Advisory Panel of the Consumer Product Safety Commission". *Journal of Exposure Science & Environmental Epidemiology*, v. 25, n. 4, pp. 343-53, jul.-ago. 2015.

54. M. T. Dinwiddie, P. D. Terry, J. Chen, "Recent evidence regarding triclosan and cancer risk". *International Journal of Environmental Research and Public Health*, v. 11, n. 2, pp. 2209-17, fev. 2014.

55. C. O'Neil, "Organic imports continue to rise alongside organic demand, research shows". EWG, 25 out. 2017. Disponível em: <www.ewg.org/agmag/2017/10/organic-imports-continue-rise-alongside-organic-demand-research-shows-.Wg36zKIiVps>. Acesso em: 2 abr. 2021.

56. A. Bradman, L. Quiros-Alcala, R. Castorina et al., "Effect of organic diet intervention on pesticide exposures in young children living in low-income urban and agricultural communities". *Environmental Health Perspectives*, v. 123, n. 10, pp. 1086-93, out. 2015.

57. CBS News, "60 Minutes found that Lumber Liquidators' Chinese-made laminate flooring contains amounts of toxic formaldehyde that may not meet health and

safety standards". *CBS News*, 2015. Disponível em: <www.cbsnews.com/news/lumber-liquidators-linked-to-health-and-safety-violations>. Acesso em: 2 abr. 2021.

58. H. Malcolm, "Subway: 'Yoga mat' chemical almost out of bread". *USA Today*, 11 abr. 2014. Disponível em: <www.usatoday.com/story/money/business/2014/04/11/subwayyogamat-chemical-almost-out-of-bread/7587787>. Acesso em: 2 abr. 2021.

59. The Office of Environmental Health Hazard Assessment, "Notice of amendment of text Title 27, California Code of Regulations amendment of Section 25705 Specific Regulatory Levels: No significant risk levels 4-methylimidazole (4-MEI)". 8 fev. 2012. Disponível em: <www.oehha.ca.gov/proposition-65/crnr/notice-amendment-text-title-27-california-code-regulations-amendment-section>. Acesso em: 2 abr. 2021.

60. S. R. Lara, "Governor Brown signs Cleaning Product Right to Know Act to create first-in-nation label law for consumers". 15 out. 2017. Disponível em: <www.sd33.senate.ca.gov/news/2017-10-15-governor-brown-signs-cleaning-product-right-know-act-create-first-nation-label-law>. Acesso em: 2 abr. 2021.

61. Governor Andrew M. Cuomo, "Governor Cuomo announces new regulations to require disclosure of chemicals in household cleaning products". 25 abr. 2017. Disponível em: <www.governor.ny.gov/news/governorcuomoannounces-new-regulations-require-disclosure-chemicals-household-cleaning>. Acesso em: 2 abr. 2021.

62. SC Johson Press Room, "SC Johnson introduces industry-first 100 percent fragrance transparency with new Glade® Fresh Citrus Blossoms Collection". 11 fev. 2016. Disponível em: <www.scjohnson.com/en/press-room/press-releases/02-11-2016/sc-johnson-introduces-industry-first-100-percent-fragrance-transparency-with-new-glade-fresh-citrus-blossoms-collection.aspx>. Acesso em: 2 abr. 2021.

63. Unilever, "What is Smartlabel™?", 2017. Disponível em: <www.unileverusa.com/brands/smartlabel>. Acesso em: 2 abr. 2021.

64. Procter & Gamble, "What are preservatives", 2017. Disponível em: <www.us.pg.com/our-brands/product-safety/ingredient-safety/preservatives>. Acesso em: 2 abr. 2021.

65. Campbell's, "Campbell to remove BPA from packaging by mid-2017", 28 mar. 2016. Disponível em: <www.campbellsoupcompany.com/newsroom/press-releases/campbell-to-remove-bpa-from-packaging-by-mid-2017/>. Acesso em: 2 abr. 2021.

66. Getting to Know Cancer, "Assessing the carcinogenic potential of low dose exposures to chemical mixtures in the environment", 2017. Disponível em: <www.gettingtoknowcancer.org/taskforce_environment.php/>. Acesso em: 2 abr. 2021.

67. Getting to Know Cancer, "The Halifax Project", 20 set. 2016. Disponível em: <www.getting toknowcancer.org/>. Acesso em: 2 abr. 2021.

68. T. B. Hayes, V. Khoury, A. Narayan, et al., "Atrazine induces complete feminization and chemical castration in male African clawed frogs (Xenopus laevis)". *Proceedings of the National Academy of Sciences of the United States of America*, v. 107, n. 10, pp. 4612-7, mar. 2010.

69. C. Cox, "Atrazine: Toxicology". *Journal of Pesticide Reform*, v. 21, n. 2, pp. 12-20, verão de 2001a.

70. A. Dorsey, "Toxicological profile for atrazine". *Agency for Toxic Substances and Disease Registry*, 21 de jan. 2015. Disponível em: <www.atsdr.cdc.gov/toxprofiles/tp.asp?id=338&tid=59>. Acesso em: 2 abr. 2021.

71. K. Hu, Y. Tian, Y. Du et al., "Atrazine promotes RMI prostate cancer cell proliferation by activating STAT3 signaling". *International Journal of Oncology*, v. 48, n. 5, pp. 2166-74, maio 2016.

72. Anticancer Lifestyle Program, "Select comments from course participants", 2017. Disponível em: <www.anticancerlifestyle.org/testimonials/page/4>. Acesso em: 2 abr. 2021.

73. M. Hanna-Attisha, J. LaChance, R. C. Sadler, A. Champney Schnepp, "Elevated blood lead levels in children associated with the Flint drinking water crisis: A spatial analysis of risk and public health response". *American Journal of Public Health*, v. 106, n. 2, pp. 283-90, fev. 2016.

74. Environmental Working Group, "Hidden carcinogen taints tap water, consumer products nationwide". EWG, 6 set. 2017. Disponível em: <www.ewg.org/release/hidden-carcinogen-taints-tap-water-consumer-products-nationwide-.Wign501TEdU>. Acesso em: 2 abr. 2021.

75. J. E. Cooper, E. L. Kendig, S. M. Belcher, "Assessment of bisphenol A released from reusable plastic, aluminium and stainless steel water bottles". *Chemosphere*, v. 85, n. 6, pp. 943-7, out. 2011.

76. S. Eladak, T. Grisin, D. Moison et al., "A new chapter in the bisphenol A story: Bisphenol S and bisphenol F are not safe alternatives to this compound". *Fertility and Sterility*, v. 103, n. 1, pp. 11-21, jan. 2015.

77. R. Vinas, C. S. Watson, "Bisphenol S disrupts estradiol-induced nongenomic signaling in a rat pituitary cell line: Effects on cell functions". *Environmental Health Perspectives*, v. 121, n. 3, pp. 352-8, mar. 2013.

78. A. Vaiserman, "Early-life exposure to endocrine disrupting chemicals and later-life health outcomes: An epigenetic bridge?". *Aging and Disease*, v. 5, n. 6, pp. 419-29, dez. 2014.

79. L. Trasande, A. J. Spanier, S. Sathyanarayana, T. M. Attina, J. Blustein, "Urinary phthalates and increased insulin resistance in adolescents". *Pediatrics*, v. 132, n. 3, pp. e646-55, set. 2013.

80. P. Mirmira, C. Evans-Molina, "Bisphenol A, obesity, and type 2 diabetes mellitus: Genuine concern or unnecessary preoccupation?". *Translational Research: The Journal of Laboratory and Clinical Medicine*, v. 164, n. 1, pp. 13-21, jul. 2014.

81. F. S. Vom Saal, S. C. Nagel, B. L. Coe, B. M. Angle, J. A. Taylor, "The estrogenic endocrine disrupting chemical bisphenol A (BPA) and obesity". *Molecular and Cellular Endocrinology*, v. 354, n. 1-2, pp. 74-84, maio 2009.

82. F. Grun, B. Blumberg, "Endocrine disrupters as obesogens". *Molecular and Cellular Endocrinology*, v. 304, n. 1-2, pp. 19-29, maio 2009.

83. H. A. Beydoun, M. A. Beydoun, H. A. Jeng, A. B. Zonderman, S. M. Eid, "Bisphenol-A and sleep adequacy among adults in the National Health and Nutrition Examination Surveys". *Sleep*, v. 39, n. 2, pp. 467-76, fev. 2016.

84. S. A. Johnson, M. S. Painter, A. B. Javurek et al., "Sex-dependent effects of developmental exposure to bisphenol A and ethinyl estradiol on metabolic parameters and voluntary physical activity". *Journal of Developmental Origins of Health and Disease*, v. 6, n. 6, pp. 539-52, dez. 2015.

GUIA DA VIDA ANTICÂNCER PARA O AMBIENTE [pp. 357-68]

1. M. Derudi, S. Gelosa, A. Sliepcevich et al., "Emission of air pollutants from burning candles with different composition in indoor environments". *Environmental Science and Pollution Research International*, v. 21, n. 6, pp. 4320-30, mar. 2014.

2. Centers for Disease Control and Prevention, "Occupational cancer". Washington, 24 abr. 2017. Disponível em: <www.cdc.gov/niosh/topics/cancer/npotocca.html>. Acesso em: 2 abr. 2021.

3. X. Zhang, S. K. Brar, S. Yan, R. D. Tyagi, R. Y. Surampalli, "Fate and transport of fragrance materials in principal environmental sinks". *Chemosphere*, v. 93, n. 6, pp. 857-69, out. 2013.

4. United States Environmental Protection Agency, "Volatile organic compounds' impact on indoor air quality". EPA, 2017. Disponível em: <www.epa.gov/indoor-air-quality-iaq/volatile-organic-compounds-impact-indoor-air-quality>. Acesso em: 2 abr. 2021.

5. R. A. Rudel, J. M. Ackerman, K. R. Attfield, J. G. Brody, "New exposure biomarkers as tools for breast cancer epidemiology, biomonitoring, and prevention: A systematic approach based on animal evidence". *Environmental Health Perspectives*, v. 122, n. 9, pp. 881-95, set. 2014.

6. Environmental Working Group, "EWG's healthy home tips: Tip 7 — filter your tap water". EWG, 2017. Disponível em: <www.ewg.org/research/healthy-home-tips/tip-7-filter-your-tap-water-filter>. Acesso em: 2 abr. 2021.

7. Environmental Working Group, "EWG's updated water filter buying guide". EWG, 2017. Disponível em: <www.ewg.org/tapwater/water-filter-guide.php-.Wg4Ou1UrJQJ>. Acesso em: 2 abr. 2021.

8. Environmental Working Group, "EWG's 2017 Shopper's Guide to Pesticides in Produce™". EWG, 2017. Disponível em: <https://www.ewg.org/foodnews/dirty_dozen_list.php-.Wg4PI1 UrJQI>. Acesso em: 2 abr. 2021.

9. International Agency for Research on Cancer, "IARC classifies radiofrequency electromagnetic fields as possibly carcinogenic to humans". Lyon, 31 maio 2011. Disponível em: <www.iarc.fr/en/media-centre/pr/2011/pdfs/pr208_E.pdf>. Acesso em: 2 abr. 2021.

10. L. Kheifets, M. Repacholi, R. Saunders, E. van Deventer, "The sensitivity of children to electromagnetic fields". *Pediatrics*, v. 116, n. 2, pp. e303-13, ago. 2005.

11. J. Schüz, "Exposure to electromagnetic fields and cancer: The epidemiological evidence", General Assembly and Scientific Symposium, 2011 xxxth URSI, 2011.

12. M. Gutierrez, "New records show how state reworked secret cell phone warnings", *San Francisco Chronicle*, 19 maio 2017. Disponível em: <www.sfchronicle.com/health/article/New-records-show-how-state-reworked-secret-cell-11160254.php>. Acesso em: 2 abr. 2021.

13. California Department of Public Health, "Cell phones and health", California Department of Public Health, abr. 2014. Disponível em: <www.sfchronicle.com/file/198/6/1986-CellPhones1-26-15.pdf>. Acesso em: 2 abr. 2021.

14. N. R. Council, *Review of the Environmental Protection Agency's Draft IRIS Assessment of Tetrachloroethylene*. Washington, D.C.: National Academies Press, 2010.

15. E. Hartman, "The messy truth about dry cleaning". *Washington Post*, 10 ago. 2008. Disponível em: <www.washingtonpost.com/wp-dyn/content/article/2008/08/07/AR2008080702759.html>. Acesso em: 2 abr. 2021.

16. U.S. Environmental Protection Agency, "Reducing air pollution from dry cleaning operations". EPA, 12 set. 2005. Disponível em: <www.epa.gov/sites/production/files/2017-06/documents/drycleaners_comm_info.pdf>. Acesso em: 2 abr. 2021.

17. U.S. Environmental Protection Agency, "Surfactant enhancement of liquid C02 for surface cleaning". EPA, 13 maio 2003. Disponível em: <www.cfpub.epa.gov/si/si_public_record_Report.cfm?dirEntryID=56445>. Acesso em: 2 abr. 2021.

18. R. Gottlieb, L. Bechtel, J. Goodheart, P. Sinsheimer, C. Tranby, "Final report: Evaluation and demonstration of wet cleaning alternatives to perchloroethylene-based garment care". EPA, 1997. Disponível em: <www.cfpub.epa.gov/ncer_abstracts/index.cfm/fuseaction/display.highlight/abstract/945/report/F>. Acesso em: 2 abr. 2021.

REFLEXÕES FINAIS [pp. 371-80]

1. American Institute for Cancer Research, "Recommendations for cancer prevention". Aicr.org, Washington, 2017. Disponível em: <www.aicr.org/reduce-your-cancer-risk/recommendations-for-cancer-prevention>. Acesso em: 2 abr. 2021.

2. B. Arun, T. Austin, G. V. Babiera et al., "A comprehensive lifestyle randomized clinical trial: Design and initial patient experience". *Integrative Cancer Therapies*, v. 16, n. 1, pp. 3-20, mar. 2017.

APÊNDICE A: EXPLICANDO AS MARCAS REGISTRADAS DO CÂNCER [pp. 387-97]

1. D. Hanahan, R. A. Weinberg, "The hallmarks of cancer". *Cell*, v. 100, n. 1, pp. 57-70, jan. 2000.

2. Id., "Hallmarks of cancer: The next generation". *Cell*, v. 144, n. 5, pp. 646-74, mar. 2011.

APÊNDICE B: COMER POR GRUPOS ALIMENTARES: UM NOVO PADRÃO [pp. 398-405]

1. H. L. Nicastro, S. A. Ross, J. A. Milner, "Garlic and onions: Their cancer prevention properties". *Cancer Prevention Research*, v. 8, n. 3, pp. 181-9, mar. 2015.

2. D. Boivin, S. Lamy, S. Lord-Dufour et al., "Antiproliferative and antioxidant activities of common vegetables: A comparative study". *Food Chemistry*, v. 112, n. 2, pp. 374-80, jan. 2009.

3. A. Sengupta, S. Ghosh, S. Bhattacharjee, "Allium vegetables in cancer prevention: An overview". *Asian Pacific Journal of Cancer Prevention*, v. 5, n. 3, pp. 237-45, jul.-set. 2004.

4. A. W. Hsing, A. P. Chokkalingam, Y. T. Gao et al., "Allium vegetables and risk of prostate cancer: A population-based study". *Journal of the National Cancer Institute*, v. 94, n. 21, pp. 1648-51, nov. 2002.

5. C. A. Thomson, C. L. Rock, B. J. Caan et al., "Increase in cruciferous vegetable intake in women previously treated for breast cancer participating in a dietary intervention trial". *Nutrition and Cancer*, v. 57, n. 1, pp. 11-9, maio 2007.

6. C. A. Thomson, E. Ho, M. B. Strom, "Chemopreventive properties of 3,3'-diindolylmethane in breast cancer: Evidence from experimental and human studies". *Nutrition Reviews*, v. 74, n. 7, pp. 432-43, jul. 2016.

7. M. Lenzi, C. Fimognari, P. Hrelia, "Sulforaphane as a promising molecule for fighting cancer". *Cancer Treatment and Research*, v. 159, pp. 207-23, out. 2014.

8. K. L. Kaspar, J. S. Park, C. R. Brown et al., "Pigmented potato consumption alters oxidative stress and inflammatory damage in men". *Journal of Nutrition*, v. 141, n. 1, pp. 108-11, jan. 2011.

9. S. Lim, J. Xu, J. Kim et al., "Role of anthocyanin-enriched purple-fleshed sweet potato p40 in colorectal cancer prevention". *Molecular Nutrition & Food Research*, v. 57, n. 11, pp. 1908-17, nov. 2013.

10. G. Block, B. Patterson, A. Subar, "Fruit, vegetables, and cancer prevention: A review of the epidemiological evidence". *Nutrition and Cancer*, v. 18, n. 1, pp. 1-29, jan. 1992.

11. M. Zhang, J. Huang, X. Xie, C. D. Holman, "Dietary intakes of mushrooms and green tea combine to reduce the risk of breast cancer in Chinese women". *International Journal of Cancer*, v. 124, n. 6, pp. 1404-8, mar. 2009.

12. E. N. Alonso, M. J. Ferronato, N. A. Gandini et al., "Antitumoral effects of DFraction from grifola frondosa (maitake) mushroom in breast cancer". *Nutrition and Cancer*, v. 69, n. 1, pp. 29-43, jan. 2017.

13. M. E. Balandaykin, I. V. Zmitrovich, "Review on chaga medicinal mushroom, inonotus obliquus (higher basidiomycetes): Realm of medicinal applications and approaches on estimating its resource potential". *International Journal of Medicinal Mushrooms*, v. 17, n. 2, pp. 95-104, mar. 2015.

14. American Institute for Cancer Research, "Berries". Aicr.org, Washington, 2017. Disponível em: <www.aicr.org/foods-that-fight-cancer/foodsthatfightcancer_berries.html>. Acesso em: 2 abr. 2021.

15. G. D. Stoner, L.-S. Wang, N. Zikri et al., "Cancer prevention with freeze-dried berries and berry components". *Seminars in Cancer Biology*, v. 17, n. 5, pp. 403-10, maio 2007.

16. A. Basu, M. Rhone, T. J. Lyons, "Berries: Emerging impact on cardiovascular health". *Nutrition Reviews*, v. 68, n. 3, pp. 168-77, mar. 2010.

17. H. N. Luu, W. J. Blot, Y. B. Xiang et al., "Prospective evaluation of the association of nut/peanut consumption with total and cause-specific mortality". *Journal of the American Medical Association: Internal Medicine*, v. 175, n. 5, pp. 755-66, maio 2015.

18. X. Su, R. M. Tamimi, L. C. Collins et al., "Intake of fiber and nuts during adolescence and incidence of proliferative benign breast disease". *Cancer Causes and Control*, v. 21, n. 7, pp. 1033-46, jul. 2010.

19. C. Sánchez-González, C. J. Ciudad, V. Noé, M. Izquierdo-Pulido, "Health benefits of walnut polyphenols: An exploration beyond their lipid profile". *Critical Reviews in Food Science and Nutrition*, v. 57, n. 16, pp. 3373-83, nov. 2017.

20. L. R. Jimenez, W. A. Hall, M. S. Rodriquez et al., "Quantifying residues from postharvest propylene oxide fumigation of almonds and walnuts", *Journal of AOAC International*, v. 98, n. 5, pp. 1423-7, set.-out. 2015.

21. M. D. Danyluk, T. M. Jones, S. J. Abd et al., "Prevalence and amounts of salmonella found on raw California almonds". *Journal of Food Protection*, v. 70, n. 4, pp. 820-7, abr. 2007.

22. L. U. Thompson, J. M. Chen, T. Li, K. Strasser-Weippl, P. E. Goss, "Dietary flaxseed alters tumor biological markers in postmenopausal breast cancer". *Clinical Cancer Research*, v. 11, n. 10, pp. 3828-35, maio 2005.

23. A. K. Wiggins, J. K. Mason, L. U. Thompson, "Beneficial influence of diets enriched with flaxseed and flaxseed oil on cancer". In: William C. S. Cho (Org.). *Cancer Chemoprevention and Treatment by Diet Therapy*. Dordrecht, Países Baixos: Springer, 2013, pp. 55-89.

24. J. K. Mason, L. U. Thompson, "Flaxseed and its lignan and oil components: Can they play a role in reducing the risk of and improving the treatment of breast cancer?". *Applied Physiology, Nutrition, and Metabolism. Physiologie Appliquée, Nutrition et Métabolisme*, v. 39, n. 6, pp. 663-78, jun. 2014.

25. T. Huang, M. Xu, A. Lee, S. Cho, L. Qi, "Consumption of whole grains and cereal fiber and total and cause-specific mortality: Prospective analysis of 367,442 individuals". *BMC Medicine*, v. 13, p. 59, mar. 2015.

26. R. C. Masters, A. D. Liese, S. M. Haffner, L. E. Wagenknecht, A. J. Hanley, "Whole and refined grain intakes are related to inflammatory protein concentrations in human plasma". *Journal of Nutrition*, v. 140, n. 3, pp. 587-94, mar. 2010.

27. M. Lefevre, S. Jonnalagadda, "Effect of whole grains on markers of subclinical inflammation". *Nutrition Reviews*, v. 70, n. 7, pp. 387-96, jul. 2012.

28. A. M. Troen, "Folate and vitamin B12: function and importance in cognitive development". *Nestle Nutrition Institute Workshop Series*, v. 70, pp. 161-71, jan. 2012.

29. American Institute for Cancer Research, "Legumes". Aicr.org, Washington, 2017. Disponível em: <www.aicr.org/foods-that-fight-cancer/foodsthatfightcancer_berries.html>. Acesso em: 2 abr. 2021.

30. H. Wang, M. S. Geier, G. S. Howarth, "Prebiotics: A potential treatment strategy for the chemotherapy-damaged gut?". *Critical Reviews in Food Science and Nutrition*, v. 56, n. 6, pp. 946-56, ago. 2016.

31. B. Petschow, J. Dore, P. Hibberd et al., "Probiotics, prebiotics, and the host microbiome: The science of translation". *Annals of the New York Academy of Sciences*, v. 1306, pp. 1-17, dez. 2013.

32. S. J. Bultman, “The microbiome and its potential as a cancer preventive intervention”. *Seminars in Oncology*, v. 43, n. 1, pp. 97-106, set. 2016.

33. A. Riviere, M. Selak, D. Lantin, F. Leroy, L. De Vuyst, “Bifidobacteria and butyrateproducing colon bacteria: Importance and strategies for their stimulation in the human gut”. *Frontiers in Microbiology*, v. 7, p. 979, jul. 2016.

34. H. M. Chen, Y. N. Yu, J. L. Wang et al., “Decreased dietary fiber intake and structural alteration of gut microbiota in patients with advanced colorectal adenoma”. *The American Journal of Clinical Nutrition*, v. 97, n. 5, pp. 1044-52, maio 2013.

35. M. G. Gareau, P. M. Sherman, W. A. Walker, “Probiotics and the gut microbiota in intestinal health and disease”. *Nature Reviews Gastroenterology & Hepatology*, v. 7, n. 9, pp. 503-14, set. 2010.

36. Human Microbiome Project Consortium, “Structure, function and diversity of the healthy human microbiome”. *Nature*, v. 486, n. 7402, pp. 207-14, jun. 2012b.

37. S. J. Hewlings, D. S. Kalman, “Curcumin: A review of its effects on human health”. *Foods*, v. 6, n. 10, out. 2017.

38. G. P. Lim, T. Chu, F. Yang et al., “The curry spice curcumin reduces oxidative damage and amyloid pathology in an Alzheimer transgenic mouse”. *Journal of Neuroscience*, v. 21, n. 21, pp. 8370-7, nov. 2001.

39. R. Wilken, M. S. Veena, M. B. Wang, E. S. Srivatsan, “Curcumin: A review of anti-cancer properties and therapeutic activity in head and neck squamous cell carcinoma”. *Molecular Cancer*, v. 10, p. 12, fev. 2011.

40. S. S. Percival, J. P. Vanden Heuvel, C. J. Nieves et al., “Bioavailability of herbs and spices in humans as determined by ex vivo inflammatory suppression and DNA strand breaks”. *Journal of the American College of Nutrition*, v. 31, n. 4, pp. 288-94, ago. 2012.

41. K. Griffiths, B. B. Aggarwal, R. B. Singh et al., “Food antioxidants and their antiinflammatory properties: A potential role in cardiovascular diseases and cancer prevention”. *Diseases*, v. 4, n. 3, ago. 2016.

APÊNDICE C: TOXINAS AMBIENTAIS NA MIRA [pp. 406-11]

1. T. B. Hayes, V. Khoury, A. Narayan et al., “Atrazine induces complete feminization and chemical castration in male African clawed frogs (*Xenopus laevis*)”. *Proceedings of the National Academy of Sciences of the United States of America*, v. 107, n. 10, pp. 4612-7, mar. 2010.

2. C. Cox, “Herbicide Factsheet Atrazine: Toxicology”. *Journal of Pesticide Reform*, v. 21, n. 2, verão de 2001b.

3. M. C. Alavanja, C. Samanic, M. Dosemeci et al., “Use of agricultural pesticides and prostate cancer risk in the Agricultural Health Study cohort”. *American Journal of Epidemiology*, v. 157, n. 9, pp. 800-14, maio 2003.

4. K. Hu, Y. Tian, Y. Du et al., “Atrazine promotes RM1 prostate cancer cell proliferation by activating STAT3 signaling”. *International Journal of Oncology*, v. 48, n. 5, pp. 2166-74, maio 2016.

5. J. R. Rochester, "Bisphenol A and human health: A review of the literature". *Reproductive Toxicology*, v. 42, pp. 132-55, dez. 2013.

6. S. Eladak, T. Grisin, D. Moison et al., "A new chapter in the bisphenol A story: Bisphenol S and bisphenol F are not safe alternatives to this compound". *Fertility and Sterility*, v. 103, n. 1, pp. 11-21, jan. 2015.

7. F. Salazar-García, E. Gallardo-Díaz, P. Cerón-Mireles, D. Loomis, V. H. Borja-Aburto, "Reproductive effects of occupational DDT exposure among male malaria control workers". *Environmental Health Perspectives*, v. 112, n. 5, pp. 542-7, abr. 2004.

8. N. Shivapurkar, K. L. Hoover, L. A. Poirier, "Effect of methionine and choline on liver tumor promotion by phenobarbital and DDT in diethylnitrosamine-initiated rats". *Carcinogenesis*, v. 7, n. 4, pp. 547-50.

9. M. Kogevinas, "Human health effects of dioxins: Cancer, reproductive and endocrine system effects". *Human Reproduction Update*, v. 7, n. 3, pp. 331-9, maio-jun. 2001.

10. S. N. Bhupathiraju, F. Grodstein, M. J. Stampfer et al., "Exogenous hormone use: Oral contraceptives, postmenopausal hormone therapy, and health outcomes in the Nurses' Health Study". *American Journal of Public Health*, v. 106, n. 9, pp. 1631-7, set. 2016.

11. M. E. Samson, S. A. Adams, C. M. Mulatya et al., "Types of oral contraceptives and breast cancer survival among women enrolled in Medicaid: A competing-risk model". *Maturitas*, v. 95, pp. 42-9, jan. 2017.

12. U.S. Food and Drug Administration, "Fragrances in cosmetics". Washington, 25 nov. 2017. Disponível em: <www.fda.gov/Cosmetics/ProductsIngredients/Ingredients/ucm388821.htm>. Acesso em: 2 abr. 2021.

13. F. A. Caliman, M. Gavrilescu, "Pharmaceuticals, personal care products and endocrine disrupting agents in the environment: A review". *CLEAN-Soil, Air, Water*, v. 37, n. 4-5, pp. 277-303, abr. 2009.

14. Environmental Working Group, "Not so sexy: Hidden chemicals in perfume and cologne". EWG, 12 maio 2010. Disponível em: <www.ewg.org/research/not-so-sexy-.Wh3IDFVKsdV>. Acesso em: 2 abr. 2021.

15. B. Eskenazi, A. Bradman, R. Castorina, "Exposures of children to organophosphate pesticides and their potential adverse health effects". *Environmental Health Perspectives*, v. 107, Suplemento 3, pp. 409-19, jun. 1999.

16. P. D. Darbre, P. W. Harvey, "Parabens can enable hallmarks and characteristics of cancer in human breast epithelial cells: A review of the literature with reference to new exposure data and regulatory status". *Journal of Applied Toxicology*, v. 34, n. 9, pp. 925-38, set. 2014.

17. A. M. Leung, E. N. Pearce, L. E. Braverman, "Perchlorate, iodine and the thyroid". *Best Practice & Research: Clinical Endocrinology & Metabolism*, v. 24, n. 1, pp. 133-41, fev. 2010.

18. K. M. Rappazzo, E. Coffman, E. P. Hines, "Exposure to perfluorinated alkyl substances and health outcomes in children: A systematic review of the epidemiologic literature". *International Journal of Environmental Research and Public Health*, v. 14, n. 7, p. 691, jun. 2017.

19. C. Lau, "Perfluorinated compounds: An overview". In: Jamie C. DeWitt (Org.). *Toxicological Effects of Perfluoroalkyl and Polyfluoroalkyl Substances*. Cham, Suíça: Humana Press, 2015, pp. 1-21.

20. J. D. Meeker, K. K. Ferguson, "Urinary phthalate metabolites are associated with decreased serum testosterone in men, women, and children from NHANES 2011--2012". *Journal of Clinical Endocrinology and Metabolism*, v. 99, n. 11, pp. 4346-52, nov. 2014.

21. W. J. Cowell, S. A. Lederman, A. Sjödin et al., "Prenatal exposure to polybrominated diphenyl ethers and child attention problems at 3-7 years". *Neurotoxicology and Teratology*, v. 52 (Pt B), pp. 143-50, nov.-dez. 2015.

22. V. Linares, M. Belles, J. L. Domingo, "Human exposure to PBDE and critical evaluation of health hazards". *Archives of Toxicology*, v. 89, n. 3, pp. 335-56, mar. 2015.

23. K. A. Jarema, D. L. Hunter, R. M. Shaffer, M. Behl, S. Padilla, "Acute and developmental behavioral effects of flame retardants and related chemicals in zebrafish". *Neurotoxicology and Teratology*, v. 52 (Pt B), pp. 194-209, nov.-dez. 2015.

24. L. G. Costa, G. Giordano, "Developmental neurotoxicity of polybrominated diphenyl ether (PBDE) flame retardants". *Neurotoxicology*, v. 28, n. 6, pp. 1047-67, nov. 2007.

25. M. F. Yueh, K. Taniguchi, S. Chen et al., "The commonly used antimicrobial additive triclosan is a liver tumor promoter". *Proceedings of the National Academy of Sciences of the United States of America*, v. 111, n. 48, pp. 17200-17205, nov. 2014.

26. National Toxicology Program, "Report on carcinogens, fourteenth edition", U.S. Department of Health and Human Services, Public Health Service, 2016b.

27. Health and Food Safety Scientific Committee, "Opinion concerning banning of dialkanolamines which are still in the inventory adopted by the plenary session of the SCCNFP on February, 17th 1999", 17 fev. 1999. Disponível em: <www.ec.europa.eu/health/scientific_committees/consumer_safety/opinions/sccnfp_opinions_97_04/sccp_out64_en.htm>. Acesso em: 2 abr. 2021.

28. J. B. Knaak, H. W. Leung, W. T. Stott, J. Busch, J. Bilsky, "Toxicology of mono-, di-, and triethanolamine". *Reviews of Environmental Contamination and Toxicology*, v. 149, pp. 1-86, jan. 1997.

29. The Agency for Toxic Substances and Disease Registry (ATSDR), "Toxic substances portal: Ethylene oxide", jul. 1999. Disponível em: <www.atsdr.cdc.gov/toxfaqs/tf.asp?id=733&tid=133>. Acesso em: 2 abr. 2021.

30. M. M. Peters, T. W. Jones, T. J. Monks, S. S. Lau, "Cytotoxicity and cell proliferation induced by the nephrocarcinogen hydroquinone and its nephrotoxic metabolite 2,3,5-(tris-glutathion-S-yl)hydroquinone". *Carcinogenesis*, v. 18, n. 12, pp. 2393--401, dez. 1997.

31. G. Bjorklund, M. Dadar, J. Mutter, J. Aaseth, "The toxicology of mercury: Current research and emerging trends". *Environmental Research*, v. 159, pp. 545-54, nov. 2017.

32. P. Boffetta, E. Merler, H. Vainio, "Carcinogenicity of mercury and mercury compounds". *Scandinavian Journal of Work, Environment and Health*, v. 19, n. 1, pp. 1-7, fev. 1993.

33. IARC Working Group on the Evaluation of Carcinogenic Risk to Humans, "Mineral oils, untreated or mildly treated". *Chemical Agents and Related Occupations*. Lyon, France: WHO International Agency for Research on Cancer, 2014.

34. S. Maipas, P. Nicolopoulou-Stamati, "Sun lotion chemicals as endocrine disruptors". *Hormones*, v. 14, n. 1, pp. 32-46, jan.-mar. 2015.

35. S. Heikkinen, J. Pitkaniemi, T. Sarkeala, N. Malila, M. Koskenvuo, "Does hair dye use increase the risk of breast cancer? A population-based case-control study of Finnish women". *PloS One*, v. 10, n. 8, p. e0135190, ago. 2015.

36. The Agency for Toxic Substances and Disease Registry (ATSDR), "Toxic substances portal: Ethylene oxide", jul. 1999. Disponível em: <www.atsdr.cdc.gov/toxfaqs/tf.asp?id=733&tid=133>. Acesso em: 2 abr. 2021.

37. The Agency for Toxic Substances and Disease Registry (ATSDR), "Toxic substances portal 1: Dioxane", set. 2007. Disponível em: <www.atsdr.cdc.gov/toxfaqs/tf.asp?id=954& tid=199>. Acesso em: 2 abr. 2021.

38. H.J. Jang, C. Y. Shin, K.-B. Kim, "Safety evaluation of polyethylene glycol (PEG) compounds for cosmetic use". *Toxicological Research*, v. 31, n. 2, pp. 105-36, jun. 2015.

39. L. Montenegro, D. Paolino, G. Puglisi, "Effects of silicone emulsifiers on in vitro skin permeation of sunscreens from cosmetic emulsions". *Journal of Cosmetic S cience*, v. 55, n. 6, pp. 509-18, nov.-dez. 2004.

40. C. A. Bondi, J. L. Marks, L. B. Wroblewski et al., "Human and environmental toxicity of sodium lauryl sulfate (SLS): Evidence for safe use in household cleaning products". *Environmental Health Insights*, v. 9, pp. 27-32, nov. 2015.

41. R. Penninkilampi, G. D. Eslick, "Perineal talc use and ovarian cancer: A systematic review and meta-analysis". *Epidemiology*, ago. 2017.

42. C. M. Filley, W. Halliday, B. K. Kleinschmidt-DeMasters, "The effects of toluene on the central nervous system". *Journal of Neuropathology and Experimental Neurology*, v. 63, n. 1, pp. 1-12, jan. 2004.

Índice remissivo

Números de página em *itálico* referem-se a gráficos e tabelas.

TIPOGRAFIA Adriane por Marconi Lima
DIAGRAMAÇÃO Osmane Garcia Filho
PAPEL Pólen Soft, Suzano S.A.
IMPRESSÃO Gráfica Bartira, junho de 2021

FSC
www.fsc.org
MISTO
Papel produzido a partir de fontes responsáveis
FSC® C105484

A marca FSC® é a garantia de que a madeira utilizada na fabricação do papel deste livro provém de florestas que foram gerenciadas de maneira ambientalmente correta, socialmente justa e economicamente viável, além de outras fontes de origem controlada.